口腔医学
口腔颌面外科分册
Oral and Maxillofacial Surgery

主　　编　俞光岩　王慧明

副 主 编　王佐林　周诺　胡勤刚　董福生

主编助理　张　益

编　　者（以姓氏笔画为序）

王佐林（同济大学附属口腔医院）

王慧明（浙江大学医学院附属口腔医院）

石　冰（四川大学华西口腔医院）

刘建华（浙江大学附属第一医院）

张　益（北京大学口腔医院）

周　诺（广西医科大学附属口腔医院）

胡开进（第四军医大学口腔医院）

胡勤刚（南京大学医学院附属口腔医院）

俞光岩（北京大学口腔医院）

唐瞻贵（中南大学湘雅口腔医院）

董福生（河北医科大学口腔医院）

人民卫生出版社

图书在版编目（CIP）数据

口腔医学.口腔颌面外科分册/俞光岩,王慧明主编.
—北京:人民卫生出版社,2015
国家卫生和计划生育委员会住院医师规范化培训规
划教材
ISBN 978-7-117-21254-0

Ⅰ.①口… Ⅱ.①俞…②王… Ⅲ.①口腔科学-医
师-职业培训-教材②口腔颌面部疾病-口腔外科手术-
医师-职业培训-教材 Ⅳ.①R78②R782.05

中国版本图书馆 CIP 数据核字(2015)第 200179 号

| 人卫社官网 | www.pmph.com | 出版物查询，在线购书 |
| 人卫医学网 | www.ipmph.com | 医学考试辅导，医学数据库服务，医学教育资源，大众健康资讯 |

口腔医学 口腔颌面外科分册

主　　编：俞光岩　王慧明
出版发行：人民卫生出版社（中继线 010-59780011）
地　　址：北京市朝阳区潘家园南里 19 号
邮　　编：100021
E - mail：pmph @ pmph.com
购书热线：010-59787592　010-59787584　010-65264830
印　　刷：中国农业出版社印刷厂
经　　销：新华书店
开　　本：850×1168　1/16　印张：27
字　　数：743 千字
版　　次：2016 年 1 月第 1 版　2017 年 12 月第 1 版第 2 次印刷
标准书号：ISBN 978-7-117-21254-0/R·21255
定　　价：95.00 元

打击盗版举报电话：010-59787491　E-mail：WQ @ pmph.com
（凡属印装质量问题请与本社市场营销中心联系退换）

出 版 说 明

为深入贯彻国家卫生计生委、中央编办、国家发展改革委、教育部、财政部、人力资源社会保障部、国家中医药管理局联合发布的《关于建立住院医师规范化培训制度的指导意见》文件精神,满足全国各地住院医师规范化培训的要求,在国家卫生和计划生育委员会科教司领导和支持下,全国高等医药教材建设研究会、全国住院医师规范化培养教材评审委员会组织编写了《住院医师规范化培训规划教材》,人民卫生出版社正式出版。

本套教材的编写原则是:①坚持"三个对接":与5年制的院校教育对接,与执业医师考试对接,与专科医师的准入和培训对接;②强调"三个转化":在院校教育强调"三基"的基础上,本阶段强调把基本理论转化为临床实践、基本知识转化为临床思维、基本技能转化为临床能力;③强化"三个临床":早临床、多临床、反复临床;④提高"四种能力":职业道德、专业能力、人际沟通与团队合作能力、教学与科研的能力;⑤培养"三种素质":职业素质、人文素质、综合素质;⑥实现"三医目标":医病、医身、医心。不仅要诊治单个疾病,而且要关注患者整体,更要关爱患者心理。

本套教材强调"规范化"和"普适性",实现培训过程与内容的统一标准和规范化。其中临床流程、思维与诊治均按照各学科临床诊疗指南、临床路径、专家共识及编写专家组一致认可的诊疗规范进行编写。在编写过程中不断地征集带教老师和学员意见并不断完善,实现"从临床中来,到临床中去"。本套教材的编写模式不同于本科院校教材的传统模式,注重体现PBL和CBL的教学方法,符合毕业后教育特点,并为下一阶段专科医师培训打下坚实的基础。

本套教材共47种。根据新近印发的《住院医师规范化培训内容与标准(试行)》的文件要求,分为临床学科(42种)、医学人文(5种)两类。本套教材充分考虑各学科内亚专科的培训特点,能够满足不同地区、不同层次的培训要求。

本套教材是在全面实施以"5+3"为主体的临床医学人才培养体系,深化医学教育改革,培养和建设一支适应人民群众健康保障需要的临床医师队伍的背景下组织编写的,希望全国广大住院医师培训基地在使用过程中提供宝贵意见。

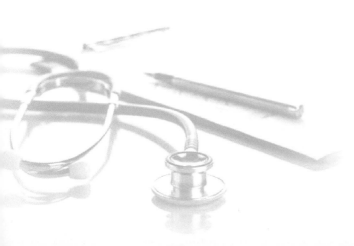

国家卫生和计划生育委员会住院医师规范化培训规划教材

教 材 目 录

序号	教材名称	主编		副主编			
1	内科学 心血管内科分册	张 澍	霍 勇	陈 红	高海青	何 奔	周玉杰
2	内科学 呼吸与危重症医学科分册	王 辰	高占成	康 健	王 虹	李海潮	代华平
3	内科学 消化内科分册	唐承薇	张澍田	陈旻湖	房静远	陈卫昌	王蔚虹
4	内科学 血液内科分册	黄晓军	吴德沛	王健民	邵宗鸿	侯 明	卢振霞
5	内科学 肾脏内科分册	梅长林	余学清	陈江华	陈 楠	付 平	倪兆慧
6	内科学 内分泌科分册	童南伟	邢小平	郭晓蕙	肖海鹏	余学锋	陈 兵
7	内科学 风湿免疫科分册	张奉春	栗占国	鲍春德	刘 毅	毕黎琦	杨念生
8	内科学 感染科分册	魏 来	李太生	范学工	张文宏	党双锁	赵龙凤
9	儿科学	申昆玲	黄国英	母得志	薛辛东	罗小平	黄松明
10	急诊医学	于学忠	黄子通	陆一鸣	陈玉国	陈旭岩	张连阳
11	皮肤性病学	张学军	涂 平	徐金华	高兴华	陆前进	晋红中
12	精神病学	唐宏宇	方贻儒	李占江	刘铁桥	胡 建	贾福军
13	神经病学	贾建平	陈生弟	黄一宁	洪 震	周 东	唐北沙
14	全科医学	于晓松	季国忠	霍洪军	赵 钢	李双庆	王 敏
15	康复医学	励建安	黄晓琳	燕铁斌	何成奇	岳寿伟	吴 毅
16	外科学 普通外科分册	刘玉村	朱正纲	王 杉	胡三元	刘青光	程南生
17	外科学 神经外科分册	李新钢	王任直	赵世光	游 潮	刘建民	康德智
18	外科学 胸心外科分册	胡盛寿	王 俊	孙立忠	高长青	庄 建	肖颖彬
19	外科学 泌尿外科分册	叶章群	周利群	黄翼然	张小东	吴 斌	黄 翔

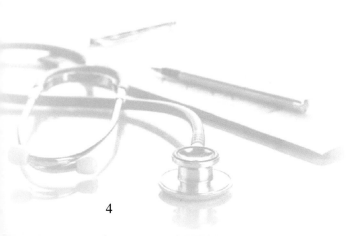

序号	教材名称	主编		副主编			
20	外科学 整形外科分册	祁佐良	李青峰	郭树忠	王晓军	郭 澍	江 华
21	骨科学	裴福兴	陈安民	翁习生	阎作勤	林建华	贺西京
22	小儿外科学	孙 宁	郑 珊	冯杰雄	刘文英	高 亚	董 蒨
23	妇产科学	杨慧霞	狄 文	王建六	赵 霞	薛凤霞	漆洪波
24	眼科学	黎晓新	王宁利	许 迅	刘奕志	刘 平	沈 晔
25	耳鼻咽喉头颈外科学	韩东一	肖水芳	许 庚	唐安洲	张 榕	潘新良
26	麻醉学	刘 进	于布为	王国林	李文志	赵国庆	任家顺
27	临床病理学	陈 杰	步 宏	王连唐	李 挺	吴 强	戚基萍
28	临床检验医学	王 前	王建中	府伟灵	李 莉	续 薇	欧启水
29	放射影像学	郭启勇	王振常	胡道予	龚启勇	滕皋军	刘士远
30	超声医学	姜玉新	张 运	王金锐	田家玮	唐 杰	李建初
31	核医学	黄 钢	李亚明	李 方	王全师	石洪成	王 铁
32	肿瘤放射治疗学	王绿化	朱广迎	郎锦义	郭小毛	马 骏	刘晓冬
33	医学遗传学	邬玲仟	张 学	赵彦艳	张咸宁	余细勇	刘睿智
34	预防医学	朱启星	傅 华	张正东	王 彤	宿 庄	
35	口腔医学 口腔全科分册	周学东	白玉兴	宋宇锋	刘洪臣	章锦才	徐 欣
36	口腔医学 口腔内科分册	凌均棨	陈 智	孙 正	牛玉梅	俞立英	潘亚萍
37	口腔医学 口腔颌面外科分册	俞光岩	王慧明	王佐林	周 诺	胡勤刚	董福生
38	口腔医学 口腔修复科分册	周延民	陈吉华	高 平	陈 江	余占海	麻健丰
39	口腔医学 口腔正畸科分册	王 林	沈 刚	周 洪	邓 锋	毛 靖	王建国
40	口腔医学 口腔病理科分册	钟 鸣	王 洁	李铁军	陈 宇	周 峻	肖 晶
41	口腔医学 口腔颌面影像科分册	王铁梅	余 强	郑广宁	傅开元	程 勇	曾东林
42	重症医学	于凯江	杜 斌	管向东	王祥瑞	马晓春	康 焰
43	循证医学	王吉耀	何 耀	徐佩茹	祁艳波	王聪霞	王小钦
44	医学科研方法	陈世耀	刘晓清	张宏家	吕 明	肖志波	
45	医学伦理学实践	邹和建	陈晓阳	纪宗正	张 欣	杨 薇	王兆良
46	医患沟通技能训练	李惠君	郭 媛	王 颖	刘惠军	韩新生	曹素艳
47	住院医师英语手册	唐熠达	冉志华	蔡世荣	潘 慧	金泽宁	李 刚

全国住院医师规范化培养教材

评审委员会名单

委　　员（按姓氏笔画排序）

于凯江	哈尔滨医科大学附属第二医院	陈　椿	福建医科大学附属协和医院
毛　颖	复旦大学附属华山医院	陈卫昌	苏州大学附属第一医院
王　兴	北京大学口腔医院	陈昕煜	国家卫生和计划生育委员会科技教
王　前	南方医科大学南方医院		育司
王以朋	北京协和医院	周玉杰	首都医科大学附属北京安贞医院
王共先	南昌大学第一附属医院	周学东	四川大学华西口腔医院
占伊扬	江苏省人民医院	罗天友	重庆医科大学附属第一医院
申昆玲	首都医科大学附属北京儿童医院	胡娅莉	南京大学医学院附属鼓楼医院
伍伟锋	广西医科大学第一附属医院	费广鹤	安徽医科大学第一附属医院
刘　彬	吉林大学第一医院	赵龙凤	山西医科大学第一临床医院
刘建国	天津医科大学总医院	赵增仁	河北医科大学第一医院
刘青光	西安交通大学第一附属医院	唐北沙	中南大学湘雅医院
朱晒红	中南大学湘雅三医院	徐剑铖	第三军医大学第二附属医院
汤宝鹏	新疆医科大学第一附属医院		（新桥医院）
许　迅	上海市第一人民医院	贾建国	首都医科大学宣武医院
吴一龙	广东省人民医院	贾明艳	北京医学教育协会
张东华	哈尔滨医科大学附属第一医院	高　亚	西安交通大学第二附属医院（西北
张成普	中国医科大学附属盛京医院		医院）
张学文	吉林大学中日联谊医院	高　炜	北京大学第三医院
李占江	首都医科大学附属北京安定医院	高长青	中国人民解放军总医院
李海潮	北京大学第一医院	诸葛启钏	温州医科大学附属第一医院
沈　晔	浙江大学医学院附属第一医院	龚启勇	四川大学华西临床医学院/华西医院
狄　文	上海交通大学医学院附属仁济医院	董　蒨	青岛大学医学院附属医院
邱海波	东南大学附属中大医院	谢苗荣	首都医科大学附属北京友谊医院

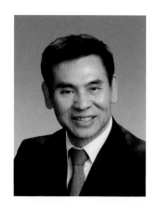

俞光岩

　　北京大学口腔医(学)院教授、主任医师、博士生导师。兼任亚洲口腔颌面外科医师协会前任主席、中华口腔医学会副会长、口腔颌面外科专业委员会前任主委、中国医师协会口腔医师分会名誉会长，*Chinese Journal of Dental Research* 和《现代口腔医学杂志》主编。曾任第六届国务院学位委员会口腔医学学科评议组召集人，1996—2009 年任北京大学口腔医学院院长。第十一、十二届全国政协委员。

　　从事医疗、教学和科研工作 36 年，主攻研究方向为唾液腺疾病、口腔颌面部肿瘤、面神经损伤的诊断和治疗，以及下颌下腺移植治疗重症干眼症。先后承担国家自然科学基金重点项目、"十一五"国家科技支撑项目等 37 项课题。发表论文 400 余篇，其中 SCI 收录 110 余篇；出版专著及教材 38 部。指导研究生和博士后 71 名。以第一完成人获国家科技进步二等奖 1 项；省部级科技奖 5 项，其中一等奖 2 项。被评为"北京市有突出贡献专家""全国卫生系统先进工作者""全国优秀科技工作者"，获邱蔚六口腔颌面外科发展基金"杰出贡献奖"、杰出口腔医师奖、中国医师奖和全国五一劳动奖章。香港牙医师学院、英国爱丁堡皇家外科医师学院、英国英格兰皇家外科医师学院先后授予"Honorary fellowship"。

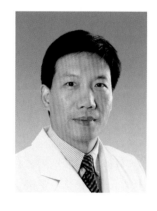

王慧明

　　浙江大学口腔医学院及医学院附属口腔医院院长、教授，主任医师，博士生导师。兼任中华口腔医学会常务理事、中国医师协会口腔医师分会副会长、中华口腔医学会口腔种植专业委员会副主任委员、中华口腔颌面外科专业委员会常委、中国抗癌协会头颈肿瘤专业委员会常委、中国教育部教学指导委员会委员、国际牙医师学院院士、浙江省口腔医学会会长、浙江省口腔颌面疾病诊疗中心主任。同时兼任《中华口腔医学》《中国口腔颌面外科》《中华口腔医学研究》《中国口腔医学年鉴》《华西口腔医学》《口腔医学》、*International Journal of Implant Dentistry* 等多本杂志副主编及编委，是国家卫生计生委国家重点临床专科及浙江省重点学科和省医学重点学科的学科带头人。

　　从事口腔颌面外科及口腔种植教学和临床工作 30 余年，被聘为浙江大学求是特聘教授、浙江省 151 工程跨世纪人才。先后指导博士及博士后 20 余名、硕士研究生 30 余名。在颌面肿瘤、修复重建及复杂病人种植方面，创新和引进多项新技术，提高了颌面疾病的诊治率。围绕颌面骨组织再生、组织工程和生物材料应用方面进行研究，曾主持多项国家自然科学基金、浙江省科技重点基金、浙江省自然科学基金、国家卫生计生委行业基金、教育部博士点基金和留学回国基金等课题。已发表相关论文 120 余篇，40 余篇论文被 SCI 及 EI 收入，8 项成果获国家及省部级科技进步奖。先后主编及参编多部卫生部"十一五""十二五"规划教材及专业书籍。曾多次被邀至美国、德国、日本、韩国、中国台湾及澳大利亚等多个国家和地区讲学和访问。

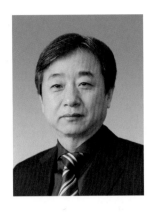

王佐林

同济大学附属口腔医院院长，医学博士、齿学博士，教授，主任医师、博士生导师。国际牙医师学院院士、中国医师协会口腔医师分会副会长、中华口腔医学会常务理事、中华口腔医学会口腔种植专业委员会副主任委员、上海市医师协会口腔科医师分会会长、上海牙组织修复与再生工程技术研究中心主任。《口腔颌面外科杂志》主编，《口腔医学杂志》《上海口腔医学杂志》副主编及多种专业杂志编委。

王佐林教授从事口腔医学教学、医疗、科研等方面工作三十年。先后获得上海市科技进步二等奖、上海市教学成果奖二等奖，以及上海市优秀学科带头人计划项目等奖项。承担国家科技支撑计划一项、国家自然科学基金面上项目三项、上海市科委重点项目、上海市科技攻关项目、上海市浦江人才资助项目等多项课题。发表论文80余篇，培养多名硕士、博士学位研究生。

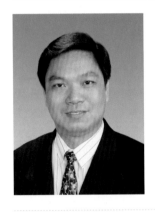

周诺

广西医科大学副校长、广西医科大学口腔医学院院长，博士生导师，教授，国务院政府特殊津贴专家，中国医师协会口腔分会杰出口腔医师。美国天普大学、台湾中山医学大学客座教授，中华口腔医学会副会长。

从医、从教30余年，主要从事正颌外科基础研究与临床诊治。先后主持承担国家自然科学基金6项、"十一五"国家科技支撑计划重点项目子项目等科研项目20多项，获广西科技进步二等奖、中华口腔医学研究创新奖、广西高等教育自治区级教学成果特等奖等成果奖。担任10余本专业期刊编委，发表学术论文90多篇，其中SCI收录13篇。

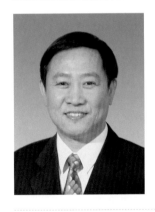

胡勤刚

南京大学医学院副院长、口腔医学院院长、南京市口腔医院院长，中国医师协会口腔医师分会副会长、中华口腔医学会常务理事、江苏省口腔医学会名誉会长。享受国务院特殊津贴。

从事教学工作二十余年。主持多项国家自然科学基金项目，在国内外杂志上发表论文100余篇。获得国家科技发明四等奖1项、卫生部科技进步三等奖1项、江苏省科技进步二等奖2项，江苏省教学成果奖（高等教育类）二等奖1项。先后获得"卫生部有突出贡献中青年专家""江苏省突出贡献中青年专家""南京市十大科技之星"等称号。

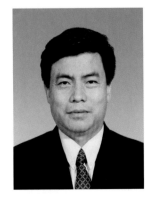

董福生

河北医科大学口腔医（学）院院长，口腔颌面外科、口腔种植科主任；教授、主任医师、博士生导师。国际牙学院院士、中华口腔医学会常务理事、中国医师协会口腔医师分会常委；河北省口腔医学会会长、口腔医师分会会长；《现代口腔医学杂志》常务副主编、《中华口腔医学杂志》等十余种杂志编委。

从事口腔颌面外科医、教、研工作30多年。发表论文100余篇，主编、参编学术著作6部。研制开发了HBIC人工牙种植体系统，通过国家食药监局产品注册；获省部级科技进步奖6项，专利5项。获中国医师奖、河北省有突出贡献的中青年专家、享受国务院特殊津贴。

前　言

住院医师规范化培训是培养临床医师所必经的毕业后医学教育阶段,其目标是为各级医疗机构培养具有良好的职业道德、扎实的医学理论知识和临床诊疗技能,能独立诊治常见病、多发病的合格医师。

全国高等医药教材建设委员会和人民卫生出版社根据国家卫生计生委的指导意见,组织编写了这套住院医师规范化培训规划教材。

《口腔医学 口腔颌面外科分册》作为口腔住院医师规范化培训系列教材之一,遵照全国高等医药教材建设委员会和人民卫生出版社确定的指导思想,本分册的编写原则是:坚持"三个转化",即基本理论向临床实践转化、基本知识向临床思维转化、基本技能向临床能力转化;强调"三个对接",即与院校教育对接、与专科医师培训教育对接、与执业医师考试和培训考核对接。教材编写以临床为中心,按照临床培训的需求安排整体框架结构与内容体系,注重以诊疗流程为线,以诊疗思维为轴,将相关的知识点贯穿、融合,体现理论为技能服务,技能通过理论提高,提高受训者的胜任力。体现教材、教学与临床工作的一致性,重点培养年轻医师分析思考问题的能力、解决实际问题的能力和开展科研工作的能力。

编写形式以病例分析为主,通过病例分析将该病相关的知识点贯穿融合,将需要掌握的诊疗流程和技术进行系统介绍。

本书共十四章,编写内容以口腔颌面外科常见疾病和常用诊治技术为主,诊治技术贯穿融合在疾病的病例分析中。根据口腔颌面外科的特点,设立了"口腔颌面外科基本技术"和"口腔颌面外科围术期管理"两个章节。其他内容与本科生教材基本一致,但大量简化了基础理论知识,补充了临床诊治相关知识。由于篇幅有限,本书淡化了内容的完整性和系统性,在每一个领域选择若干个疾病,作为示范,进行病例分析,旨在提高住院医师分析问题和解决问题的能力,希望住院医师能够举一反三,掌握原则,灵活运用。至于更为全面和系统的专业内容,可以参考本科生、研究生教材以及相关的参考书。

参加本书编写的作者为国内著名口腔医学院校的口腔颌面外科专家,对于他们的辛勤工作和密切配合表示深切的谢意。郭兆宜女士为全书进行统稿整理,付出了艰辛的劳动,深表感谢。

本书为住院医师规范化培训教材,也可以供专业学位研究生使用。

很显然,由于读者对象和编写目的不同,本书的编写风格与传统的本科生、研究生教材和专业参考书迥然不同,这是一种新的尝试,还需积累经验。希望有关专家、住院医师和其他读者提出宝贵意见,以利再版时改进。

俞光岩　王慧明

2015 年 11 月

目　　录

第一章　绪论 ……………………………………………………………………………… 1

第二章　口腔颌面外科基本技术 ………………………………………………………… 3

　　第一节　病历书写 …………………………………………………………………… 3

　　第二节　口腔颌面临床检查 ………………………………………………………… 17

　　第三节　消毒与灭菌 ………………………………………………………………… 28

　　第四节　口腔颌面外科手术基本操作 ……………………………………………… 32

　　第五节　创口的处理 ………………………………………………………………… 37

第三章　口腔颌面部外科围术期管理 …………………………………………………… 42

　　第一节　手术前准备 ………………………………………………………………… 42

　　第二节　手术后处理 ………………………………………………………………… 49

　　第三节　婴幼儿围术期管理 ………………………………………………………… 55

第四章　牙及牙槽外科 …………………………………………………………………… 61

　　第一节　普通牙拔除术 ……………………………………………………………… 61

　　第二节　复杂牙拔除术 ……………………………………………………………… 81

　　第三节　阻生牙拔除术 ……………………………………………………………… 94

　　第四节　牙槽外科 …………………………………………………………………… 115

第五章　口腔种植外科技术 ……………………………………………………………… 131

　　第一节　后牙缺失的牙种植体植入术 ……………………………………………… 131

　　第二节　美学区单颗牙缺失的种植治疗 …………………………………………… 143

　　第三节　牙槽嵴顶开裂式骨缺损的牙种植手术 …………………………………… 153

　　第四节　上颌后牙区剩余骨高度不足的牙种植手术 ……………………………… 159

第六章　口腔颌面部感染 ………………………………………………………………… 172

　　第一节　智齿冠周炎 ………………………………………………………………… 172

　　第二节　口腔颌面部间隙感染 ……………………………………………………… 175

　　第三节　颌骨骨髓炎 ………………………………………………………………… 191

　　第四节　面部疖痈 …………………………………………………………………… 207

第七章　口腔颌面部创伤 ………………………………………………………………… 209

　　第一节　口腔颌面部软组织损伤 …………………………………………………… 209

　　第二节　口腔颌面部异物 …………………………………………………………… 213

　　第三节　牙槽突骨折 ………………………………………………………………… 218

　　第四节　下颌骨骨折 ………………………………………………………………… 221

　　第五节　上颌骨骨折 ………………………………………………………………… 228

　　第六节　颧骨颧弓骨折 ……………………………………………………………… 231

第八章　口腔颌面部肿瘤 ………………………………………………………………… 236

　　第一节　口腔颌面部良性肿瘤 ……………………………………………………… 236

　　第二节　口腔颌面部恶性肿瘤 ……………………………………………………… 248

第九章 唾液腺疾病 ··· 261

第一节 慢性腮腺炎 ··· 261

第二节 下颌下腺结石病 ··· 266

第三节 舌下腺囊肿 ··· 269

第四节 唾液腺肿瘤 ··· 272

第十章 颞下颌关节疾病 ··· 282

第一节 颞下颌关节紊乱病 ··· 282

第二节 颞下颌关节脱位 ··· 287

第三节 颞下颌关节强直 ··· 290

第十一章 口腔颌面部神经疾病 ··· 296

第一节 三叉神经痛 ··· 296

第二节 贝尔麻痹 ··· 301

第十二章 唇腭裂畸形 ·· 307

第一节 先天性单侧唇裂 ··· 307

第二节 先天性双侧唇裂 ··· 320

第三节 先天性腭裂 ··· 334

第四节 牙槽突裂 ··· 346

第五节 面横裂 ·· 354

第十三章 牙颌面畸形 ·· 362

第一节 上颌骨发育畸形 ··· 362

第二节 下颌骨发育畸形 ··· 373

第三节 颌面不对称畸形 ··· 382

第十四章 口腔颌面缺损的修复重建 ··· 388

第一节 颜面部皮肤缺损 ··· 388

第二节 唇缺损 ·· 393

第三节 舌缺损 ·· 396

第四节 颌骨缺损 ··· 401

第一章 绪论

口腔颌面外科学是以外科治疗为主,以研究口腔器官(牙、牙槽骨、唇、颊、舌、腭、咽等)、面部软组织、颌面诸骨(上颌骨、下颌骨、颧骨等)、颞下颌关节、唾液腺以及颈部某些疾病的防治为主要内容的学科,其中包括口腔颌面部麻醉与镇痛、牙及牙槽外科、牙颌面种植外科、口腔颌面部感染、损伤、肿瘤、神经疾病、畸形及缺损、唾液腺和颞下颌关节疾病的防治和相关技术。

口腔颌面外科学是口腔医学的一个重要分支,又具有鲜明的外科特色。口腔颌面外科医师的培训和成长,既要有扎实的口腔医学的基础,又需要具备外科医生的素质和技能。

作为一名好医生,需要具备三项基本要素:一流的技术水平、热情的服务态度和高超的服务艺术。

一流的技术水平是作为好医生的基础,仅有良好的愿望和热情的服务,若不能为患者解决实际问题,难以达到预期目的。一些名牌医院和名牌科室,之所以在群众中有很高的信誉度,形成多年铸就的"金字招牌",非常重要的一点是其具有一致公认的高水平和高质量,能够解决一般医院和学科解决不了的问题,治疗效果好,并发症少。医院有一整套科学的规章制度及操作规程,这是数代人的经验总结,是鲜血和生命换来的,年轻医生必须认真学习,严格执行。回顾过去,医疗事故的发生,医疗缺陷的出现,医疗纠纷的形成,究其重要原因之一,是没有严格执行规章制度和操作规范所导致的。

我国人口众多,相应地,各类疾病的患者也很多。对于年轻医生的专业培训而言,患者是非常重要的医疗和教学资源,是医生积累经验、提高技术水平的重要条件,年轻医生应该充分利用这一优势,珍惜受训机会,在为患者服务好的同时,提高自己的专业水平。在技术上要始终坚持高标准严要求,不能满足于一般水平。有比较才能找出差距,知差距、知不足才能有新的目标。口腔医学,特别是口腔颌面外科,是操作性很强的临床学科,操作技术水平直接影响治疗效果。是否"心灵手巧"可以有个体差异,手巧是从事口腔颌面外科的有利条件,但手不是很灵巧者,通过反复实践,也能熟能生巧。因此,口腔颌面外科医生要坚持反复实践、反复磨炼,提高自己的操作技能。

学习口腔颌面外科需要掌握学习技巧,这个技巧就是认真思考。绝大多数年轻医生平时工作很忙,因此要提高学习效率。临床实践中,每一个患者都会有其个性特点,每看完一个患者,都要有分析、有小结,要勤于思考,善于琢磨。别人看 100 例患者获得的经验,争取看完 30 ~ 50 例患者就能获得;别人学 5 年获得的经验,争取学 3 年就能得到。在临床实践中不断提高自己的临床思维能力,无疑可以加速自己的成长过程。

专业技术的提高需要有理论指导,操作技术固然重要,但不能成为"匠人"。正确诊断需要理论,精确设计需要理论,不但要知其然,而且要知其所以然,没有学问成不了好医生。

热情的服务态度与一流的技术水平同样重要,两者缺一不可。临床上有时见到这样的情况:患者明明知道实习医师尚在学习阶段,但仍愿选择实习医师拔牙,其理由是:实习医师服务态度好,工作细致认真,技术上有老师把关,心里踏实放心,因而感到满意。反之,少数年资高一点的本院医师,在技术上没有可挑剔之处,但是态度生硬冷淡,患者感到不舒服、不高兴、不满意。但凡名家、大家,往往既有高超技术,又有热情态度。个别年轻医生有时抱怨:"患者在老医生那儿很听话,很配合,对我们年轻医生不信任,不那么听话,因此要治一治他们。"须知信任是靠热情的态度、周到的服务和一流的医疗质量逐步建立起来的,而不是靠"治"出来的。我们医生每天诊治数十例患者,服务态度不好的情况也许只发生在每天的 1/20、1/30 以至 1/40 的患者当中。然而,患者来这位医生这儿就诊也许只有一次。因此,服务态度不好对于这位患者来说

1

则是百分之百。病人多,工作忙,不能成为服务态度不好的理由。

从医需要有高超的服务艺术,我们的服务对象是人,人就会有各式各样的人,患者也会有千变万化的状态。因此,我们一定要既看病又看人,决不能只看病不看人。医患交流和沟通是服务艺术的要点之一,1/2 以上的医疗纠纷来自于医患沟通不到位。治疗开始前,应交待病情及诊断、治疗方案的设计、可能出现的反应及并发症、医疗价格等,保证患者知情同意。治疗过程中,如果患者清醒,最好边操作边讲解,以解除患者的紧张情绪,争取患者的配合。治疗结束时,交待可能出现的治疗反应、治疗后的注意事项,进行必要的口腔卫生宣教。随着信息技术的发展,多媒体交流成为一种形象有效的交流方式。口腔医学具有新技术、新方法和新材料多等特点,多媒体交流可以让患者形象直观地了解新技术和新材料,了解其与传统治疗方法的区别,便于患者选择治疗方法及材料。电话回访也是一种非常有效的沟通方式,拔牙等门诊牙槽外科手术以后,当天晚上由经治医生或护士给患者打个电话,了解有无治疗反应,提出进一步的处理方案。一个电话可以拉近医患之间的距离,深受患者欢迎。

注重细节是服务艺术的另一要素。接诊时的问候,可以增强医患之间的亲切感。要与患者平等对话,切忌居高临下。要学习换位思考,增强患者对医生的信任感。门诊治疗患者时,每一个操作步骤前先打个招呼;患者漱口后递张纸巾;治疗巾湿了及时更换;以至患者离开诊室前给个梳子梳理一下头发等等。看起来都是一些微乎其微的动作,但是,正是这些细节,体现了医生的人文素质,医生的爱心,"成也细节,败也细节",细节决定成败,决定患者的满意度和医生的服务质量。

从专业训练的角度来看,在接受口腔颌面外科训练的过程中,要处理好口腔颌面外科与其他学科的关系。如前所述,口腔颌面外科学是口腔医学的重要分支学科,也是临床医学的重要分支,防治疾病的思想、理论、原则及技术,各个学科之间互相渗透交叉,因此应全面掌握医学知识及相关学科的技能,还要主动做好与这些相关学科的交流与合作。

有些口腔颌面部外科疾病的诊治,需要口腔颌面外科与临床医学学科的合作。譬如,侵及颅底的口腔颌面部肿瘤,颅底如同一层楼板,神经外科与口腔颌面外科仅一板之隔,颅颌面外科需要神经外科与口腔颌面外科的紧密合作。面中部的多发性骨折如鼻筛眶骨折,需要与眼科和耳鼻喉科的合作。阻塞性睡眠呼吸障碍疾病,常需多学科交叉进行综合治疗,包括呼吸科、耳鼻喉科、口腔颌面外科、口腔正畸科、神经内科、正颌外科等。口腔颌面部恶性肿瘤常采用综合治疗,化疗时需与肿瘤内科合作,放疗时需与放射治疗科合作,这些治疗均建立在明确病理诊断的基础上进行,故需与病理科合作。作为一名称职的口腔颌面部肿瘤医生,一定意义上,应该是"半个病理医生,半个放疗医生,半个肿瘤内科医生",即对相关学科的知识及技术比较熟悉。

有的口腔颌面部外科疾病的诊治,需要与口腔的其他学科合作,如殆功能性重建。牙颌面畸形矫治、颞下颌关节成形和颌骨缺损的功能性重建,均涉及咬合关系。因此需要与口腔正畸科、口腔修复科及口腔种植科的合作。

众所周知,唇腭裂需要进行序列治疗,包括唇裂修复、腭裂修复、语音训练、咽成形、牙槽嵴裂植骨、鼻唇继发畸形矫正、正畸治疗以及外科正颌治疗。治疗组成员则包括口腔颌面外科或整形外科医生、口腔正畸医生、语音病理学专家及语言治疗师、耳鼻喉科医生、社会学、心理学家、儿科及妇产科医生以及遗传学专家等。又如牙源性囊肿可能涉及相关牙的保存治疗,与牙体牙髓科相关;口腔种植需作种植体周围炎的预防和处理,与牙周病学科相关;各类疾病的影像诊断与口腔放射科相关;修复重建外科与口腔材料学相关。缺少这些学科的基本知识、理论和技能,要成为一名合格的口腔颌面外科医生是不可能的,要高质量地完成口腔颌面外科手术也同样是不可能的。

口腔颌面外科是一个非常精彩、非常迷人的专业,大有学问可做,富有挑战性,希望更多的年轻医生热爱她、学习她、探索她、发展她。口腔颌面外科需要发展,口腔颌面外科正在发展,大批年轻口腔颌面外科医生的健康成长是发展口腔颌面外科的关键,也是将来口腔颌面外科快速发展的希望所在。

(俞光岩 王慧明)

第二章 口腔颌面外科基本技术

第一节 病 历 书 写

采集病史的完整性和准确性对疾病的诊断和处理有很大的影响,采集病史的过程也是医生与患者建立良好关系的最重要时机。病历书写既是医疗质量和学术水平的反映,又是医疗、教学工作的基础资料。并且病历也是涉及医疗纠纷以及诉讼的重要法律依据,因此病历书写是每个临床医生必须掌握的基本功。

一、入 院 记 录

姓名:××   病区:口腔科病房   床号: 住院号:××

入 院 记 录

姓　　名:××	性　　别:男
年　　龄:40 岁	出 生 地:××省××县
职　　业:	民　　族:汉族
婚　　烟:已婚	联 系 地 址:××省××市××村××××
入院时间:	病史陈述者:本人

主　　诉:发现左侧耳下区无痛性肿物 10 天余

现 病 史:患者 10 余日前无明显诱因下发现左侧耳下区略肿胀不适,可触及一鹌鹑蛋大小肿物,否认疼痛,否认皮肤麻木情况,否认进食后肿胀,否认全身发热等不适。遂至上虞当地医院就诊,摄 B 超示左侧腮腺内实质性肿块,建议患者手术治疗。为求手术治疗患者遂至我院,门诊拟"左腮腺腺淋巴瘤"收治入院。

患者自发病来神清精神可,胃纳可,睡眠可,略有尿频尿急症状,大便无殊,体重无明显减轻。

既 往 史:患者过去体质良好。前列腺肥大病史;有青霉素皮试阳性病史。无高血压史、糖尿病史、心脏病史、肾病史;无肺结核史、病毒性肝炎史、其他传染病史;无手术史;无外伤史;无输血史;无中毒史;无长期用药史;无可能成瘾药物。疫苗接种史不详。

个 人 史:出生于××省××市,职业:经理,大学学历,成长于××。无疫区居留史。无冶游史。无饮酒习惯。无吸烟习惯。无毒物及放射性物质接触史。婚姻和睦。

婚 育 史:患者于 25 岁结婚,配偶身体健康。育有 1 女,女儿体健。

家 族 史:家族中无类似疾病。父亲患高血压。母亲体健。兄弟姐妹健康状况:1个姐姐体健。直系亲属无类似疾病项。患者否认二系三代有遗传病史。患者否认有遗传倾向的疾病。

体格检查:

生命体征:体温:36.9℃   脉搏:83 次/分   呼吸:18 次/分   血压:128/87mmHg

一般情况:发育:无畸形   营养:良好   神志:清晰   呼吸:均匀   面容:正常

           表情:正常   体位:自主体位   步态:平稳   配合检查:配合

皮　　肤:苍白:无   潮红:无   面颊潮红:无   绀红:无   黄色:无

           皮疹:无   紫癜:无

           水肿:无   脱水现象:无   松紧度:适中

姓名:××　　　病区:口腔科病房　　　　床号:　　　　住院号:××

<table>
<tr><td></td><td></td><td>温度:适中</td><td>出汗:无显性出汗</td><td>瘢痕:无</td><td>感染:无</td></tr>
</table>

头　　颅:大小:正常　　畸形:无　　包块:左耳下区质软包块

　　　　凹陷:无　　　　压痛:无

　　　　眼:眼睑:无水肿　　结膜:无充血　　巩膜:无黄染

　　　　眼球四个象限运动:左眼:正常　　　　右眼:正常

眼球外型:左眼:正常　　　右眼:正常　　　角膜:无混浊　　瞳孔:等大等圆

对光反射:左眼:灵敏　　右眼:灵敏

　　　　鼻:外形:正常　　其他异常:无　　　鼻旁窦压痛:无

　　　　口:唇:无紫绀　　黏膜:无充血　　腮腺导管开口:正常

　　　　舌:伸舌居中　　牙龈:无肿胀　　龋齿:无

咽　　喉:扁桃体:正常　　咽:无充血　　声音:正常

淋　　巴:淋巴结:全身浅表淋巴结未扪及肿大

颈　　部:抵抗感:无　　　颈动脉:搏动正常　　　颈静脉,无怒张

　　　　气管:居中　　颈静脉回流征:无

　　　　甲状腺:无肿大

胸　　部:胸廓:无畸形　　　　乳房:成年男性乳房

肺　　部:视诊:呼吸运动:腹式呼吸

　　　　触诊:语颤:对称　　　　胸膜摩擦感:无

　　　　叩诊:叩诊音:正常清音　　　　肺下界活动度:6～8cm

　　　　听诊:呼吸:平稳　　　双肺呼吸音:清

　　　　语音传导:正常　　　胸膜摩擦音:无

心　　脏:视诊:心尖搏动弥散:否　　　　其他位置移动:正常

　　　　触诊:心尖搏动位置:正常　　心尖搏动:正常　　振颤:无　　心包摩擦感:无

　　　　叩诊:心浊音界位于左锁骨中线第五肋间内　　　0.5cm

<table>
<tr><td colspan="3" align="center">心脏相对浊音界</td></tr>
<tr><td>右(cm)</td><td>肋间</td><td>左(cm)</td></tr>
<tr><td>胸</td><td>Ⅱ</td><td>2</td></tr>
<tr><td>骨</td><td>Ⅲ</td><td>3</td></tr>
<tr><td>右</td><td>Ⅳ</td><td>5</td></tr>
</table>

姓名:××　　　　病区:口腔科病房　　　　床号:　　　住院号:××

　　　　缘 ——————————— V ——————————— 7

（左锁骨中线距前中线 7.5cm）

听诊:心率:83 次/分　　　心律:齐　　　　心音:未闻及异常心音

额外心音:无　　　　　　杂音:无　　　　　心包摩擦音:无

周围血管:异常血管征:无

腹　　部:视诊:外形:平坦　腹式呼吸:存在　脐:无突出

其他异常:无

触诊:腹壁紧张度:柔软　　压痛:无

反跳痛:无

液波振颤:无　　　　振水声:无

腹部包块:无

肝:肋下未及

胆囊:未触及　　　　Murphy 征:阴性

脾:未触及

叩诊:肝浊音界:正常　　移动性浊音:无

肾区叩痛:无

听诊:肠鸣音:无亢进减弱　肠鸣音频率:5 次/分

气过水音:无　　　　血管杂音:无

肛门直肠:未检

生 殖 器:未检

脊柱四肢:脊柱:无畸形　　四肢:正常　　　活动度:可

压痛,叩痛:无

杵状指趾:无

神经系统:腹壁反射:正常　　肢体瘫痪:无

肌张力:正常　　　　肌力:V 级

肱二头肌反射:正常　　Hoffman 征:阴性

膝腱反射:正常　　　　Kernig 征:阴性

跟腱反射:正常　　　　Babinski 征:阴性

其　　他:

姓名:××   病区:口腔科病房   床号: 住院号:××

　　患者左侧腮腺下极略肿胀,可扪及一质软包块,大小约 3cm×2cm,边界尚清,活动度可。张口度、开口型无殊,双侧颞下颌关节区无明显压痛。双侧颌下及颏下及颈部未触及肿大淋巴结。无患侧额纹消失,眼睑闭合不全,鼻唇沟变浅,口角歪斜等面神经损伤症状。口内检查腮腺导管口无红肿,未见明显脓性分泌物。

辅助检查:B 超示左侧腮腺区实质性包块。

营养筛查结果:阴性,不需要营养会诊。
康复筛查结果:阴性,不需要康复会诊。

初步诊断:腮腺腺淋巴瘤(左侧)

医师签名:
日　　期:

　　　　　　　　　　　　修正诊断:腮腺多形性腺瘤(左侧)

医师签名:
日　　期:

(一)主诉
【问题1】什么是主诉?
主诉为患者感受最主要的痛苦或最明显的症状或体征,也就是就诊最主要的原因。
【问题2】什么是主诉三要素?
部位、症状和持续时间为主诉三要素。
(二)现病史
现病史中的主体部分主要记述患者患病后的发生、发展、演变和诊治经过。
1. 现病史书写要点
(1)起病时的时间和情况。
(2)主要的症状、症状的特点,包括具有诊断以及鉴别诊断意义的阴性体征。
(3)诱因。
(4)病情的发展过程以及伴随的局部或全身症状。
(5)诊治的经过。
2. 颌面部外伤疾病的现病史书写要点
(1)外伤的原因。
(2)外伤后患者有无昏迷史,昏迷的时间,是否自行苏醒,有无呕吐病史。
(3)外院已实施的治疗措施和治疗的药物。
3. 涎腺疾病的现病史书写要点
(1)疾病的发生是否与进食有关。
(2)有无消长史。
(3)有无面瘫的症状。

【问题3】为什么要询问和记录昏迷的情况？

颌面部外伤的病因多为车祸或摔伤,常常合并颅脑的损伤。昏迷史和呕吐病史是颅脑损伤的常见临床表现,因此,此类患者需排除颅脑外伤、颅内血肿的可能。可进一步检查颅脑CT或请脑外科会诊处理。

（三）既往史

既往史是指就医时医生向患者询问既往的健康状况和过去曾患的疾病。既往所患某些疾病可能与现患病有密切关系,成为现患病的诱因。既往疾病对于需外科手术治疗的患者围术期的处理十分重要。

既往史书写要点

（1）过敏史的正确书写:过敏的药物或类别,过敏的症状及表现。

（2）手术史:需准确记录手术的时间、病因、手术部位和目前疾病控制情况。

（3）长期服药史:记录药物的使用原因,药物名,使用的方法和使用的剂量。

知识点

药物过敏反应

药物过敏反应是指有特异体质的患者使用某种药物后产生的不良反应,它与药物的剂量无关。常表现为皮肤潮红、发痒、心悸、皮疹、呼吸困难,严重者可出现休克或死亡。

（四）婚育史

1. 女性的月经史　记录初潮的年龄、周期、经期的天数、末次月经的日期或绝经的年龄。如:

3 ~ 6 天
14——2013 年 11 月 15 日
28 ~ 30 天

2. 女性生育史　足月产次数-早产次数-流产次数-现存子女数。

（五）专科检查

口腔科的专科检查主要包括口腔内检查、颌面部检查、颈部检查、颞下颌关节检查和唾液腺检查。检查方法详阅口腔颌面外科临床检查章节。

书写要点:口腔恶性肿瘤患者需记录临床分期,即根据肿瘤的侵犯范围确定TNM分类,再根据不同的TNM分类得出临床分期。

临床分期对临床治疗的选择和预后的判断有一定的参考价值。

二、首次病程记录

首次病程记录必须在患者入院 8 小时内完成,内容包括病例特点、诊断依据、鉴别诊断及治疗计划。

病 程 记 录

姓名:×× 　　病区:口腔科病房 　　　床号: 　　　住院号:××

首次病程记录

患者××,男,40 岁,因"发现左侧耳下区无痛性肿物 10 天余"入院。

初步诊断:腮腺腺淋巴瘤(左侧)

本病例特点:腮腺区无痛性肿块,病程较短,无面神经损伤等不适症状。

诊断依据:1. 病史:患者 10 余日前发现左侧耳下区质软肿物,B 超示左侧腮腺内实质性肿块。2. 症状:无痛,无麻木,无面瘫症状。3. 体征:左腮腺下极触及一质软包块,大小约 3cm×2cm,边界尚清,活动度可。无患侧额纹消失,眼睑闭合不全,鼻唇沟变浅,口角歪斜等面神经损伤症状。4. 辅助检查:B 超示左侧腮腺区实质性包块。

鉴别诊断:

1. 慢性淋巴结炎:肿块可活动,质地较软,有压痛,全身无明显症状,可伴有长期肿痛史,抗炎治疗有效,确诊待病理常规。

2. 多形性腺瘤:质地偏硬,典型的多形性腺瘤有呈结节状,一般多可活动,边界清楚,生长缓慢呈无痛性肿物。

3. 黏液表皮样癌:女性多于男性,高分化者临床表现与多形性腺瘤相似,呈无痛性肿块、生长缓慢,一般无面瘫症状,低分化者生长较快,边界不清,常累及面神经,淋巴结转移较高。

诊疗计划:1. 入院后 1~2 天完成三大常规、肝肾功能、术前四项、凝血功能等检查。2. 如果有手术指征而无禁忌证,1 周内行腮腺占位切除术。3. 术后根据病情、检查结果及并发症等情况调整治疗计划。4. 若无术后并发症,生命体征平稳,切口干燥无红肿裂开等,术后第 3 天予以出院,患者出院后一个月回院复查,其后每 3 个月回本院或当地医院复查,可行 B 超检查。5. 出院后 1 周去当地医院换药、拆线。出院后继续服用阿托品 0.6mg,口服 Tid 抑制唾液腺分泌,弥可保 0.5mg 口服 Tid 营养神经治疗。

××(主治)

首次病程记录书写要点:

1. 患者合并其他全身疾病,如高血压、糖尿病等,需在治疗计划中给出治疗的方案以及期望达到的目标。

2. 诊断依据中不仅包含阳性体征,也需包含具有临床意义的隐性体征。

3. 如患者入院前有明确诊断的影像或病理报告或同病多次住院,无需鉴别诊断。

4. 治疗计划中应包括术前准备的内容以及住院的大概天数、手术的时间和方法。

三、手 术 记 录

手 术 记 录

姓名:×× 病区:口腔科病房 床号: 住院号:××

手术起止时间:××-××-×× 13:25:00 至××-××-×× 15:00:00

手术持续时间:1 小时 35 分钟 **主刀医生**:_____

第 一 助 手:_____ **第二助手**:_____

麻 醉 方 式:全身麻醉_____

麻 醉 人 员:_____

术 前 诊 断:左腮腺良性瘤(混合瘤或纤维淋巴病)_____

术 后 诊 断:左腮腺多形性腺瘤_____

手 术 名 称:左腮腺深叶肿物切除术_____

手 术 经 过:

1. 核对患者身份及手术部位等个人信息,确认无误后仰卧位,经口气管插管全麻,头略偏健侧暴露患侧腮腺,常规消毒铺巾展单。

2. 术区局部用适量利多卡因+肾上腺素浸润麻醉。于左耳屏前行弧形切口,切口约5cm 长。切开皮肤、皮下组织,翻瓣后保留左腮腺组织。分离腮腺后极和胸乳肌前缘,暴露肿瘤,见肿瘤位于腮腺深叶,边界清,与周围组织无粘连,肿物约2cm×2cm 大小。将肿物以及淋巴结与少量腮腺组织一并切除,标本送冰冻示:左侧腺混合瘤。

3. 术区冲洗并彻底止血,腺体残端缝扎并用生物膜覆盖创面。分层缝合手术切口,并置引流管一根。至此术毕。

冰冻切片诊断:腮腺多形性腺瘤_____

手 术 标 本:

左侧腮腺肿物,肿物约2cm×2cm 大小。

失血量:20_____ml ASA 分级:1_____

血、血制品:PRBC 0_____u FFP 0_____ml Plates 0_____u

手 术 类 别:○浅层组织手术 ⊙深部组织手术 ○器官手术 ○腔隙手术

手术切口分级:⊙Ⅰ类切口 ○Ⅱ类切口 ○Ⅲ类切口 ○Ⅳ类切口

NNIS 分 级:0

手术医生签名:_____ / 日期/时间:_____

手术风险评估表

手术切口清理程度			
☑ Ⅰ类切口(清洁切口)	0分	□ Ⅲ类切口(污染切口)	1分
手术未进入感染炎症区,未进入呼吸道、消化道、泌尿生殖道及口咽部位。		手术进入急性炎症但未化脓区域;开放性创伤手术;胃肠道、尿路、胆道内容物或体液有大量溢出污染;术中有明显污染(如开胸心脏按压)。	
□ Ⅱ类切口(清洁-污染切口)	0分	□ Ⅳ类切口(感染切口)	1分
手术进入呼吸道、消化道、泌尿生殖道及口咽部位,但不伴有明显污染。		有失去活组织的陈旧创伤手术;已有临床感染或脏器穿孔手术。	
麻醉分级(ASA分级)			
☑ P1:正常的患者;除局部病变外,无系统性疾病	0分	□ P4:有严重系统性疾病,已丧失工作能力,威胁生命安全	1分
□ P2:患者有轻微的临床症状;有轻度或中度系统性疾病	0分	□ P5:病情危重,生命难以维持的濒死病人	1分
□ P3:有严重系统性疾病,日常活动受限,但未丧失工作能力	1分	□ P6:脑死亡的患者	1分
手术持续时间			
☑ 手术在3小时内完成	0分	□ 超过3小时	1分
手术类别			
浅层组织手术 是□		器官手术 是□	
深部组织手术 是☑		腔隙手术 是□	

手术风险等级(NNIS分级)=手术切口清洁程度(__0__分)+麻醉ASA分级(__0__分)+手术持续时间(__0__分)

NNIS分级:☑ 0- □1- □2- □3-

备注:NNIS全称为National Nosocomial Infections Surveillance,是美国全国院内感染监控的简称。

手术记录是指手术者书写的反映手术一般情况、手术经过、术中发现及处理等情况的特殊记录,应当在术后24小时内完成。特殊情况下由第一助手书写,但应有手术者签名。

NNIS分级

NNIS分级是National Nosocomial Infections Surveillance的缩写,在国际医疗质量指标体系中是按照美国《医院感染监测手册》中的手术风险分级标准将手术分为四级,即0级、1级、2级和3级,然后分别对各级手术的手术切口感染率进行比较,从而提高了该指标在进行比较时的准确性和可比性。

手术记录书写要点:

1. 书写起始部分需记录麻醉的方式、方法,以及核对患者的身份、手术部位正确。
2. 肿瘤手术需书写肿瘤的具体部位、侵犯的范围、切除的范围、肿瘤的大小等。
3. 书写术中出血量。
4. 记录术中病理的报告结果。

四、出院记录

出 院 记 录

姓名:×× 病区:口腔科病房 床号: 住院号:××

姓名:×× 性别:男 年龄40岁 病理号

入院时间 出院时间 住院天数10天 主诊医生××

入院原因 发现左侧耳下区无痛性肿物10天余

入院诊断 腮腺腺淋巴瘤(左侧)

出院诊断 1.腮腺沃辛瘤(左侧) 2.腮腺沃辛瘤(右侧)

入院情况

患者左侧耳下区略肿胀,触及一质软包块,大小约3cm×2cm,边界尚清,活动度可。张口度、开口型无殊,双侧颞下颌关节区无明显压痛。双侧颌下、颏下及颈部未触及肿大淋巴结。无患侧额纹消失,眼睑闭合不全,鼻唇沟变浅,口角歪斜等面神经损伤症状。

住院诊治经过(包括重要发现和结论、接受的手术和操作、药物和其他治疗)

患者入院后完善各项术前检查,于×年×月×日行"左腮腺深叶肿物切除术",术中完整切除腮腺深叶的肿物并保护面神经总干以及各分支送冰冻示:左侧腮腺多形性腺瘤。术后予以一级护理,以止血敏针3g+止血芳酸0.4g,ivgtt/bid止血;腺苷钴胺针1.5mg/qd肌注神经营养治疗;GNS 500ml+vitC 2.0+vitB₆ 0.2+雷尼替丁0.2,ivgtt/qd补液支持治疗。术区加压包扎。患者前列腺肥大,不予阿托品治疗。

出院状况

今患者神清,精神可,无明显不适主诉。查体示:头部加压包扎稳妥,患者无明显鼓腮漏气,口角偏斜,闭眼不全,额纹消失等面神经损伤症状。左腮腺区敷料干燥,创口无明显红肿,愈合良好。嘱清淡饮食3月,术后一周拆线,定期复查。

体温:37℃,脉搏64次/分,呼吸:14次/分,血压:128/80mmHg

出院去向 回家

随访指导

生活自理:完全能自理

活动:在能耐受范围适当活动

药物:无特殊指导

饮食:清淡饮食

手术部位目标性监测:若您在本次住院期间接受过手术治疗,且术后30天内(有植入物时术后1年内)发生下列情况:①切口处有疼痛或压痛,局部肿胀、发红、伴发热>38℃;②手术部位化脓,有脓性分泌物;③拆线后切口久不愈合。请及时与主管医生联系,并由主管医生经院内网感染管理系统上书写医师签名:

日期/时间:××年××月××日××时

出 院 记 录

姓名:×× 病区:口腔科病房 床号: 住院号:××

报医院感染管理科。

复诊时间

时间	地点	复诊目的	科室
术后1周	××医院门诊	术区拆线	口腔科
术后3~6个月	××医院门诊	查看创口愈合情况,复查	口腔科

出院后出现下列紧急情况请立即拨打120急救电话,尽快送到附近有诊疗条件的医院处理:
出现大出血、窒息、伤口感染等紧急情况

书写医师签名

日期/时间:××年××月××日××时

　　医院的出院记录格式不尽相同,但都应包括患者的入院时情况、诊治的过程、治疗后的结果、出院时的情况说明以及随访指导。出院记录可一式3份,1份归档,2份给患者报销和复诊使用。

　　出院记录书写要点:

　　1. 出院记录是术后复查的重要治疗,所以诊治的经过是记录的重点,需记录具体的治疗措施以及治疗后患者的情况,有无并发症和后遗症。

　　2. 随访指导是患者出院后对疾病继续治疗和观察的指南,需书写服用药物的指导、饮食的指导以及生活劳作的指导等。

　　3. 必须详细书写复诊的时间地点,尤其是恶性肿瘤患者,需终身随访。

五、术后首次病程记录

　　术后首次病程记录是指参加手术的医师在患者术后即时完成的病程记录。内容包括手术时间、术中诊断、麻醉方式、手术方式、手术简要经过、术后处理措施、术后应当特别注意观察的事项等。

病 程 记 录

姓名:×× 病区:口腔科病房 床号: 住院号:××

×年×月×日×时 　　　　术后首次病程记录

主刀医生:×× 　　　第一助手:×× 　　　手术时间:

手术名称:腮腺深叶肿物切除术 　　　　麻醉方式:全身麻醉

术后诊断:左侧腮腺多形性腺瘤

手术简要经过(包括手术方式、术中所见、过程是否顺利、有无并发症等):

患者今日全面下手术治疗,术中见肿物位于腮腺深叶,边界清,与周围组织无粘连,将肿物以及淋巴结与少量腮腺组织一并切除,标本送冰冻示:左侧腮腺多形性腺瘤。术中分离并保护面神经。手术过程顺利,无明显术中并发症。

出血量:20ml

手术标本送检情况:左侧腮腺多形性腺瘤

术后生命体征:体温:37℃　脉搏:75 次/分　呼吸:18 次/分　血压:122/77mmHg

术后治疗计划(包括术后应当特别注意观察的事项):

术后予以一级护理,以止血敏针 3g+止血芳酸 0.4g 止血治疗,腺苷钴胺针 1.5mg/qd 肌注神经营养治疗;GNS 500ml+vitC 2.0+vitB$_6$ 0.2+雷尼替丁 0.2/qd 补液支持治疗。术后术区加压包扎。

术后可能出现并发症及其他风险:

1. 术后感染、出血、疼痛以及水肿可能。2. 术区涎瘘、耳颞综合征、耳周皮肤麻木可能,如感染、涎漏术区皮肤长期不愈,需长期换药可能。3. 术中损伤面神经致术后口角歪斜可能。4. 术后肿瘤复发及远处转移可能。5. 最终诊断需待常规病理,根据常规病理结果拟定进一步治疗方案。6. 术后术区瘢痕增生,影响美观。以及其他目前无法预知情况。

患方签名: 　　授权者签名(注明与患者关系):

主刀医生审核签名:

×× (主治)

术后首次病程记录的书写要点:

1. 简要地书写手术的过程和关键点,不可完全复制手术记录。
2. 术后的治疗手段,用药情况需详细记录。
3. 对术后可能的并发症和后遗症需详细书写,并及时请患者签字。
4. 如需家属签字,签字的家属代表需和术前授权的代表一致,否则签字无效。
5. 及时请上级医师或主刀医师签字。

六、手术知情同意书

知情同意书是患者表示自愿进行医疗治疗的文件证明,是医患沟通的重要环节,也是医患纠纷、医患矛盾最容易发生的环节。

手术知情同意书

姓名:××   病区:口腔科病房   床号: 住院号:××

1. 这是一份有关手术/操作的告知书。目的是告诉您有关医生建议您进行的手术、诊断或治疗操作相关事宜。请您仔细阅读,提出与本次手术操作有关的任何疑问,决定是否同意进行手术或操作。

2. 由于已知或未知的原因,任何手术或操作都有可能:不能达到预期结果;出现并发症、损伤甚至死亡。您有权知道手术/操作的性质和目的、存在的风险、预期的效果或对人体的影响。除出现危急生命的紧急情况外,在没有给予您知情并获得您签署的书面同意前,医生不能对您施行手术/操作。在手术/操作前的任何时间,您都有权接受或拒绝本手术/操作。

3. 您的主诊医生是_____您的经管医生_____
   术前诊断_____左腮腺多形性腺瘤_____
   拟施行的手术/操作名称:左腮腺深叶肿物切除术
   需要分次手术:□是 ☑否

4. 医生会给您解释:
   4.1 手术/操作的性质、目的、预期的效果:
       完整切除肿物明确诊断。保护重要血管神经

   4.2 告诉任何可能伴随的不适、并发症或风险:

       4.2.1 手术中可能出现的意外和危险性:

       a. 麻醉意外   b. 难以控制的大出血

       c. 药物过敏   d. 导致死亡或无法挽回的脑死亡

       e. 术中心跳呼吸骤停

       f. 情况变化导致手术进程中断或更改手术方案

       g. 不可避免的邻近器官、血管、神经等损伤,将导致患者残疾或带来功能障碍

       h. 其他: ①根据术中冰冻决定手术方案,若为良性肿物需摘除肿块及部分腺体。若为恶性肿瘤,必要时需行局部扩大切除,并行颈清。②术中损伤面神经分支出现面瘫。出现闭眼不全,口角歪斜,鼻唇沟消失等面瘫症状。本例出现面神经损伤可能性极大。③若为恶性肿瘤需行颈淋巴结清扫,损伤颈部神经,可出现口角歪斜、声嘶呛咳、举臂困难、舌体麻木舌体运动不良等症状。也可能出现淋巴瘘、气胸等并发症。④因个人差异,可能有其他不可预料的并发症及意外发生。

       4.2.2 手术后可能出现的意外及并发症:

       a. 术后出血   b. 局部或全身感染

       c. 切口裂开   d. 脏器功能衰竭(如弥散性血管内凝血)

       e. 水电解质平衡紊乱   f. 术后气道阻塞

       g. 呼吸、心跳骤停   h. 诱发原有疾病恶化

       i. 术后病理报告与术中快速冰冻病理检查结果不符

       j. 再次手术

       ☑其他:

       a. 术后创口感染,影响愈合   b. 术后疤痕影响美观

       c. 术后有复发转移可能   d. 有耳颤

手术知情同意书

姓名:×× 病区:口腔科病房 床号: 住院号:××

综合征可能。e 耳周皮肤麻木可能。f 其他不可预知情况。

4.3 针对上述情况将采取的防范措施:

基于术中及术后可能出现的各种并发症,我们将根据现代医疗规范,采取下列防范措施来最大限度地保护病人安全,使治疗过程顺利完成。具体措施为:

4.3.1 术前:①术前:认真评估病人,选择合适的手术方案。②完善各项必须的术前检查,如出凝血时间、肝肾功能、术前免疫全套、心电图、胸片等。③根据基础疾病进行针对性治疗。

4.3.2 术中:①严密监测生命体征变化,保持生命体征平稳,备齐各种急救设备,随时处理术中出现的各种情况;②仔细操作,动作轻柔、准确。③严密止血。

4.3.3 术后:严密监测生命体征及手术部位变化,并针对性使用抗炎、止血药物等对症治疗

4.3.4 必要时请相关科室会诊协助治疗。

4.3.5 其他

4.4 可供选择的其他治疗方法:＿＿＿＿＿＿＿＿＿＿无＿＿＿＿＿＿＿＿＿

您选择的治疗方案:＿＿＿＿＿＿＿＿＿手术＿＿＿＿＿＿＿

5. 如需植入内置物,您同意选择的(如骨科内固定、起搏器等)类型:＿＿＿＿＿＿＿无＿＿＿＿＿

6. 您的主刀医生是:＿＿＿＿＿＿＿＿＿＿＿,助手＿＿＿＿＿＿＿＿＿＿手术小组成员包括主刀医生及助手、麻醉师和手术室护士,必要时邀请病理及放射医生。

7. 拟定的手术/操作将根据您的授权和同意进行,术中如有紧急或事先没有预料的情况发生,医生将及时与家属取得联系,根据出现的情况,医生将根据专业判断采取任何必要的手术/操作。

8. 如果您的医生认为在手术/操作期间您需要输血或血液制品,他/她将会告诉您有关输血或血制品的风险、利弊,这包括由于输血或血液制品而传染肝炎、艾滋病病毒等可能。因此,您有权同意或拒绝接受输注血液或血制品。您有任何有关输血的问题都可以及时与经治医生讨论。

9. 您签字后表明您已授权病理医生对在手术/操作中取下的相关组织、器官进行必要的医学处置。

10. 您签字后表明您同意学习者在检查过程中进行观摩,也同意拍摄不注明您身份的照片(有可能将其发表)作为医疗和教学之用。

11. 为了确保您对上述内容的准确理解,在您仔细阅读该知情同意书及作出决定前,医生将会给您解释上述内容。如果您还有任何其他疑问,希望您及时告诉您的医生。

您以下的签名表示:

①您已阅读并理解、同意前面所述的内容;②您的医生对以上提出的情况向您作了充分的解释;③您已经得到了有关手术的相关信息;④您授权并同意医生为您施行上述手术/操作。

签　名＿＿＿＿＿日期＿＿＿＿＿年＿＿＿＿＿月＿＿＿＿＿日＿＿＿＿＿时

(□患者本人　□配偶　□子女　□父母　□其他近亲属同事　□朋友　□其他)

谈话医生＿＿＿＿＿日期＿＿＿＿＿年＿＿＿＿＿月＿＿＿＿＿日＿＿＿＿＿时

手术知情同意书的书写要点:

1. 做到完全告知的原则。

2. 用通俗易懂的文字,让患方完全理解医疗的专业术语。

3. 需详细告知术中以及术后可能发生的并发症和后遗症。

4. 需给予患者选择的权利,告知其他可行的治疗方案供患者选择。

5. 如需家属签字,签字的家属代表需和术前授权的代表一致,否则签字无效。

七、病程记录

日常病程记录是指对患者住院期间诊疗过程的经常性、连续性记录,由医师书写,也可以由实习医务人员或试用期医务人员书写。记录患者的病情变化、诊治的内容以及治疗后的结果。对病危患者应当根据病情变化随时书写病程记录,每天至少 1 次,记录时间应当具体到分钟。对病重患者,至少 2 天记录 1 次病程记录。对病情稳定的患者,至少 3 天记录 1 次病程记录。

八、病历排序

1. 在院病历排序　在院病历按照以下顺序排序:体温单、医嘱单、入院记录、病程记录、术前讨论记录、手术知情同意书、麻醉同意书、麻醉术前访视单、手术安全核查记录、手术清点记录、麻醉记录、手术记录、麻醉术后访视记录、术后病程记录、病重(病危)护理记录、出院记录、死亡记录、输血知情同意书、特殊检查(特殊治疗)同意书、会诊记录、病重(危)通知书、病理资料、辅助检查报告单、医学影像检查资料。

2. 病案排序　病案按照以下顺序装订保存:住院病案首页、入院记录、病程记录、术前讨论记录、手术知情同意书、麻醉同意书、麻醉术前访视单、手术安全核查记录、手术清点记录、麻醉记录、手术记录、麻醉术后访视记录、术后病程记录、出院记录、死亡记录、输血知情同意书、特殊检查(特殊治疗)同意书、会诊记录、病重(危)通知书、病理资料、辅助检查报告单、医学影像检查资料、体温单、医嘱单、病重(病危)护理记录。

九、转院记录

住院患者因病情需要需转院治疗时,必须经科主任或负责主治医师及医务科(处)同意后,与他院联系派会诊医师前来会诊,经同意后患者携带转院记录后方可转院。

转院治疗过程中的特殊性:

1. 医院与医院之间的合作沟通容易出现偏差。

2. 转院患者病情一般比较危重,生命体征不平稳。

3. 转院过程中存在技术和设备条件相对不足的情况。

4. 在患方同意的情况下方可转院。

因此,转院记录必须包括以下的基本内容:转出单位、拟转入单位、转运方式、收治医院是否有能力满足患者的需求、转出原因、患者基本病情、已进行的诊疗措施、诊疗经过(已行检查、治疗及用药情况)、与转运有关的特殊情况及风险、患方的签字。

十、会诊单的书写

1. 病人出现其他专科病情,诊治有困难需请专科医师协助诊疗时,经主治医师同意,由住院医师书写邀请会诊记录,并填写会诊单。紧急会诊应于会诊单的右上角注明"急"字。

2. 会诊单内容包括:简要介绍本科病情及治疗情况、详细描述被邀请专科病情的症状和体征、各项相关的检查结果、写明请求会诊的目的。

十一、电子病历

随着计算机技术和信息技术的飞速发展,传统的纸质病历逐渐地被电子化病历所取代。电子病历以数字化的形式将患者的文字信息、检查结果、影像信息等存储于计算机或数据库内,并可以随时输出并打印成纸质病历,电子病历有传统病历所无法比拟的优点:

1. 方便查阅患者的治疗记录。

2. 便于临床数据的查询和统计分析。

3. 电子病历打印出的纸质病历格式统一、字迹清晰,避免了传统病历字迹潦草无法辨认的问题。

4. 电子病历易于保存和使用,也减少了医疗机构病历存储空间不足的难题。

5. 电子病历可同时查阅患者的影像图文、会诊、用药、护理等信息。

第二节　口腔颌面临床检查

一、口腔检查

(一)口腔前庭检查

取正确的医病体位,用口镜、指套依次检查唇颊黏膜、牙龈、唇颊沟及唇颊系带情况。注意有无颜色异常、瘘管、溃疡或新生物,腮腺导管乳头有无红肿、溢脓等(图2-1、图2-2)。

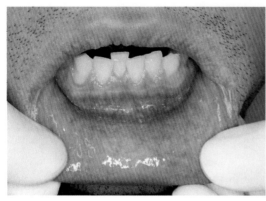

图 2-1　下唇内侧及前庭沟黏膜

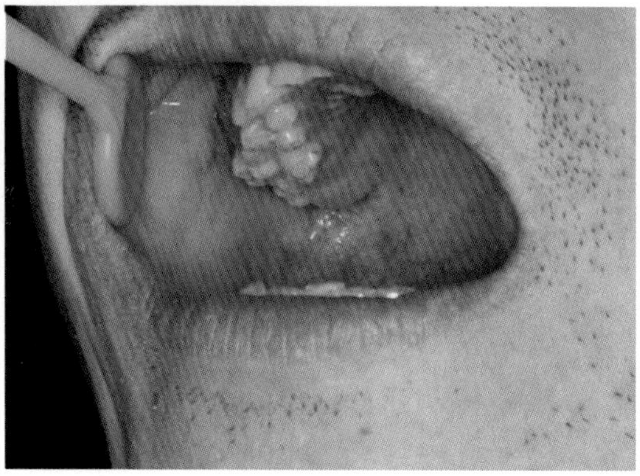

图 2-2　腮腺导管乳头

(二)牙齿及咬合关系检查

1. 牙齿　用口镜、镊子、探针以探诊和叩诊的方法检查牙体硬组织、牙周和根尖周等情况。注意是否有龋坏、缺损、探痛及牙齿松动等。

2. 咬合关系　区别正常𬌗和错𬌗,以确定有无骨折、颌骨畸形、肿瘤和颞下颌关节等病变(图2-3)。

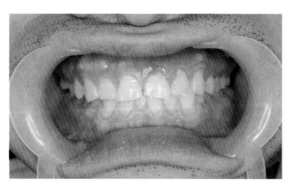

图 2-3　检查咬合关系

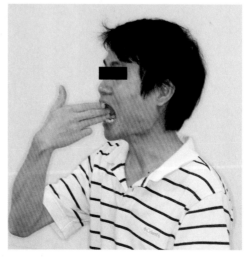

图 2-4　测量张口度

　　3. 张口度　以上、下正中切牙切缘间的垂直距离为标准。用直尺或患者自身示指、中指、无名指三指合拢时三指末节的宽度进行测量,正常人的张口度约 3.7cm(自身三指)。张口度小于 3.7cm 即为张口受限(图 2-4)。

　　(三) 固有口腔及口咽检查

　　借助口镜依次检查舌、腭、口咽、口底等部位的颜色、质地、形态和大小。注意有无充血、肿胀、溃疡、赘生物和缺损畸形。注意舌质和舌苔的变化。观察舌、软腭、舌腭弓、咽腭弓的运动,有无肌肉瘫痪。必要时检查舌的味觉功能。检查口底时注意舌系带和下颌下腺导管开口的情况。

　　对唇、颊、舌、口底、下颌下区的病变,可行双手口内外合诊。用一手的拇、示指,或双手置于病变部位的上下或两侧进行,前者适用于唇、舌部的检查,后者常用在口底、下颌下检查。双合诊应按由后向前的顺序进行(图 2-5、图 2-6)。

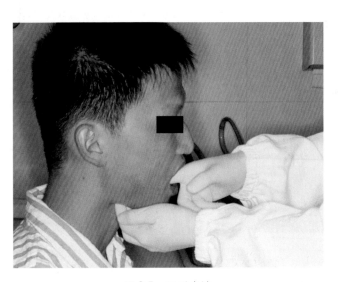

图 2-5　双手合诊

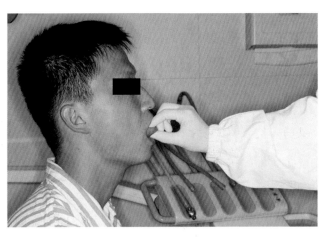

图 2-6　双指合诊

二、颌面部检查

　　(一) 表情与意识神态检查

　　根据面部表情变化,判断是口腔颌面外科疾病的表现,还是全身疾病的反映。同时可了解意识状态、体质和病情轻重。

（二）颌面部外形与色泽检查

观察与比较颌面部的外形、左右是否对称、比例是否协调、有无突出和凹陷。皮肤的色泽、质地和弹性变化等。

（三）面部器官检查

注意眼、耳、鼻等情况。如用尺或目测瞳孔大小、用尺测量瞳孔是否位于同一平面、用电筒测对光反射是否存在等，观察眼球的上下左右运动、视力及有无复视等；分别用额镜及扩鼻镜检查耳鼻有否液体渗出、畸形及缺损等。

（四）病变的部位和性质

明确病变的部位、大小、范围、深度、形态及有无移动度、触痛、波动感、捻发音等体征。另外还需进行面部左右对称部位的棉丝拂诊试验及"扳机点"检查。

（五）语音及听诊检查

检查有无腭裂语音、舌根肿块的含橄榄语音、蔓状血管瘤的吹风样杂音、颞下颌关节的弹响等。

三、颈 部 检 查

一般检查

注意观察颈部的外形、色泽、轮廓、活动度，有否肿胀、畸形、斜颈、溃疡及瘘管。

淋巴结检查

（1）明确淋巴结扪诊的重要性，了解淋巴结的引流解剖区。

（2）检查时患者取坐位，头稍低略偏检查侧，以松弛皮肤肌肉便于触诊。

（3）检查者站在其右方（前或后），手指紧贴检查部位，按一定顺序由浅入深，滑动触诊。

（4）按一定顺序进行扪诊：从枕部、耳后、耳前、腮、颊、下颌下、颏下（环行链淋巴结），顺胸锁乳突肌前后缘由上至下（纵行链淋巴结），颈前后三角，直至锁骨上凹。

（5）记录各区淋巴结所在部位、大小、数目、硬度、活动度、有无压痛或波动感、与皮肤或基底部有无粘连等（图2-7）。

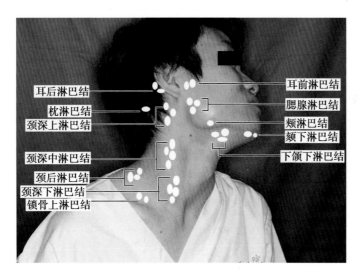

图2-7　颈部淋巴结群分区

检查下颌下三角时嘱患者低头偏向患侧，以示指、中指轻扪颏下、下颌下区、颊、腮腺、耳前、耳后、枕（图2-8）。

检查颈深淋巴结群时应请患者头偏转向患侧，以示指、中指及无名指置于胸锁乳突肌前缘，向后及深部触摸，自上而下仔细检查。扪诊手法应注意轻柔（图2-9）。

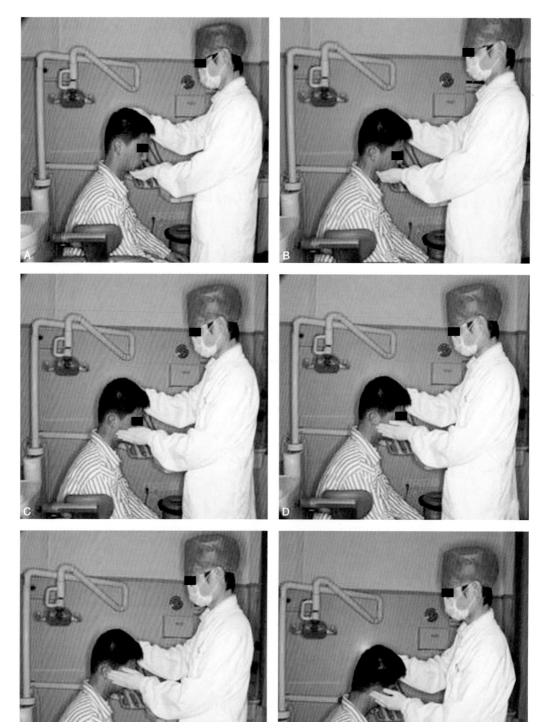

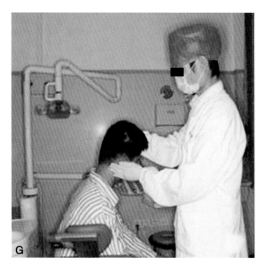

图 2-8 淋巴结触诊:环形链

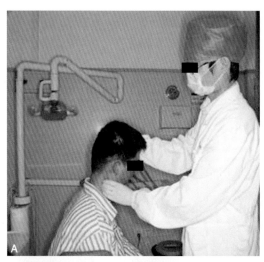

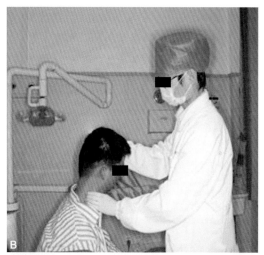

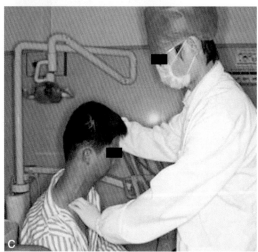

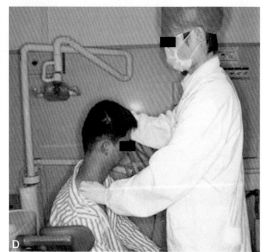

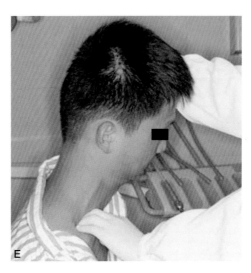

图 2-9　淋巴结触诊：纵形链

四、颞下颌关节检查

以两手小指伸入外耳道内，向前方触诊，以两手拇指分别置于两侧耳屏前关节外侧，嘱患者作张闭口运动，检查髁突的动度及有无弹响、摩擦音等，各关节区及咀嚼肌群有否压痛，张口度是否受限，下颌运动有否偏斜和𬌗关系是否良好。另外还需检查面部左右是否对称、下颌骨各部位有否畸形、上下颌中线及切牙中线是否居中等（图 2-10～图 2-12）。

五、唾液腺检查

腮腺触诊一般以示、中、无名三指平触为宜，忌用手指提拉触摸；下颌下腺、舌下腺触诊则常用双手双合诊法检查。另外还需检查各腺体的大小、形态、有否肿块，口内的导管有否充血、肿块、变硬、有否结石，以示、中、无名三指平触并由后向前检查腮腺及下颌下腺的分泌液情况等（图 2-13、图 2-14）。

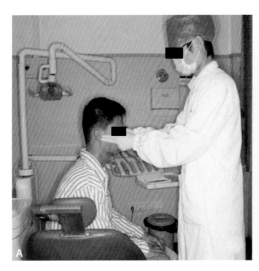
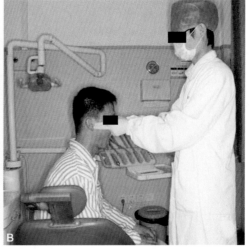

图 2-10　髁突耳屏前检查

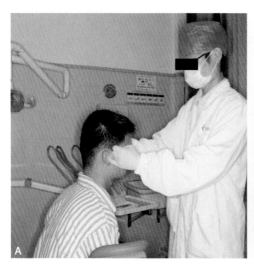
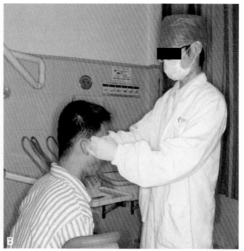

图 2-11　髁突外耳道检查

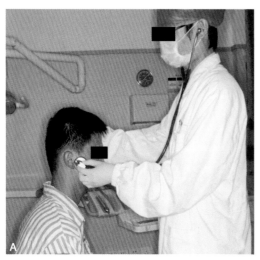
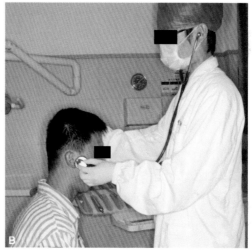

图 2-12　髁突听诊

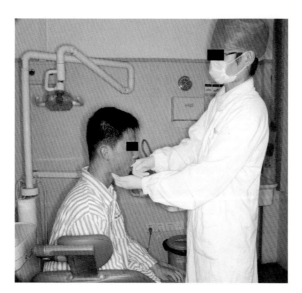

图 2-13　双手触诊下颌下腺

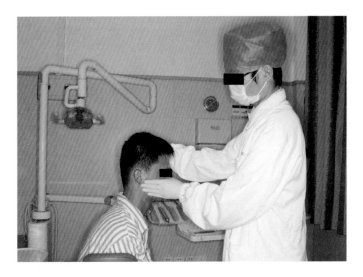

图 2-14　三指平触诊腮腺

六、辅助检查

（一）化验检查

包括临床检验、生物化学检验和细菌及血清学检验等。对颌面外科疾病的诊断、治疗和对全身情况的监测有重要意义,应按常规进行。

（二）穿刺检查

通过穿刺抽吸肿块内容物,了解内容物的颜色、透明度、黏稠度等性质,可协助诊断。如:血管瘤可有血液抽出;舌下腺囊肿有蛋清样黏液抽出;脓肿可以抽出脓液。穿刺应在严格消毒的条件下进行,选用适宜的针头(怀疑脓肿穿刺可选用 8 号或 9 号针头,血管瘤用 7 号,而肿块细胞学检查则用外径仅 0.6mm 的细针)。穿刺时要注意进针深度和方向,以避免损伤重要组织结构。如临床上怀疑是黑色素瘤,则禁忌穿刺;怀疑是结核性病变,进针时要注意避免因穿刺造成经久不愈的窦道(图 2-15、图 2-16)。

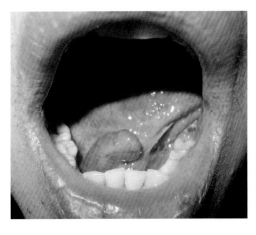

图 2-15　舌下腺囊肿

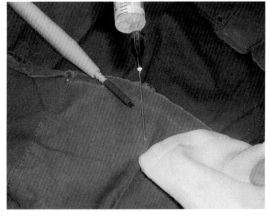

图 2-16　舌下腺囊肿穿刺

（三）活体组织检查

可确定病变性质、类型及分化程度,对诊断和治疗常具有决定性意义。根据病变部位、大小、深浅及性质可分别采用细针穿刺活检、切取和切除活检。

1. **细针穿刺细胞学检查** 皮肤消毒,对表皮或黏膜行局部浸润麻醉,用带芯的穿刺针接上10ml针筒,快速穿透表层刺入肿瘤,强抽针筒栓子使之保持负压,然后将针向各方向穿刺2~3次,在负压下缓慢拔出针头,推出针管内肿瘤组织,放在滤纸上,再放入10%甲醛溶液中固定送检,或将针管内的肿瘤组织推在载玻片上,送检(图2-17)。

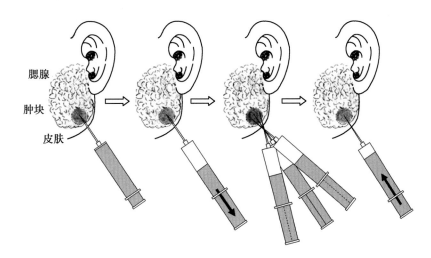

图2-17 细针穿刺细胞学检查

2. **切取活检** 适于位置表浅或有溃疡的肿瘤。勿使用染料类消毒剂,以免组织染色;勿在急性炎症期取材,取材部位不宜有明显的炎症或坏死,应在取材容易、病变典型的部位切取,切取组织块应包括部分正常组织,应有足够的大小和一定的厚度,一般不小于0.5cm×1.0cm,禁用电刀切取,取下后勿钳夹挤压,应立即放入固定液中(图2-18)。

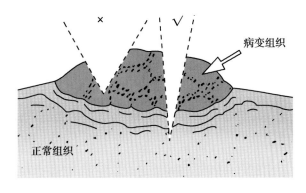

图2-18 切取活检

(四)涂片检查

取脓液或溃疡、创面分泌物进行涂片检查,判断分泌物的性质和感染菌种,并将其送检行细菌培养及药敏试验,以指导临床用药。

(五)超声波检查

超声波在人体内传播时产生不同的回波波形、曲线和图像,进而确定病变大小、深浅和性质。其特点是:无副作用,对软组织分辨力强,成像快,可观察脏器运动,操作简便。其中B超准确性更高,并且可确定深部肿物和邻近重要血管的关系,是面颈部表浅软组织肿瘤的首选检查方法。缺点:对深部肿瘤和骨源性肿瘤超声检测有局限性(图2-19)。

(六)X线检查

根尖片和全口牙位曲面体层X线片为口腔颌面外科常用的检查方法。可直观牙齿、

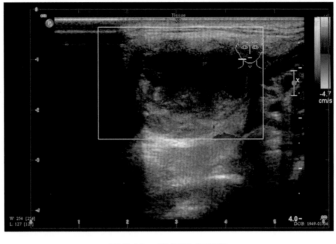

图 2-19 浅表器官彩超

牙周和颌骨病变的部位、形态、边缘、大小和数目；与邻近牙的关系。其特点：简便、省时、低廉、安全无痛苦、辐射低。对腮腺注入显影剂，可进行造影检查，判断腮腺疾病（图2-20）。

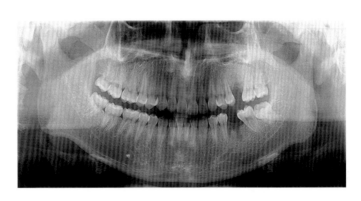

图 2-20 曲面体层摄影片

（七）放射性核素检查

主要用于肿瘤的检查和诊断，亦可用于涎腺、骨组织疾病的诊断以及作为某些临床和科研示踪的手段。如：通过 ^{131}I 扫描可以确定舌根肿物是不是异位甲状腺；$^{99}Tc^m$ 闪烁扫描可协助诊断涎腺与颌骨肿瘤（图 2-21）。

（八）电子计算机 X 线断层摄影

电子计算机 X 线断层摄影（computerized tomography，CT）即电子计算机控制的 X 线断层扫描（图 2-22）。优点：①组织分辨率高，可以更好地使软组织显影；②通过 CT 值可估计病变性状；③增强扫描可显示肿瘤和周围重要血管的关系以及其血流动力学。缺点：CT 成像只有 X 线衰减一参数，并且具有难以克服的伪影。

（九）磁共振成像

磁共振成像（magnetic resonance image，MRI）是利用收集磁共振现象所产生的信号而重建图像的成像技术。它是一种非创伤性检查，其特点是显示的解剖结构逼真，病变与周围解剖结构的关系明确，流空效应可显影血管，且具有三维图像，利于病变定位，其软组织的对比度优于CT。在颌面外科可用于炎症、囊肿及良、恶性肿瘤，特别是颅内和舌根部肿瘤的诊断和定位。缺点：成像时间长，特别是 T_2，不能显示肿瘤的钙化和骨化，对评价鼻窦肿瘤的价值有限，轻微的骨质

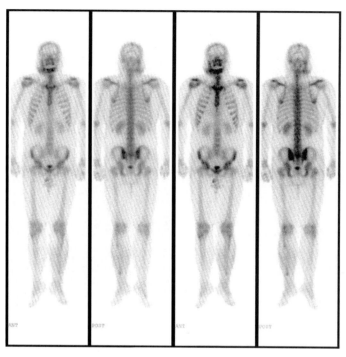

图 2-21 全身骨显像

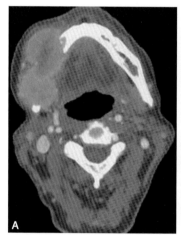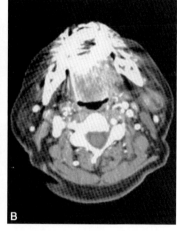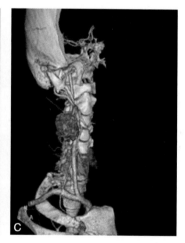

图 2-22 计算机断层扫描

破坏常被遗漏(图 2-23)。

（十）数字减影血管造影检查

数字减影血管造影(digital subtraction angiography,DSA)是利用计算机消除骨骼和软组织并选择性保留血管影像的成像技术,较常规血管造影具有诊断敏感性高、所用造影剂浓度剂量小、可动态观察血流图像等优点。可用于明确颌面颈部肿瘤的供养和回流血管及其与周围大血管的关系。缺点:不能显示肿瘤与其周围组织的关系,需配合其他检查使用。

（十一）正电子发射型计算机断层显像检查

正电子发射型计算机断层显像(positron emission computed tomography,PET-CT)为当前性能最先进、最全面的核医学显像检查。对人体重要脏器的功能测定有一定的优越性。它比 X 线提前 3~6 个月发现病变。一次全身骨扫描成像可判断恶性肿瘤有无全身转移病灶。有助于检测移植骨成活情况的近期效果。但应注意其放射性浓聚范围往往大于病变范围,同时不能显示细致的解剖结构,在骨反应的后期无诊断价值(图 2-24)。

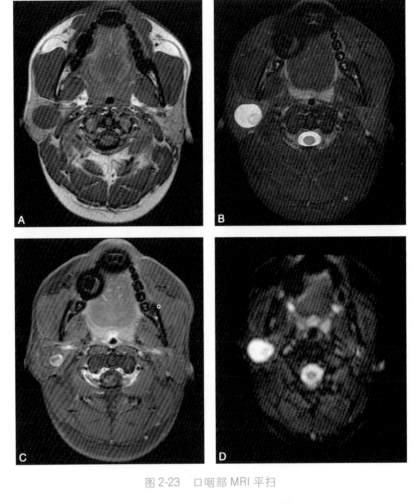

图 2-23 口咽部 MRI 平扫

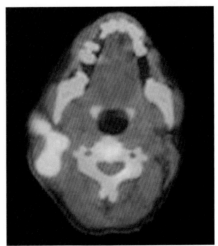

图 2-24 PET-CT

第三节 消毒与灭菌

口腔颌面外科手术多位于口腔和接近眼、耳、鼻、鼻旁窦、咽等污染区,术后易发生感染,因此口腔颌面外科医师必须严格遵循无菌原则,因地制宜地充分利用和创造各种有利条件,进行彻底的消毒和灭菌,有效防止感染。

一、手术室和手术器材的消毒与灭菌

口腔颌面外科手术室和手术器材的消毒与灭菌要求及原则与一般手术室基本相同,其药物的使用方法也基本一致。门诊手术室应与治疗室或拔牙室分开,在连续手术时应遵循先无菌、次污染、后感染的原则,以免发生交叉感染。

(一)手术器械、辅料的消毒

1. 高压蒸汽灭菌　用于一般器械、布类、纱布、棉花类及橡胶类等均可使用。

2. 煮沸消毒法　此方法简单,应用方便,适用于耐热、耐温物品,但可使刀刃的锋利性受损。

3. 干热灭菌法　使用于陶瓷、玻璃等器具,以及不宜用高压蒸汽灭菌的吸收性海绵、凡士林、油脂、液状石蜡和各种粉剂等物品。

4. 化学消毒法　使用的消毒化学品有:乙醇、戊二醛、碘伏、甲醛、含氯消毒剂和过氧乙酸等。

(二)特殊器械的消毒

电钻直机头和电动或风动骨钻头均可用高压蒸汽或甲醛蒸汽消毒灭菌。钻针用甲醛蒸汽或浸泡消毒法。

二、手术者消毒

手术者消毒包括清洁准备(更换手术室衣、裤、鞋、帽及口罩)、洗手、穿手术衣及戴橡胶手套等步骤,其原则和方法与外科完全相同。而在口腔颌面外科门诊进行拔牙及其他小手术时,一般只需做好洗手准备即可。

三、手术区消毒

(一)术前准备

除急症手术外,患者术前均应理发、沐浴、剃净手术区附近的毛发。眼或鼻附件手术,须剪短睫毛或鼻毛。与口腔相同的大手术,特别是需植骨、植皮者,应先作牙周洁治、充填龋齿、拔除残根等。取皮区或取骨区,除洗净皮肤污垢外,须刮净切口周围至少15cm区内的毛发。

(二)消毒药物

1. 碘酊　杀菌力强,但刺激性较大,故在不同部位使用不同浓度:消毒颌面颈部为2%,口腔内为1%,头皮部为3%。消毒皮肤时候,应待其干燥后用70%乙醇脱碘。碘过敏者忌用。

2. 氯己定溶液　为广谱消毒剂,刺激性小,故广泛使用。皮肤消毒浓度为0.5%,以0.5%氯己定-乙醇(70%乙醇)消毒效果更佳。口腔内及创口消毒浓度为0.1%。

3. 碘伏　含有效碘0.5%的碘伏水溶液用于皮肤、手和口腔黏膜的术前消毒。

4. 75%乙醇　最常应用,其消毒力较弱,常与碘酊先后使用,起脱碘作用。

(三)消毒方法及范围

1. 消毒方法　清洁术区应从中心开始,逐步向周围环绕涂布,但感染创口相反。与口腔相通的手术及多个术区的手术应分别消毒。

2. 消毒范围　头颈部手术消毒范围应至术区外10cm,四肢、躯干则需扩大至20cm,以保证有足够的安全范围为原则(表2-1)。

表2-1　口腔颌面部手术消毒范围

手术区域	消毒范围
口腔内手术	①口腔全部;②面部上至眶下缘、下至颈上线,两侧至耳前
面部手术	上至发际,下至颈上线,两侧至耳前
腮腺区手术	上至耳周发际上5cm,下至包括颈中部,前至中线,后至耳后5cm,因麻醉或手术需要显露口腔者,则应消毒口内及全面部

手术区域	消毒范围
下颌下腺手术	上至颧骨至鼻翼上唇,下至颈下线,前过中线,后至耳后5cm
颏下区手术	上至上唇全部,下至颈下线
颈部手术	上至颧骨至鼻翼上唇,下至胸部乳头线,前过中线5cm,如双侧或在中线处手术,对侧颈部也应全部消毒,后至颈后三角、同侧颈部及乳突发际上5cm

四、无菌巾、单铺放

(一)无菌巾包头法

请患者或由护士协助抬头,将2块无菌巾重叠铺于头颈下手术台上。待头部放下后,再用双手分别将上层无菌巾根据手术要求,自两侧耳前或耳后区向中央包绕,将头和面上部包于无菌巾内(除眼和额部手术外,眼应包入巾内),用巾钳固定(图2-25)。

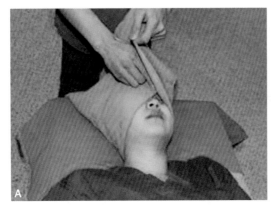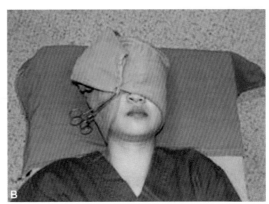

图2-25 无菌巾包头法

A. 用无菌巾包头;B. 用巾钳固定

(二)手术野铺巾法

1. 孔巾铺置法 将孔巾之孔部对准术区而将头面部遮盖(图2-26)。此法适用于门诊小手术。

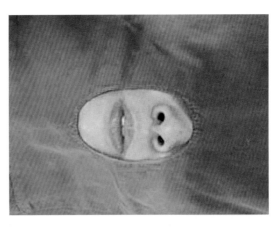

图2-26 孔巾铺置法

2. 三角形手术野铺巾法 以3块无菌巾分别铺置,呈三角形遮盖术区周围皮肤,以巾钳固定(图2-27)。此法适用于口腔、鼻、唇及颊部手术。

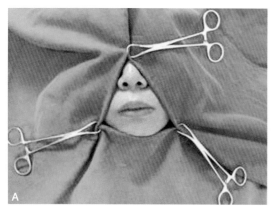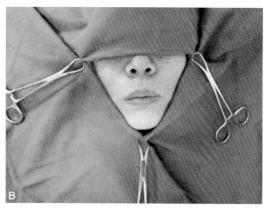

图 2-27　三角形手术野铺巾法

3. 四边形手术野铺巾法　以 4 块无菌巾分别铺置,呈四角形遮盖术区周围皮肤,以巾钳或缝合法固定(图 2-28)。此法适用于腮腺区、下颌下区、颈部及涉及多部位的大型手术。

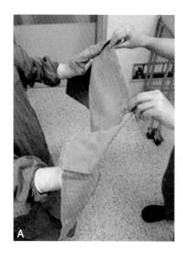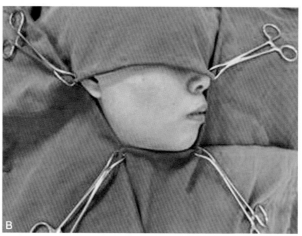

图 2-28　无菌铺巾的传递及四边形手术野铺巾法

使用三角形或四边形手术野铺巾法均应按手术的需要,调整其大小及形状,并保证消毒区大于术野暴露区。在术野周围铺巾后,再用消毒的中单和大单遮盖全身(术区周围最少 3 ~ 4层,外周至少 2 层)。大单之孔裂要对准手术区(图 2-29)。

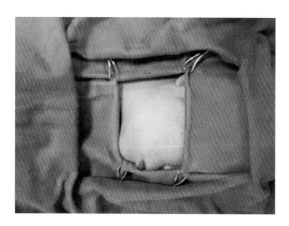

图 2-29　大单铺置法

第四节　口腔颌面外科手术基本操作

口腔颌面外科的手术多位于口腔及颜面颈部,此区域的手术操作对术后颜面部美观、表情语言进食功能甚至患者的社交心理等有直接影响。通过本章学习和实习教学,应熟练掌握口腔颌面外科手术的切口设计、缝合、打结等基本操作技能。

一、手　术　切　口

颌面部手术切口首先要达到暴露术区、避免伤及重要神经血管的目的。还应考虑到颜面部皮肤皱纹及深面表情肌的关系,使切口方向尽可能参考皮纹走向与 Langer 皮肤裂线(图 2-30),以减少创口张力和瘢痕形成。此外,手术切口可设计于面部比较隐蔽的部位,如发际内、耳后、耳屏缘、睑缘。

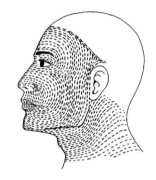

图 2-30　面部 Langer 皮肤裂线

二、切开与缝合

(一) 切开

按照手术部位、手术目的及术区组织选用手术刀的种类及大小。一般颌面颈部的手术区切开多选用圆刃的 15 号或 23 号手术刀片;唇腭裂手术及埋伏阻生智齿拔除术可选用 11 号尖刀片或 12 号镰形刀片(图 2-31)。

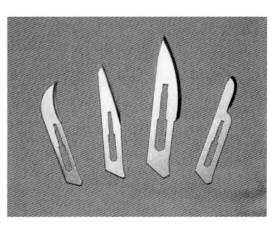

图 2-31　左起:12 号、11 号、23 号、15 号手术刀片

切开前,应将切口周围皮肤绷紧。切开皮肤时,刀刃的起止均应与皮面垂直,一次切开皮肤暴露皮下组织(脂肪或浅筋膜层)。切口两侧厚度应一致,避免反复拉锯式切割而造成创缘不齐,也应避免入刀过深伤及深面的血管、神经、肌肉等解剖结构可能,遵循逐层切开的原则。

切开皮肤以下的深面组织及局部凝血可选用高频电刀或超声刀,但应注意选用合适的工作频率,切忌盲目增大功率;正确评估电刀对起搏器、监护仪等的干扰作用;避免误伤术区以外的组织。

(二) 缝合

表浅创口可仅作一层缝合,深层切口则应行肌肉、皮下组织和皮肤分层对位缝合。颌面部不同组织应酌情选用不同材质、规格、粗细的针(圆针、三角针)与缝线(丝线、可吸收线、尼龙线)。

进针:左手执有齿镊,提起皮肤边缘,右手执持针钳,由外旋进,针尖距创缘约 2~3mm 处垂直刺入皮肤直达皮下组织,顺针的弧度弧形进针,经皮下从切口对侧皮缘针尖垂直穿出。缝针穿过皮肤及皮下组织的深度及距离皮肤创缘的距离,两侧均应相等。

拔针:可用有齿镊夹持针前端沿针的弧度外拔,同时持针器从针尾部顺势前推。

出针:当针要完全拔出时,松开持针器,单用镊子夹持缝针继续外拔,持针器迅速转位再夹针体后 1/3 弧处,将针完全拔出,打结,剪线,完成缝合。

1. 单纯间断缝合　操作简单,应用最多,每缝一针单独打结,多用在皮肤、皮下组织、肌肉、腱膜的缝合,尤其适用于有感染的创口缝合(图 2-32)。

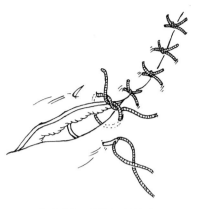

图 2-32　单纯间断缝合

2. 连续缝合　在第一针缝合后打结,继而用该缝线缝合整个创口,结束前的一针,将重线尾拉出留在对侧,形成双线与重线尾打结(图 2-33)。

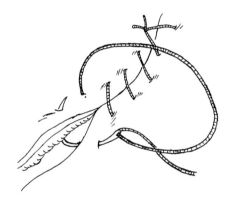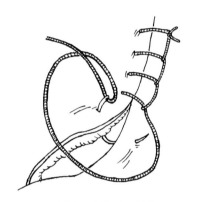

图 2-33　连续缝合　　　　　　　　　　　　图 2-34　连续锁边缝合

3. 连续锁边缝合　操作省时,止血效果好,缝合过程中每次将线交错,多用于胃肠道断端的关闭、皮肤移植时的缝合(图 2-34)。

4. "8"字缝合　由两个间断缝合组成,缝扎牢固省时,如筋膜的缝合(图 2-35)。

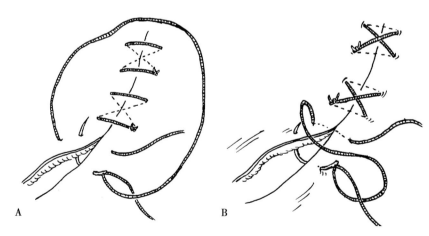

A　　　　　　　　　　　　　　　　B

图 2-35　"8"字缝合

5. 荷包缝合　在组织表面以环形连续缝合 1 周,结扎时将中心内翻包埋,常用于腮腺术后缝合,有效防止涎漏(图 2-36)。

6. 间断垂直褥式外翻缝合　如松弛皮肤的缝合(图 2-37)。

7. 间断水平褥式外翻缝合　如皮肤缝合(图2-38)。

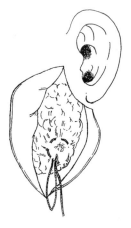

图2-36　荷包缝合

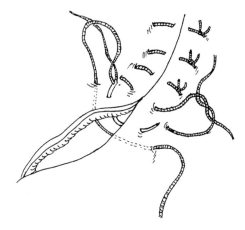

图2-37　间断垂直褥式外翻缝合

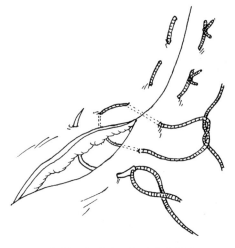

图2-38　间断水平褥式外翻缝合

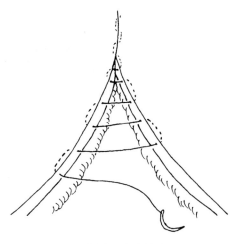

图2-39　皮内缝合

8. 皮内缝合　皮内缝合应用眼科小三角针及滑线。缝合要领:从切口的一端进针,然后交替经过两侧切口边缘的皮内穿过,一直缝到切口的另一端穿出,最后抽紧,两端可作蝴蝶结或纱布小球垫。常用于颌面颈部外露皮肤切口的缝合。此法缝合的优点是对合好、拆线早、愈合瘢痕小、美观(图2-39)。

(三)打结

1. 右手单手打结法(图2-40)

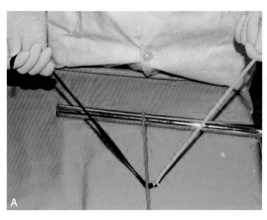

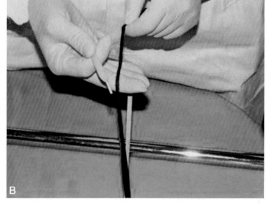

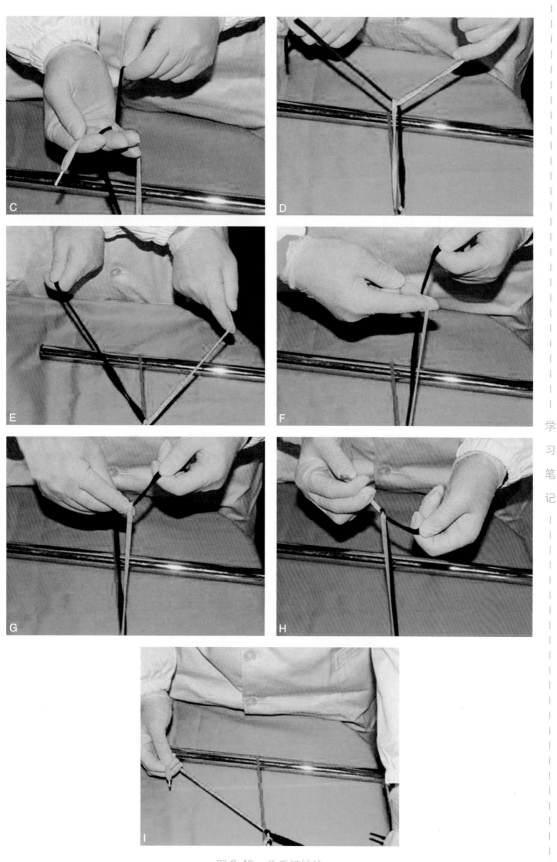

图 2-40　单手打结法

2. 器械打结法（图 2-41）

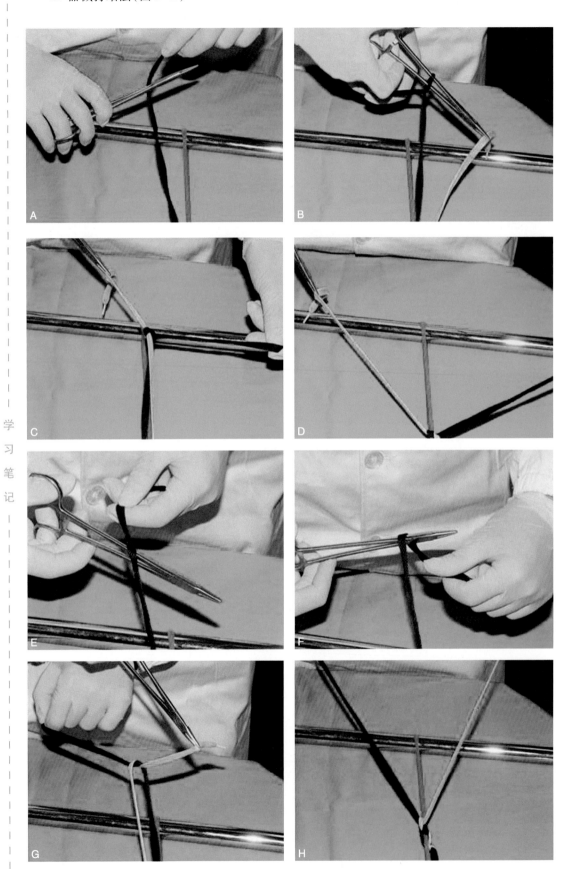

图 2-41 器械打结法

第五节　创口的处理

创口处理是外科治疗中一项经常而且重要的工作,要掌握创口愈合的规律和护理知识,换药的原则和基本操作,以促进创口愈合,使患者术后顺利康复。

一、创口愈合的过程

创口愈合一般经历局部炎症反应、细胞增殖、结缔组织形成、伤口收缩和伤口改建等过程,普通手术刀的创口通常6~10天即达到临床创口的初期愈合。

创口愈合的方式分为一期愈合和二期愈合两种。缝合的创口,一般在7~10天全部愈合,称为一期或初期愈合。未经缝合的创口,其愈合往往经过肉芽组织增生,再为周围上皮爬行覆盖的过程,临床上称为二期或延期愈合。

二、创口分类及处理原则

1. 无菌创口　指未经细菌侵入的创口,在口腔颌面部主要指面、颈部手术创口。对于无菌创口,无论有无组织缺损,均应争取作组织整齐与严密的缝合。面部严密缝合的创口可早期暴露,早期拆线。面部拆线可在术后5天开始,颈部缝线在术后7天左右拆除(图2-42)。

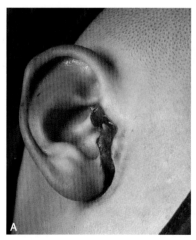
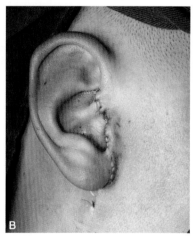

图 2-42　无菌创口

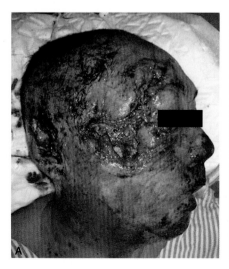
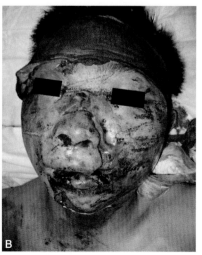

图 2-43　污染创口

2. 污染创口　指在非无菌条件下发生的创口,如口、鼻腔相通或口腔内手术的创口;由各种损伤引起的创口,如受伤时间短,细菌未侵入深层引起化脓性炎症,也多数污染切口。污染切口处理与无菌创口类似,口外拆线时间与无菌创口相同,口内一般在 7～10 天拆除(图 2-43)。

3. 感染创口　凡细菌已经侵入、繁殖并引起急性炎症、坏死、化脓的创口和在此情况下进行的手术创口,均为感染创口。感染创口一般不应立即作初期缝合,应在感染被控制或手术清除病灶后考虑缝合,并常规放置引流物。感染创口经处理后缝合者,不宜过早拆线,一般应在 1 周后拆除(图 2-44)。

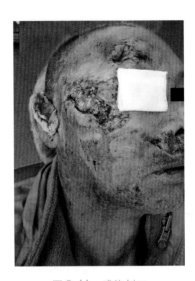

图 2-44　感染创口

三、换药的基本原则、技术及注意事项

换药的主要目的是为了保证和促进创口的正常愈合,因此换药只能在达到上述目的方可进行。以下情况应予以换药:①无菌或污染创口为了拔除引流物或怀疑有感染时;②敷料滑脱不能保护创口时;③创口有大量脓性分泌或渗出物时;④创口有渗血或疑有血肿形成;⑤创口过紧,影响呼吸或疼痛时;⑥观察创口愈合情况以及皮瓣营养情况时;⑦创口不清洁,有碍正常愈合等情况时。

换药应严格遵守无菌操作原则,即使是感染创口也应如此,否则将造成创口感染、加重感染和混合感染。换药的具体要求、技术要求与其他外科换药相同。

四、引　　流

凡有脓腔存在或无效腔大而有大量分泌物时,均应换置引流,引流物的选择根据不同需要而定。

1. 橡皮片(图 2-45)　引流作用好,但易从创口滑出或潜入腔内,一般由橡皮手套剪成。

2. 碘仿纱条及油纱布(图 2-46)　引流作用不如橡皮条滑畅,但易于固定。碘仿纱条防腐、杀菌、除臭及虹吸作用,常用于重度和混合感染的创口引流,也适用于口内引流及创口朝上引流不畅者。

3. 管状引流(图 2-47)　由普通橡皮管或导尿管制成,引流作用强、便于冲洗及可注药,多用于颌面颈部较大创口和脓腔引流。临床上亦常应用半管引流。

4. 负压引流(图 2-48)　利用吸引器或吸引球等产生负压,从而达到负压吸引的引流目的。主要用于颌面部较大手术的术后引流,如颈清术后。

图2-45　橡皮片

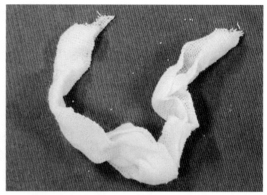

图2-46　碘仿纱条

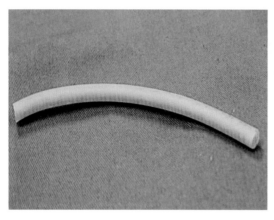

图2-47　引流管

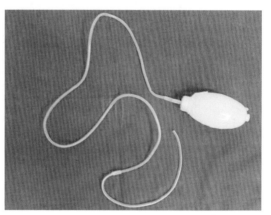

图2-48　负压引流球

五、常用绷带技术

绷带应用是手术后及换药过程中经常应用而不可缺少的一项技术,正确地应用绷带可达到以下作用:①压迫死腔;②保护术区和创缘;③止血并防止或减轻水肿,减轻疼痛;④制动颌骨,防止或减轻骨折错位;⑤固定敷料。

绷带的种类较多,有普通绷带、弹性绷带、石膏绷带等,口腔颌面外科临床上以前两者使用较多。绷带在使用时,应注意:无菌创口注意无菌操作,若有引流应保持所置引流通畅。压力应均匀适度,一般以能插入一示指为度,包扎下颌下区及颈部时,注意保持呼吸通畅,防止压迫喉头和气管。骨折复位后的创口包扎时,注意防止错位。

临床上常用的绷带包扎技术有:

1. 巴唐绷带(图2-49)　自顶部开始,经一侧耳前绕颏部至对侧耳前,再越顶部绕枕部至对侧下颌体。包绕颏部再回同侧颊部,如此颏、顶、枕反复,常用于双侧面部耳前区、耳后区、腮腺区、下颌下区及颏下区伤口包扎。

2. 交叉十字绷带(图2-50)　用绷带先由额至枕部环绕2周,继而反折经一侧耳前腮腺区向下,经下颌下、颏部至对侧耳后向上,复至同侧耳前;绕下颌下及颏部至对侧耳前,向上经顶部,向下至同侧耳后,再绕下颌下、颏部至对侧耳后。如此按"耳前、耳后"顺序反复缠绕。广泛应用于颌面部和上颈部术后和损伤的包扎固定。

3. 四头(尾)带包扎法(图2-51) 将四头带中份位于加压区,带头上下交叉,在枕下和头顶打结,最后将顶、枕打结后的头互相栓结,常用于颏部、面颊部、鼻旁伤口的加压包扎,但加压力量有限,固定带尾易滑脱,固定效果较差。

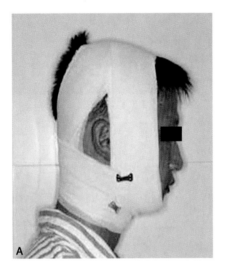
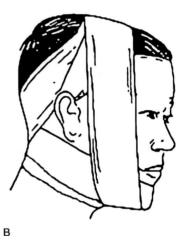

图 2-49 巴唐绷带

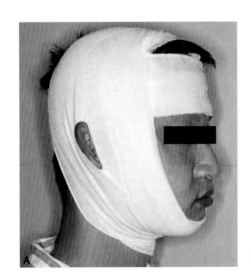
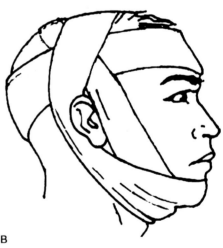

图 2-50 交叉十字绷带

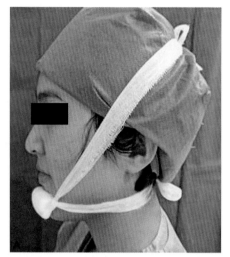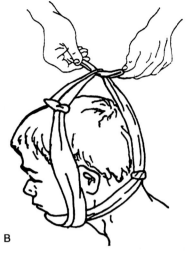

图 2-51　四头(尾)带包扎法

（刘建华）

围术期是围绕手术的全过程,从患者决定接受手术治疗开始,到手术治疗直至基本康复,包含手术前、手术中及手术后的一段时间,具体是指从确定手术治疗时起,直到与这次手术有关的治疗基本结束为止。围术期的准备一般包括术前、术中、术后、心理方面准备以及患者的生理方面准备。

口腔颌面部处于人体最暴露的部位,并具有范围窄、组织器官拥挤等特点,围术期的管理处置有一些独特的不同之处。本章分析讨论口腔颌面部手术患者围术期的注意事项及处理要点。

1. 口腔颌面部手术患者的围术期处理通常包括以下环节:

(1) 详细询问患者的症状特征及相关病史,掌握各类口腔颌面部手术患者围术期的准备事项。

(2) 查体时关注患者口腔颌面部情况的同时,更要关注其全身情况,完成患者手术前的各项检查。

(3) 针对伴有全身性疾病的患者采取进一步的相关检查和评估,熟悉相关疾病手术治疗的绝对和相对禁忌证。

(4) 熟练掌握术后患者的观察和处理原则。

(5) 了解术前、术后各系统可能出现的局部和全身并发症,熟悉和掌握其预防与治疗原则。

2. 临床关键点

(1) 评估患者病情,在诊断明确的基础上确定患者有无手术禁忌证。

(2) 评估患者全身情况,包括循环系统、呼吸系统、内分泌系统、神经系统、消化系统等,综合评价患者对手术的耐受性。

(3) 患者的心理状态评估,是否有充足的心理准备,做到知情同意。

(4) 充分完善的术前、术后常规准备。

(5) 合并系统性疾病如心脏病、高血压病、糖尿病等患者,对术前、术后可能出现的并发症,必要时与相关科室协同会诊,采取相应的预防及处理措施。

第一节 手术前准备

[问题1]患者入院后拟行手术治疗,术前需做哪些常规检查?

首先是全面的身体检查,包括全身各系统脏器,重点包括颌面颈部以及专科检查部分。其他的辅助检查有血尿便三大常规、血型鉴定、凝血常规、肝肾功能、电解质、空腹血糖、心电图、胸片等。

[问题2]患者有高血压病史,术前如何处理?

对有高血压病史的患者,术前应细致检测并调整血压:①中、青年患者应控制在正常血压水平;②老年患者降压至 140/90mmHg 为宜;③伴有糖尿病和肾脏病的患者降压目标为 130/80mmHg;④对合并高血压须急诊手术的患者,应在术前准备的同时适当地控制血压,可在严密监测下行控制性降压,调整血压至 140/90mmHg 左右;⑤降压药物应服用至手术当天,术中原则上血压降低不超过基础血压的 1/4 ~ 1/3,血压过低易导致心肌缺血、脑血栓形成及肾脏等重要脏器灌注不足。常用抗高血压药物有:利尿剂(如:氢氯噻嗪、吲达帕胺等)、钙离子拮抗剂(如:硝苯地平、尼群地平、尼莫地平等)、血管紧张素转换酶抑制剂(如:卡托普利、依那普利等)、血管紧张素Ⅱ受体拮抗剂(如:氯沙坦、缬沙坦等)、β2受体阻断剂(如:美托洛尔、比索洛尔等)、醛固酮拮抗剂(如:螺内酯、依普利酮等);⑥需在心内科专科医师指导下调整用药,控制血压,通常认为3级高血压为手术禁忌证。

> **知识点**
>
> 我国的高血压诊断标准
>
> 18岁以上成人的血压,按不同水平分类:
>
> 理想血压:<120/80mmHg。
>
> 正常血压:<130/85mmHg。
>
> 正常高值:130～139/85～89mmHg。
>
> 1级高血压:140～159/90～99mmHg。
>
> 2级高血压:160～179/100～109mmHg。
>
> 3级高血压:≥180/110mmHg。
>
> 单纯收缩期高血压(收缩压≥140/舒张压<90mmHg),患者收缩压与舒张压属不同级别时,应按两者中较高的级别分类。

> **知识点**
>
> 为什么麻醉前需停用利血平?
>
> 利血平为肾上腺素能神经抑制药,可阻止肾上腺素能神经末梢内介质的贮存,将囊泡中具有升压作用的介质耗竭,通过耗竭周围交感神经末梢的肾上腺素和心、脑等组织的儿茶酚胺和5-羟色胺达到降压作用。服用该药的患者对麻醉药的心血管抑制作用非常敏感,术中很容易发生血压下降和心率减慢,故需特别警惕。因此,临床医生对于长期服用含有利血平成分降压药的患者(如北京降压0号、复方降压片等),最好做到术前7天停服,改换其他降压药,以保证手术及麻醉安全。

【问题3】若患者既往有心肌缺血或心肌梗死病史,心电图检查发现心肌缺血或有长期服用抗凝药物者,围术期如何处理?

1. 手术前需行超声心动图、活动平板心电图检查,了解心脏血流动力学有无严重变化及心脏负荷耐受能力。如心脏血流动力学基本正常或负荷耐受能力良好,通常不影响口腔颌面部全麻手术。

2. 若超声心动图等提示明显异常,可行冠脉多排CT检查,必要时行冠脉造影检查,明确冠脉病变的程度和范围,必要时需要植入支架后再行口腔颌面部手术。

3. 对于预防性服用华法林、氯吡格雷、阿司匹林等抗凝药物的患者,原则上手术前需停药4～5天后再进行手术,或根据测定INR值来评估其凝血功能,如INR值在1.5左右(正常值0.8～1.5)可进行手术(门诊牙及牙槽外科手术则可适当放宽INR上限值)。对于治疗性服用抗凝药物患者,如:心脏机械瓣膜置换术后,需要抗凝的房颤3个月内接受过心脏生物瓣置换术、二尖瓣修补术或者发生过血栓等患者,术前也必须停服抗凝药物,改用低分子肝素钠,术前12小时停用,术后继续抗凝治疗,防止并发症的发生。病情复杂及手术复杂者,必要时请心血管医师共同会诊。

INR(凝血酶原时间国际标准化比值)

INR 是从凝血酶原时间(PT)和测定试剂的国际敏感指数(ISI)推算出来的。

其简化公式为:INR=(PT test)受检血浆凝血酶原时间(s)/(PT normal)正常血浆凝血酶原时间(s)

4. 对于心肌缺血只表现为心电图上 ST 段下降而没有血流动力学改变的患者,给予硝酸甘油就可以扩张冠脉,改善心内膜下心肌供血。

5. 根据心功能评级,术前请麻醉医师和心血管医师共同会诊和处理。

心功能分级

Ⅰ级:体力活动不受限,无症状,日常活动不引起疲乏、心悸和呼吸困难等。

Ⅱ级:日常活动轻度受限,且可出现疲劳、心悸、呼吸困难或心绞痛,但休息后感舒适。

Ⅲ级:体力活动显著受限,轻度活动即出现症状,但休息后尚感舒适。

Ⅳ级:休息时也出现心功能不全症状或心绞痛综合征,任何体力活动将会增加不适感。

若心功能为 Ⅰ~Ⅱ 级患者进行一般麻醉与手术安全性应有保障。Ⅳ级患者则属高危病人,麻醉和手术的危险性很大。Ⅲ级患者经术前准备与积极治疗,可使心功能获得改善,增加安全性。

【问题4】常见的心律失常有哪些? 各种常见心律失常的患者围术期如何处理?

1. 期前收缩　应考虑有无器质性心脏病,是否影响心排血量以及发展成为严重心律失常的可能性而决定治疗原则。偶发性期前收缩对血液循环的影响不大,尤其是并非由其他疾病引起的,期前收缩本身亦非严重疾病,一般不必治疗。频发性期前收缩可选用维拉帕米、普萘洛尔、胺碘酮、利多卡因等药物,药物治疗无效的频发期前收缩,患者无法耐受手术,或有一定恶性程度,可做射频消融治疗。

2. 房颤　药物治疗可使心律恢复至正常范围,复律前可使用血液稀释剂,以防心房内血栓脱落引起严重后果。心脏房颤的很多症状都是由心率过快引起的。有三种不同类型的药物可以用来降低心率,患者不会出现一系列不适症状。这三种药物分别是地高辛类、β 受体阻滞剂和钙通道阻滞剂。

3. 房室传导阻滞　首先需针对病因治疗,一般一度房室传导阻滞无需特殊护理,二度Ⅰ型可口服小剂量阿托品 0.3mg,每天 3~4 次;二度Ⅱ型及完全性房室传导阻滞者,一般需术前安装人工心脏起搏器。

以上处理均需在心内科专科医师指导下进行治疗。

常见的心律失常

包括期前收缩、室上性心动过速和心房纤颤或扑动。其次为各种类型的房室传导阻滞。阵发性室性心动过速、极度缓慢的心律失常及心室颤动或扑动可引起猝死。器质性心脏病中,以冠心病、心肌病、心肌炎、风心病合并心律失常最多见,尤其在发生心力衰竭或急性心肌梗死时。电解质紊乱,尤其是低血钾,中枢神经系统疾病,药物作用,麻醉低温,外科手术时亦常发生。心率缓慢(<60 次/分)而规则的以窦性心动过缓、房室传导阻滞为多见。

心率快速(>100 次/分)而规则的常为窦性心动过速、室上性心动过速或室性心动过速。窦性心动过速较少超过 160 次/分,不规则的心律中以期前收缩最为常见,快而不规则者以心房颤动或扑动、房性心动过速伴不规则房室传导阻滞为多;慢而不规则者以心房颤动(洋地黄治疗后)、窦性心动过缓伴窦性心律不齐、窦性心律合并不规则窦房或房室传导阻滞为多见。处理时应着重于判断心律失常的性质及心律失常对血流动力状态的影响。

【问题 5】患者围术期发生急性左心衰竭如何处理?

1. 氧疗 吸入纯氧,加大氧分压和氧流量。

2. 舌下含服或静脉使用硝酸甘油 0.4~0.6mg,每 5~10 分钟 1 次,可重复 4 次,如果收缩压 >90mmHg,可持续静脉使用硝酸甘油,从 0.3~0.5mg/(kg·min)开始;对硝酸甘油反应不敏感者可考虑使用硝普钠,起始剂量为 0.1mg/(kg·min),只要维持收缩压>90mmHg 即可。

3. 使用利尿药呋塞米 20~80mg。

4. 静脉注射吗啡 3~5mg,注意呼吸抑制。

5. 心血管支持药物维持和稳定临床血流动力学状况。

6. 急性心肌缺血和心肌梗死时,可请心内科医师或介入科医师行溶栓和紧急血管再通术。

7. 严重酸中毒、严重缺氧者可行气管内插管机械通气正压给氧。

8. 需在心内科专科医师指导下进行处理、治疗,暂缓手术。

【问题 6】如患者有呼吸功能障碍,如何处理?

呼吸功能障碍主要表现为轻微活动后出现的呼吸困难。支气管哮喘、支气管扩张和肺气肿等慢性阻塞性肺功能不全疾病是导致呼吸功能障碍的主要原因。术前肺功能不全的患者,术后肺部感染和低氧血症的发生率增加。手术时间超过 3 小时,长期吸烟史、肥胖、年龄超过 60 岁、胸部及上腹部手术史及肺部基础疾病如慢性阻塞性肺病等均是术后肺部并发症的易感因素。针对这类患者,术前全面的检查及充分的准备是防止术后肺部并发症的有效手段。凡是有肺功能不全的病人,术前应常规做血气分析和肺功能检查、胸部 X 线检查、心电图等。用力呼吸(FVC)和第一秒用力呼吸气量(FEV1)检测对于肺功能的评估极有价值。结合患者的年龄和体重,若数值低于 50% 说明存在严重的肺部疾病,术后肺部感染几率大大增加。若术前患者已发生肺部感染,必须控制后再实施手术。

故其术前准备还应包括:①停止吸烟 1~2 周,病人多练习深呼吸和咳嗽,以增加通气量和排出分泌物;②应用麻黄碱、氨茶碱等支气管扩张剂及异丙肾上腺素等雾化吸入剂,对阻塞性肺功能不全有良好作用,可增加肺活量;③对于哮喘患者,可口服地塞米松,以减轻支气管黏膜水肿;④痰液黏稠者,可口服沐舒坦等药物或蒸汽吸入使痰液稀薄;⑤麻醉前使用阿托品要适量、慎用,以免增加痰液黏稠程度,造成排痰困难;⑥急性呼吸道感染者,择期手术应推迟至治愈后 1~2 周;⑦呼吸科专科医师协助诊治、处理。

【问题 7】如实验室检查发现患者伴有空腹血糖异常增高,如何处理?

术前首先应请内分泌科医生和麻醉科医生会诊,判断有无高血压、肾脏病变、神经病变、大血管病变等糖尿病并发症,准确评估血糖值风险和患者的耐受性;然后再进行糖尿病药物、饮食控制和术前麻醉的准备工作。口腔颌面外科手术患者在术中和术后一段时间大都无法进食,因此,除拔牙和面部的小手术之外,凡行大、中型手术的患者,不管入院前是服用降糖药还是使用胰岛素,手术前皆要用胰岛素调节空腹和餐后的血糖浓度。围术期持续密切监测血糖变化,及时处理,同时使用抗生素预防感染,一般避免使用大量糖皮质激素,注意水电解质平衡,并给予糖尿病饮食。

> **知识点**
>
> 血糖控制标准
>
> 　　择期手术的糖尿病患者空腹血糖应控制在 $7\sim10\mathrm{mmol/L}$,急诊手术时患者的随机血糖应 $<14\mathrm{mmol/L}$;老年患者的血糖值控制标准为空腹 $<7.8\mathrm{mmol/L}$,餐后 2 小时血糖 $<11.1\mathrm{mmol/L}$,这样有利于预防低血糖。

【问题8】有消化道溃疡病史的患者,如何预防应激性溃疡的发生?

根据应激性溃疡手术风险分析,与口腔颌面外科有关的因素主要为:①入院前一年内有消化道溃疡或出血病史;②本次手术较大(持续时间>4 小时)。

避免或防止患者术后应激性溃疡的发生,关键是早期积极的预防性用药,目前较常用的是 H_2 受体拮抗剂和质子泵抑制剂,如奥美拉唑、泮托拉唑等。

【问题9】实验室检查结果显示患者肝功能不全(如谷-丙转氨酶、谷-草转氨酶明显异常增高)、血浆白蛋白减少等,如何处理?

应积极进行以"保肝"为主的术前准备,包括:

1. 加强营养,给予高蛋白、高碳水化合物、低脂肪饮食,口服多种维生素。因胃纳差,进食少者,必要时可经静脉途径补充,以求改善肝功能。糖的补充,不仅供给热量,还可增加糖原贮备,有利于防止糖原异生和减少体内蛋白质的消耗。

2. 改善凝血功能。如维生素 K_3 口服,紧急情况下可以静脉注射维生素 K_1,其作用时间快,效果好,是多种凝血因子的必备原料。

3. 血浆蛋白低者,尤应予以足够重视,如总蛋白低于 $45\mathrm{g/L}$,白蛋白低于 $25\mathrm{g/L}$ 或白蛋白、球蛋白比例倒置,术前准备要充分,必要时应输给适量血浆或白蛋白。

4. 对有腹水的患者,应采用中西结合治疗,待腹水消退后稳定两周再进行手术治疗。

5. 术前 $1\sim2$ 天给予广谱抗生素治疗,以抑制肠道细菌,减少术后感染。

6. 根据手术等级范围,备好术中用血。

7. 必要时行消化内科会诊,协助诊治。

【问题10】伴有贫血的患者,围术期需作哪些处理?

贫血通常血红蛋白在 $100\mathrm{g/L}$ 以下,对限期或择期性手术者,宜纠正贫血后手术。引起贫血的原因不少,但对于口腔颌面部疾病患者来说,常见的贫血原因是口腔颌面部的肿瘤溃烂后发生急性或慢性的出血性贫血,或牙龈、舌、颌骨肿瘤体积不断增大,或是溃烂疼痛,严重影响咀嚼、吞咽功能造成营养不良性贫血。因此,纠正贫血的根本性措施是切除肿瘤,消除隐患。为此,应积极提高血红蛋白,创造条件,尽快手术。除了采取阻止肿瘤出血,通过鼻饲或静脉输入途径增加营养纠正贫血以外,主要可以在术前输血纠正,每 $300\mathrm{ml}$ 约可增加血红蛋白 $10\mathrm{g/L}$,输血后应在 $1\sim2$ 天内立刻进行手术。同时应用抗生素,预防感染,但应注意忌用氯霉素等对造血系统有影响的药物,必要时请专科医师会诊。

【问题11】如实验室检查发现患者的凝血功能障碍(如 APTT 延长、凝血活酶生成不良),如何处理?

1. 必须预先判断患者是否患有凝血功能障碍,而不是在患者生理耗竭出现时才被迫纠正。

2. 治疗主要在于去除或控制病因,同时进行支持治疗,如由肝病或维生素 K 缺乏引起的凝血异常,每天缓慢静脉注射维生素 K $10\mathrm{mg}$。

3. 改善凝血功能,包括补充凝血底物(血小板和纤维蛋白原)和补充凝血因子(新鲜冷冻血浆、凝血酶原复合物、冷沉淀或活化Ⅶ因子)。如血小板低于 $20\times10^9/\mathrm{L}$ 可有自发性出血,因此一般手术要求血小板不低于 $50\times10^9/\mathrm{L}$。在手术前一天给患者输注血小板悬液 $12\sim24\mathrm{U}$,如无血小板悬液则用新鲜血800ml,尽量减少手术中的局部渗血以及术后切口出血问题,并同时给大量维生素C、维生素K_3、酚磺乙胺、新鲜冷冻血浆等。

4. 复查凝血常规。

5. 血液科会诊,协助诊治。

【问题12】实验室检查发现患者的肾功能不全,如肾小球滤过率(GFR)<正常值50%以下,血肌酐(Scr)水平上升至177μmol/L(2mg/dl)以上,血尿素氮(BUN)水平升高>7.0mmol/L(20mg/dl),患者有乏力、食欲不振、夜尿多等症状,如何处理?

肾功能不全的程度与药物副作用的发生密切相关。肾功能不全患者手术前后的用药须谨慎,应根据肾功能减退的程度适当减少药物的用量,特别在使用那些通过肾脏排泄的药物(如氨基糖苷类抗生素)时更应谨慎。某些药物虽不经肾脏排泄,但有加重尿毒症的副作用,应用时也应小心,这类药物包括抗凝剂、镇静剂及止痛剂等。氨基糖苷类抗生素是引起急性肾功能不全的重要因素之一。

处理原则:

1. 控制水、电解质摄入和维持其平衡。

2. 维持酸碱平衡。

3. 注意血液生化方面的改变,因患者伤口愈合能力差,肾衰患者应适当加强营养。

4. 避免使用影响肾功能的药物。

5. 必要时行肾内科会诊,协助诊治。

【问题13】若患者发生围术期的休克,如何处理?

1. 一般紧急处理　通常取平卧位,必要时采取头和躯干抬高20°～30°、下肢抬高15°～20°,以利于呼吸和下肢静脉回流,同时保证脑灌注压力;保持呼吸道通畅,可用鼻导管法或面罩法吸氧,必要时建立人工气道,呼吸机辅助通气;维持正常的体温,低体温时注意保温,高热时尽量降温;及早建立静脉通路,并用药维持血压。保持患者安静,避免人为的搬动,可用小剂量镇痛、镇静药,但要防止呼吸和循环抑制。

2. 病因治疗　各型休克的临床表现及中后期的病理过程也基本相似,但引起休克的原因各异,根除或控制导致休克的原因对阻止休克的进一步发展十分重要,尤其某些外科疾病引起的休克,原发病灶大多需手术处理。其治疗原则是:尽快恢复有效循环血量,对原发病灶作手术处理。即使有时病情尚未稳定,为避免延误抢救的时机,仍应在积极抗休克的同时进行针对病因的处理。

3. 扩充血容量　休克治疗的共同目标是恢复组织灌注,其中早期最有效的办法是补充足够的血容量,不仅要补充已失去的血容量,还要补充因毛细血管床扩大引起的血容量相对不足,因此往往需要过量的补充,以确保心输出量。如何正确选择扩容剂,应遵循的原则是:时刻考虑使用液体的目的,"缺什么补什么",按需补充;其次,还要同时兼顾晶体及胶体的需求及比例。常用制剂有以下几种,可根据情况选用:

(1) 血浆代用品:如缩合葡萄糖、右旋糖酐和其他血浆代用品、403代血浆、706代血浆、血定安等,均能提高血浆胶体渗透压,增加血容量。

(2) 晶体液:包括生理盐水、林格液、乳酸林格液、葡萄糖盐水、高渗盐水等,作用时间短暂,大量应用可干扰血管内外体液平衡。

(3) 人血胶体物质:如血浆、冻干血浆、白蛋白。扩容作用持久,可为人体提供优质蛋白。

(4) 全血:不但能补充血浆,还能补充血细胞。需要强调的是,无论是补充血容量或改善微循环,都应严格掌握输血指征,避免血传播性疾病。Hb浓度>100g/L时不必输血;Hb浓度<70g/L时输注浓缩红细胞;Hb浓度为70～100g/L时,根据病人的代偿能力、一般情况和脏器器质性病变程度等因素决定是否输血。急性出血量>30%血容量时,可输注全血。

4. 纠正酸中毒　患者在休克状态下,由于组织灌注不足和细胞缺氧常存在不同程度的代谢性酸中毒。

5. 血管活性药物的应用　血管活性药物主要包括两大类,即缩血管药和扩血管药。

(1) 缩血管药物:目前主要用于部分早期休克患者,以短期维持重要脏器灌注为目的,也可作为休克治疗的早期应急措施,但不宜长久使用,用量也应尽量减小。常用的药物有间羟胺(阿拉明)、多巴胺、多巴酚丁胺、去氧肾上腺素(新福林)、去甲肾上腺素等,使用时应从最小剂量和最低浓度开始。

(2) 扩血管药物:主要扩张毛细血管前括约肌,以利于组织灌流,适用于扩容后 CVP 明显升高而临床征象无好转,临床上有交感神经活动亢进征象,心输出量明显下降,有心衰表现及有肺动脉高压者。常用的药物有异丙基肾上腺素、酚妥拉明(苄胺唑啉)、苯苄胺、妥拉苏林、阿托品、山莨菪碱、东莨菪碱、硝普钠、硝酸甘油、硝酸异山梨酯、氯丙嗪等。在使用扩血管药时,前提是必须充分扩容,否则将导致明显血压下降,用量和使用浓度也应从最小开始。

【问题14】手术麻醉前如何根据患者体质状况评估手术危险性?

手术麻醉前是按 ASA 分级标准评估手术危险性。ASA 分级标准,指的是美国麻醉师协会(ASA)于麻醉前根据患者体质状况和对手术危险性进行分类,将患者分成六级。

> **知识点**
>
> ### ASA 分级标准
>
> Ⅰ级:体格健康,发育营养良好,各器官功能正常。围术期死亡率 0.06% ~ 0.08%。
>
> Ⅱ级:除外科疾病外,有轻度并存病,功能代偿健全。围术期死亡率 0.27% ~ 0.40%。
>
> Ⅲ级:并存病情严重,体力活动受限,但尚能应付日常活动。围术期死亡率 1.82% ~ 4.30%。
>
> Ⅳ级:并存病严重,丧失日常活动能力,经常面临生命威胁。围术期死亡率 7.80% ~ 23.0%。
>
> Ⅴ级:无论手术与否,生命难以维持 24 小时的濒死病人。围术期死亡率 9.40% ~ 50.7%。
>
> Ⅵ级:确证为脑死亡,其器官拟用于器官移植手术。

Ⅰ、Ⅱ级患者麻醉和手术耐受力良好,麻醉经过平稳。Ⅲ级患者麻醉有一定危险,麻醉前准备要充分,对麻醉期间可能发生的并发症要采取有效措施,积极预防。Ⅳ级患者麻醉危险性极大,即使术前准备充分,围术期死亡率仍很高。Ⅴ级为濒死患者,麻醉和手术都异常危险,不宜行择期手术。

【问题15】如全面检查后患者无明显手术禁忌证,术前需要做哪些专科的特殊准备?

1. 心理的准备　医务人员必须满腔热情地针对患者的思想情况,做好详细的解释工作,调动患者主观能动性,使患者能够在充满信心的情况下接受手术,并能很好配合,应向患者家属和工作单位实事求是地介绍病情、治疗方案和手术中、手术后可能发生的问题与相应的防治措施,以便取得他们的同意和支持。要进行手术前讨论,床位负责医师提出诊断、适应证、手术前准备情况、麻醉的选择和手术方法以及手术中可能出现的情况与解决办法,然后收集有关人员的意见,进行修改作出最后决定。这样,不仅可使准备工作做得全面,而且做到人人心中有数,各司其职,分工合作,以保证手术能顺利进行。

(1) 恶性肿瘤类手术将切除患者较多的组织器官,即便进行软、硬组织瓣的功能性修复,患者在相当长的时间内也会面临颌面部畸形以及口颌系统的功能部分丧失,因此,对于患者的身心都会造成较大的影响。需要术者和患者本人及家属(尤其是患者直系亲属)进行充分的沟通,

学习笔记

理解手术的必要性,并且能够适应术后面临的实际情况。

(2) 正颌类手术计划的制订与患者及家属充分交流是十分必要的。口腔颌面外科医师在手术计划的制订中需要完成:临床及专科检查、头影测量及分析(包括硬组织及软组织)、石膏模型外科,如有条件还需行计算机辅助设计与疗效分析,通过以上检查及分析就可以得到一个完善的手术计划。患者及家属(尤其是患者直系亲属)需要对手术计划及术后可能面型有了大致了解,并根据自己想要的面型与医师交流,在可能的情况下对手术计划进行调整,通过医患交流,提高正颌外科手术的满意度。必要时进行人格测试,从而避免不必要的医患纠纷。

(3) 对儿童患者应以亲切关怀的态度酌情告知病情,消除其紧张、恐惧心理,争取信任和合作。必要时手术前晚可适当应用镇静剂。

2. 其他准备

(1) 术前备皮和口、鼻腔的清洗和消毒:颌面外科手术涉及口鼻腔的气管插管,口鼻腔的手术操作等,且由于口鼻腔属于有菌环境,因此,术前必须做好口鼻腔的清洗和消毒。例如修剪鼻毛、牙齿洁治以及残根和残冠的处理等;同时戒烟戒酒。

(2) 预防感染:不与有感染的患者接触;杜绝有上呼吸道感染的人员进入手术室;以下情况预防性使用抗菌药物:涉及感染病灶或切口接近感染区的手术、操作时间长的大手术、癌肿手术、人工制品植入术。

(3) 胃肠道准备:术前 12 小时禁食,术前 6 小时禁水,为防止麻醉或手术中呕吐。对于需要术后进行胃管鼻饲的患者,需做好解释工作,以保障患者术后的膳食营养平衡。

(4) 患者进行游离皮瓣修复后,术后 1 周左右需卧床休息,头颈部适当制动,因此,患者需要提前训练并适应在头颈部局部制动的情况下在床上进行大小便;同时,该患者手术还需进行气管切开术,患者还需掌握正确的咳嗽和咳痰方法。

(5) 如手术时间较长,术中失血量较大,因此必须正确评估术中可能的出血量,进行备血和补液,纠正水、电解质酸碱平衡失调,贫血,纠正患者可能存在的低蛋白血症;进行血型鉴定及交叉配合试验,备血。此类患者还注意应给予术前导尿,以便计算出入量,同时防止尿潴留。

(6) 如此手术涉及游离组织瓣的制备以及转移修复,因此组织瓣的血运情况对于手术的成功至关重要,组织瓣术前可采用彩色多普勒超声评估血管蒂及皮肤穿支的情况,骨组织瓣还需采用 X 线片评估局部骨质情况。

(7) 如手术涉及外来植入物,术前患者及家属需签署植入物高值耗材知情同意书,对于复杂的大型手术,术前需要会诊讨论,做好记录、审批工作。

(8) 其他:术前一天或术日早晨检查患者,如有发热(超过 38.5℃),需延迟手术,查明原因。如女性患者月经来潮,常需适当延迟手术,因为女性月经期凝血功能相对较差,术中易渗血。而且,经期患者抵抗力下降,容易继发感染,故除非危及生命的急症手术,一般选择适当延期。术前夜给镇静剂,保证患者的充分睡眠。进手术室前排空尿液,手术前取下活动义齿及佩戴的金属饰品。

第二节 手术后处理

【问题 1】手术后常规处理包括哪些方面?

术后需仔细观察患者的病情变化,包括血氧、血压、脉搏、呼吸和心率等,检查局部术创有无渗血和出血,创口部位的贴合情况,有无血肿形成。患者的呼吸道有无梗阻现象,记录患者负压管的引流液情况和 24 小时出入量,记录患者的血常规和肝肾功能以及电解质的变化,根据情况及时地进行补液及相关处理。根据患者的手术部位及性质术后采用相应的体位,术后根据病情给予相应的饮食。

【问题2】基于口腔颌面外科手术的特点,术后需作哪些特殊处理?

患者进行口内病灶切除后,需保持口腔清洁,用漱口液进行口腔护理;必要时口内禁食,改用鼻饲流质;行游离皮瓣修复者头部要局部制动,防止血管蒂的扭转或受压;需定时观察皮瓣颜色变化,正确判断血管危象,一旦出现血管危象,需及时进行手术探查。病灶切除后死腔形成,注意正确的引流建立,防止形成积液和术创的感染,注意观察引流液的量和颜色的变化,颈部手术要注意涎瘘和乳糜漏,甚至乳糜胸的发生或形成。当皮瓣存活后,需根据情况进行正确的加压包扎处理,消灭死腔,处理涎瘘或乳糜漏。发生乳糜胸者需禁食并采用肠外营养。

【问题3】当患者气管切开术后出现高热,呼吸困难加重、呼吸道脓性分泌物增加,肺部听诊可以闻及异常呼吸音,疑为医院获得性肺炎,如何处理?

建议行血常规、胸片或胸部CT、肝肾功能及电解质、痰培养、血培养等检查,根据药敏试验结果选择有效抗生素治疗,呼吸内科专科会诊,协助诊治。

同时需将患者床头抬高30°,避免仰卧位;氯己定含漱液进行口腔护理,每2～6小时一次;庆大霉素+糜蛋白酶+地塞米松雾化吸入,每天3次;加强气道护理,翻身、拍背每2小时1次利于痰液引流,加强吸痰;并将此病人隔离,病房按时开窗、通风等。

医院获得性肺炎

医院获得性肺炎(hospital acquired pneumonia,HAP)亦称医院内肺炎,是指患者入院时不存在、也不处感染潜伏期,而于入院48小时后发生的,由细菌、真菌、支原体、病毒或原虫等病原体引起的各种类型的肺实质炎症。

医院获得性肺炎可分为:呼吸机相关肺炎(ventilator-associated pneumoniae,VAP)和医疗机构相关性肺炎(health care associated pneumonia,HCAP)。VAP指经气管插管或切开进行机械通气48～72小时后发生的肺炎,是机械通气患者常见且较特殊的医院获得性肺炎,发病率及病死率较高。HCAP主要包括下列肺炎患者:①最近90天在急性护理医院住过2～3天;②居住在护理之家或长期护理机构;③在医院或门诊部接受透析治疗;④本次感染前30天内接受过静脉抗生素治疗、化疗或伤口护理者。

【问题4】手术后出现呕吐原因有哪些? 如何处理?

1. 呕吐原因　①麻醉药物反应;②手术刺激和术中、术后吞咽血性分泌物的刺激;③缺氧;④手术后出现低钠血症;⑤原有内科疾病。

2. 处理措施　①术后患者1～2小时内肩部应高于喉头10cm,头偏向一侧,一旦发生呕吐,呕吐内容物易引流出来,不易误吸,有颌间结扎患者应及时打开便于吸引。术后呕吐一旦发生应及时吸除,以免造成误吸致窒息的危险;②针对相应原因作出相应处理;③经鼻胃管持续胃肠减压,可有效地防止血液分泌物在胃内潴留,刺激胃肠引起恶心呕吐;④使用止吐药物,能有效抑制呕吐反射。

【问题5】患者术后出现低钾血症,如何处理?

低钾血症是临床上常见电解质紊乱,也是口腔颌面外科患者大型手术后经常出现的并发症。一般血钾低于正常值的下限(3.5mmol/L))表示有低钾血症。

低钾血症的处理包括:

1. 补充钾盐　①口服钾:成人预防剂量为10%氯化钾30～40ml/d(每克氯化钾含钾13.4mmol)。氯化钾口服易有胃肠道反应,以服用枸橼酸钾为佳(1克枸橼酸钾含钾4.5mmol)。②静脉输注氯化钾:不能口服或缺钾严重的患者使用。常用浓度为5%葡萄糖液1.0L中加入

10%氯化钾不超过30ml,每克氯化钾必须均匀滴注30~40分钟以上,不可静脉推注。③补钾注意点:"见尿补钾",尿量必须在30ml/h以上时,方考虑补钾;切忌静脉滴注的氯化钾浓度太高,可刺激静脉引起疼痛,甚至静脉痉挛和血栓形成;切忌滴注过快,血清钾浓度突然增高可导致心搏骤停;定期测定血清钾及心电图以免发生高血钾。

2. 纠正水和其他电解质代谢紊乱 引起低钾血症的原因中,有不少可以同时引起水和其他电解质如钠、镁等的丧失,因此应当及时检查,一经发现就必须积极处理。如果低钾血症是由缺镁引起,则如不补镁,单纯补钾是无效的。

3. 去除引起钾缺乏的原因 如止吐、进食、积极治疗腹泻等。

> **知识点**
>
> 低钾血症的原因
>
> 1. 摄取量不足 如手术后长期禁食、流质或进食量少,而未经静脉及时合理补钾也是口腔颌面外科患者围术期出现低钾血症最常见的原因。
> 2. 胃肠道丧失 这是外科患者出现低钾的常见原因,包括严重呕吐及肠液丧失(如腹泻、滥用泻药、肠瘘等)。
> 3. 尿液丢失 高血压长期服用利尿药或心力衰竭采用利尿药治疗者,导致肾排钾增加。
> 4. 负压引流量过多,特别是皮瓣修复后使用抗凝或改善微循环药物导致组织液或血液渗出增加。

> **知识点**
>
> 低钾血症的分级
>
> 轻度低钾血症:血清钾在3.0~3.4mmol/L之间。
> 中度低钾血症:血清钾在2.5~2.9mmol/L之间。
> 重度低钾血症:血清钾低于2.5mmol/L为重度低钾血症。

[问题6]若患者术后出现水钠平衡紊乱,如何处理?

根据缺水性质作相应处理:

1. 等渗性缺水 等渗性缺水又称急性缺水或混合性缺水。这种缺水在外科患者中最易发生。此时水和钠成比例地丧失,因此血清钠仍在正常范围内,细胞外液渗透压也可保持正常。但等渗性缺水可造成细胞外液量(包括循环血量)的迅速减少。其病因包括:①消化液的急性丧失,如大量呕吐、腹泻、肠外瘘等;②体液丧失在感染区或软组织内,如腹腔内或腹膜后感染、肠梗阻、烧伤等。临床表现为恶心、厌食、乏力、少尿等,但不口渴。

等渗性缺水的治疗中,原发病的治疗十分重要。若能消除病因,则缺水将很容易纠正。其对症治疗应为针对性地纠正其细胞外液的减少。可静脉滴注平衡盐溶液或等渗盐水,以尽快补充血容量。已有脉搏细速和血压下降等症状者,其细胞外液的丧失已达体重的5%,需从静脉快速滴注上述溶液,以恢复其血容量。补充量(ml)=体重(kg)×5%×1000。若输注不含钠的葡萄糖溶液会导致低钠血症。此外,还应补给日需要水量2000ml和氯化钠4.5g。

2. 低渗性缺水 又称慢性缺水或继发性缺水。此时水和钠同时缺失,但失钠多于失水,故血清钠低于正常范围,细胞外液呈低渗状态。其病因包括:①胃肠道消化液持续性丢失,如反复呕吐、长期胃肠减压引流或慢性肠梗阻,以致大量钠随消化液排出;②大创面的慢性渗液;③应用排钠利尿剂时未注意补给适量钠盐,以致体内缺钠程度多于缺水;④等渗性缺水治疗时补充

学习笔记

水分过多。

治疗低渗性缺水应积极处理致病原因。应静脉输注含盐溶液或高渗盐水,以纠正细胞外液的低渗状态和补充血容量。静脉输液的原则是:输注速度应先快后慢,总输入量应分次完成。补钠量(mmol)=[血钠正常值(mmol/L)-血钠测得值(mmol/L)]×体重(kg)×0.6(女性为0.5)。

> **知识点**
>
> 低渗性缺水根据缺钠程度的分度
>
> 1. 轻度缺钠　血清钠浓度<135mmol/L,患者感疲乏、头晕、手足麻木,尿中 Na⁺减少。
> 2. 中度缺钠　血清钠浓度<130mmol/L,除上述症状外,尚有恶心、呕吐、脉搏细速,血压不稳或下降,脉压变小,浅静脉萎陷,视力模糊,站立性晕倒,尿量少,尿中几乎不含钠和氯。
> 3. 重度缺钠　血清钠浓度<120mmol/L,患者神志不清,肌痉挛性抽痛,腱反射减弱或消失,出现木僵,甚至昏迷,发生休克。

3. 高渗性缺水　又称原发性缺水。虽有水钠同时丢失,但因缺水更多,故血清钠高于正常范围,细胞外液的渗透压升高。严重高渗性缺水可使细胞内液移向细胞外间隙,导致细胞内液、细胞外液均有减少,最后由于脑细胞缺水导致脑功能障碍,后果严重。其病因包括:①摄入水分不够,如口腔癌、食管癌导致吞咽困难,危重病人给水不足,经鼻胃管或空肠造口管给予高浓度肠内营养液等;小丘脑渴觉中心受损病人也可因无口渴感致摄水量减少。②水分丧失过多,如术后高热大量出汗、大面积烧伤暴露疗法、糖尿病未控制致大量排尿等。

高渗性缺水的治疗中解除病因同样具有治疗的重要性。无法口服的患者可静脉滴注5%葡萄糖溶液、等渗或低渗氯化钠溶液。补液量估计方法有:①据临床表现,估计失水量占体重百分比。每丧失1%,需补液400~500ml;②据血钠浓度计算:补水量(ml)=[血钠测得值(mmol/L)-血钠正常值(mmol/L)]×体重(kg)×4。

> **知识点**
>
> 高渗性缺水的分度
>
> 1. 轻度缺水　缺水量为体重2%~4%,除口渴外无其他症状。
> 2. 中度缺水　缺水量为体重4%~6%,极度口渴、乏力、尿少和尿比重增高,唇舌干燥,皮肤失去弹性,眼窝下陷,常有烦躁不安。
> 3. 重度缺水　缺水量超过体重的6%,除上述症状外,出现躁狂、幻觉、谵妄甚至昏迷。

4. 水中毒　又称稀释性低血钠,较少发生。病因有:①各种原因所致抗利尿激素分泌过多;②肾功能不全,排尿能力下降;③机体摄入水分过多,如接受过多静脉输液等。

水中毒一经诊断,应立即停止水分摄入。程度较重者,除禁水外,还需用利尿剂以促进水分排出。对于水中毒,预防显得更重要。创伤、休克、大手术等易引起抗利尿激素分泌过多,治疗此类患者应注意避免过量输液。急性肾功能不全和慢性心功能不全者更应严格限制输液量。

【问题7】如手术患者患糖尿病,术后血糖如何监控及治疗原则?

手术之后,当全身麻醉效果减退以及患者的血流动力学和新陈代谢状态达到稳定并且开始进食时,胰岛素的注入方式应由静脉滴注改为皮下注射;在由静脉滴注变为皮下注射的过程中,滴注应在第1次皮下注入长时效胰岛素后30~60分钟后停止,如静脉滴注胰岛素和皮下注入胰岛素未重叠进行,可能会导致高血糖症状。绝大多数颌面外科患者术后需禁食,故需注意患者的营养支持。为此,胰岛素的使用应伴随血电解质的监测以及葡萄糖、氯化钾等溶液的补充,直至患者开始进食。术后的血糖监控策略则是:患者进食后,根据进食量在餐前皮下注射适度剂量的短效胰岛素,同时,维持静脉滴注的胰岛素至餐后2小时停止,以此避免出现胰岛素空档期而致代谢紊乱。最好在患者进食流质时继续输注葡萄糖和胰岛素,因为术后的热量摄入较少,单纯皮下注射胰岛素很容易使血糖波动甚至发生低血糖。对于之前未用过胰岛素的非胰岛素治疗患者,当其恢复正常饮食后,可逐步过渡到口服降糖药治疗。此外,术后积极的抗感染治疗对于高血糖患者也很重要,应根据感染病因结合药物敏感试验,选择合适的高效广谱抗生素。

【问题8】如患者术后出现上消化道出血,如何处理?

主要表现为胃管内、口内吐(喷)出咖啡样胃内容物或大便出现黑便(隐血试验阳性)。出血量多时可出现脉搏增快,严重者可血压下降。一旦明确诊断,应积极治疗,包括:

1. 一般治疗　卧床休息;观察神色和肢体皮肤是冷湿或温暖;记录血压、脉搏、出血量与每小时尿量;保持静脉通路并测定中心静脉压。保持病人呼吸道通畅,避免呕血时引起窒息。大量出血者宜禁食,少量出血者可适当进流质。

2. 补充血容量　当血红蛋白低于9g/dl,收缩血压低于12kPa(90mmHg)时,应立即输入足够量的全血。对肝硬化伴静脉高压的患者要提防因输血而增加门静脉压力激发再出血的可能性。要避免输血、输液量过多而引起急性肺水肿或诱发再次出血。

3. 上消化道大量出血的止血处理

(1) 胃内降温。

(2) 口服局部止血药物(如患者行带蒂皮瓣手术或显微外科皮瓣手术,应用全身止血药物时应非常慎重)。

(3) 抑制胃酸分泌和保护胃黏膜。

(4) 内镜直视下止血。

(5) 食管静脉曲张出血的非外科手术治疗。

如患者行软组织皮瓣或骨组织瓣修复手术,术后患者
出现消化道出血,能否用止血药物?

一般情况下行修复重建外科手术,如微血管吻合或带蒂转移皮瓣修复患者,要特别注意避免使用全身止血药物(除非是抢救生命需要),否则易出现血管危象,导致转移皮瓣坏死。

【问题9】如患者术后出现心肌梗死,如何处理?

疑有心肌梗死可进行:血清酶和生化指标检测、心电图、超声心动图等检查。此类患者需行心内科医生会诊,共同诊治。

治疗包括:

1. 监护和一般治疗　绝对卧床;吸氧;持续心电监护,观察心率、心律变化及血压和呼吸。低盐、低脂、少量多餐、保持大便通畅。

2. 镇静止痛　小量吗啡静脉注射为最有效的镇痛剂,也可用哌替啶。烦躁不安、精神紧张者可给予地西泮(安定)口服。

3. 调整血容量　尽快建立静脉通道,缓慢补液,注意出入量平衡。

4. 再灌注治疗,缩小梗死面积。再灌注治疗是急性ST段抬高心肌梗死最主要的治疗措施。在发病12小时内开通闭塞冠状动脉,恢复血流,可缩小心肌梗死面积,减少死亡。越早使冠状动脉再通,患者获益越大。"时间就是心肌,时间就是生命"。因此,对所有急性ST段抬高型心肌梗死患者就诊后必须尽快作出诊断,并尽快做出再灌注治疗的策略。包括:直接冠状动脉介入治疗(PCI)、溶栓治疗。

5. 药物治疗　包括阿司匹林、氯吡格雷、普通肝素、低分子肝素、尿激酶、链激酶和组织型纤维蛋白溶解酶原激活剂等。

6. 抗心律失常　可应用维拉帕米、地尔硫䓬、胺碘酮、奎尼丁、普萘洛尔和普罗帕酮等药物。

【问题10】术后出现低蛋白血症的原因有哪些? 如何处理?

口腔颌面部手术后发生低蛋白血症常见原因有以下几种:①蛋白摄入不足或吸收不良;②蛋白质合成减少:由于手术使机体处于应激状态,肝脏合成急性时相蛋白增多,而血浆蛋白等合成减少,使患者口内出现低蛋白血症;③大量蛋白质丢失:口腔颌面部手术创面较大,组织渗液较多,可导致大量血浆蛋白丢失;④蛋白质分解加速:手术后机体处于应激状态,能量的获得靠大量分解蛋白质,尿氮排出增加,血中支链氨基酸升高,呈负氮平衡。

低蛋白血症可引起血浆胶体渗透压下降,使大量液体潴留于组织间隙,有效循环血量减少,导致血液黏度增高,进一步促进微循环障碍,导致重要器官灌注不足,造成多器官功能不全。另外,血清白蛋白下降可致抗体合成所需的各种酶减少,酶活性降低,使机体免疫力下降,感染机会增加,创口愈合困难或延迟,甚至病情加重。

术后应常规监测血浆白蛋白水平,重度低蛋白血症需静脉输入血浆或人血白蛋白10g/d,进食高蛋白食物,最好是优质植物蛋白,高能量食物,使每天摄入蛋白质达60～80g,并定期复查。

【问题11】手术后患者膳食营养方面需要注意哪些问题?

口腔颌面部手术患者由于患病部位多与口腔有关,故正常进食常受限制,众所周知,人体消化过程的第一步就是在口腔内进行的。食物通过嚼碎与唾液混合才能吞咽,因此,一旦口腔发生疾病,口腔的消化功能将不能正常进行。但这类患者消化液的分泌与肠道的吸收功能却与正常人无异,这就要求对口腔疾病患者的膳食必须根据这些特点来配置。例如,食物要求配备得细软,不需咀嚼即可直接吞咽,但又要保证所需的营养量,它关系到手术成败及手术后伤口和体质的恢复。

1. 高热能、高蛋白饮食　无论手术大小,均可导致热能消耗,因而患者必须增加热能供给。蛋白质是更新和修补创伤组织的原料。因术后伤面渗出蛋白质及手术分解代谢增加,如果不注意蛋白质的摄取,就会引起血容量减少,血浆蛋白降低,伤口愈合能力减弱,免疫功能下降的现象。因此,术后一定要供给高热能、高蛋白的饮食。

2. 补充足够的碳水化合物　碳水化合物是热能的主要来源,占总热能的60%～70%;如果术后不注意碳水化合物的摄入,则饮食蛋白质可作为热能被消耗掉,对患者康复不利。此外,碳水化合物易于消化吸收,对术后消化功能欠佳者尤为适宜。

3. 维生素和矿物质不可缺　维生素与创伤及手术伤口愈合有密切关系。营养状况良好的患者,术后水溶性维生素比正常需要量要大2～3倍,而脂溶性维生素供给无需太多。维生素是合成胶原蛋白的原料,伤口愈合所必需。B族维生素与碳水化合物代谢有密切关系,对伤口愈合有极大影响。矿物质是维持正常生理功能和代谢不可缺少的物质。手术会使蛋白丢失,一些元素的排出量增加,因而术后及康复期患者应特别注意补充维生素和矿物质。

【问题12】术后如何防止深静脉血栓?

深静脉血栓主要发生在下肢,一旦其脱落进入肺动脉可引起肺栓塞,大面积的肺栓塞是致死性的,是患者术后发生猝死的重要原因。早期预防是防止术后发生深静脉血栓的关键。目前常用药物抗凝治疗和机械方法等预防措施。抗凝药物有维生素K拮抗剂,如苄丙酮香豆素钠(华法林)、小剂量普通肝素和低分子肝素等。机械预防包括:弹性袜、下肢气泵(IPC)、下肢运动等预防术后深静脉血栓的发生。此外,高龄患者术后尽量不用或慎用止血药物;对于全麻手术的患者,尽可能避免在下肢静脉血管输注刺激性药物,避免膝下垫枕,过度屈曲。鼓励患者早期下床活动,不能下床者,术后24小时就应开始做下肢主动及被动活动。不能活动者,由护士或家属按摩下肢肌群。

> **知识点**
>
> 深静脉血栓发生的原因
>
> 1. 血液瘀滞　长期卧床、卒中、瘫痪、既往有静脉栓塞病史等。
> 2. 血管损伤　手术机械损伤、化学药物刺激等。
> 3. 血液的高凝状态　手术、外伤、输血、恶性肿瘤等。
> 4. 其他　肥胖、高龄、静脉炎、心衰、肾病综合征、中心静脉导管留置等。

第三节　婴幼儿围术期管理

婴幼儿对手术的耐受力、自身调节及应变的能力较差,加上手术打击对机体各种代谢都有严重干扰,例如免疫功能的抑制、甲状腺分泌水平降低等。所以,除了紧急(抢救生命)手术外,一般均需做好足够的围术期准备,其目的是通过各种措施,使患儿恢复或接近正常生理状态,借以提高对手术的耐受力、增加手术的安全性及减少并发症。诸如心、肺、肝、肾等重要器官术前未作了解及检测,就可能在术中或术后发生并发症;血友病患儿可能在术中因出血不止而死亡;有炎症或化脓性病灶存在者,则在无菌手术后可并发局部或全身感染等。

一、手术前准备

【问题1】唇腭裂婴幼儿全麻术前除常规检查外还需要做哪些准备?

术前健康教育;预防感染:不与有感染的患者接触;杜绝有上呼吸道感染的人员进入手术室;必要时,术前30分钟预防性使用抗生素。

【问题2】6个月患儿入院后体温38.5℃,血常规显示白细胞:$15×10^9$/L,中性粒细胞30%,淋巴细胞62%,稍咳嗽,鼻腔有清亮鼻涕溢出,呼吸音稍粗糙。该患儿可否行口腔颌面外科全麻手术?

患儿目前上呼吸道感染,暂不考虑全麻手术。发热的患儿,对手术及麻醉的耐受力极差,容易引起惊厥、昏迷、休克或呼吸停止。如体温<38.5℃,无明显咳嗽、脓性痰液,可多饮水、物理降温、适当保暖、口服抗病毒冲剂等;体温>38.5℃,咳嗽、痰液多,血象显示中性粒细胞>50%,应考虑合并有细菌性感染,可适当服用儿童解热镇痛药物,如泰诺林等,同时物理降温、抗感染、支持等治疗,对有休克或休克前驱症状者,在应用降温措施前,必须先静脉补充有效循环量。一般康复时间为1~2周。待体温恢复正常,呼吸道无明显分泌物,血常规结果正常后再择期全麻手术。

> **知识点**
>
> 白细胞计数
>
> 新生儿为$(15~20)×10^9$/L,6个月至2岁幼儿为$(11~12)×10^9$/L,成人$(4~10)×10^9$/L。5岁以下儿童,中性粒细胞比例30%~40%,淋巴细胞比例50%~70%,两者比例与成人相反。

【问题3】术前患儿全胸片检查时发现右上纵隔影增宽,如何处理?

纵隔阴影增宽考虑胸腺肥大可能性大,其次要与纵隔肿瘤相鉴别,可行 CT 或 MRI 进一步确诊。小儿胸腺大小、形态变化很大,特别是机体受到烧伤、心脏病以及肺部感染等应激性反应后而增大,其机制不十分清楚,可能与肾上腺素等应激反应有关。当双侧胸腺均显著增大时,可使两侧纵隔阴影自上而下均增宽,心脏阴影埋没于增大的胸腺阴影之内,易误诊心脏普遍性扩大。如胸腺异常肥大,压迫肺脏及心脏引起呼吸循环衰竭或合并有支气管肺炎,应暂停颌面外科手术,转儿科治疗。如无呼吸道异常的胸腺肥大,可术前3天服用泼尼松短时间内使胸腺缩小,不影响全麻插管,可行颌面外科手术治疗。

【问题4】唇裂患儿术前血红蛋白为8g,体重4.5kg,可否全麻手术治疗?

患儿血红蛋白过低,发育欠佳,应推迟手术。建议出院后调养或必要时可做少量多次的输血至血红蛋白≥10g,体重至少达到5~6kg以上。凡准备施行较复杂手术或估计手术时出血较多、时间较长的病例,都应在术前配血备用。凡遇血红蛋白过低及营养不良患儿需早期手术者,则术前均应积极输血或输血浆,因输血不仅补充血容量,还提供了 T 细胞及其介质、免疫球蛋白、调理素等,从而提高机体的免疫功能。按照每天每千克体重输血10ml 计,约可提高血红蛋白1~1.5g,血红蛋白低于9g者,则不应施行选择性手术。凡遇有急性失血者(呕血、便血、腹内出血),若血细胞比容<30%或失血量占全身血量10%以上时应予输血。

> **知识点**
>
> ### 唇裂手术的时机
>
> 唇裂修复时间为3月龄。患儿适应于手术的基本条件是:一般健康情况良好,无上呼吸道感染,局部及周围组织无感染。体重5~6kg,血红蛋白≥10g,白细胞<$12×10^9$/L。

【问题5】婴幼儿口腔颌面外科手术前禁食有哪些要求?

婴幼儿由于生长发育需要,其新陈代谢旺盛,所需的热量和各种营养物质相对地较儿童为高,正常情况下一般是3小时喂食一次,故术前无特殊情况者应继续予以喂养,直到手术前4小时开始禁食,如此不会由于禁食时间过长而造成饥饿及体内动物淀粉储量的明显减少。此外,婴儿胃活动能力强,喂食后2~3小时就能将胃内容物完全排空,故在麻醉过程中发生呕吐及窒息的机会较少。儿童禁食时间一般至少6小时,常在晚餐后不再给饮食。禁食时间较长或估计手术较困难者,最好在术前静脉注射一次50%葡萄糖溶液或给予10%葡萄糖溶液滴注,以增加肝糖原储量及防止缺水。

【问题6】实验室检查发现患儿空腹血糖及餐后血糖异常增高,诊断为糖尿病,如何处理?

糖尿病在小儿时期少见,但病情常较成人严重,且不易早期发现。早期症状为多饮、多尿、多食,多数病例伴明显消瘦。在考虑手术时须注意:糖代谢障碍,血糖高,糖原贮存少;水、电解质和酸碱平衡失调,常有脱水、酮性酸中毒、低钠血症等;血浆蛋白低下,机体抵抗力弱易感染。

术前准备:小儿糖尿病一般需要胰岛素治疗,先用正规胰岛素治疗,每天量一般在10~60U之间,开始可按每千克体重0.5U计算,分2~3次餐前皮下注射,以后按照尿糖程度增减剂量。术前控制血糖,使其降到稍高于正常水平(100~200mg/dl),尿糖(+)~(++),以免发生低血糖或酸中毒。手术当天作空腹血糖测定、禁食,从静脉内滴注5%~10%葡萄糖250~500ml,以防因饥饿所致酸中毒。术中可继续补给,依病情需要而定。一般在手术当天可不给胰岛素,以防血糖过低,术后仍需适当应用胰岛素控制,仍按尿糖情况调整给药剂量。

【问题7】长期应用激素的患儿,术前如何处理?

长期应用肾上腺素皮质激素类者,其肾上腺皮质萎缩或反应低下,对手术、创伤的应激能力减弱,在术中或术后常出现严重低血压、呼吸抑制和麻醉苏醒延迟等,故术前务必加以准备。手术前后激素的补充方法:①手术前24小时及12小时各肌内注射醋酸可的松100mg,使体内有充足的可的松储备;②手术时,以氢化可的松100mg静脉注射,如有低血压、休克应持续滴注或加大剂量,直至病情好转,必要时可加用升压药(去甲肾上腺素);③手术日:醋酸可的松,每6小时肌注50mg;④手术第4、5天为每12小时肌注50mg,术后第6、7天改为每8小时口服25mg。

【问题8】体检发现腭裂患儿小颌、小耳畸形,伴听力减退、颧骨较扁平、下颌后缩,听诊心脏杂音,全胸片显示心影增大,请问如何处理?

该患儿考虑为腭-心-面综合征(VCFS)可能,一般累及多个系统病变或畸形,此类患儿总的治疗原则是:心脏功能评估(超声心动图、彩超检查);泌尿生殖系统检查,耳鼻喉科会诊。待相关专科会诊,尤其是心内科会诊评估无明显全麻手术禁忌后可择期考虑手术修复腭裂。

【问题9】患儿术前的心理准备?

对患儿应以亲切关怀的态度酌情告知病情,消除其紧张、恐惧心理,争取信任和合作。必要时手术前晚可适当应用镇静剂。

【问题10】合并有其他特殊类型病例如蛋白热卡营养不良(protein calorie malnutrition,PCM),术前如何处理?

此类病例主要临床表现为体重下降、能量代谢异常、血浆蛋白减少和免疫功能障碍。国内有报告称外科入院患儿的营养调查,40%~60%有PCM(尤其是恶性肿瘤病例),它明显增加手术并发症和死亡率。纠正PCM除给予高蛋白、高热量饮食、输血或血浆外,亦可采用经肠道营养和胃肠外营养。一般来说,经外周静脉供给胃肠外营养可以有效地保证能量供应,逆转PCM。待改善手术后再行手术。

二、手术后处理

【问题1】患儿术后拔管时血氧饱和度在90%左右,下唇发绀,如何处理?

判断该患儿在全麻术后拔管时可能出现喉痉挛,首先应面罩给氧,如给氧困难,可考虑给小剂量丙泊酚,如效果不佳,应立即给予琥珀胆碱和阿托品,正压通气或再次插管。

【问题2】唇腭裂患儿拔管后有哪些注意事项?

1. 全麻清醒后可安置口咽通气管或鼻咽通气管。回病房或麻醉回复苏室后,宜将患儿屈膝侧卧位并使其头转向一侧,以便口内的液体容易流出。如发现患儿憋气、嘴唇发绀、血氧饱和度下降至90%以下,应及时吸尽口内分泌物,头侧位并拍打背部,吸氧,掐人中,牵拉舌至口外,如症状缓解不明显,则通知麻醉科医生紧急经口腔插管。

2. 患儿清醒后,可在其肘关节周围捆上预制的夹板绷带,使其两臂可以自由活动,但肘关节不能弯曲,免其用手污染唇部伤口。如没有现成的夹板绷带,可用胶布将数块压舌板粘在肘关节周围,然后用绷带将压舌板固定。

【问题3】患儿术后发生高热、惊厥,如何处理?

夏季手术时间过长或环境温度过高、麻醉和手术反应、感染疾病本身及毒素吸收、术前发热未控制、酸中毒、脱水等均可导致术后高热,且可同时发生惊厥。术后高热的处理是采用药物或物理降温,同时纠正水和电解质的失衡。惊厥的处理,应针对病因采取不同措施:①止惊:地西泮:0.25~0.5mg/(kg·次),静脉推注,注意呼吸抑制;苯巴比妥钠:5mg/

（kg·次），肌注；水合氯醛 10% 溶液：30～60mg/kg，保留灌肠。②低血糖：25%～50% 葡萄糖液 5～10ml/kg 静脉滴注。③低血钙：10% 葡萄糖酸钙 5～10ml/kg 静脉推注。④脑水肿：立即停止输低渗液，并用脱水疗法，呋塞米 0.5～1mg/kg，25% 山梨醇或 20% 甘露醇 1～25g/（kg·次），静注。⑤脑缺氧：给氧吸痰，保持呼吸道畅通，使用呼吸兴奋剂，必要时气管内插管，呼吸机辅助呼吸。

知识点

高 热 惊 厥

高热惊厥是小儿时期特有的惊厥性疾病之一，属于一种特殊的癫痫综合征。美国国立卫生研究院于 1981 年将高热惊厥定义为：发病年龄介于 3 个月至 5 岁，惊厥发作与发热有关，排除其他致惊原因，既往无热惊厥史。高热惊厥一般表现为典型的单一的全身强直阵挛发作，发作后大多恢复到发作前的基础状态。持续状态也可能发生，但较少见。

【问题 4】患儿术后咳嗽、哭闹时腹股沟斜疝，如何处理？

斜疝嵌顿 8～10 小时以内，80% 可以手法复位成功。手法复位成功后局部组织水肿肥厚，应修复 2～3 天，待水肿消退后再行小儿外科手术治疗。复位时应使患儿安静，可给予苯巴比妥或水合氯醛镇静、解痉药。患儿处平卧位，臀部抬高，先按摩外环处肿物，以减轻局部水肿，用左手拇指、示指固定肿物，右手握肿物下方，持续均匀加压，使疝内容物逐渐缩小复位。不能用暴力，以防嵌顿肠管破裂。如复位 1～2 小时仍不能成功者，应请小儿外科会诊治疗。

【问题 5】唇裂患儿术后唇部伤口如何处理？

唇裂手术完毕后，可使唇部伤口暴露，不用任何敷料，每天生理盐水棉球清洁创面，涂敷少许抗生素软膏，保持伤口的湿润，同时便于观察、清洗，减少创口感染的机会和瘢痕形成的最小化。亦可手术当天酒精纱布覆盖伤口，术后第一天解去敷料，使伤口暴露，如上唇张力过大，可采用 18 号不锈钢丝弯制而成的唇弓减张。正常愈合的创口，可在术后 5～7 天拆线，口内的缝线可稍晚拆除或任其自行脱落。对于不合作的幼儿，可在喂入 2～4ml 的水合氯醛或吸入麻醉下拆除缝线。如拆线前出现缝线周围炎时，可用抗生素溶液湿敷；必要时提前拆除有感染的缝线，并行清洁换药和加强减张固定。术后或拆线后，均嘱咐家属防止患儿跌跤，以免致创口裂开。

【问题 6】婴幼儿术后喂养及静脉补液量如何计算？

麻醉清醒后 2 小时可先喂少许葡萄糖水或温水，若无问题，4 小时可滴管喂养母乳或牛奶。腭裂术后 1～2 周流质饮食，第 2～3 周半流质，第 3～4 周过渡至正常饮食，避免吸管吮吸，防止腭部创面裂开，影响伤口愈合。

不同单位应用的静脉补液具体方法略有不同，但基本原则是相同的。一般患儿手术当天的输液总量应包括生理需要量、累积损失量和继续损失量。但是唇腭裂患儿术后除了可能发生呕吐以外，其继续损失量可忽略不计。一般我们把上述两项概括为下列数值（可适用于大多数病例）：轻度脱水约 100ml/kg，中度脱水约 120ml/kg，重度脱水约 150ml/kg。个别病例必要时再做较为详细的计算。

唇腭裂患儿由于术前禁食可达 6 小时，术中出血以及水分蒸发，术后全麻反应也可导致轻度呕吐等原因，患儿术后常有轻度脱水。当然，唇腭裂患儿全麻术后 4 小时就可以进少量流质饮食，因此唇裂术后的当天补液量我们常按轻度脱水来计算，并作适当减量，即补总量的 2/3。

并扣除术中补液量,其计算公式为:

$$唇腭裂术后补液量=[(患儿体重(kg)×100ml)]×2/3-术中的输液量$$

输补的液体中晶体溶液(如生理盐水)占 $1/3 \sim 1/2$,其余用 5% 或 10% 的葡萄糖溶液。

术后第 1 天始,患儿可逐渐恢复饮食量,输液量应根据进食量调整,如能正常进食则可不输液。但因手术所致的组织反应,患儿进食量较少时,可以适当给予补液,一般每天生理需要量为 60ml/kg。

【问题7】腭裂患儿术后 30 分钟口内有鲜红色血液从口角溢出,呼吸稍急促,血氧饱和度在 90% 左右,请问如何处理?

应注意术后患儿的体位为平卧位,头偏一侧,吸引出口内的血液及口水等分泌物,缝合舌前端,4#线牵引舌前部至口外,暂时置入口咽通气道,如血氧饱和度提高至 95% 以上,无明显活跃性出血点,仅为松弛切口区创缘渗血可采用肾上腺素纱布暂时压迫止血,注意头低位,防止血液流入呼吸道;上述操作后如出血量仍较大,软腭、咽侧壁血肿,呼吸急促,血氧饱和度持续下降,可立即请麻醉科医生紧急经口腔气管插管,安排全麻手术探查止血。

【问题8】婴幼儿术后应用抗生素需注意哪些事项?

对于手术创伤较小的患儿术后可不使用抗生素;如手术创伤较大患儿术后抗生素使用的时间为 $24 \sim 48$ 小时,预防感染。使用抗生素时,可根据成人剂量,以下列公式初步折算患儿的用量:

1. 按患儿体重计算 患儿抗生素用量=成人剂量×[患儿体重(kg)/50]

2. 按患儿年龄计算 患儿抗生素用量=[成人剂量×(年龄+2)]/20

按上述成人剂量折算的患儿抗生素用量,与临床实际应用剂量有一定出入,剂量可能偏小,一般仅作为临床的参考。

3. 更为准确的临床用量为:患儿抗生素用量=患儿体重(kg)×药物剂量/(kg·d)。有关抗生素的每天每千克体重的药物剂量,可参考相关抗生素的产品说明书或儿科药物手册。

(胡勤刚)

参考文献

1. 付梅苏,宋玉. 老年患者围术期高血压及其相关因素分析. 中国现代医生,2012,50(2):7-8
2. 杭燕南. 麻醉手术期心律失常及处理. 中华麻醉学杂志,1998,18(8):509-512
3. 林忠辉,韩德民,林宇华,等. 重度阻塞性睡眠呼吸暂停低通气综合征围术期持续正压通气治疗. 中华耳鼻咽喉科杂志,2003,38(3):172-175
4. 杜斌. 合并呼吸系统疾病病人的围术期处理:腹部手术对呼吸功能的影响. 中国实用外科杂志,2004,24(3):136-138
5. 王治平,艾伟健,郑俊发,等. 围术期高血压对口腔癌患者手术治疗的影响. 广东医学,2009,30(3):384-385
6. 岳桂英,余云. 糖尿病病人围术期的处理. 中国实用外科杂志,1999,19(3):133-135
7. 赵永强. 肝功能不全合并凝血功能障碍的围术期诊治. 中国实用外科杂志,2005,25(12):713-715
8. 陈金栋,侯树勋,李文锋. 慢性肾功能不全骨科患者的围术期处理. 中华全科医师杂志,2007,6(1):55-56
9. 朱百鹏,许文顺. 外科术后禁食病人发生低白蛋白血症的原因分析. 临床中老年保健,2004,4(2):75-76
10. 石冰. 唇腭裂修复外科学. 成都:四川大学出版社,2004
11. 石冰,郑谦,王炎,等. 唇腭裂临床治疗准则初讨. 华西口腔医学杂志,2008,26(3):287-290
12. 宋儒耀,柳春明. 唇裂与腭裂的修复. 北京:人民卫生出版社,2003
13. 胡勤刚. 口腔颌面外科查房手册. 南京:江苏科学技术出版社,2004
14. 张金哲. 实用小儿外科学. 杭州:浙江科学技术出版社,2003
15. Reid J,Kilpatrick N,Reilly S. A prospective,longitudinal study of feeding skills in a cohort of babies with cleft conditions. Cleft Palate Craniofac J,2006,43(6):702-709

16. 吴宁,朱俊,任自文.抗心律失常药物治疗建议.中华心血管病杂志,2001,29(6):323-336

17. 王臻,童朝辉.头孢哌酮/舒巴坦在医院获得性肺炎治疗中的作用.中华医院感染学杂志,2006,16(5):595-596

18. 张洪义.围术期钾离子紊乱的处理——低钾血症的处理.中国临床医生,1999,27(1):30-31

19. 裴凌,王俊科.糖尿病病人围术期的处理.中华麻醉学杂志,2003,23(6):476-478

学

习

笔

记

第四章 牙及牙槽外科

第一节 普通牙拔除术

普通牙拔除术(又称简单牙拔除术)是指采用常规拔牙器械(牙钳、牙挺、分离器、刮匙)对简单牙及牙根进行拔除的手术。

1. 普通牙拔除术的诊疗经过通常包含以下环节：

(1) 详细询问患者的相关病史及症状特征。

(2) 详细检查口内情况,应重点检查可能需要拔除的患牙状况,如:龋坏程度、松动度等。

(3) 针对可能需要拔除的患牙进行影像学检查,以便判断患牙牙根及其邻近组织状况并确定患牙是否具有保留价值,如需拔除时也可判断其拔除难度。

(4) 对确定需要拔除的患牙进行风险评估,对拔牙难度较高及有相对拔牙禁忌证的患者应转给口腔颌面外科专科医师治疗。

(5) 对于需实施牙拔除术的患者,应做好术前解释工作,使患者有充分的思想准备,能积极主动地配合手术。

(6) 术者应对术中和术后可能出现的情况有准确、充分的预判和准备。

(7) 选择恰当的麻醉及手术方法。

(8) 做好相应的术后处理,并交代患者术后注意事项。

2. 拔牙术临床关键点

(1) 严格掌握牙拔除术的适应证、禁忌证。

(2) 术前应常规对患牙拍摄根尖片,并结合口内具体情况评估牙齿拔除难度和风险。

(3) 术前根据 ASA 分级评估患者能否耐受手术并选择正确的镇痛、镇静方式。

(4) 牙拔除术的术后反应与术者经验及拔牙技巧密切相关。

(5) 术后仔细检查创口并交代注意事项。

(6) 抗生素及其他全身用药应视患者具体情况决定。

临床病例

男性,42 岁,右后牙疼痛 3 天,要求拔除。右上后牙冷热刺激痛 3 个月,近 3 天加重,夜间疼痛加剧,向头、颞部放散,口含冰水可缓解,右下后牙区胀痛 1 周,口服消炎药效果不佳。患者自述有高血压史、无吸烟史、无药物过敏史、无手术史、无传染病史。临床检查:18 牙龋坏,深达髓腔,Ⅰ°松动;38 伸长,无对𬌗;48 阻生,未完全萌出,周围软组织红肿,触痛明显,有脓性分泌物渗出,余牙未见明显异常,牙石(++)、色素(++)。

【问题 1】对该患者还应做哪些辅助检查?

思路 1:对于临床检查发现的所有患牙均应进行 X 线片检查。根据以上主诉、病史及临床检查,应对 18、38、48 牙进行 X 线片检查,18 牙应重点检查牙冠、牙根及根周组织和邻牙的状况。38、48 牙应重点检查是否存在阻生、有无龋坏、牙根与下颌神经管的距离、根周组织及邻牙的状况。该患者 X 线片示:18 牙近中邻面龋坏,深达髓腔,根尖有阴影。38 牙伸长,48 牙垂直阻生,远中根与下颌神经管关系密切(图 4-1)。

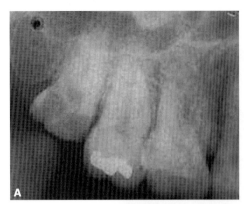
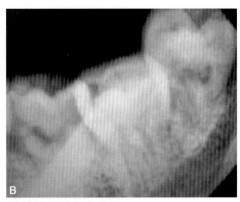
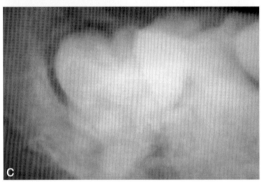

图 4-1　根尖片

A. 18 牙 X 线片；B. 38 牙 X 线片；C. 48 牙 X 线片

思路 2：该患者自述有高血压病史，应对患者进行血压测量，其血压测量结果为 141/90mmHg；对伴有全身系统性疾病的患者应结合病史做相应的检查。如：心脏病患者应提供近期心电图、糖尿病患者应检查血糖、肾病患者应检查肾功能、血液系统疾病应根据需要检查血常规和凝血功能等；对因患系统性疾病而长期服用某些药物的患者，应了解该药物的作用机制。必要时请相应专科医师会诊。

【问题 2】根据以上检查结果，可能的诊断是什么？

根据主诉、病史及检查结果，可能的主诉诊断为 18 慢性牙髓炎急性发作；非主诉诊断为 38 牙伸长；48 牙冠周炎、垂直阻生。

【问题 3】该患者的治疗计划是什么？

思路：应根据患者的主诉、现病史、既往史、临床检查并结合 X 线片检查结果给出正确诊断并制订治疗计划，符合拔牙适应证的予以拔除，不符合拔牙适应证的患牙转相应科室进行治疗。

该患者主诉诊断的治疗计划：18 牙有急性牙髓炎症状，近中邻面龋坏，根尖有阴影，符合拔牙适应证，建议拔除 18 牙。

该患者非主诉诊断治疗计划：38 牙伸长，易形成不利的咬合关系从而导致颞下颌关节紊乱病，因此也可预防性拔除。48 牙垂直阻生，已导致冠周组织发炎，也应拔除。

> **知识点**
>
> 拔牙适应证
>
> 1. 无法保留的患牙　因严重的龋病、牙髓病、根尖周病、牙周病、牙外伤、牙髓内吸收而无法治疗。
>
> 2. 没有保留价值的牙　已发生病变或已导致/可导致周围组织发生病变的无功能或功能很小的患牙。如：阻生牙、错位牙、弓外牙、额外牙、滞留乳牙等。

3. 治疗需要 因正畸、义齿修复、种植、正颌及颞下颌关节紊乱病治疗需要;因良性肿瘤、颌骨骨折累及、恶性肿瘤放疗前需要拔除的牙;可引起局部或全身疾患的病灶牙。

4. 其他 因美观、经济等原因。

【问题4】该患者自述有高血压病史,能不能拔牙?

拔牙术属于择期手术,在禁忌证存在时,应暂缓或暂停手术。如必须进行手术,除应做好周密的术前准备,必要时应请专科医师会诊外,还需具备相应的镇静、急救设备和技术。

该患者的血压测量结果属轻度高血压且没有合并其他全身系统性疾病,可在减压且无痛条件下拔除患牙。

拔牙禁忌证

1. 系统因素

(1) 严重代谢性疾病:糖尿病、肾病、甲亢。

(2) 严重心脑血管疾病:冠心病、心血管瓣膜受损类疾病、先天性心脏病、高血压性心脏病、心律失常、高血压。

(3) 严重出血倾向疾病:血友病、血小板减少性紫癜、白血病。

(4) 妊娠期的前及后3个月、处于急性期的各种传染病应尽量避免。

(5) 长期服用肾上腺皮质激素、免疫抑制剂和抗凝药物患者,患有精神疾病及癫痫患者应进行相应处理。

2. 局部因素

(1) 恶性肿瘤累及。

(2) 中心性血管瘤、动静脉畸形及动脉瘤性骨囊肿。

(3) 放疗后3~5年内应尽量避免。

(4) 局部急性炎症期应根据具体情况。

【问题5】该患者48牙存在冠周炎症,能不能立即拔除患牙?

思路:该患者48牙阻生,未完全萌出,周围黏膜红肿,触痛明显,冠周软组织有脓性分泌物渗出,X线片示:48牙垂直阻生,根分叉较大,远中骨阻力及根阻力均较大。

该患牙周围局部组织属于急性炎症期,且拔除难度较大,远中根与下颌神经管关系密切,患者全身情况一般,还需拔除上颌第三磨牙,建议先行冠周冲洗,待控制感染后择期转专科医师拔除。

【问题6】如何评估该患者的拔牙风险?

思路1:根据该患者的检查结果,血压为141/90mmHg,以 ASA 分级为依据对拔牙风险进行评估,该患者属于 Ⅱ 级,需要在减压(语言说服)的情况下由有经验的高年资医师实施拔牙治疗。

拔牙风险评估的目的

对患有全身性疾患的患者身体状况进行准确评估,有助于预防和应对患者拔牙过程中出现的风险。通过评估可达到下列目的:①判断患者身体对治疗计划中相关压力的承受能力;②判断患者心理对治疗计划中相关压力的承受能力;③确定是否需要修改治疗计划,使患者能够耐受治疗计划中所涉及的压力;④确定采用精神镇静是否可行。选择最合适的镇静技术,确定即将用于治疗计划中的药物是否存在禁忌。

目前,对各类患者风险程度的判断区分,最通用的是 1962 年美国麻醉医师协会正式通过的现在被称为 ASA 身体状况分级的评估系统。该分级系统可较准确地判断每位患者的拔牙风险,并可提前做出恰当的应对措施并针对患者 ASA 身体状况分级进行相应的治疗,使拔牙治疗变得更加安全、舒适。

ASA Ⅰ 级患者:可以进行常规的拔牙治疗。

ASA Ⅱ 级患者:需要在减压(语言说服)的状况下由有经验的高年资医师实施拔牙治疗。

ASA Ⅲ 级患者:可通过减压(语言说服或氧化亚氮镇静)和心电监护下由有经验的高年资医师进行拔牙治疗。

ASA Ⅳ 级患者:必须在备有急救设备和药品的前提下,通过镇静或住院的方式由有经验的高年资医师进行拔牙治疗。

ASA Ⅴ 级患者:避免拔牙治疗。

思路 2:对患有全身系统性疾病的患者,应注意手术引起的精神心理压力,应特别注意患有焦虑和牙科畏惧症的患者,因忧虑、紧张、恐惧会成为诱发或加重全身疾病发生的重要原因。对这类病人精神心理疏导以及疼痛控制的重要性不容忽视。

知识点

针对不同程度焦虑患者的处理方式

1. 对于绝大多数患者,医生通过安慰、对操作过程进行细心地解释,使患者对医生产生信任感,即可达到控制焦虑的目的。

2. 对于中度焦虑的患者,可服用地西泮等镇静药物辅助治疗。手术前夜使用可使患者得到良好的休息,术前口服可极大地减轻患者对手术的焦虑。

3. 对重度和极度焦虑的患者应由专科医师在镇静条件下实施手术。

【问题 7】该患者拔牙前怎样评估手术难度及风险?

思路 1:患牙拔除难度的临床评估。

牙齿拔除难度的临床评估包括:

1. 手术入路

(1) 张口度:张口度正常的患者不影响拔牙术的操作,张口受限会妨碍拔牙操作。

(2) 患牙所处牙弓的位置:患牙在牙弓的正常位置,易于安放牙挺或牙钳。牙列拥挤或错位牙则给安放常规使用的牙钳带来困难。

2. 牙齿动度 松动患牙易于拔除,对小于正常动度的患牙应仔细评估是否存在牙骨质增生或牙根粘连。

3. 牙冠情况 如需拔除的患牙存在大面积龋坏,牙冠的脆性会增大,在拔除过程中很可能发生冠折,拔除时应将牙钳尽量向根方放置。

4. 邻牙情况 邻牙存在大面积填充材料时,在拔除过程中应特别小心,注意保护邻牙,必要时应术前告知患者有损伤邻牙的可能。其他如做过根管治疗或有冠修复时同样需要特别注意。

知识点

增加患牙拔除难度的临床因素

1. 患牙牙冠严重缺损。

2. 患牙曾行根管治疗。

3. 患牙的邻牙牙冠缺损或曾行牙体治疗、冠修复。

4. 包绕患牙牙根的骨质明显增厚。

5. 患者年龄较大,患牙牙冠磨耗严重。

6. 手术视野受限　如拔除上颌第三磨牙的断根、下颌第三磨牙的近中根、患牙牙根位于牙龈以下等。

7. 手术入路受限　如各种原因引起的患者张口度过小、患牙为弓外牙、牙列拥挤等均可阻碍拔牙工具进入术区或阻挡操作器械就位。

思路2:牙齿拔除难度及风险的影像学评估。

通常牙齿拔除难度及风险的影像学评估可以从以下几个方面进行:

1. 患牙与邻牙的关系　应注意患牙与邻牙及邻牙牙根的关系,拔乳牙时应注意患牙牙根与其下方恒牙的关系。

2. 患牙与重要解剖结构之间的关系　拔除上颌磨牙时应注意牙根与上颌窦底之间的关系。如果其间只存在一薄层骨板,拔牙过程中上颌窦底穿通的可能性将增加。下颌磨牙的牙根与下牙槽神经管很近。在拔除下颌阻生磨牙前评估下牙槽神经管与下颌磨牙牙根之间的关系极其重要,否则可能会损伤下牙槽神经并导致术后相关区域感觉异常。

3. 牙根的结构

(1) 牙根数目:首先要判断牙根的数目,牙根数目越多,牙齿拔除难度越大。通常每颗牙齿都有特定的牙根数,但有时会发生变异,如果术前可以明确牙根数,即可及时调整拔除方法以避免断根。

(2) 牙根弯曲度及分叉程度:牙根的弯曲度与根分叉程度越大,牙齿拔除难度越大。

(3) 牙根形状:牙根为短圆锥形则较容易拔除,如果牙根较长、弧度较大或根尖处弯曲成钩状则较难拔除。

(4) 牙根大小:短根牙比长根牙容易拔除。如果牙根较长且有牙骨质增生则较难拔除,因为牙骨质增生常见于老年患者,对这些患者应仔细观察是否存在牙骨质增生。

(5) 根面龋:根面龋会增加根折发生的可能性。

(6) 牙根吸收:牙根吸收(内吸收或外吸收)会使根折的发生率增加。

(7) 根管治疗史:接受过根管治疗的患牙会出现牙根粘连或变脆。

4. 周围骨组织情况

(1) 骨密度:牙片的透射性越高则骨密度越低,患牙拔除越容易;若阻射性增加则意味着骨密度增加,可能有致密性骨炎或骨质硬化,牙齿拔除的难度则增加。

(2) 根尖病变:患牙周围骨质是否存在根尖病变,如果死髓牙根尖周围出现透射影,即说明患牙根尖周围发生肉芽肿或根尖囊肿,拔牙后搔刮牙槽窝时应将这些病变组织彻底清除。该患者张口度正常,18、38 牙位于牙弓正常位置,I°松动,牙冠基本完整,邻牙未见异常。牙片显示18、38 牙与邻牙及邻近重要解剖关系正常,为锥形融合根,牙根大小正常,未见弯曲,没有根管治疗史,周围骨质密度未见异常,因此拔除难度较小。

> **知识点**
>
> 增加患牙拔除难度的影像学表现
>
> 1. 患牙与邻牙、重要解剖结构(上颌窦、下牙槽神经管)的关系越密切,拔除难度越大。
>
> 2. 患牙的结构出现以下影像学表现:根分叉过大、弯根、多根、长根、球状根、牙根出现内或外吸收、牙根横折;患牙曾行牙髓治疗、患牙牙骨质增生。
>
> 3. 患牙牙周骨质出现以下表现:骨密度增加、牙周膜间隙模糊或消失。

【问题8】为该患者拔除患牙需准备哪些器械？如何正确选择和使用常规拔牙器械？

思路1：为该患者准备的拔除器械除局麻注射器和局麻药外，应包括牙龈分离器1把、刮匙1把、直挺1把、与拔除的患牙相匹配的拔牙钳（上及下颌8拔牙钳）、口镜1把、镊子1把、金属吸唾器1支、棉条2个。最好将所有器械集中于托盘，便于使用（图4-2）。

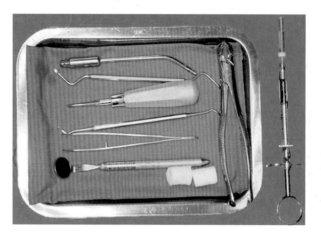

图4-2　普通拔牙器械包

思路2：如何正确选择和使用常规拔牙器械？

1. 牙钳　高质量的拔牙钳应选用优质的钢材，钳柄抓握起来舒适、牢固、稳定。关节开闭灵活而易于控制，不会因使用而使关节螺帽发生松动；边缘光滑，闭合时不会夹伤软组织（图4-3）。钳喙应薄而锐，便于插入牙龈下方；刚性好，不会因反复使用引起钳喙顶部变形（图4-4）；钳喙内侧形态应与牙冠外形和牙根形状及数目相匹配，尽量与牙冠达到最大面积的接触，避免钳夹时牙冠因受力面积太小而碎裂（图4-5）；此外，钳喙还应具有良好的环抱力，钳喙内面最好有增加摩擦力的防滑凹纹，以免操作时钳喙在牙冠上发生滑动（图4-6）。鹰嘴钳拔除下颌单根牙时产生的力量较大，如使用不当易导致根折；如果上颌第三磨牙是过小牙时应选用钳喙较窄的上颌根钳；如果拔除拥挤的上下颌切牙、前磨牙和弓外牙时，为避免损伤邻牙可选用钳喙较窄的上颌或下颌根钳（图4-7）。

2. 牙挺　挺柄应抓握舒适，用力大小和方向可控。挺杆长度适中。挺刃应薄而锐，便于切断牙周韧带并插入到牙根与牙槽骨之间；刚性好，不会因使用而引起挺刃变形；挺刃插入方向与

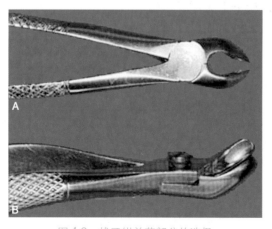

图4-3　拔牙钳关节部分的选择
A. 牙钳关节螺帽被铆死，不宜松脱；B. 该类型牙钳关节在使用时易发生螺帽松动，应尽量避免选用

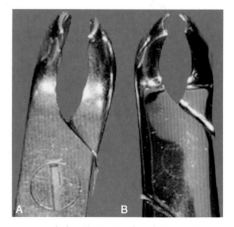

图4-4　拔牙钳钳喙顶部的选择
A. 钳喙顶部太厚，应避免选用；B. 钳喙顶部薄而锐、刚性好，便于插入牙龈下方

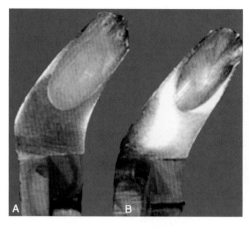

图 4-5　上颌第一、第二磨牙颊侧钳喙内侧
A. 钳喙内侧形态与牙冠外形和牙根形状及数目比较匹配;B. 钳喙内侧凹陷太短,凹陷底部太窄小,应避免使用

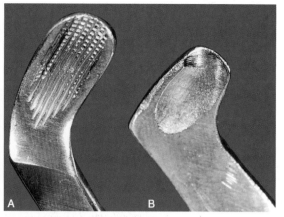

图 4-6　上颌第三磨牙钳喙内侧
A. 钳喙内面有防滑凹纹;B. 钳喙内面无防滑凹纹,钳喙内侧凹陷太短,钳夹时易导致患牙牙冠碎裂或使牙钳滑脱

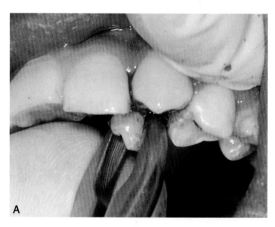

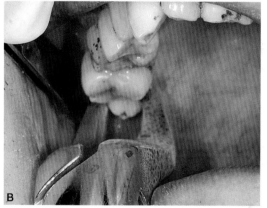

图 4-7　用钳喙较窄的上颌根钳拔除
A. 上颌弓外牙(侧切牙);B. 上颌过小的第三磨牙

牙根平行,凹面形态应与牙根外形相匹配并能与牙根发生最大面积的接触,以便产生最大的效能(图4-8A);有时挺刃插入方向也可与牙根方向垂直或成一定夹角,支点在牙槽嵴处,但该方法易使支点落在邻牙而使邻牙损伤,因此多用于拔除第三磨牙或邻牙也需拔出时(图4-8B)。三角挺产生的力量较大,如不注意易导致支点部位的骨质碎裂或牙槽骨骨折。

3. 牙龈分离器　牙龈分离器主要用在拔除普通牙时分离牙龈,分离牙龈的主要目的是避免拔牙过程中或牙齿脱位时撕裂牙龈,分离牙龈时应将牙龈分离器插入龈沟内,深达牙槽嵴顶部,沿牙颈部曲线做唇(颊)、舌(腭)侧从近中向远中滑动,将牙龈完全分离。操作时要注意需将邻牙作为支点,以免因用力不当造成器械滑脱而导致牙龈撕裂或穿通(图4-8C)。

4. 牵拉软组织器械　在拔除普通牙时可以用手指、棉签、口镜牵拉软组织(图4-9),提倡使用手指进行颊部牵拉,因为手指可以时刻感受邻牙及患牙的动度及变化,可以及时保护邻牙及颊部软组织。

5. 吸唾器　在拔牙过程中最好选用外科专用金属吸唾器,该吸唾器与普通的一次性塑料吸唾器相比具有以下优点:①吸唾器为全金属制造,操作时可以用来牵拉组织,便于手术;②金属吸唾器头部较小,可以伸入到牙槽窝内将血液、唾液吸走,从而使手术视野(特别是牙槽窝)更加清晰,更利于断根的拔除和牙槽窝内肉芽组织及异物的清理,而一次性塑料吸唾器无法做到这一点;③金属吸唾器吸力较大,在去除牙碎片或松动牙根时,也可用吸唾器将其吸出,不但减少

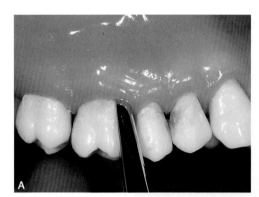
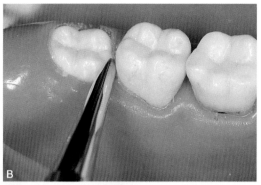
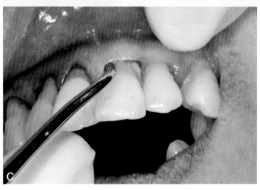

图 4-8 牙挺及牙龈分离器的使用方法

A. 挺刃插入方向与牙根平行；B. 拔除第三磨牙或邻牙也需拔出时，挺刃插入方向也可与牙根方向垂直或成一定夹角；C. 用无名指以邻牙为支点，沿唇、腭侧牙颈部曲线从近中向远中滑动将牙龈完全分离

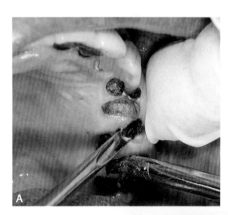
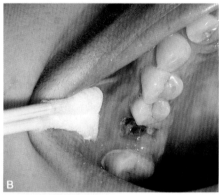
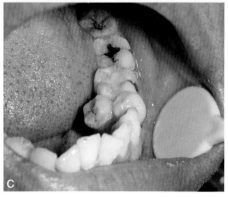

图 4-9 牵拉口颊的方法

A. 手指牵拉软组织；B. 棉签牵拉软组织；C. 口镜牵拉软组织

了术者更换工具的次数,节省了手术时间,还可防止松动及游离的碎骨、牙和牙片落入患者咽腔(图4-10)。

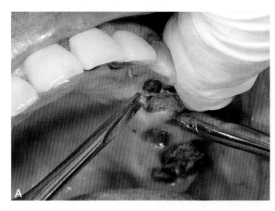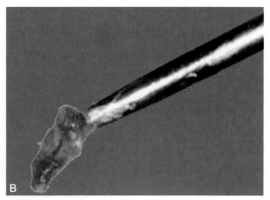

图 4-10 吸唾器的使用方法
A. 金属吸唾器使手术视野更加清晰;B. 可吸除松动牙碎片或牙根

6. 开口器 对于张口过小、患有颞下颌关节紊乱及拔牙操作时间有可能较长(超过15分钟)的患者应使用开口器,这样既可以保证手术过程中患者保持适度大小的张口度,又可避免因长时间张口而导致颞下颌关节损伤和患者的疲劳。因金属开口器有可能对牙齿和颞下颌关节产生过大压力,使用不当可造成损伤,所以最好选用橡胶开口器。不同型号的橡胶开口器可以适用于不同年龄段和不同开口度的人群,将合适型号的橡胶开口器放置在健侧的磨牙间让患者轻轻咬住,既不影响患侧手术操作,还使患者感觉更舒适、安全(图4-11A)。

7. 镊子 使用镊子时应避免夹持已脱位的牙根,如需夹出牙根可选用夹持牙根的专用镊子(图4-11B)。

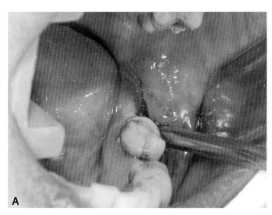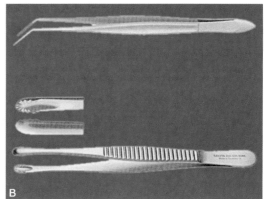

图 4-11 开口器及钳夹已脱位牙根的镊子
A. 将橡胶开口器放置在健侧的磨牙间,既不影响患侧手术操作,还使患者感觉舒适;B. 专用于夹持牙根的镊子,其用于夹持的部位宽大、凹形

8. 刮匙 由于外科专用金属吸唾器在牙拔除过程中能够完全吸除碎骨片和牙片等异物,所以很多拔牙后的牙槽窝均不需用刮匙再进行搔刮,刮匙主要用于刮除牙槽窝内遗留的炎性组织和肉芽肿(患牙有长期慢性炎症史),对于正常牙槽窝、乳牙牙槽窝、急性炎症期牙槽窝均应避免搔刮。使用刮匙时应从牙槽窝底部向牙槽嵴方向搔刮,应避免向牙槽窝底部用力。如果牙槽窝邻近上颌窦或下颌神经管,为避免损伤上颌窦底或下颌神经血管,也可先用吸唾器将炎性组织和肉芽肿吸出牙槽窝后,在直视下用血管钳或刮匙将炎性组织去除(图4-12)。

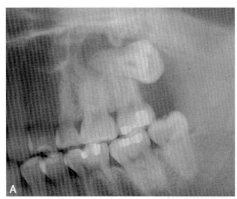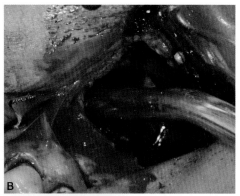

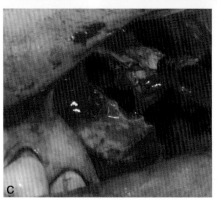

图 4-12　用吸引器协助去除牙槽窝内的肉芽组织

A. X 线片显示左上颌第三磨牙根尖周围有明显炎性阴影,与上颌窦关系密切;B. 牙拔除后为避免损伤上颌窦不要使用刮匙搔刮牙槽窝,将吸引器头部轻轻深入牙槽窝内;C. 将炎性组织吸出牙槽窝后再去除

【问题 9】如何对拔牙诊室和器械进行消毒灭菌(表 4-1)?

表 4-1　拔牙诊室和设备的消毒灭菌

设　　备	建议方法
外科切割手机	高压灭菌
手持器械	高压灭菌
口镜	高压灭菌
钳子、分离器、手术刀柄和其他手术器械	高压灭菌
切割钻	高压灭菌
纱布、棉条	包装后高压灭菌
洞巾、手术巾	包装后高压灭菌
手术椅	每天清洗和干燥
工作台	每天清洗和干燥
手术台	氯己定或 75% 酒精擦拭
一次性注射器、手套、眼罩、面罩和敷料	γ 射线
治疗室空气	紫外线

【问题 10】在为该患者拔牙前需要做哪些工作?

拔牙前必须全面了解患者的情况。首先详细询问病史,包括:拔牙或手术史、对局麻药物的反应、术中及术后出血情况等；对女性患者还要注意是否在妊娠期和月经期；询问和检查患者全身情况，是否存在拔牙禁忌证，必要时应做各种辅助检查并请专科医师会诊；全面细致地对口腔情况进行检查，患牙是否符合拔牙适应证、有无龋病、龋坏大小、是否为死髓牙、是否做过根管治疗、有无大的充填体及人工牙冠；患牙的大小、形态，牙根的数目及有无弯曲或变异，牙及牙根与邻牙的关系；牙周组织情况，有无骨质增生，有无炎症、肿胀、牙石，牙槽骨的情况（如唇颊及舌侧骨板的厚度、骨的致密度等）。最后将拟拔除患牙的状况告知患者并取得患者的同意。

以上目的是要明确以下问题：拔哪个牙？为什么拔？现在能不能拔？选择何种麻醉方法和药物？术中可能出现的情况和应对措施？应该准备什么器械？用什么方法拔除？如果有多个牙需要拔除，应做出全面计划，要根据患者的具体情况决定（患者的健康状况、患牙的分布情况、牙周组织的情况、拔牙的困难程度、手术所需的时间、出血量的多少、是否需要同时行牙槽突修整等）一次能拔多少个牙。

【问题 11】拔牙时正确的术者及患者体位是什么？

术者站或坐在患者的右前或右后方，前臂与地面平行，肘部位于患牙水平，该种姿势比较舒适而且方便操作。助手站于患者左侧 2～4 点钟的位置，此位置便于传递器械及吸唾。麻醉时患者应采取仰卧位或半仰卧位。拔除上颌牙时，患者头部后仰，调节椅位使患者在大张口时上颌𬌗平面与地面呈 45°左右。拔除下颌牙时，患者稍直立，大张口时下颌𬌗平面与地面平行。拔除上下前牙时，患者头部居中，双眼正视前方。拔除右侧上下颌后牙时，患者头部偏离术者。拔除左侧上下颌后牙时，患者头部略偏向术者。

> **知识点**
>
> 拔牙时术者和患者的正确体位
>
> 1. 患者体位 拔除上颌牙时，患者上颌𬌗平面与地面成 45°，高度在医生的肩关节和肘关节之间；拔除下颌牙时，患者下颌𬌗平面与地面平行，高度在医师肘关节以下（图 4-13）。
>
> 2. 医师体位 医师一般应站或坐在患者的右前方，身体保持平稳，全身放松。在拔除下颌前牙时，医师可以位于患者的右后方，便于操作（图 4-14）。

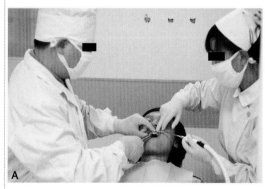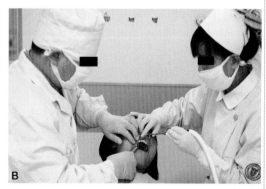
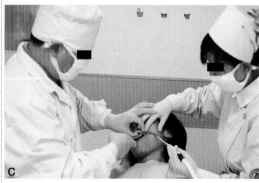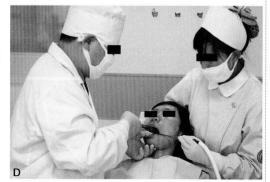

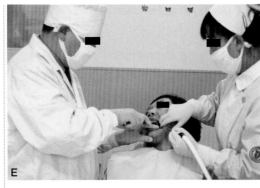

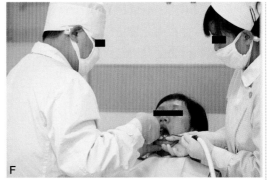

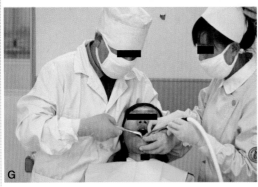

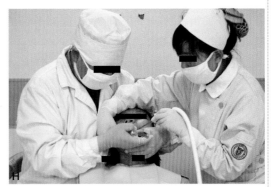

图 4-13　坐位时，术者、患者及助手的体位

A. 拔除上颌前牙时，患者向后倾斜，术者位于患者右后方，助手位于对侧，患者头部居中，双眼正视前方；B. 拔除右侧上颌牙时，患者头部偏向助手侧；C. 拔除左侧上颌牙时，患者头部偏向术者；D. 拔除下颌前牙时，术者位于患者右后方，助手位于对侧，患者头部居中，正视前方，大张口时下颌𬌗平面与地面平行；E. 拔除左侧下颌后牙时，患者头部偏向术者；F. 拔除右侧下颌后牙时，患者头部略偏离术者；G. 拔除下颌前牙时，术者也可位于患者后方，患者头部居中，正视前方，大张口时下颌𬌗平面与地面平行；H. 拔除左侧下颌后牙时，术者也可位于患者后方，患者头部略偏向术者

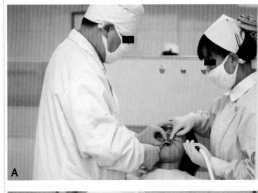

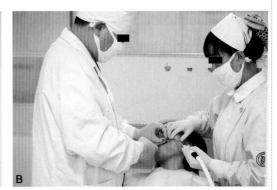

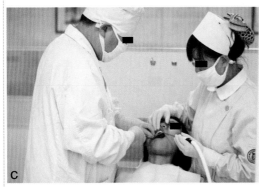

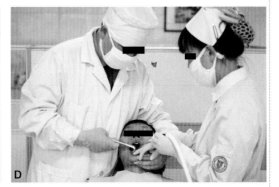

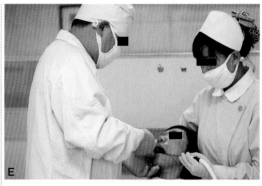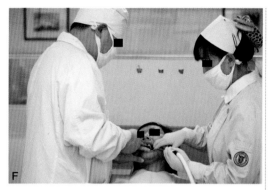

图 4-14　站位时,术者、患者及助手的体位

A. 拔除上颌牙,位于患者右前方,助手位于对侧;拔除上颌前牙时,患者头部居中,双眼正视前方。B. 拔除左侧上颌后牙时,患者头部偏向术者。C. 拔除右侧上颌后牙时,患者头部略偏离术者。D. 站位拔除下颌牙时,术者位于患者右侧,助手位于术者对侧,患者较直立,头部居中,正视前方,大张口时下颌_粉平面与地面平行。E. 拔除右侧下颌后牙时,患者头部偏向术者。F. 拔除左侧下颌后牙时,患者头部略偏向

3. 助手体位　助手配合时应站于患者左侧,2~4 点的工作位。

【问题 12】正确拔除普通患牙的方法是什么(以 27 牙为例)? 如何为该患者拔除患牙?

思路 1: 普通牙拔除术的基本步骤

1. 选择适当的麻醉方法进行麻醉。

2. 1% 碘酊消毒患牙及周围牙龈或嘱患者用漱口水含漱。

3. 分离牙龈。

将牙龈分离器插入龈沟内,以邻牙为支点,沿唇、腭侧牙颈部曲线从近中向远中滑动将牙龈完全分离(图 4-15A)。

4. 用牙挺或牙钳拔除患牙。

(1) 牙挺拔牙的基本方法:将牙挺挺刃在患牙骨板较厚的部位向根尖方向楔入,插入到患牙牙根与牙槽骨之间,以牙槽窝骨壁为支点,同时使用转动和撬动力量,使牙槽窝扩大,牙齿松动并向上浮动(图 4-15B)。

(2) 牙钳拔牙的基本步骤:

1) 插:将钳喙尽量向牙根方向插入,钳喙长轴应与牙齿长轴一致,避免夹住牙龈。

2) 抱:钳喙牢固地环抱住牙颈部。

3) 摇:以根尖为轴心,向唇(颊)、舌(腭)侧逐渐摇动牙齿。

4) 转:部分单圆根牙齿可使用旋转力使牙齿松动。

5) 牵:当牙齿松动后一般从骨质较薄弱的一侧牵引拔除患牙(图 4-15C)。

(3) 牙挺与牙钳结合使用:亦可以先用牙挺挺松患牙后,再使用牙钳将其拔出。

5. 处理拔牙创

(1) 查:牙齿拔出后,首先应检查牙齿的牙根数目是否相符,牙根外形是否完整;其次应检查牙槽窝,助手用吸唾器吸净唾液和血液,清楚显露牙槽窝后,根据拔出牙齿检查结果查找有无断根等遗留,有无炎性肉芽组织、折裂骨片、锐利的骨尖骨嵴,有无活跃出血等;最后检查牙龈等软组织有无撕裂、渗血,邻牙有无异常松动等。并根据以上检查结果给以对症处理。

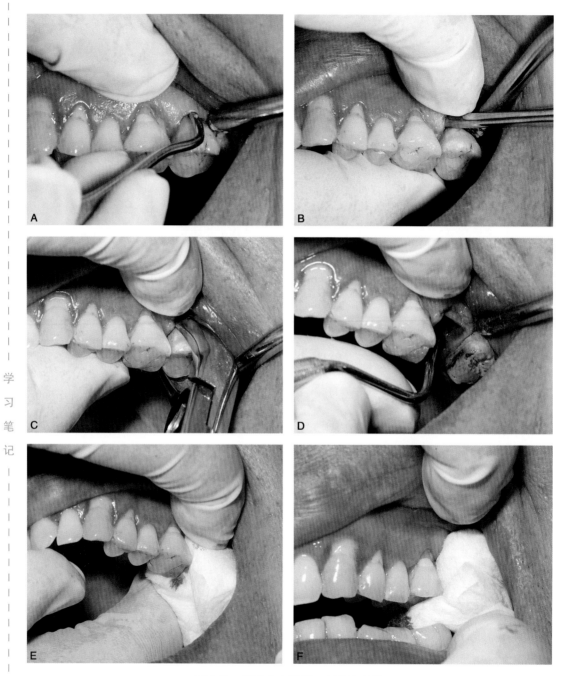

图 4-15 拔除左上颌第二磨牙的步骤

A. 手指以邻牙为支点,将牙龈分离器插入龈沟内达牙槽嵴顶部,将牙龈完全分离;B. 将牙挺挺刃楔入到患牙近中颊侧牙槽骨与牙根之间后,再同时使用转动和撬动力量;C. 将钳喙沿牙齿长轴方向尽量向根方插入,钳喙牢固地环抱住牙冠后再以根尖为轴心使用力量;D. 用刮匙搔刮牙槽窝;E. 用手指压住棉条挤压牙槽骨;F. 用棉卷覆盖拔牙创口并嘱患者咬紧加压止血

（2）刮：用刮匙搔刮牙槽窝底的炎性肉芽组织、碎牙片及结石等异物（图 4-15D）。

（3）压：用示指和拇指（戴手套）压住棉条挤压牙槽骨，使扩张的牙槽骨壁复位（图 4-15E）。

（4）咬：用咬骨钳修整过高的牙槽中隔、骨嵴或牙槽骨壁。

（5）缝：一次拔除多个相邻牙齿时，应对连续的伤口进行缝合。

（6）盖：消毒棉卷覆盖拔牙创口并嘱患者咬紧加压止血（图 4-15F）。

6. 术后医嘱（详见第三节）。

"八字摇动"法

用牙钳拔牙使用旋转力时，常因旋转角度过大而导致断根，为了避免断根的发生，可使用"八字摇动"法，即先顺时针方向旋转一定的角度，再逆时针方向旋转一定的角度，这样就可避免因同一方向旋转的角度过大导致的断根。

思路 2：拔除该患者 18、38 牙的正确方法。

该患者 18 牙龋坏，38 牙伸长。具体拔牙方法如下：

1. 18 牙的拔除方法　该牙已萌出，虽有龋坏，但整个牙冠接近正常，并且是锥形牙根，因而只需使用牙挺即可拔除。也可以使用上颌第三磨牙钳拔除，该牙钳左右通用。需注意的是该牙解剖变异较多，经常会出现小而弯的根，而该牙断根后又非常难取，所以术前一定要进行影像学检查。

2. 38 牙的拔除方法　该牙已萌出，根分叉较小，仅用下颌第三磨牙钳拔除即可，通常下颌第三磨牙的舌侧骨板明显较颊侧骨板薄，所以多数情况下，将患牙摇松后向舌侧用力使患牙从舌侧脱位。如果因根分叉较大等各种原因导致拔除困难时应先用直挺将牙齿挺至中度松动，然后使用牙钳并逐渐增加摇动力量，在牙齿完全松解后再使用牵引力使牙齿脱位。

牙钳拔牙的基本方法（图 4-16 ~ 图 4-21）

1. 选择的拔牙钳钳喙应与患牙牙冠形态相匹配。

2. 放置牙钳时，钳喙应沿患牙长轴方向向根方滑动，尽量向牙根方向插入，钳喙就位后应避免夹住牙龈或邻牙。

3. 钳喙应牢固地环抱牙冠，避免出现点或线的接触，以免加力时由于牙冠受力不均而夹碎牙冠。

4. 钳喙顶部应薄，就位后钳喙顶部应插入到牙槽嵴的下方。

5. 唇（颊）、舌（腭）向摇动患牙时应控制力量，以根尖为轴心缓慢加力，逐渐增加摇动幅度，边摇动边继续向根方插入，避免断根或损伤牙槽骨，操作时要保护邻牙。

6. 如需使用旋转力时尽量使用"八字摇动法"。

7. 当牙齿松动后应从骨质较薄弱的一侧牵引拔除患牙，拔除时要注意保护对殆牙。

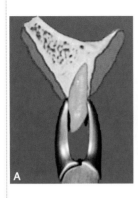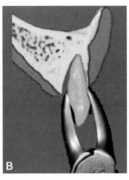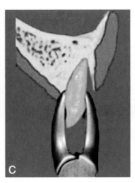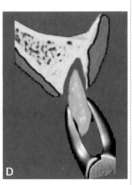

图 4-16 牙钳拔除上颌前牙
A. 钳夹患牙；B. 向唇侧摇动；C. 向腭侧摇动；D. 轻度旋转后向唇侧下方牵引

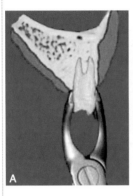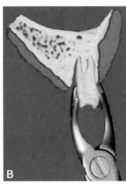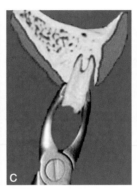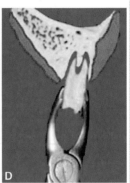

图 4-17 牙钳拔除上颌前磨牙
A. 钳夹患牙；B. 向唇侧摇动；C. 向腭侧摇动；D. 向颊侧下方牵引

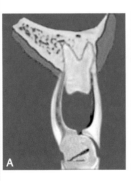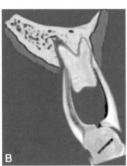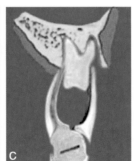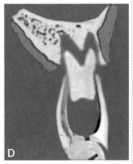

图 4-18 牙钳拔除上颌磨牙
A. 钳夹患牙；B. 向唇侧摇动；C. 向腭侧摇动；D. 向颊侧下方牵引

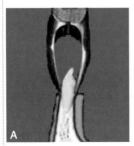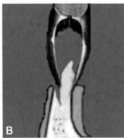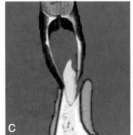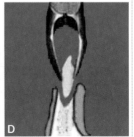

图 4-19 牙钳拔除下颌前牙
A. 钳夹患牙；B. 向唇侧摇动；C. 向舌侧摇动；D. 轻度旋转后向唇侧上方牵引

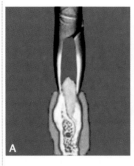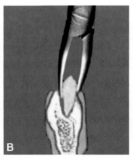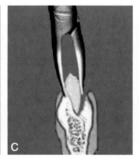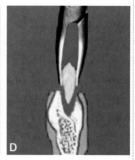

图 4-20　牙钳拔除下颌前磨牙
A. 钳夹患牙；B. 向颊侧摇动；C. 向舌侧摇动；D. 轻度旋转后向颊侧上方牵引

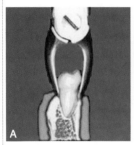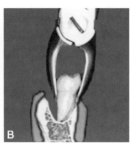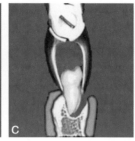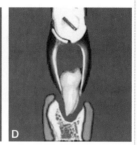

图 4-21　牙钳拔除下颌磨牙
A. 钳夹患牙；B. 向舌侧摇动；C. 向颊侧摇动；D. 向舌侧下方牵引

知识点

牙挺拔牙的基本方法

1. 选择挺刃宽度和弧度与患牙牙根相匹配的牙挺。

2. 准确寻找到牙周间隙，将牙挺挺刃插入到患牙牙根与骨质较厚一侧的牙周间隙中（下颌磨牙颊侧的近中或远中、上前牙的腭侧等），并尽量向根尖方向楔入，插入过程中应防止牙挺意外滑脱。

3. 当牙挺楔入牙槽窝足够深度后，以牙槽窝骨壁为支点进行适度旋转和撬动，使牙槽窝扩大并将挺刃进一步向根尖方向楔入。操作过程中用手指置于牙挺和患牙内、外侧予以保护，感受牙、牙槽骨及邻牙动度，防止邻牙、牙槽骨损伤。

4. 逐渐增加旋转和撬动力量，并通过变换支点位置和撬动方向，最终挺松患牙。

【问题 13】普通牙拔除的技巧？用常规拔牙器械拔除残根或断根的方法和技巧？

思路 1：普通牙的拔除技巧（表 4-2）。

表 4-2　普通牙拔除的技巧

下颌牙	
牙体特点	拔牙技巧
切牙：细卵圆形根	先缓慢地颊舌向摇动扩大牙槽窝，最后使用一定的旋转力
尖牙：长卵圆形根	先采用颊舌向轻轻摇动，感觉牙齿松动后采用"八字摇动"法
前磨牙：单个卵圆形根	通常采用牙钳拔除，为防止根折，向颊侧摇动幅度及力量要大一些，牙钳的喙部尽可能地向根方向夹持，只有当牙钳操作不理想的情况下才考虑采用牙挺
第一、第二磨牙：近远中双根，牙根还可能分叉 第三磨牙：双根，变异较大	对牢固的牙先用牙挺挺松，然后用颊、舌向的摇动力量，最后向上、向颊侧拔出

上颌牙	
牙体特点	拔牙技巧
切牙:锥形单根	先向唇、腭侧摇动,再旋转,沿牙根纵轴方向牵引脱位
尖牙:锥形单根,但牙根较长	与切牙相同,但应增加唇、腭侧,特别是向唇侧的摇动
第一前磨牙:常在根尖 1/3 或 1/2 处分为颊、腭两个较细的双根,容易折断 第二前磨牙:卵圆形单根	先向颊侧摇动,再向腭侧摇动,逐渐加大向颊侧的力量,并结合牵引力量将其拔出,要控制旋转力量
第一、第二磨牙:3 根,近中颊根、远中颊根、腭根,第一磨牙根分叉较大	先用牙挺挺松后,向颊腭侧反复摇动,再向下、向颊侧方向牵引即可拔除
第三磨牙	向颊、腭侧摇松后向下、向颊侧并向远中牵引即可拔除;也可用牙挺向下后方挺出

知识点

拔除乳牙的注意事项

1. 与拔除恒牙相同,但拔除动作要更加轻柔。

2. 为避免损伤恒牙牙胚,要慎重使用牙挺。

3. 放置牙钳时要注意深部的恒牙牙胚。

4. 识别乳牙非常重要,以免拔错。

思路 2:残根或断根的拔除方法。

1. 根钳拔除法　适用于牙根断面高于牙槽窝边缘的牙根和牙根断面虽平齐或低于牙槽窝边缘但在去除少许牙槽骨壁后能用根钳夹住的牙根。安置根钳时,钳喙应尽量向根方楔入,要尽量多地环抱牙根,然后尝试摇动并缓慢加力,随着牙槽窝的扩大,钳喙不断向根方深入。对扁平的牙根主要依靠楔入和摇动的力量拔除,对圆钝的牙根还可以使用扭转力(图 4-22)。

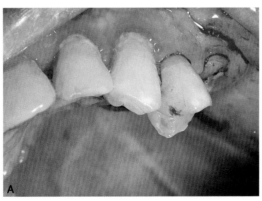
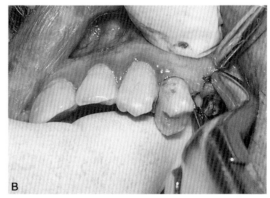

图 4-22　牙钳拔除上颌残根
A. 左上颌第二前磨牙残根需拔除、牙根断面高于牙槽窝边缘;B. 钳喙应尽量向根方插入,通过楔入和摇动的力量拔除

2. 直挺拔除法　根的折断部位比较低,根钳无法夹住时,应使用牙挺将其挺出。尽量选用挺刃窄而薄的直挺,挺刃的大小、宽窄应与牙根表面相适应。一般情况下,牙挺从牙根斜面较高的一侧插入,对于弯根则应从弯曲弧度突出的一侧进入。挺刃凹面应紧贴牙根并沿着牙根表面用楔的原理尽量向牙根根方插入至牙根与牙槽骨壁之间,挺的凸面以牙槽骨骨壁或腭侧骨板为支点施以旋转力,使牙槽窝扩大,牙根与周围组织的附着断裂,即利于楔与轮轴原理使牙根逐渐松动,牙

根松动后,牙挺就可乘势插入牙槽窝深处,这样不断推进与旋转牙挺,最后在使用轻微的撬动力便可使牙根脱位。多根牙或相邻的牙根需同时拔出时,挺刃也可以从多根牙或相邻牙根之间插入,以邻近的牙根为支点,这样,在拔除牙根的同时,也挺松了需要拔除的相邻牙根(图4-23)。

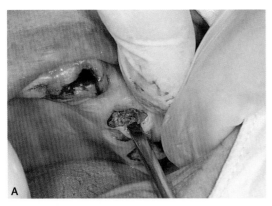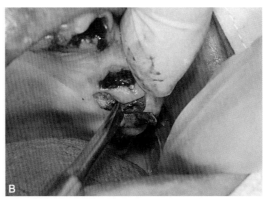

图 4-23 牙挺拔除上颌残根

A. 左上颌第二前磨牙残根需拔除、牙根断面低于牙槽窝边缘,挺刃沿着牙根表面尽量向牙根根方插入;
B. 第一磨牙残根拔除时挺刃也可从牙根之间插入,以邻近的牙根为支点

3. 残根的其他拔除方法

(1)三角挺拔除法:最常用于拔除多根牙时已完整拔除患牙的1个根,利用该根空虚的牙槽窝挺出相邻牙槽窝中的断根。使用时将三角挺的挺喙插入已经空虚的牙槽窝底部,喙尖抵向牙槽中隔,以牙槽骨为支点,向残留断根的方向施加旋转力,将残留断根连同牙槽中隔一并挺出(图4-24)。

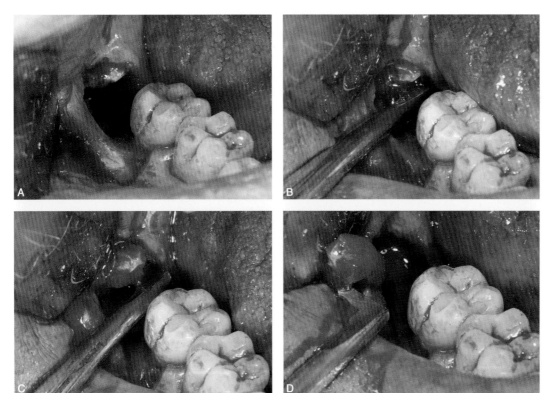

图 4-24 三角挺拔除下颌断根

A. 右下颌第三磨牙牙冠及近中牙根已拔除,近中牙槽窝空虚,远中牙槽窝有残留断根;B. 将三角挺的挺喙插入近中牙槽窝底部,喙尖抵向牙槽中隔;C. 以牙槽骨为支点,向远中根的方向施加旋转力使远中断根脱位;D. 三角挺挺出的远中根

（2）牙钳分根后拔除：下颌磨牙残冠拔除时,可以先使用牛角钳或分根钳夹持根分叉处,紧握钳柄将患牙分为近、远中两个牙根,然后根据具体情况,用下颌根钳或牙挺分别拔除(图4-25)。

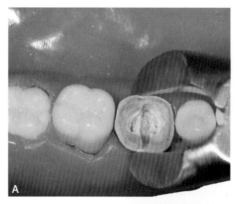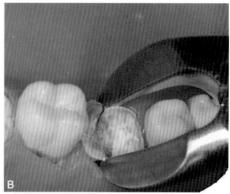
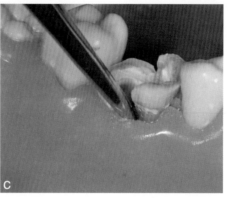

图4-25 分根钳及牙挺拔除下颌磨牙

A. 用分根钳夹持患牙,钳喙顶部需达到根分叉处;B. 握紧钳柄将患牙分为近、远中两个牙根;C. 用根挺分别拔除两个牙根

（3）牙挺分根拔除法：适用于磨牙残冠折断部位比较低,根钳无法夹住,且根分叉暴露者。此时可以将直挺挺刃插入近远中两根分叉下,旋转挺柄即可将残冠分割成近、远两根,而后根据具体情况,用下颌根钳或牙挺分别拔除(图4-26)。

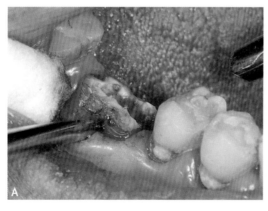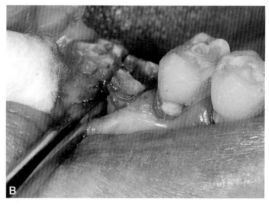

图4-26 牙挺分根拔除下颌磨牙

A. 将直挺挺刃插入近远中两根间的根分叉下;B. 旋转挺柄即可将残冠分割成近、远两根

【问题14】拔牙需要四手操作吗？助手在牙拔除术的作用有哪些？

规范化的牙拔除术操作是四手操作,即充分发挥口腔助手在牙拔除术的术前准备、术中配合及术后健康教育等方面的作用。

助手在术前准备中的工作包括：①询问患者过去有无全身性疾病及药物过敏史，术前有无服用其他药物；②检查牙周组织有无红、肿、热、痛；③协助完善相关术前检查：拍X线片、血常规的检查等；④了解患者手术前晚的睡眠情况，对疼痛的耐受与认识，对拔牙的了解及心理状态；⑤做好心理护理，消除患者顾虑，高度紧张者可采用舒适无痛拔牙；⑥签手术同意书；⑦协助患者采用正确的治疗体位；⑧检查患者口腔黏膜及口腔情况，有无义齿等，并协助患者用漱口液漱口，消毒术区，并准备麻醉药物；⑨调整好灯光，保证光源集中在术区；⑩拔牙器械的准备。

助手在手术中的工作包括：①配合术者麻醉；②协助医生调整灯光保证术区的光亮度和清晰度；③使用吸引器及时吸除患者口内的唾液、血液及分泌物；④协助暴露术野；⑤重视与患者的交流（如询问患者有无头痛、头晕、胸闷、恶心等）；⑥认真观察患者病情变化（如意识、面色、呼吸、有无抽搐等）；⑦发现异常，立即停止操作，配合医生处理。

助手在术后的工作包括：①正确处理手术器械；②严密观察患者病情；③对患者进行健康教育；④告知患者术后注意事项。

第二节 复杂牙拔除术

临床上大部分需拔除的牙仅采用常规拔牙术（普通牙拔除术）即可，只有因各种原因不能用常规拔牙法拔除的牙，才需要使用复杂牙拔除技术。复杂牙拔除术是指拔牙前需要切开软组织、翻瓣、去骨和（或）分割牙齿，然后进行拔牙的技术，主要包括复杂牙、埋藏牙和阻生牙的拔除。埋藏牙和阻生牙的拔除在第三节详细介绍。

临床病例

男性，28岁，患者1个月来自觉右下后牙反复疼痛，不敢咬物。2年前患牙进行过根管治疗，但仍然疼痛。正畸科建议拔除该患牙及36牙后进行矫正治疗，遂来我科就诊，要求拔除患牙。

【问题1】根据病人主诉，还需补充哪些问诊？

对于需要拔牙的患者，需仔细询问者全身状况，有无全身系统性疾病、传染性疾病以及家族性疾病等。详见普通牙拔除术章节。

【问题2】为进一步明确诊断，需要进行哪些检查？

根据患者的主诉，应对其进行仔细的临床检查及影像学检查。

思路1：临床检查（图4-27）。

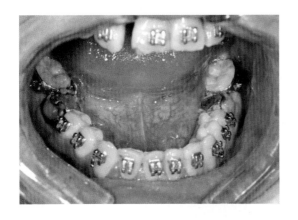

图4-27 口内检查可见右下颌第一磨牙𬌗面大面积充填物，颊侧牙龈充血红肿，正畸科已粘接托槽（口内检查内容及方法详见普通牙拔除术章节）

思路2： 对该患者还需要进行影像学检查。

通常需要对患牙拍摄根尖片，如果患者能够提供可满足临床需要的影像学检查资料也可替代牙片，但所提供的必须是近期影像资料，如时间过长，其实际状况可能已发生改变。图4-28为该患者提供的近期在正畸科进行检查的全口曲面体层片，可满足临床需要。

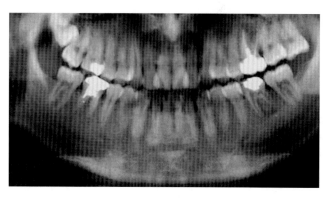

图4-28 可见右下颌第一磨牙已行根管治疗，根充不完善且髓室底穿

复杂牙拔除前的影像学检查

1. 大多数患牙仅拍摄X线根尖片即可。
2. 若患牙较多，为便于整体观察，可拍摄全口曲面体层片。
3. 若平片无法满足需要（如要观察牙根与上颌窦及下颌神经管等重要结构的关系时），可加拍牙科CT。

【问题3】根据检查结果，应如何治疗？

思路： 根据临床检查及影像学检查，结合患者主诉，可知患者右下第一磨牙已行根管治疗，但根充不完善且髓室底穿，颊侧牙龈充血肿胀且患牙反复疼痛，无保留价值，正畸科也根据正畸需要建议拔除该牙及36，故治疗计划为拔除36、46后择期修复治疗。在临床上，该牙拔除后修复的方法很多，如：固定、活动、种植等义齿修复；另外，该患者还存在18及28，可利用这些牙进行异位自体牙移植修复，由于该患者还存在正畸的问题，故对该患者的修复计划是在正畸治疗的同时，将37及47牵拉至36及46的位置。

【问题4】该患者患牙应采用何种方法拔除？

思路： 拔牙前要对患牙及周围的软、硬组织进行详细的临床检查并拍X线片，了解患牙和周围组织及牙根和周围组织的关系，将所有信息归纳后对患牙实施充分的术前评估，如评估后发现使用常规拔牙方法无法拔除患牙或拔除患牙较困难时应选择复杂牙拔除方法，这样不仅减轻了拔牙造成的损伤，还可缩短手术时间。

对于一些比较复杂的患牙，采用普通拔牙术没有把握时，一定要首先考虑复杂牙拔除技术，特别是对年资较低的医生来说，由于其拔牙操作能力和经验有限，不要盲目模仿别人，要根据自己的能力和经验尽量采取复杂牙拔除术，因复杂牙拔除术看似复杂，但通过翻瓣、去骨、分割牙齿等外科手段将复杂患牙分块拔除的方法不仅能减小创伤、减少并发症的发生，而且在多数情况下还能提高拔牙效率。

尽管术前对患牙实施了完善的评估，有时还可能会出现术前认为是比较简单的患牙，但在应用常规拔牙术操作时才发现拔除患牙很困难，或需要较大的力量才能拔除患牙（较大的力量是指有可能导致牙槽骨骨折、根折或者同时发生骨折及根折的力量）。此时应立即改用复杂牙拔除术。

该患者无全身系统性疾病及其他手术操作禁忌证,可以行拔牙手术操作。另外,根据临床及影像学检查可知,右下颌第一磨牙已行根管治疗, 面有大面积填充物,牙冠脆性增加,且有多个牙根,采用普通牙拔除法易使充填物碎裂、脱落或引起牙冠破碎、折断导致拔除困难,故应采用复杂牙拔除方法。

知识点

复杂牙拔除术适应证

采用常规拔牙方法不能拔除或拔除困难的牙及牙根:

1. 牙冠脆性增加　牙冠缺损过大、牙冠存在大面积修复体、曾治疗或未治疗的死髓牙、牙颈部龋坏等。

2. 多根牙及牙根数目或形态异常　额外根、特长根、弯根、根间距过大等。

3. 牙周组织异常　牙周骨质增生、骨硬化或与牙根粘连、牙周膜间隙消失等。

4. 内或外吸收。

5. 阻生及埋伏牙　包括多生牙。

6. 其他　年龄较大且牙周膜间隙不清、各种原因导致的张口受限、患牙与重要结构关系密切。

【问题5】复杂牙拔除的术前准备工作有哪些?

思路:复杂牙拔除的术前准备工作基本同普通牙拔除术,但还需准备以下额外器械:

切开软组织器械:由于牙拔除术与颌面外科其他手术相比需要切开软组织的部位、范围比较局限,组织结构也比较单一(主要是牙龈组织,由黏膜、黏膜下层及骨膜组成),组织中没有知名的血管,因此操作简单、使用方便、价格低廉的普通手术刀成为首选的切开器械(图4-29A)。

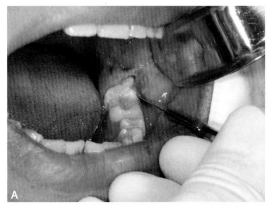
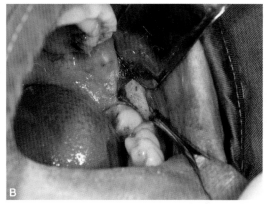

图4-29　软组织的切开和翻瓣
A. 用手术刀切开软组织;B. 骨膜分离器用于软组织的分离和翻瓣

分离软组织器械:最好用骨膜分离器分离软组织、翻瓣,避免使用牙龈分离器。因牙龈分离器尖部较窄,在分离、翻瓣时不容易将黏骨膜瓣全层翻起,易造成组织瓣的撕裂或洞穿,造成不必要的损伤。而骨膜分离器尖部宽大、锐利,使用时就不存在上述问题(图4-29B)。另外,骨膜分离器还具有保护和牵拉组织瓣的功能(详见牵拉软组织器械的选择)。

牵拉软组织器械:选用颊拉钩牵拉和保护软组织(图4-30、图4-31)。

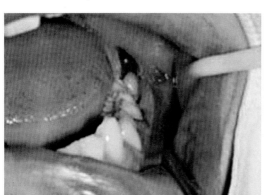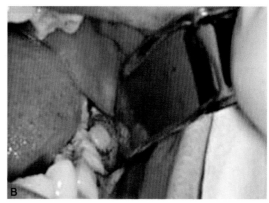

图 4-30 软组织的牵拉和保护
A. 用口镜牵拉不能很好地显露术区和保护软组织；B. 用颊拉钩牵拉不仅能够很好地显露术区,还能很好地牵拉和保护颊部及翻起的软组织

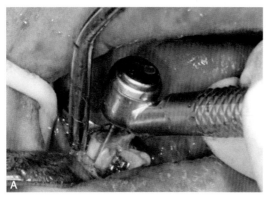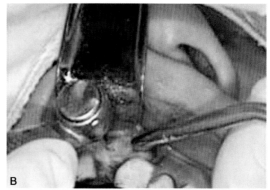

图 4-31 骨膜分离器和颊拉钩牵拉和保护软组织
A. 用宽头骨膜分离器牵拉和保护翻起的软组织瓣及唇部软组织；B. 用颊拉钩的手柄末端牵拉和保护翻起的软组织瓣及唇部软组织

知识点

颊拉钩与传统牵拉工具口镜相比的优点

1. 可以更好地暴露术野,有利于手术顺利、快速地完成。
2. 可以更好地保护软组织。
3. 便于操作,减少术者疲劳感。

去骨及切割牙体组织器械:传统去骨、增隙、切割及分离牙体组织的器械是骨凿、榔头、劈冠器及增隙器,但该方法在实施过程中存在以下问题:①需使用较大的冲击力进行劈冠,这种力量会导致下颌骨突然向下移位,操作不当可引起咀嚼肌及颞下颌关节损伤;劈冠技术不易掌握,特别是对于年资较低的医生来说往往需多次劈冠才能将阻力去除,有时还因劈冠失败而增加拔牙难度,这就增加了颞下颌关节损伤及下颌骨骨折的危险,也增长了手术时间;劈冠力量的大小和方向不易控制,易造成滑脱而损伤邻近组织。②需要用较大的力量敲击进行去骨、增隙、分牙,操作不慎会导致患牙移位(如:进入上颌窦、下牙槽神经管、舌侧间隙等),另外敲击所产生的震动和声音,会增加患者的不适感和心理恐惧(图4-32)。③通常需要去除足量的骨,使牙冠充分暴露后,才能将牙拔除,由于去骨量较大,因而增加了手术时间和损伤程度。因该方法存在创伤大、初学者不易掌握、容易造成术中和术后并发症、手术时间长、易导致患者心理恐惧等因素,目前大多已不用该方法。

为了弥补以上缺点,目前多使用外科动力系统用于复杂牙的拔除,该方法不仅避免了凿骨

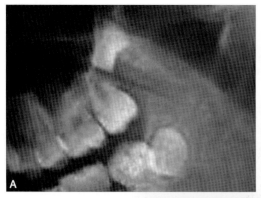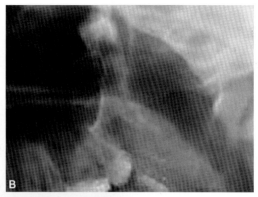

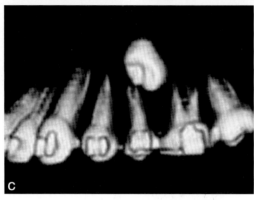

图 4-32 因敲击导致上颌第三磨牙进入上颌窦
A. 因正畸需要拔除左上颌第三磨牙牙胚；B. 采用传统方法导致牙胚进入上颌窦；
C. CT 显示进入上颌窦的牙胚移位至上颌前磨牙根方区域

劈冠和涡轮手机拔牙的缺点，还提高了牙拔除的效率，极大地降低了手术并发症的发生率，现已被广泛推广使用。

 知识点

用于牙拔除的外科动力设备

1. 动力设备包括动力源、手机和切割钻，操作时还需颊拉钩、吸引器等辅助设备。
2. 动力源有气动和电动两类。
3. 手机顶部不能有气体喷入伤口以免造成污物和碎屑进入伤口深部或导致皮下气肿的发生；冷却水可呈柱状直接喷在切割钻上。

目前临床上常用的是气动式外科专用切割手机，该手机与传统牙科用涡轮机有很大不同，具备以下特点：①手机头部呈45°仰角，更加适合口腔深部手术的操作，即使是位置较深的下颌阻生第三磨牙，也很容易达到所需位置。②手机头部体积更小，减少了对术者视线的阻挡。③手机的喷水方式：涡轮机为直接将水呈雾状喷洒在牙体上，对整个牙体进行充分冷却，其目的是为了保护牙体组织。而冲击式气动手机目的是对牙体进行破坏性切割，其冷却水呈柱状直接喷在车针头部，仅对局部切割部位进行冷却，这样既可避免切割产生的高热灼伤邻近组织，又解决了因雾状喷洒降温导致的手术视野不清的问题。④冲击式气动手机的气体是向四周分散，顶端没有气体，避免了气体直接喷入伤口，这样既减少了伤口感染和皮下气肿的发生，又可防止因高速气流引起术区各种液体的喷溅而造成对术者污染。⑤手机与普通综合治疗椅上的手机接口相匹配，极大地方便了操作、降低了购置费用（图 4-33）。⑥外科专用切割钻较传统的裂钻更长，便于对低位埋藏牙的切割；切割钻的纹理与传统裂钻不同，传统裂钻的钻孔能力好，该钻的切割能力强，而切割力的加强可缩短手术时间、减少手术创伤（图 4-34A）。

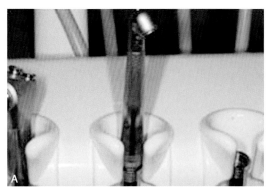
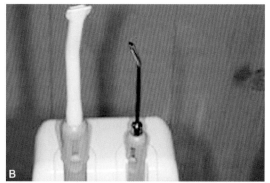

图 4-33　冲击式气动手机和吸引器与综合治疗椅的接口完全匹配

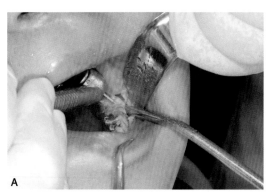
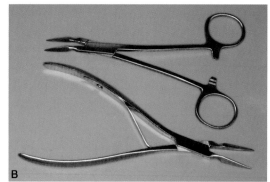

图 4-34　手机的使用及夹持牙碎片的钳子

A. 冲击式气动手机冷却水呈柱状直接喷在车针头部,顶端没有气体,视野清楚;B. 专用于夹持牙或骨组织碎片的钳子

缝合软组织器械:应选择细长的持针器、线剪和血管钳,长度最好是 16cm 左右,头部成角度的线剪更适合于口内深部手术的操作。缝针应选择刚性适度、韧性好的小圆针。缝线有两种选择:1 号黑色不可吸收线或 3-0 的可吸收缝线。不可吸收线的优点是表面粗糙,打结时不易滑脱,比较结实,不易拉断,但需要拆除;可吸收线比较光滑,打结时容易滑脱,易拉断,但不需拆除,应根据患者的具体情况进行选择。另外,要避免使用血管钳或持针器夹取牙或者骨组织碎片,这样会损伤器械,缩短使用寿命,如需要可选用专用的夹持钳或夹持镊(图 4-34B),也可使用废旧的血管钳或持针器。

【问题 6】如何拔除该患者的患牙?

思路:本病例下颌第一磨牙牙冠大面积充填物,已行根管治疗,为死髓牙,牙冠较脆,并且有 2 个根,拔除时先采用袋型瓣切开并翻瓣,用宽头的骨膜分离器保护,拔除时需用钻沿颊、舌方向从牙中间切割,深度达根分叉以下,磨开牙齿至舌侧 3/4,用牙挺将牙挺松为近、远中两部分后用根钳分别拔除,清洗牙槽窝后缝合伤口。详见图 4-35、图 4-36。

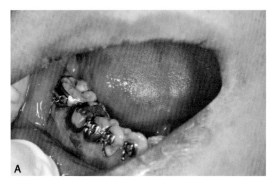
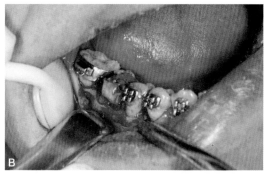

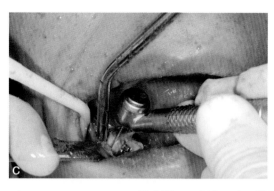
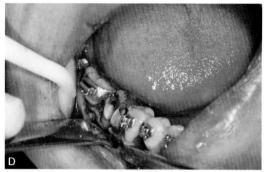

图 4-35　下颌第一磨牙拔除步骤一（切开、翻瓣、分牙）

A. 从患牙后面一颗牙开始沿牙冠的颊侧牙龈沟向前切开扩展到患牙前两个牙位；B. 用薄而锐的分离器从切口的前端插入，将牙龈和黏骨膜完整地从牙槽骨面掀起，用宽头的骨膜分离器置于翻起的黏骨膜瓣上，保护黏骨膜瓣；C. 用牙钻分割牙齿，切割部位应位于根分叉区以下；D. 磨开牙齿至舌侧 3/4 处即可

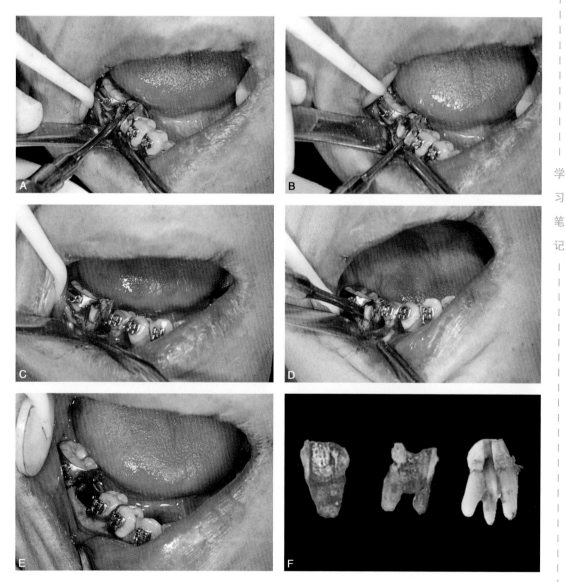

图 4-36　下颌第一磨牙拔除步骤二（分根、拔除、缝合）

A. 如果牙挺过于靠近牙齿冠方，往往导致牙冠折裂，而达不到分根的目的；B. 利用直挺将牙齿折裂成近、远中两瓣，牙挺应尽量靠近根方，旋转后折裂牙齿；C. 用根钳拔除患牙近中部分；D. 用牙挺或牙钳拔除远中部分；E. 清洗牙槽窝后缝合拔牙创；F. 被拔除的患牙

【问题7】如何拔除上颌复杂磨牙？

思路：上颌磨牙多为3个根，翻瓣保护后，用牙钻水平去除牙冠，再将牙齿分割成颊、腭两部分。将颊侧部分再分割为近颊、远颊两部分，然后用直挺放置到颊、腭两部分之间将牙齿折裂，再将颊部折裂成近颊和远颊两瓣。然后用根钳或牙挺分别拔除颊侧近中根和远中根，最后拔除腭根。拔除左上颌第一磨牙详见图4-37、图4-38。

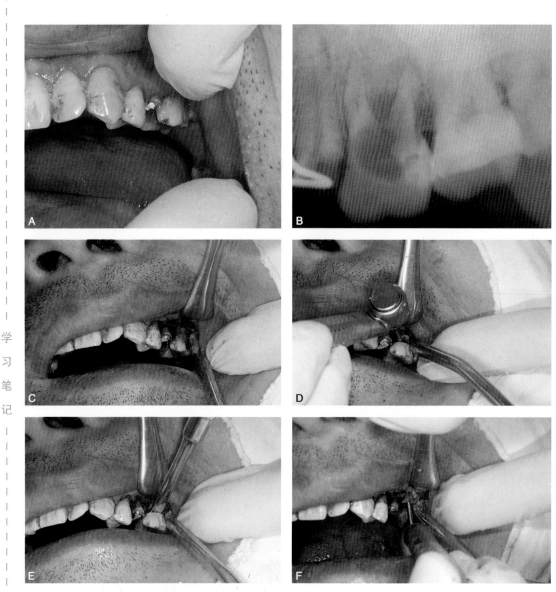

图4-37 上颌第一磨牙拔除步骤一（切开、翻瓣、分牙）
A. 26牙深龋，髓室底穿，口内照片；B. 26牙深龋，髓室底穿，X线片；C. 采用袋型瓣切开并翻瓣后；D. 用牙钻水平切割磨牙牙冠；E. 用直挺折裂牙冠，应该保证剩余牙根冠方有足够的牙齿结构，以利于牙根的拔除；F. 用牙钻将残冠分割成颊侧两个根和腭侧一个根

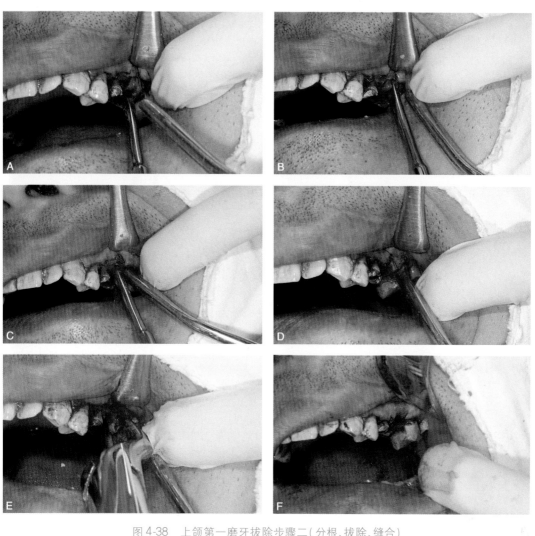

图4-38 上颌第一磨牙拔除步骤二(分根、拔除、缝合)

A. 将直挺放置颊、腭两瓣之间,旋转后将牙折裂成颊、腭两瓣;B. 将直挺放置在颊侧瓣的近远中两根之间旋转后将颊侧瓣折裂为近、远中两根;C. 挺松近中颊根后,根钳拔除;D. 挺松远中颊根后,根钳拔除;E. 最后牙挺挺松腭根后牙钳拔除;F. 清理冲洗拔牙窝后,间断缝合伤口

【问题8】如何拔除复杂断根或残根?

思路:残根及断根的拔除方法。

1. 根据需要,设计合适的软组织瓣。多选龈沟内切口袋型瓣(根据情况也可选用三角瓣),经切开、翻瓣后即可提供足够的术野及操作空间。

2. 根据具体情况,选择最佳的拔除方法。

(1) 根钳拔除法:当患牙根在牙槽嵴水平以上残留部分牙体组织,牙根阻力不是很大时,首先采用该方法,选择合适的根钳,直视下将钳喙尽量向牙根方向插入牙周间隙后夹持牙根,不用去骨即可拔除患牙。患牙牙根阻力不是很大,但牙根断面与牙槽嵴平齐时,需要去骨才能用牙钳拔除患牙,可先用钻在残根一侧磨出间隙,选择合适的根钳,直视下,用牙钳钳喙同时夹住牙根和颊侧部分骨板,即可在不需去除过多的骨质情况下将小部分颊侧骨板连同患牙同时去除(尽管该方法去骨量较少,但这些牙槽骨对于术后需要种植或固定修复的患者来说非常可贵,对这些患者应避免使用该方法)。

(2) 根挺拔除法:若使用根钳无法顺利拔除,则再可选择根挺拔除法。患牙根有明显的牙周膜间隙时用根挺插入牙周膜间隙,示指控制牙挺的方向防止滑挺,使用小的旋转力扩大牙槽窝后将牙挺进一步深入至根方牙周膜间隙,通过楔的力量拔除牙根(图4-39)。

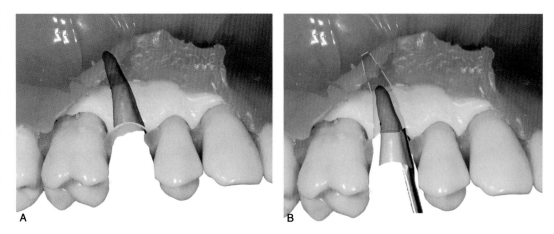

图 4-39 根挺拔除断根

A. 翻瓣后显露断根;B. 直视下将根挺插入断根牙周膜间隙旋转即可拔除断根

（3）改良翻瓣去骨法:若残根仍无法顺利拔除,则采用改良翻瓣去骨法。翻瓣后,仅用车针在患牙颊侧靠近根尖部去骨,去骨量以显露根尖 1/3 即可,保留患牙牙根中部及上部的颊侧骨板,将根挺或三角挺插入根尖间隙向冠方挺动即可(图 4-40)。

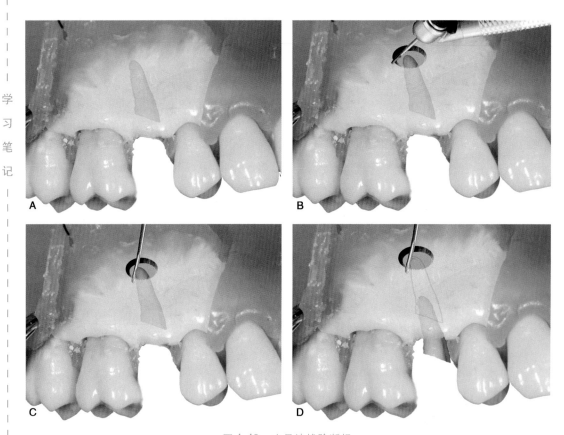

图 4-40 去骨法拔除断根

A. 翻瓣后显露断根根尖骨面;B. 用钻去除根尖区表面骨质,暴露根尖;C. 将根挺插入根尖间隙;D. 用根挺将断根拔除

（4）增隙法:适用于拔除根阻力较大,特别是牙周膜消失,牙根与周围组织发生粘连的患牙。翻瓣后显露患牙及周围的牙槽骨,用钻在患牙的一侧紧贴患牙牙根制备一个间隙,间隙宽度与患牙相当,深度应超过根长的 2/3,但不能超过患牙根尖,将牙挺插入间隙挺松患牙后拔除。如果使用一个间隙拔除患牙仍很困难时,可沿患牙牙根继续制备间隙,直至拔除患牙(图 4-41)。

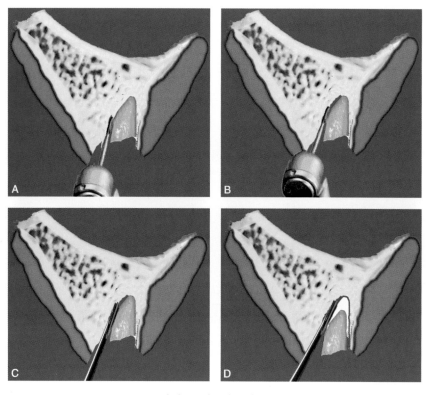

图 4-41　增隙法拔除断根
A. 用钻在断根的一侧制备间隙；B. 间隙深度应达到根尖区；C. 将根挺插入间隙；
D. 用根挺将断根拔除

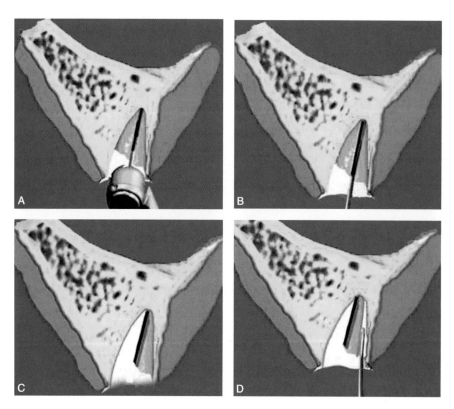

图 4-42　分割牙根法拔除断根
A. 用钻在断根的正中进行切割，深度应达到根尖；B. 将根挺插入间隙旋转将断根折裂成
两瓣；C. 先用根挺拔除一瓣牙根；D. 再用根挺拔除另外一瓣牙根

（5）分割牙根法：不需去骨、创伤小，适合于各类牙根的拔除。翻瓣后，用手机沿患牙牙根表面正中向根方磨出沟槽，沟槽宽度不能超过患牙牙根，深度应尽量与患牙牙根长度相当，但不能超过患牙牙根尖，切割方向应选择患牙牙根比较窄小的部位（如：上颌前牙为唇腭方向、上颌前磨牙为近远中方向），将牙挺插入沟槽中（尽量向根方插入）旋转即可将牙根折裂为两部分，然后用牙挺将两部分牙根分别拔除（图4-42）。

3. 伤口处理　冲洗伤口，将组织瓣复位、缝合、固定（图4-43～图4-45）。

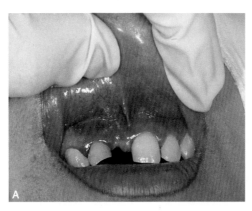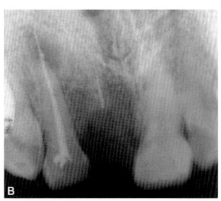

图4-43　患牙的临床表现及X线表现
A. 右上中切牙拔除后6个月，伤口已完全愈合但仍感不适；B. X线显示拔牙窝内有断根遗留

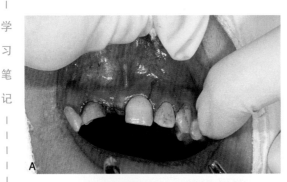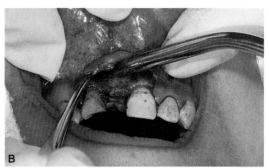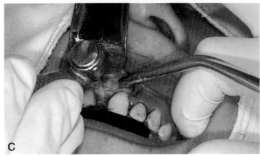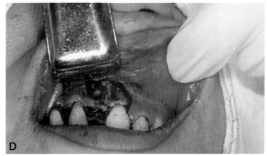

图4-44　患牙的拔除过程
A. 行上颌唇侧三角瓣切口；B. 沿骨面分离，翻开软组织瓣；C. 在预定的部位去骨，显露牙根；D. 拔除残根后

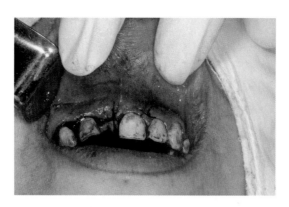

图4-45　检查、清理牙槽窝后缝合创口

知识点

断根保留在牙槽窝的指征

如果发现断根拔除很困难、勉强拔除创伤过大或可能损伤周围重要组织结构时（上颌窦、下牙槽神经管等），可考虑将断根保留在牙槽窝内，但需满足以下3个条件：

1. 断根无炎症并小于5mm。

2. 断根应位于牙槽窝的深部，避免因骨吸收后引起断根暴露。

3. 断根周围组织没有炎症表现，避免因遗留断根而引起感染的可能。

如果决定保留断根，要告知患者保留断根的利弊并取得患者的同意。另外，要拍牙片并记录断根的位置，1年内要对患者进行定期回访，通过对比牙片观察断根的变化，一旦出现问题要及时处理。

【问题9】如何同时拔除多个患牙？

思路1： 设计：若患者有多个牙齿需要拔除，应在确认患者身体状况允许的情况下，制订治疗计划，拔牙前即应首先制订好修复计划，以及是否需要同时进行修复前外科手术等。若需要翻瓣，也应提前设计合适的软组织瓣，多选择袋型瓣。

思路2： 顺序：按照一定拔牙顺序，先拔上颌牙再拔下颌牙、先拔后牙再拔前牙、先拔难度小的牙后拔难度大的牙。如果拔牙过程中遇到根阻力较大的患牙时，可用手机去除少量骨质，以防拔牙暴力导致骨折或牙槽骨缺损。

先拔上牙的原因：上颌麻醉起效快，失效也快，先拔上颌牙既不耽误时间使术者在注射麻药后马上进行操作，又不会因上颌麻醉效果很快消失而需要再次麻醉；如果先拔除下颌牙，拔除上颌牙所产生的残渣、碎片等有可能掉入拔牙窝而污染伤口；上颌牙拔除主要使用颊向力，而下颌牙拔除需使用垂直方向的力，因此上颌牙拔除后，拔除下颌牙会相对简单。先拔上颌牙唯一的缺点是上颌伤口的渗血可能会影响拔除下颌牙的视野，但只要有助手的配合即可及时吸除渗血而不影响下颌的拔牙操作。拔牙时先拔除靠后的牙，可以以前面的邻牙为支点，使用牙挺时会更易于将后牙挺松。由于尖牙和第一磨牙颊腭（舌）侧骨板较厚，拔除较困难，但其近远中的骨板较薄，最后拔除时可向近远中方向摇动。

思路3： 检查：拔除后，将骨板及软组织复位，检查有无锐利骨尖、明显倒凹等，并做相应处理。为了节约缝合时间，减少线结对伤口的影响，多采用连续缝合方法缝合伤口。

图4-46为一位60岁女性患者，因牙周病要求同时拔除口内剩余全部牙齿，以便于后期全口义齿修复。

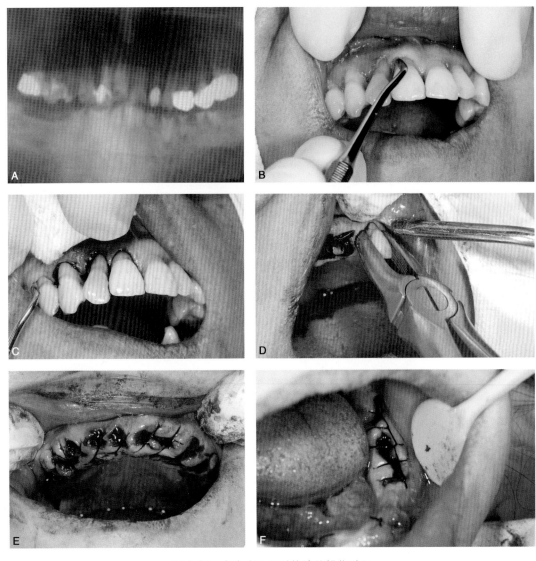

图4-46 多个患牙同时拔除的操作过程

A. 患者的全口曲面体层片;B. 先拔除上颌患牙;C. 用牙龈分离器分离上颌患牙牙龈后拔除患牙;D. 尖牙由于牙根较长应最后拔除;E. 拔除上颌牙后应严密止血,为下颌牙拔除提供良好的手术视野,图示为上颌牙拔除后,采用常规连续缝合止血;F. 应选择性地进行牙槽嵴的修整,去除过锐的骨嵴和骨尖;去除过大的倒凹,去骨时应尽量保留骨的宽度和高度;最后用生理盐水冲洗术区,组织瓣复位后缝合

多个牙同时拔除的顺序

拔牙顺序是上颌后牙(第一磨牙除外)、上颌前牙(尖牙除外)、上颌第一磨牙、上颌尖牙、下颌后牙(第一磨牙除外)、下颌前牙(尖牙除外)、下颌第一磨牙、下颌尖牙。

第三节 阻生牙拔除术

阻生牙(impacted teeth)是指由于邻牙、骨或软组织的阻碍而只能部分萌出或完全不能萌出,且以后也不能萌出的牙齿。引起牙齿阻生的主要原因是,随着人类的进化,颌骨的退化与牙量的退化不一致,导致骨量相对小于牙量,颌骨缺乏足够的空间容纳全部恒牙。常见的阻生牙为下颌第三磨牙、上颌第三磨牙、上颌尖牙及上颌前部埋伏额外牙。

由于阻生牙的特殊位置,常与邻近重要解剖结构和邻牙关系密切,易造成邻近重要结构的损伤,并且随年龄的增长,手术难度也逐渐增加。因此,术者在术前应对阻生牙的形态、位置、与邻牙及周围局部解剖的关系进行详细的临床检查和必要的 X 线辅助检查。以此为依据设计妥善全面的手术预案,并在术中根据实际情况及时调整。

1. 阻生齿拔除经过包括以下环节:

（1）详细询问患者的症状及相关病史。

（2）进行全面的口腔检查及辅助检查。

（3）术前必须告知患者拔除阻生齿的风险及可能出现的并发症。

（4）局部麻醉。

（5）解除阻力拔除患牙。

（6）拔牙窝及伤口的处理。

（7）术后医嘱。

2. 阻生齿拔除的要点

（1）阻生齿拔除术中难度的预判。

（2）阻生齿拔除术中阻力的分析。

（3）麻药及麻醉方法的选择。

（4）切口的选择、设计。

（5）组织瓣的翻开。

（6）如何去骨与增隙。

（7）如何切割牙齿去除阻力拔除患牙。

（8）切口的缝合。

（9）术后常见并发症的处理。

临 床 病 例

患者女,28 岁,因"右下后牙区疼痛肿胀"来门诊就诊,初步病史采集如下:3 天前患者自觉右下后牙区疼痛,未行药物治疗,2 天前疼痛加重并伴有局部肿胀,经口服消炎药好转,但仍有轻度疼痛,全身无明显症状,之前曾多次发生胀痛,遂来我院就诊。否认患有全身系统性疾病(图 4-47)。

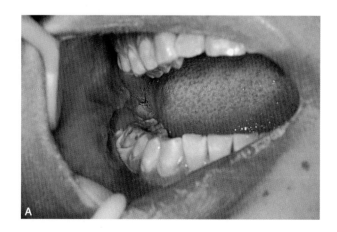

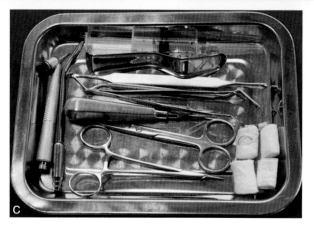

图 4-47 患者的临床表现、X 线表现及器械准备

A. 患者的临床表现；B. 患者的全口曲面体层片；C. 阻生牙拔除器械包

【问题 1】根据以上病史如何对该患者进行临床检查？

思路 1：首先进行口腔检查：包括口腔前庭、牙齿及咬合、固有口腔和口咽部。对于口腔前庭、固有口腔和口咽检查看局部是否有创伤、溃烂及黏膜红肿。对于牙及咬合检查要看牙齿是否存在龋坏、缺损、探痛、叩痛、牙齿松动及咬合关系是否正常等。该患者口腔检查结果：口腔前庭、固有口腔和口咽部黏膜无明显异常，咬合关系良好。

思路 2：对于阻生齿要检查萌出情况，在颌骨中的位置、方向、与邻牙的关系，远中龈瓣的韧性、覆盖牙冠的范围、有无红肿、压痛或糜烂、盲袋内是否有脓性分泌物，牙冠有无龋坏。邻牙的松动度、牙周状况、有无龋坏、折裂、充填体或修复体等，对检查结果要告知患者并详细记录在病历上。该患者 48 牙齿未完全萌出，远中被牙龈覆盖，局部黏膜稍红肿，龈袋内无脓性分泌物，触之稍痛，余牙无明显异常。通过检查初步诊断该患者局部肿痛的原因可能由下颌第三磨牙阻生导致局部软组织炎症引起。

【问题 2】针对该患者还需要做哪些辅助检查？

思路 1：在阻生齿的拔除术中单独口内检查不能完全反映出患牙的情况，还需必要的辅助检查，通过 X 线根尖片可以更清楚地了解牙阻生情况、牙根形态、周围骨质的密度，有助于阻力的分析。X 线片可显示牙根与下牙槽神经管、上颌窦及鼻底的关系和距离。读片时，要关注邻牙情况，还应注意周围组织是否存在其他病变，如有可疑之处，须加拍曲面体层片或 CT 片以明确诊断，切不可贸然拔牙。

思路 2：X 线根尖片虽能提供很多信息，但应注意投照造成的重叠和失真。牙科 CT 可以避免因影像重叠和投照角度偏差而造成的假象，可以在不同层面和方位上直观并量化阻生牙与下牙槽神经管、鼻底、上颌窦的距离关系及第二磨牙远中牙根、远中骨壁的吸收程度；对于有全身系统性疾病的患者还要根据具体情况进行生化、心电图等辅助检查。由于该患者无全身系统性疾病,故仅拍 X 线片即可,该患者 X 线片示:48 牙垂直阻生,牙根短小呈锥形,牙周膜清晰,牙冠远中骨质出现炎症吸收阴影,周围其他组织未见明显病变,骨密度正常。

【问题3】如何处理该患牙?是否所有阻生牙均需拔除?

思路1: 通过患者的病史及临床和影像学检查结果证实该患牙为垂直阻生,因常引起冠周组织发炎,故需要及时拔除。

思路2: 阻生牙是否需要拔除,何时拔除需考虑以下因素:

1. 阻生牙与其他患牙相比,拔除难度大,发生术中及术后并发症的可能性也较高,所以对阻生牙的处理方案除考虑阻生牙拔除的适应证和禁忌证外,还应考虑阻生牙的拔除难度、经治医师的技术和诊疗水平、患者整体治疗计划、患者的要求、全身状况(生理和心理承受能力)、经济条件等多种因素,经综合评估后确定处理方式(保留观察、拔除、外科导萌、正畸治疗、深部骨埋藏阻生牙截冠术或转给有经验的医师处理)。拔牙前必须全面了解患者的全身状况。由于阻生牙拔除难度随着患者年龄增加而增加,而年龄较大的患者往往患有全身系统性疾病,如果患者年龄较大且全身健康条件较差时应根据自身水平和诊疗条件慎重考虑,应本着为患者安全考虑的原则,可将其转至有条件的地方拔除。

2. 应根据患者具体情况决定是否拔除没有任何症状、完全骨埋藏的阻生牙。对年轻患者,首先考虑牙弓是否有阻生牙正常萌出或通过正畸治疗获得的萌出空间,第三磨牙平均完全萌出时间是 20 岁,但有些可以推迟至 25 岁,如果有足够的空间,应观察患牙完全萌出至正常位置;如果第三磨牙萌出空间不足,最好在 18～22 岁之间拔除(因此时拔除难度最低,也没有引起邻近组织的病变)。对成年患者,如果阻生牙与邻牙牙周无相通,应建议保留观察(因患牙通常与周围重要组织结构相邻,拔除时创伤大、风险高、并发症多,而这些常年留在牙槽骨中的阻生牙引发牙周疾病、龋病及囊性病变的可能性非常低)。

3. 阻生第三磨牙会破坏毗邻第二磨牙远中牙周骨壁的完整,并加速第二磨牙牙周病的发展,同时还会增加第二磨牙局部牙周病治疗的困难。对年轻患者,如第二磨牙可通过牙周治疗保存,应及时拔除阻生牙;若第二磨牙牙周破坏严重无法保留,第三磨牙可作为第二磨牙缺失修复基牙时,可拔除第二磨牙而保留第三磨牙;但欲行种植修复者,应同时拔除阻生牙,以防种植体周围炎的发生。对年长的患者,如第二磨牙远中患有严重的牙周疾病,拔除阻生牙会导致第二磨牙严重松动时,可尝试进行常规牙周治疗,暂时利用阻生牙维持第二磨牙的稳定,并且可以用于第二磨牙缺失后修复用基牙。如果第二磨牙的龋坏可能或已经引起牙髓炎,应在拔牙前先行牙髓失活止痛,以免因术后张口受限而无法进行牙体治疗。

4. 通常冠周炎急性期是禁止拔牙的,但若患者全身状况较好,患牙拔除难度不大时,只要在围术期合理应用抗生素及镇痛药,也可将患牙及时拔除,这样既可早期解除患者的病痛,也可因及时引流而避免发生严重的全身并发症。当患者因冠周炎导致张口受限时,及时拔除患牙可使患者的张口度得到明显的恢复。由于该患者年轻,全身状况好,患牙拔除难度小,局部冠周炎症通过已口服抗生素得到控制,故可及时拔除。

知识点

下颌阻生第三磨牙拔除的适应证

1. 引起冠周炎的阻生牙。
2. 阻生牙龋坏或导致邻牙龋坏。
3. 引起食物嵌塞的无功能阻生牙。
4. 阻生牙压迫导致邻牙牙根吸收。
5. 阻生牙压迫导致邻牙牙周组织破坏。
6. 阻生牙导致牙源性囊肿或肿瘤。

7. 因正畸治疗需要拔除的阻生牙。

8. 可能为颞下颌关节紊乱病诱因的阻生牙。

9. 因完全骨阻生而被疑为原因不明的神经痛或病灶牙者。

10. 正颌手术需要。

11. 预防下颌骨骨折。

知识点

下颌阻生第三磨牙拔除的禁忌证

1. 正位萌出达邻牙𬌗平面,经切除远中覆盖的龈瓣后,可暴露远中冠面,并可与对𬌗牙建立正常咬合关系者。

2. 当第二磨牙已缺失或因病损无法保留时,如阻生第三磨牙近中倾斜角度不超过45°,可保留做为修复用基牙。

3. 虽邻牙龋坏可以治疗,但因骨质缺损过多,拔除阻生牙后可能导致邻牙严重松动,可同时保留邻牙和阻生牙。

4. 第二磨牙拔除后,如第三磨牙牙根未完全形成,可自行前移替代第二磨牙,与对𬌗牙建立正常咬合。

5. 完全埋藏于骨内无症状的阻生牙,与邻牙牙周无相通,可保留观察。

6. 阻生牙根尖未发育完成,其他牙齿因病损无法保留时,可将其拔出后移植于缺失牙处。

7. 如第一磨牙龋坏无法保留,可拔除第一磨牙后,间隙可能因第二、三磨牙的自然调整或配合正畸治疗而消失。

8. 如果阻生牙的拔除会造成其周围神经、牙齿或原有修复体的损伤,可将其留在原位观察。

【问题4】术前需做哪些准备?

由于阻生牙拔除比较复杂,因而除需按常规拔牙的术前准备外,还需注意以下问题:

思路1: 术前要根据临床和影像学检查对患牙进行手术难度预判,必须告知患者拔除阻生齿的风险以及可能出现的并发症,知情同意是医疗实践中的一个重要环节,尽量做到术前告知义务,医护人员有义务应用自己的知识给患者讲解、引导其对病情作出合理的治疗决定,这样可最大限度地保证医疗安全。

阻生齿的阻生情况和形态不同,拔除难度也各不相同,但无论何种类型和形态的阻生齿,将其顺利拔除的关键是有效地解除阻生齿的各种阻力,现以下颌阻生第三磨牙为例解释如何消除各种阻力:

1. 冠部阻力 牙冠部的阻力有软组织阻力和骨组织阻力。软组织阻力来自第三磨牙上方覆盖的龈片,此龈片组织质韧并保持相当的张力包绕牙冠,对阻生牙向远中向运动形成阻力。解除软组织阻力的方法是切开、分离软组织即可。

骨阻力来源于包裹牙冠的骨组织,主要是牙冠外形高点以上的骨质。冠部骨阻力应根据临床所见牙位的高低和骨覆盖的多少判断,单从X线片判断常有误差。该阻力可通过分切牙冠或(和)去骨的方法解除。垂直阻生时,冠部骨阻力多在远中;近中或水平阻生智牙的冠部骨阻力则多在远中和颊侧。

2. 根部阻力 根部阻力是来自牙根周围的骨组织。是拔牙需克服的主要阻力。根部阻力的大小取决于牙的阻生情况,牙根的数目、形态,根尖的形态和周围的骨质情况。

垂直阻生牙牙根与拔牙脱位方向一致,根部阻力较小;近中阻生牙倾斜角度较大,与拔牙脱位方向不一致,需要转动角度,所以根部阻力较大;水平低位阻生牙倾斜角度约90°,与拔牙脱位方向更不一致,需要更大的转动角度,所以根部阻力更大;倒置阻生牙的牙根倾斜角度超过90°,冠、根部阻力均最大,拔除时需要大量去骨后再将牙分割成多段才能拔除。融合根、短根、锥形根的根部阻力小,用牙挺即可拔除;双根且根分叉较高且两根间距离较大者,根部阻力较大,需用分根法解除根部阻力;牙根多、根分叉较低且牙颈部有较大骨倒凹者、肥大根、U形根根阻力大,常需要增隙达根长1/3甚至1/2以上才能解除根部阻力。正常根尖、根尖弯向远中、根尖发育未完成者,根部阻力很小;根尖弯向近中、颊舌侧或根尖弯曲方向不一致,根端肥大者,根尖阻力较大。年轻人根周骨密度疏松,牙周间隙明显,比中老年人容易拔除;根周骨组织因慢性炎症而出现明显骨吸收者,根部阻力小;因慢性炎症导致骨硬化或根周骨粘连,根部阻力变大。根部骨阻力可利用X线片分析。去除根部骨阻力的方法有分根、去骨、增隙。单纯去骨创伤较大,术中应综合利用各种方法。

3. 邻牙阻力　邻牙阻力是在拔除阻生牙时第二磨牙产生的妨碍脱位运动的阻力。邻牙阻力视第二磨牙与阻生牙的接触程度和阻生的位置而定。不能仅靠X线片显示的两牙抵触紧密情况来决定,这是因为X线片的投照角度、牙位高低、牙根长短对阻力的判断都产生影响。邻牙阻力的解除可采取分冠和去骨的方法。

知识点

下颌阻生第三磨牙的分类

1. 根据阻生牙在颌骨内的深度,分为高位、中位、低位阻生。
(1) 高位阻生:牙的最高部位平行或高于牙弓平面。
(2) 中位阻生:牙的最高部位低于平面,但高于第二磨牙的牙颈部。
(3) 低位阻生:牙的最高部位低于第二磨牙的牙颈部。
2. 根据阻生牙长轴与第二磨牙长轴的关系,分为:垂直阻生;水平阻生;近中阻生;远中阻生;颊向阻生;舌向阻生;倒置阻生。
3. 根据阻生牙在牙列中的位置,分为颊侧移位、舌侧移位、正中位。

知识点

上颌阻生第三磨牙的分类

1. 根据在颌骨内的深度分类
(1) 低位:阻生牙牙冠的最低部位与第二磨牙面平行。
(2) 中位:阻生牙牙冠的最低部位在第二磨牙面与颈部之间。
(3) 高位:阻生牙牙冠的最低部位高于第二磨牙的颈部或与之平行。
2. 根据阻生牙长轴与第二磨牙长轴之间的关系分类可分为垂直阻生、水平阻生、近中阻生、远中阻生、倒置阻生、颊向阻生、腭向阻生。
3. 根据阻生牙与牙弓之间的关系分类　颊侧移位、腭侧移位、正中位。
4. 根据阻生牙与上颌窦的密切关系分类
(1) 密切:阻生牙与上颌窦之间无骨质或仅有一薄层组织。
(2) 不密切:阻生牙与上颌窦之间有2mm以上的骨质。

思路2:手术器械的准备。

拥有标准的器械可使操作顺利进行,并可减少并发症的发生。用于阻生牙拔除时去骨、增隙、分牙的器械应选用气动式外科专用切割手机和外科专用钻,阻生牙拔除的常用器械包括:15

号刀片、刀柄、骨膜分离器、颊拉钩、外科专用金属吸引器、牙挺、持针器、线剪、缝合针及缝线(可吸收或不可吸收)、外科专用气动式手机和外科专用切割钻(图4-47)。

【问题5】如何麻醉?

思路1:下颌骨骨质硬,局部浸润麻醉无法达到有效的麻醉效果,因此需采用下牙槽神经、舌神经和颊神经阻滞麻醉。

思路2:对于上颌阻生牙可行上牙槽后神经阻滞麻醉和腭前神经阻滞麻醉。由于上颌骨骨质疏松,因此局部浸润麻醉也有较好的麻醉效果。对紧张的患者可在注射前先行局部表面麻醉,待表面麻醉起效后缓慢进针注射麻药。

思路3:对于埋藏较深的尖牙及埋伏多生牙,一般的局部浸润麻醉效果不佳,为了得到较好的麻醉可行眶下神经和鼻腭神经阻滞麻醉,局部牙龈再补加浸润麻醉,这既能达到良好的麻醉效果,又利于翻瓣。儿童和牙科畏惧症患者可配合镇静。

【问题6】如何拔除下颌阻生第三磨牙?

1. 麻醉 通常选择下牙槽神经、舌神经、颊长神经一次性阻滞麻醉。为减少术中出血、保证术野的清晰和方便操作,可在阻生牙颊侧及远中浸润注射含血管收缩剂(肾上腺素)的麻药。

2. 切口 因下颌阻生第三磨牙位于口腔最后部而导致操作视野有限,通常需切开、翻瓣以提供清晰的视野。高位阻生一般不需切开,或仅在远中切开、分离牙龈即可;中低位阻生最好选用袋型瓣切口,也可选用三角瓣切口。袋型瓣切口从阻生牙颊侧外斜嵴开始,向前切开至第二磨牙远中偏颊处,再沿第二磨牙颊侧牙龈沟向前切开至第二磨牙近中(短袋型切口)或继续沿牙龈沟向前扩展至第一磨牙近中(长袋型切口),牙龈乳头保留在组织瓣上,切开时刀刃应直达骨面,全层切开黏骨膜(图4-48)。

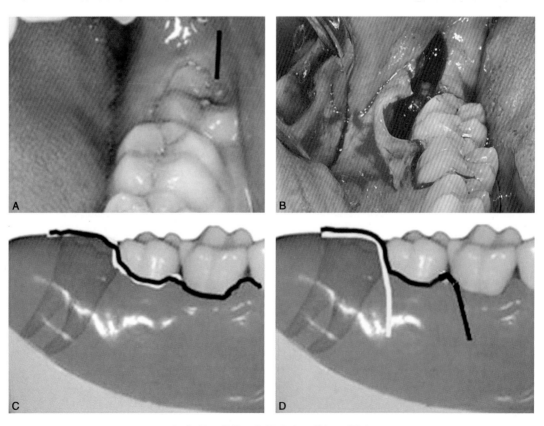

图4-48 拔除下颌阻生磨牙的切口设计

A. 高位阻生,仅切开覆盖在患牙_殆面和远中的软组织;B 袋型切口切开、翻瓣后;C. 袋型切口:短袋型切口(黄线所示),长袋型切口(黑线所示);D. 三角形切口:短三角型切口(黄线所示),长三角型切口(线黑所示)

如果阻生牙埋藏很深,也可选用三角瓣切口,该切口是在袋型切口的基础上,在第二磨牙近中或远中颊面轴角处附加一个向前下斜行与龈缘约成45°的减张切口,附加切口与牙龈沟内切口必须保持钝角以保证基部足够宽(提供足够的血供),长度不能超过移行沟底。

3. 翻瓣 将骨膜剥离器刃缘朝向骨面插入到骨膜与牙槽骨之间,从切口前端开始,先旋转分离牙龈乳头,再沿牙槽嵴表面向后推进,要确保组织瓣全层分离,如遇因未完全切开而导致分离困难时,应再次切开,避免因强行剥离引起组织撕裂。分离、翻瓣的范围原则上以显露术区即可,颊侧不要超过外斜嵴,舌侧不要越过牙槽嵴,以免引起过重的术后肿胀,组织瓣翻开后将颊拉钩置于组织瓣与术区之间,使组织瓣得以保护并可充分显露术区(图4-49)。

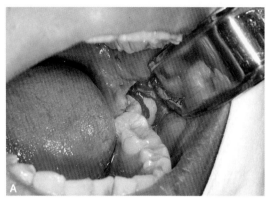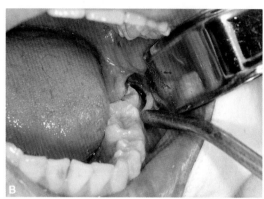

图 4-49 翻瓣的范围及对软组织的保护

A. 分离、翻瓣的范围:颊侧不要超过外斜嵴,舌侧不要越过牙槽嵴;B. 将颊拉钩置于组织瓣与术区之间,显露术区并保护软组织瓣

4. 去骨 翻瓣后应根据X线片和临床实际的骨质覆盖状况决定去骨部位和量,选用外科专用切割手机和钻去骨。去骨的一般原则:显露牙冠的最大周径;尽量保留颊侧皮质骨高度;根据患牙拔除难度以及切割牙冠方式确定去骨量。

去骨的目的是暴露牙冠,包括去除全部殆面和部分颊侧、远中的牙槽骨,为保持牙槽骨高度,去除颊侧及远中牙槽骨时可仅磨除贴近患牙的部分牙槽骨,这样既显露了牙冠,又达到了增隙的目的。

舌侧及近中牙槽骨原则上不能去除,因为这样可能会伤及舌神经、第二磨牙及第二磨牙牙周骨质。由于舌神经位于舌侧软组织内,可能平行于牙槽嵴顶行走,为避免损伤神经,远中去骨时不要靠近舌侧骨板,将分离器置于远中骨板周围进行保护,确保切割钻不伤及软组织(图4-50)。

5. 增隙 是在患牙的颊侧和远中骨壁磨出沟槽(在临床实际操作中,该步骤大多已在去骨

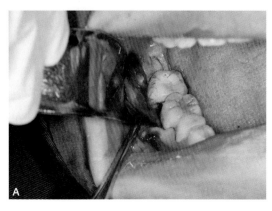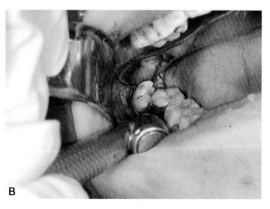

图 4-50 去骨的范围

A. 去骨的范围包括全部殆面骨质和贴近患牙颊侧和远中的部分牙槽骨;B. 分离器置于远中舌侧骨板保护软组织

时完成），将磨出的沟槽作为牙挺的支点。沟槽宽度约 2mm，该宽度既可容纳牙挺，又不会因太宽导致牙挺失去支点在沟槽内打转。增隙时，将牙钻与牙体长轴平行，在患牙表面去骨磨出一小沟，从小沟开始向近远中磨除患牙颊侧和（或）远中表面骨质，将患牙和骨壁分离，沟的深度达牙颈部以下（通常与切割钻的长度相当，不会影响颌骨的机械强度），注意不要伤及下牙槽神经管（图 4-51）。

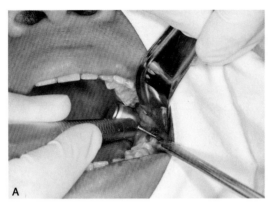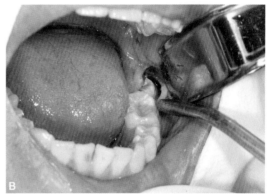

图 4-51　增隙
A. 去骨暴露牙冠；B. 颊侧及远中去骨磨出的沟槽，深达牙颈部

　　6. 分切患牙　包括截冠和分根。其目的是解除邻牙阻力、减小根部骨阻力。其优点是减小创伤、减少操作时间、降低并发症。最常用的方法是用钻从患牙牙冠颊侧正中向舌侧进行纵向切割，深度达根分叉以下，将牙分成近中和远中两部分（由于有的患牙舌侧面非常接近舌侧骨板，而且舌侧骨板较薄，为避免损伤舌侧软组织及舌神经，通常切割至余留患牙舌侧少部分牙体组织即可，不可将整个患牙颊舌向贯穿磨透，然后用直挺插入沟槽底部旋转将患牙折裂成理想比例的近中、远中两部分）。

　　有时近中部分仍存在邻牙阻力时，可在近中部分釉牙骨质界处做一横断切割，将其分割为牙冠和牙根两部分，先取出牙冠，然后挺出牙根。如是多根牙可将牙根分割成多个单根后再分别挺出（图 4-52）。

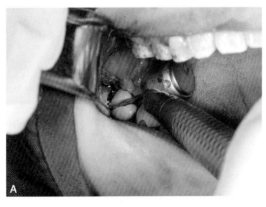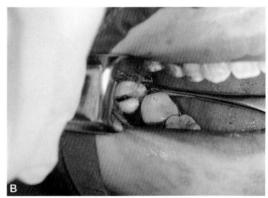

图 4-52　分牙
A. 增隙及分牙时，牙钻的工作段应位于骨或牙组织内；B. 切割后，应余留患牙舌侧少部分牙体组织

　　7. 拔出患牙　当完全解除邻牙阻力、基本解除骨阻力后，根据临床具体情况，选择合适的牙挺，分别将患牙分割后的各个部分挺松或挺出，挺松部分用牙钳将其拔除，以减少牙挺滑脱和牙体被误吸、误吞的可能。使用牙挺时切忌使用暴力，应注意保护邻牙及骨组织（用手指接触患牙及邻牙并抵压于舌侧，感知两牙的动度，控制舌侧骨板的扩张幅度），以免造成舌侧骨板、相邻第

二磨牙、下颌骨的损伤或患牙移位。

对分割拔出的患牙,应将拔除的牙体组织进行拼对,检查其完整性,如有较大缺损,应仔细检查拔牙窝,避免遗留(图4-53)。

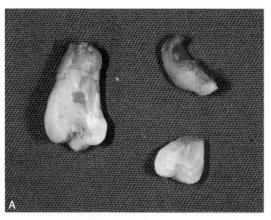
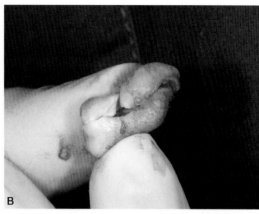

图 4-53 拼对分块拔除的患牙
A. 拔除的牙碎块;B. 拼对后的患牙

8. 处理拔牙窝 用生理盐水对拔牙窝进行清洗和(或)用强吸的方法彻底清理拔牙时产生的碎片或碎屑,对粘连在软组织上的碎片可用刮匙刮除,但不能过度搔刮牙槽窝,以免损伤残留牙槽骨壁上的牙周膜而影响伤口愈合。

在垂直阻生牙的远中部分、水平阻生或近中阻生牙冠部的下方常存在肉芽组织,X线显示为三角形或月牙形的低密度区,如探查为脆弱松软、易出血的炎性肉芽组织,应予以刮除;如探

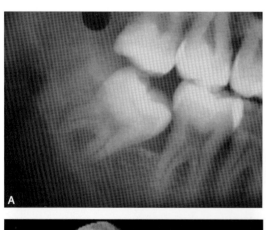
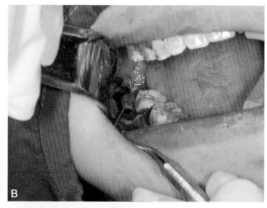
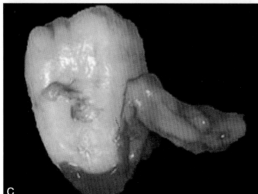
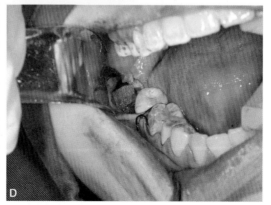

图 4-54 处理拔牙窝
A. X线显示患牙冠部下方为三角形的低密度区,应注意探查;B. 刮出的肉芽组织;C. 拔除的患牙及粘连在患牙上的牙囊;D. 在拔牙窝内放入胶质银海绵

查为韧性、致密的纤维结缔组织,则对愈合有利,不必刮除。低位阻生的牙冠常有牙囊包绕,多与牙龈相连,应将其去除,以免形成残余囊肿。

压迫复位扩大的牙槽窝,修整锐利的骨缘,取出游离的折断骨片。为预防出血,可在拔牙窝内放入胶质银海绵1~2块(图4-54)。

9. 缝合　缝合的目的是将组织瓣复位以利愈合、防止术后出血、缩小拔牙创、避免食物进入、保护血凝块。缝合不宜过于严密,通常第二磨牙远中处可以不缝或仅缝合一针,这样既可达到缝合目的,又可使伤口内的出血和反应性产物得以引流,从而减轻术后肿胀和血肿的形成。

缝合切口时,要先缝合组织瓣的解剖标志点,如:切口的切角和牙龈乳头,因为拔牙后有些解剖结构发生了变化,这样可以避免缝合时组织瓣移位。缝合完成后用消毒棉卷覆盖拔牙创并嘱患者咬紧加压止血(图4-55)。

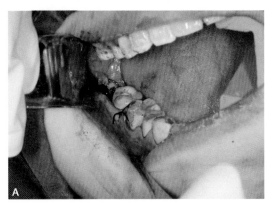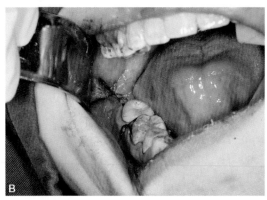

图4-55　缝合伤口
A. 先缝合解剖标志点牙龈乳头;B. 第二磨牙远中不要严密缝合

10. 术后医嘱　同一般牙拔除术。由于下颌阻生牙拔除损伤较大,可适当使用抗生素和止痛药。

 知识点

拔牙术后注意事项

1. 术后用纱布包裹冰袋置于拔牙部位的相应面部冷敷术区6~8小时以减轻术后肿胀。

2. 术后40分钟将棉条轻轻吐出,棉卷不要咬压过久。

3. 有出血倾向的患者,拔牙后暂时不要离开,吐掉棉条后请医生再次查看伤口,如果仍出血,需做进一步处理(局部使用止血药、缝合止血、口服止血药)。

4. 正常情况下,棉条吐出后就不会再出血,唾液中带一点血丝属正常现象,如持续出血则应及时复诊。

5. 术后2小时方可进食,当天应吃一些温热、稀软的食物。

6. 术后2天内不要吸烟、饮酒。

7. 术后24小时内不刷牙、不漱口、不要用拔牙侧咀嚼食物、不要频繁舔伤口、切忌反复吸吮,以免破坏血凝块。术后第二天用漱口水或温盐水漱口。

8. 给患者提供联系方式,在发生特殊情况时可以及时指导患者正确处理。

【问题7】简要叙述不同类型下颌阻生第三磨牙的拔除方法?

思路: 垂直阻生:如果患牙已完全萌出,根和骨阻力不大时,可分离牙龈后用牙挺直接拔除;如果患牙未完全萌出,存在较大软组织阻力时,可将患牙牙合面及远中龈瓣切开、翻瓣、完全消除软组织阻力后再用牙挺拔除。将牙挺置于患牙近中,以牙槽突为支点,以楔力为主,向远中转动,使患牙获得向上后的脱位力。

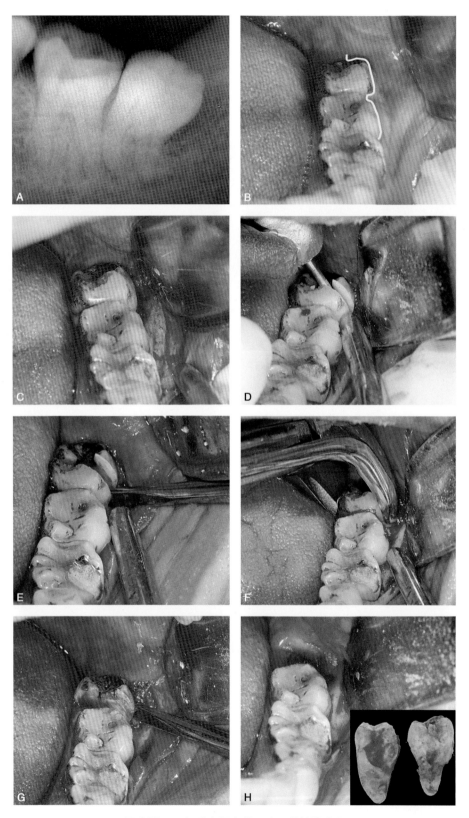

图 4-56　下颌垂直阻生第三磨牙的拔除步骤

A. 39 岁男性患者,左下颌第三磨牙阻生,牙片显示患牙牙根弯曲且分叉;B. 采用袋型切口;
C. 翻瓣后在患牙颊侧磨出沟槽显露牙冠最大周径;D. 用钻从患牙颊侧中央沟向舌侧切割,深达
根分叉;E. 将直挺插入切割的沟槽旋转将患牙分成近远中两瓣;F. 先将近中瓣拔出;G. 再挺出
远中瓣;H. 整个牙拔除术后

如果患牙牙冠有较大的骨阻力时,需去除牙冠𬌗面全部骨质和远中部分骨质后再拔除患牙。如果患牙根分叉大而导致根部骨阻力较大时,应用钻将患牙垂直分割成近、远中两瓣后分别拔除(图4-56)。对于低位、骨阻力大者最好由专科医生处理。

1. 近中阻生　对于邻牙和根部阻力不大的高位近中阻生牙,可直接挺出,操作时应压紧邻牙进行保护。大多数近中阻生齿的邻牙阻力较大,为保证患牙牙冠及牙根有足够的脱位空间,需要用钻将患牙分割。如患牙牙根阻力不大,可使用近中分冠法解除邻牙阻力即可,如患牙牙根阻力较大,需在解除邻牙阻力的同时解除或减小患牙根部阻力应使用正中分冠法,将患牙分成近中和远中两部分后再依次挺出(图4-57)。低位近中阻生最好由专科医生处理。

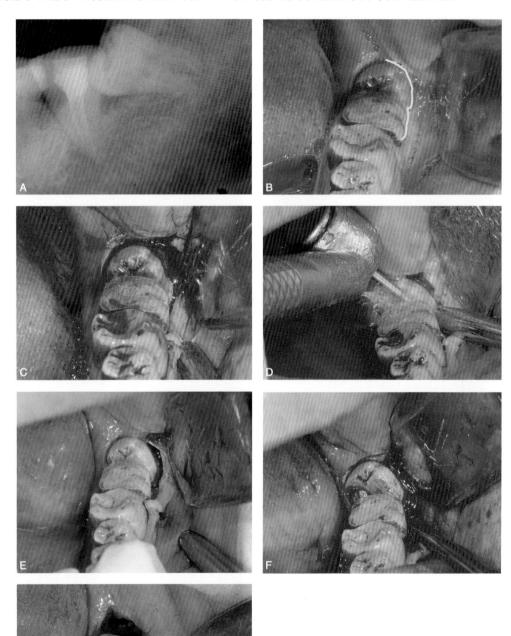

图4-57　下颌近中阻生第三磨牙的拔除步骤
A. 38岁男性患者,左下颌第三磨牙近中阻生;
B. 采用袋型切口;C. 翻瓣,显露患牙牙冠;
D. 用钻在牙冠颊侧磨出沟槽,并将牙冠近中阻力部分切割分离;E. 取出牙冠近中牙片,消除邻牙阻力;F. 用牙挺挺出患牙其他部分;G. 整个牙拔除术后

2. 水平阻生　高位水平阻生可采用正中分冠法拔除,先将患牙颊侧和远中增隙,用手机正中垂直切割牙冠至根分叉以下,将患牙分成近中和远中两部分,先挺出远中部分,再挺出近中部分,如果近中部分因邻牙阻挡不能被挺出,可在其釉质牙骨质界处进行横断切割,将近中部分再切割成冠和根两部分,先取出冠部,再取出根部(图 4-58)。中、低位水平阻生最好由专科医生处理。

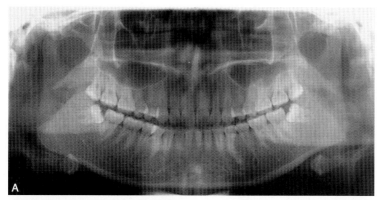

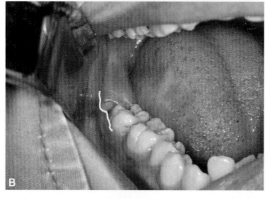

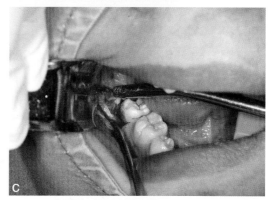

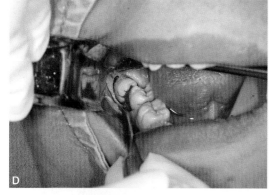

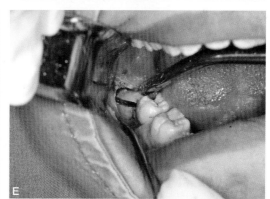

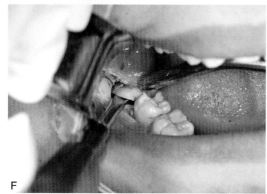

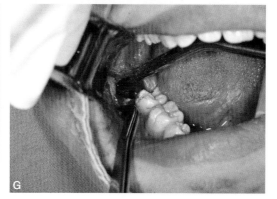

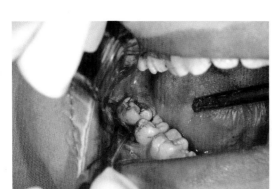
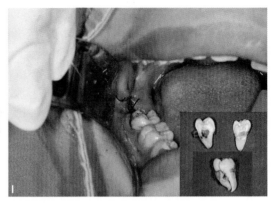

图 4-58 下颌近中阻生第三磨牙的拔除步骤

A. 23 岁女性患者,右下颌第三磨牙近中阻生;B. 采用袋型切口;C. 翻瓣,显露患牙牙冠;
D. 在患牙颊侧和远中去骨增隙;E. 用钻正中垂直切割牙冠至根分叉以下;F. 将牙挺插入
切割间隙中旋转,将患牙分为近、远中两部分;G. 先挺出远中部分;H. 再挺出近中部分;
I. 患牙拔除后

3. 远中阻生 由于下颌升支对远中阻生患牙的阻力较大,必须通过去除患牙牙冠或远中部分牙冠,消除患牙远中阻力后,才能将患牙完全拔除;如果患牙牙根阻力较大时,可通过分根的方法解决(图 4-59)。中、低位垂直阻生最好由专科医生处理。

4. 颊向、舌向及倒置阻生 中高位的颊向、舌向阻生的拔除方法基本同垂直阻生,由于舌向阻生的舌侧骨板常缺如或较低,多用牙挺使牙向舌侧脱位。低位颊向、舌向及倒置阻生最好由专科医生处理。

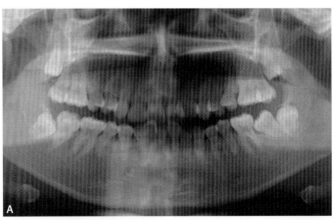

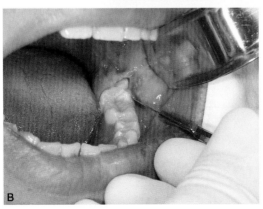
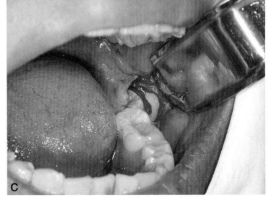

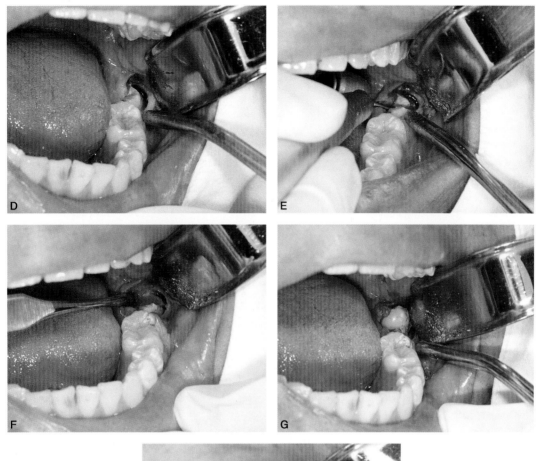

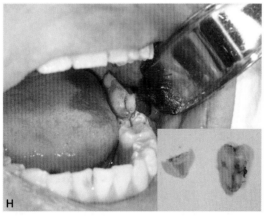

图 4-59 下颌远中阻生第三磨牙的拔除步骤

A. 24 岁女性患者,左下颌第三磨牙远中阻生;B. 采用袋型切口;C. 翻瓣后显露患牙;D. 在患牙颊侧增隙;E. 用钻颊舌向切割牙冠,将患牙分为远中小片牙冠及近中大部牙体,以解除远中骨阻力;F. 取出远中小部牙冠;G. 挺松近中大部牙体;H. 取出近中大部牙体

【问题 8】简要叙述其他部位阻生牙的拔除方法?

思路:上颌阻生第三磨牙拔除:上颌阻生第三磨牙与下颌阻生第三磨牙相比拔除难度低,拔除方法也有很多相同点,具体步骤如下:

1. 切口 起于上颌结节微偏颊侧,向前至第二磨牙的远中,再沿着第二和第一磨牙牙龈沟向前延伸,如选用三角形切口,可在第二磨牙近中或远中颊侧附加松弛切口(图 4-60)。

2. 翻瓣 同下颌阻生牙拔除。但在分离腭侧瓣时要完全游离,范围要超过腭侧牙槽嵴,以免阻挡患牙的脱位。

3. 去骨、增隙 上颌骨质比较疏松,去骨时要注意尽量保存骨质,一般只需去除患牙颊侧和

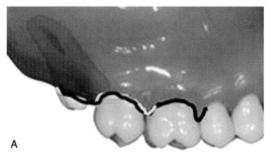
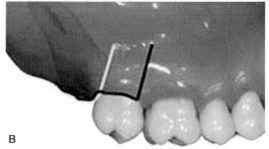

图 4-60 拔除上颌阻生磨牙的切口设计

A. 短袋型切口（黄线所示），长袋型切口（黑线所示）；B. 短三角型切口（黄线所示），长三角型切口（黑线所示）

𬌗面的骨质，暴露牙冠即可。

4. 分牙、挺松、拔除　由于上颌牙槽骨较疏松，弹性较大，因而拔除垂直和远中患牙时一般不需分牙，将牙挺插入患牙近颊侧牙周膜间隙，以牙槽嵴间隔为支点将患牙向远颊𬌗或颊𬌗方向挺出即可。操作时要注意施力的大小和方向，避免向上和向后使用暴力，因为：如果患牙与周围骨质粘连严重或牙根阻力较大时，向后使用暴力可导致患牙远中牙槽骨或上颌结节折裂；如果向上用力插入牙挺时，挺刃未能进入患牙牙周间隙，而是直接作用于患牙，有可能将患牙推入上方的上颌窦或翼下颌间隙。

当整体挺出患牙有困难时，需分析原因，如果是骨质粘连引起，可在患牙腭侧和远中去骨、增隙；如果是根阻力较大，可采用分根的方法解决；为避免将患牙推入上方，可将颊拉钩置于上颌结节后方，这既可感知作用力的方向，阻挡患牙向上方移位，还可通过抵挡产生的楔力使患牙向𬌗方脱位（图 4-61）。

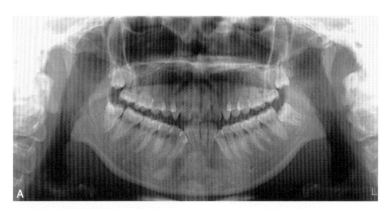

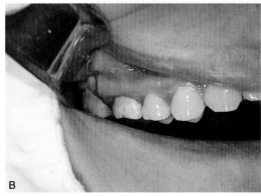
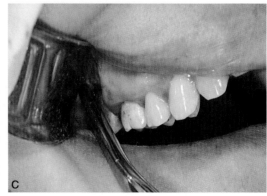

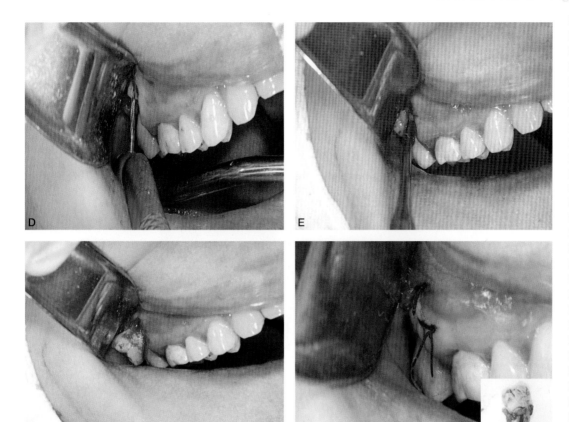

图 4-61 上颌近中阻生第三磨牙的拔除步骤

A. 20 岁男性患者，需拔除右上颌阻生患牙；B. 采用短三角形切口；C. 翻瓣，显露患牙；D. 在牙冠近中磨冠，解除邻牙阻力；E. 以颊侧牙槽嵴间隔为支点向远颊_殆方向挺松患牙；F. 患牙脱位后；G. 缝合后

拔除近中阻生患牙时，由于第二磨牙限制了其向远中及_殆方脱位，可采用磨冠法解除邻牙阻力后拔除。

如果患牙为水平阻生、未萌出的近中阻生、高位阻生、腭向阻生时，最好由专科医师处理。

上颌前部阻生牙、阻生额外牙：根据患牙在颌骨的位置确定手术入路。位于唇侧者，可选择唇侧入路，采用袋形或三角形切口，位于牙弓腭侧者，通常选用腭侧袋形切口，翻瓣后通过去骨、增隙显露患牙牙冠，去骨时应尽量减小去骨量、去骨位置应尽量远离邻牙、在邻牙附近去骨应紧贴患牙表面，多磨除患牙，仅磨除患牙表面少量骨质，以防损伤邻牙；挺动或牙钳拔除患牙时应用手指感觉邻牙是否有关联性动度，如邻牙有较大动度，不可暴力拔除，应增隙或分割患牙解除邻牙阻力后，再整体或分块拔除患牙。对于埋藏的上颌前牙及额外牙拔除最好由专科医师处理。

【问题9】如何预防及处理拔牙术中并发症？

思路：采用传统的敲击拔牙方法实施暴力拔牙是导致拔牙术中并发症发生的主要原因，因而避免敲击拔牙方法、选择和正确使用标准的拔牙器械、避免术中使用暴力即可极大地降低拔牙术中并发症的发生率，由于拔牙术中并发症的发生还与术者对拔牙术的认识及技术水平、重视程度、患者的个体因素、术区局部解剖因素等有关，因而，当发生术中并发症时，应根据具体情况，选择恰当的处理方法，以免引起患者更大的痛苦。

1. 软组织、骨组织及邻牙或对_殆牙损伤　这些组织损伤的重点在于预防，而防止该类并发症发生的重要方法就是要有保护措施，即术者在使用牙钳或牙挺进行操作时，用另一只手的手指根据具体情况置于患牙周围的软组织、骨组织、邻牙或牙钳的关节上保护软组织和对_殆牙，并通过手指感觉患牙、邻牙及周围骨质的动度预防骨组织及邻牙的损伤（图4-62）。

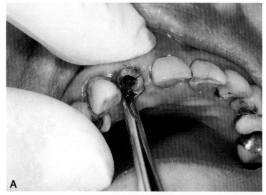
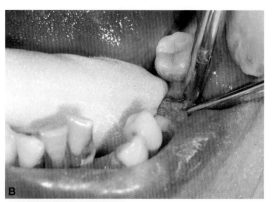
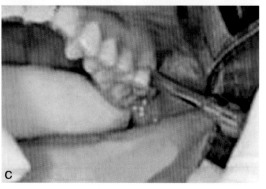

图 4-62　保护牙槽骨手指放置的位置
A. 前牙区；B. 下颌舌侧骨板区；C. 上颌结节区

2. 牙或断根移位　患牙或断根与腔隙或软组织间隙之间的骨质薄弱或缺失是引起患牙或断根移位的重要因素，因而要熟悉术区局部解剖结构特点，术前通过影像学了解患牙根尖区域骨质状况，根据具体情况采取相应对策。无论何种移位，均表现为患牙或牙根脱位阻力突然消失，伴随患牙或牙根从原来位置消失。一旦发生移位要立即停止操作，首先应确定患牙或断根的确切位置，再根据具体情况处理。

进入唇侧、鼻腔黏骨膜下间隙：一般可在黏骨膜下触及移位的患牙或牙根，根据其位置高低选择合适的组织瓣（为更好地显露术野，多选择三角或矩形瓣），切开、翻瓣显露移位的患牙后取出，操作时为避免将患牙进一步推向深处，显露患牙后可用吸引器将其吸出；也可在移位的患牙表面直接切开黏骨膜，暴露患牙后用刮匙将其刮出。

进入上颌窦、下颌舌侧、下颌神经管、翼下颌或颞下颌间隙：应立即停止操作，转专科医师处理。

3. 上颌窦穿通　上颌磨牙牙根和上颌深部阻生第三磨牙与上颌窦间隔的骨质非常薄弱，如挺出时的力量、方向不正确，很容易将患牙或牙根推入上颌窦；另外，由于上颌窦炎引起的上颌磨牙根尖长期炎症会导致患牙根部与上颌窦之间的骨壁完全丧失，使患牙牙根与上颌窦黏膜直接发生粘连，在拔除患牙时会撕裂与牙根粘连的窦底黏膜，严重的会导致大块撕裂的黏膜组织连同患牙同时被拔出。口腔上颌窦穿通的表现为：挺动牙根时牙根突然消失，或拔牙后牙槽窝底部空虚，捏鼻鼓气可见从拔牙窝有气泡涌出，伴发上颌窦炎时可从穿通口流出大量脓液。预防措施主要是避免暴力和盲目操作，尽量避免断根，充分翻瓣显露术野，必要时用钻去骨、增隙，充分消除拔牙阻力后再拔除；拔除长期患有根尖炎症的上颌磨牙时，如发现窦底骨质缺失，要分根拔除，因分根后是将多根牙变为多个单根牙，如果患牙根部与上颌窦黏膜发生粘连，而单个根拔除最坏的结果是导致根尖局部窦底黏膜撕裂，一般不需特殊处理，如果没有分根而拔除整个患牙时，可能会导致大块窦底黏膜的撕裂、缺损，由于处理比较困难，需转给专科医师。

4. **神经损伤** 导致下牙槽神经损伤而引起局部组织麻木的原因很多,但绝大多数都可在短期内恢复,只有神经被切断或严重受压时才会出现永久麻木现象,因而当发生断根或神经管上壁骨质移位压迫神经束时应尽快去除移位的断根或骨块;当拔除牙根与下牙槽神经关系过于紧密的患牙时,用钻的深度不要超过患牙牙根的1/2(通常是牙根根尖1/3与下牙槽神经关系紧密);拔除断根需要用钻在根尖部位去骨、增隙时,应在断根的近中或远中进行,深度不能超过根尖(因下颌神经管往往位于根尖的根方、颊侧或舌侧);如果断根比较短小,可直接用外科专用球钻磨除即可。

舌神经在磨牙后区紧邻下颌骨舌侧骨板,舌神经被切断时恢复困难,会给患者带来莫大痛苦,所以涉及下颌磨牙舌侧操作时应非常慎重,一般保证下颌骨舌侧骨膜完整即不会造成舌神经严重损伤,因牵拉等引起的舌神经损伤多可在后期恢复。

在颏孔区操作时应谨记颏神经解剖特点,最好先显露颏孔和颏神经并加以保护,应小心仔细剥离骨膜,对翻起的组织瓣勿过分牵拉,避免尖锐锋利器械滑脱。颏神经只要不被切断,绝大多数可在后期恢复。

5. **术中出血** 如果出血不严重,可用吸引器及时吸除,尽快将患牙拔除后再做处理;如果出现较为快速的大量出血时,应根据具体情况选择不同的处理方式:如果不是知名血管出血,而且能在短时间内拔除患牙(最好在5分钟内),可将患牙拔除后处理;如果不能在短时间内拔除患牙应先止血,在无明显活动性出血后再拔除患牙,以防因大量出血导致的危险。止血方法包括:来源于软组织切口或翻瓣引起的出血通常在几分钟内就会停止,如果是软组织内较大的血管断裂则会引起明显出血,可用显露结扎血管的方法进行止血,如果一时不能寻找到出血点或因器械、技术原因不能实施结扎止血时,可在出血的软组织上放置湿棉条或纱布块,让患者咬紧,加压止血;来源于牙槽窝的出血可先用止血纱布加压填塞牙槽窝,再放置湿棉条或纱布块,让患者咬紧,如果是牙槽窝内的小骨孔明显出血(通常是滋养血管断裂),可用出血口附近的骨质、小骨片或骨蜡填塞出血孔。患牙拔除后,碘仿纱布填塞缝合伤口,咬纱块进一步止血,配合口外冷敷,1周拆线时,小心抽出填塞碘仿条,咬纱块观察30分钟,确定无出血再离开诊室,如还有出血可换用较小碘仿条以较小压力进一步填塞伤口1周。如果是下牙槽血管出血,应避免使用加压填塞的方法,也不能用小骨片或骨蜡填塞出血孔,可将止血材料放置在出血口表面止血,如果出血严重,可在止血材料的上方加压填塞碘仿纱条,待出血减轻后再换用可吸收止血材料。

知识点

组织的愈合方式

一期愈合:伤口的边缘对接良好,只有少量血肿,随后形成少量的肉芽组织,是最好的愈合结果。

二期愈合:伤口边缘分离,对接不良,出现明显的血肿,随后形成大量的肉芽组织,伤口表面由新生上皮爬行愈合。

拔牙窝的愈合方式是典型的二期愈合。

知识点

拔牙窝的愈合过程

拔牙引起的组织创伤→血肿→血肿机化→形成纤维蛋白团块→纤维蛋白团块进一步机化和健康的肉芽组织→形成纤维组织→骨痂形成→不同阶段的骨痂编织排列→骨钙化→骨改建

> **知识点**
>
> 影响组织愈合的因素
>
> 局部组织:吸烟或糖尿病患者可减少局部组织血供。
>
> 局部血液循环:放疗术后可降低局部血液循环。
>
> 营养:体质虚弱、营养不良的患者可影响血浆的蛋白浓度。
>
> 局部有炎症。
>
> 免疫功能下降:高龄患者、使用免疫抑制患者。
>
> 生理因素:月经、怀孕期。
>
> 其他:缺乏无菌观念通过器械或术者对伤口造成的污染,口腔卫生差、自洁功能降低(唾液流动下降)等。

【问题10】如何预防及处理拔牙术后并发症?

思路:

1. 拔牙后出血 首先要重视对患者或家属的宣教工作:咬紧的棉条应在拔牙后40分钟左右轻轻吐掉,不能太早或过晚;保持头高位并注意休息,以免血压升高;24小时内不要嗽口、吸烟、吐痰,不要用舌头舔拔牙部位,不要用热饮和带气泡的饮品,避免剧烈运动和说话;48小时内进流质饮食;3天内不要用手术部位咀嚼;由于拔牙后的渗血往往会刺激唾液分泌增多,与血液混合在一起时,易引起患者误以为出血过多而紧张,过度紧张、恐惧会导致更多的出血,所以应向患者说明拔牙当天有少量渗血是正常现象,避免患者出现不必要的紧张、不安情绪;应给怀疑有可能发生拔牙后出血的患者备好无菌棉条和云南白药,如果发生出血可让患者将云南白药药粉撒在创面上,再置入棉条后让患者咬紧30分钟,如果出血减少或还有出血,可换棉条再咬3分钟直至出血停止;应将医生的联系方式提供给患者,一旦患者有任何不适可及时给予安抚和指导(如棉条正确的放置方法和位置,如果口腔内出血较多可用冷水轻轻地漱口后再放棉条等);也可用湿茶叶袋代替棉条和云南白药压迫伤口(茶叶中的鞣酸具有收缩血管的作用);如果经过一段时间的观察和处理,仍然有活动性出血,应让患者及时复诊,此时应安抚患者,避免患者过度紧张,应咬紧棉条暂时止血。

患者复诊时,应提前备好照明、牵拉、吸引等设备和器械,首先确定出血来源(软组织还是骨组织,血管出血还是弥漫性渗血)、是原发还是继发,如果病人感觉疼痛,要用不含血管收缩剂的局麻药进行局部麻醉(血管收缩剂可引起血管暂时收缩,会误导医生认为已成功止血,当血管收缩剂的作用消失后,又会发生出血),去除所有缝线、棉条及血凝块,吸尽唾液和血液,寻找和判断出血类型和部位。

如果是软组织出血可对位缝合或用止血材料填塞牙槽窝后,在伤口表面覆盖止血纱布。

如果出血来源于骨组织,用可吸收止血材料加压填塞出血点,上面覆盖碘仿或凡士林纱条,"8"字缝合防止纱条脱落。

如果是广泛性渗血(骨、软组织或整个创面,多数患者患有全身血液系统疾病或正在接受抗凝治疗),用止血材料加压填塞牙槽窝后,在伤口表面覆盖止血纱布。如经上述处理后仍不能止血应使用凝血因子或输全血治疗。

继发性出血是指拔牙24小时后发生的出血,多由患者吸吮、吐痰、咀嚼等原因机械刺激伤口引起,一般让患者在家里用冷水漱口后,咬棉条30分钟;如果继续出血,用湿茶叶袋替代棉条,多用几次即可。还有一种原因是由于牙槽窝内破裂的滋养血管被血栓阻塞,由于对伤口没有进行填塞、缝合,或仅缝合牙龈组织,术后因各种因素导致血栓脱落(紧张、血压升高、机械刺激等),表现为拔牙创突然出现严重出血,此时应让患者咬紧棉条暂时止血后及时复诊,局麻后,用刮匙彻底搔刮牙槽窝,暴露新鲜创面,用止血材料加压填塞后缝合伤口。

所有复诊患者经上述处理后均应将棉条放置在伤口表面让患者咬紧,要观察足够长的时间,确认出血已经停止再让患者离开诊室。

2. 拔牙后疼痛、肿胀及感染 目前最常用的防止肿胀、张口受限药物是地塞米松,使用方法:地塞米松针剂5mg、生理盐水3ml,混合后于术前翼内肌局部注射或术后局部黏膜下注射;也可将地塞米松针剂10mg配入250ml葡萄糖或生理盐水中,术中静滴。

抗生素的应用应根据牙齿拔除难度以及手术创伤情况确定,可用于复杂疑难牙拔除及局部有感染的病例,对患有糖尿病、心瓣膜病等全身性疾病患者应预防性使用,抗生素最好在术前30分钟开始用药,一般情况下术后不要超过3天。

阻生及复杂牙拔除后应常规使用镇痛药,特别是拔牙前术区发生过急性炎症或拔牙时炎症尚未完全消失的状况下,患牙拔除后会出现明显的疼痛,在给药时间点上应取决于拔牙难度、手术时所采用局麻药物的作用时间以及所选用镇痛药的起效时间和持续时间等因素综合判断,拔牙术后使用洛索洛芬钠片剂或胶囊(60mg/片,3次/天,1片/次),止痛效果好,副作用小,给药时间如早于疼痛出现时间效果更好。

干槽症的发生原因至今不明,表现为拔牙2～3天后出现剧烈疼痛,并可向耳颞部、下颌区或头顶部放射,一般镇痛药物不能止痛,可能与感染、创伤、吸烟、解剖等因素有关,由于传统的拔牙方法创伤大,在敲击增隙时会扩大牙槽窝并造成牙槽窝表面骨板压缩,引起骨板缺血、发炎,导致干槽症的发生。如果采用钻增隙,不但创伤小,而且增隙时磨除了牙槽窝表面的硬骨板,暴露出骨板下的松质骨,不会引起牙槽窝表面的缺血,大大降低了干槽症的发生率,所以抛弃敲击拔牙方法是预防干槽症发生的最好手段。如果拔牙窝空虚,腐臭味强烈并有腐败变性的血凝块者为腐败型干槽症。如果仅有拔牙创空虚,但没有明显腐败物存在者为非腐败型干槽症。腐败型干槽症的处理方法:局麻后,用3%过氧化氢溶液棉球反复擦拭去除腐败坏死物质,直至牙槽窝清洁、干净无臭味(不要用刮匙搔刮牙槽骨壁),用生理盐水冲洗牙槽窝后将碘仿纱条(含丁香油和2%丁卡因)依次叠列严密填满牙槽窝,为避免纱条松脱可缝合两侧牙龈,10天后去除碘仿纱条。非腐败型干槽症的处理方法:局麻下用生理盐水冲洗牙槽窝,用棉球蘸干牙槽窝后填入蘸取少量丁香油的碘仿纱条或治疗干槽症的可吸收膏剂即可。

要鉴别拔牙后疼痛与其他原因导致的疼痛,如:邻牙或对𬌗牙牙髓炎、根尖周炎、拔牙窝附近的黏膜溃疡、三叉神经痛等。牙髓炎主要是冷热刺激痛、根尖炎是咬合痛、三叉神经痛有扳机点、黏膜溃疡疼痛可发现溃烂的黏膜等。

因拔牙后感染导致疼痛的处理主要是控制感染,具体方法详见口腔颌面部炎症章节。

第四节 牙槽外科

一、舌系带修整术

舌系带过短或其附着点前移,有时颏舌肌过短,两者可同时或单独存在,导致舌运动受限而影响发音。

临床病例

主诉:语音不清,要求检查。

男性,3岁,家长因为"患儿语音不清"之主诉就诊我院口腔外科。家长述患儿自幼发音不清,由于现已上幼儿园,担心影响患儿学习,要求治疗。患儿平素体健,既往无全身系统疾病史,无药物过敏史,无手术外伤史。

【问题1】通过上述主诉,还需要询问患儿哪些病史?

思路:应询问患儿是否有先天性疾病,全身发育是否正常,例如听力是否正常,智力是否正常,是否有唇腭裂病史或手术史等。如有听力或智力等检查结果需查看检查报告单。

> **知识点**
>
> 幼儿语言不清的常见原因
>
> 1. 智力发育异常及智力障碍。
> 2. 舌系带过短。
> 3. 腭裂及腭咽闭合不全。
> 4. 听力障碍。
> 5. 缺乏语言交流、语言训练环境。
> 6. 自闭症患儿。

【问题2】通过上述病史可能的诊断是什么? 还应该进行哪些临床检查?

思路:根据患儿家长的主诉、患儿的现病史和既往史,应考虑可能为舌系带过短,但应排除患者是否患有先天性腭裂(腭咽闭合不全)、智力发育障碍、听力障碍等其他因素。应当首先观察患儿神智反应有无异常,再检查患儿伸舌运动情况,倾听患儿的发声(嘱患儿数数,从 1 数到10,仔细分辨平舌音、卷舌音及后鼻音的发声情况)以及患儿的听力情况,最后检查患儿的腭部发育及腭咽闭合情况。

【问题3】通过上述临床检查,还应进行哪些辅助检查?

思路:如考虑患儿听力或智力发育异常,应转综合医院小儿科会诊检查;如考虑腭咽闭合功能异常,应转颌面外科专科医生会诊检查。

【问题4】通过上述检查,如何诊断,依据是什么?

思路1:如患儿智力发育及智力均正常,伸舌运动尚可,未见腭裂及腭咽闭合功能不全,发音尚清晰,个别音在辅助教导下能够准确发声,余未发现明显异常。建议家长对患儿行语音训练辅导即可。

思路2:舌系带过短。依据:舌不能自由前伸运动,勉强前伸时舌尖成 W 形;同时舌尖上抬困难;出现卷舌音和舌腭音发音障碍。

思路3:智力或听力异常。转综合医院专科医生会诊。

思路4:先天性腭裂或腭咽闭合功能不全。依据:口内检查可见腭裂、腭隐裂或腭咽闭合功能异常。转专科医生会诊。

【问题5】通过上述诊断,应如何处理?

确诊为舌系带过短,应行舌系带修整术。术前还应考虑何时为舌系带修整术最佳手术时机。

思路1:要注意舌系带修整手术的适应证。

> **知识点**
>
> 舌系带修整适应证
>
> 1. 舌系带过短,影响舌正常运动者。
> 2. 舌系带过短,舌前伸时系带与下切牙切缘磨擦,可能导致压疮性溃疡者。
> 3. 老年患者因牙缺失,牙槽嵴萎缩,系带附丽接近于牙槽嵴而影响义齿的固位。
> 4. 小儿舌系带过短,宜在 2 岁时修整。

思路2：舌系带过短几岁手术最合适？

由于在婴儿期乳牙未萌出前，系带前部附着可接近于牙槽突顶，随着年龄增大、乳牙的萌出及舌体的活动，系带会逐渐相对下降移近口底，并逐渐松弛。因此，先天性舌系带异常的矫正术在2岁时进行为宜。

另外，无牙颌病人下颌牙槽突的吸收和萎缩，舌系带或颏舌肌的附着接近牙槽突顶，常妨碍义齿的就位和固位。这类患者应在修复治疗前进行手术修整舌系带。

思路3：舌系带修整术。

切口设计：基本方式是纵向分离，横向缝合，或"V-Y"缝合或"Z"字缝合。

如果舌系带仅仅是一层薄膜，那么只需要用剪刀剪开即可。较薄的系带也可以横向分离，纵向缝合。"V-Y"缝合或"Z"字缝合一般用于基底较宽的系带修整术。

（知识点）

系带修整术

系带修整术包括唇、颊、舌系带修整术。这类手术不仅在修复前外科中起到重要作用，在正畸治疗和牙周手术中也起着至关重要的作用。该手术的基本原则在于运用整形外科的方法延长组织或增加组织的可运动范围。

患儿可在基础麻醉下操作，既有利于患儿的配合，也保证了医生的精准操作（图4-63）。

学习笔记

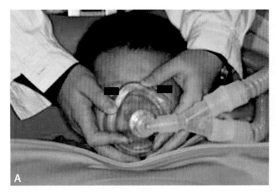
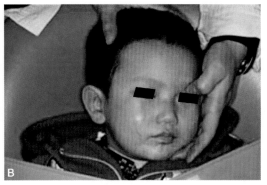

图 4-63　吸入麻醉
A. 患儿通过面罩吸入七氟醚；B. 患儿基础麻醉后

手术步骤（图4-64）：

1. 舌系带修整手术最重要的特点在于：横行切开，纵行缝合。当切口切开时，同时要将舌尖部最大限度地进行左右和向上拉伸，以检测其动度及活动范围，必要时需潜行分离其边缘及部分颏舌肌。

2. 舌下肉阜处缝合时不要过深，仅缝合黏膜层，避免误结扎下颌下腺导管以及损伤舌静脉。

3. 如果采用缝线牵引舌体，应采用大针粗线，且刺入点不能靠舌尖部，避免将舌尖撕裂。

4. 术中缝合建议使用可吸收缝线，可避免患儿术后拆线的恐惧。

术后：应嘱患者术后30分钟内咬住纱布止血，之后可进食冷饮，有助于止血消肿止痛，1周内进食以流食为主，注意保持口腔卫生；应注重术后的语音训练，才会达到良好的治疗效果。另外，除了传统手术方法，亦可考虑采用电刀、激光进行手术治疗，可以达到更好的微创、止血的治疗效果，但对设备及操作者的熟练程度要求更高。

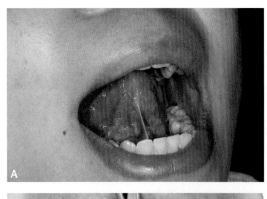
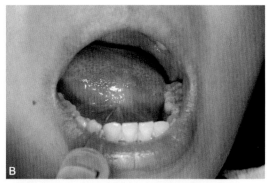
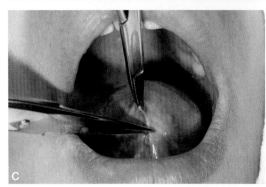
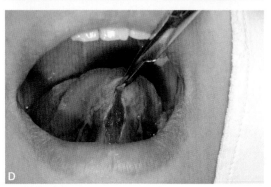
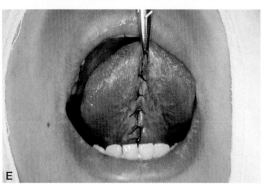

图 4-64　舌系带修整术

A. 舌系带短;B. 局部浸润麻醉;C. 小止血钳夹持舌系带与舌腹相交点并
上提舌尖,横向切开舌系带;D. 舌系带切开后的菱形创面;E. 间断缝合

二、唇系带修整术

临床病例

主诉:上门牙牙缝过大,要求检查。

女性,7 岁,家长因为"上门牙牙缝大"之主诉就诊我院口腔外科。家长述患儿上门牙替换萌出后牙缝大,担心影响将来美观,要求治疗。平素体健,既往无全身系统疾病史,无药物过敏史,无手术外伤史。

【问题1】通过上述主诉,还应问问哪些病史?

思路:应询问患者是否有牙科治疗史,如正畸。是否有前牙外伤史。

【问题2】通过上述病史,可能的诊断是什么? 需要对患者进行哪些临床检查?

思路:根据患者的主诉、现病史和既往史,应考虑可能为上唇系带附丽过度接近牙槽嵴顶。应进行口内检查,牵拉上唇,检查是否存在系带附丽过低。

> **知识点**
>
> 唇系带修整术适应证
>
> 1. 小儿上唇系带附丽于牙槽突中切牙间,影响牙的正常排列。
> 2. 老年人因牙齿缺失后牙槽嵴吸收,唇系带附丽过分接近于牙槽嵴顶部,妨碍义齿的固位。

【问题3】通过上述临床检查,还应进行哪些辅助检查?

思路: 如临床检查不能排除上中切牙之间存在埋藏多生牙的可能性,则需通过牙片或者全口牙位曲面体层 X 线片进行辅助检查。

> **知识点**
>
> 上唇系带过短鉴别诊断
>
> 上中切牙萌出后,牙间隙较大也可由埋藏多生牙引起,甚至有存在牙瘤的可能性。通过 X 线片辅助检查即可诊断。

【问题4】通过上述检查,如何进行诊断,诊断依据是什么?

思路1: X 线片检查未见明显异常时,可诊断为上唇系带附丽异常。诊断依据:临床检查+X 线辅助检查。

思路2: X 线片检查显示存在异常时,可诊断为上唇系带附丽异常+埋藏多生牙(或者牙瘤)。诊断依据:临床检查+X 线辅助检查。

思路3: 暂时性错𬌗畸形。诊断依据:临床检查未见上唇系带附丽异常,X 线检查亦未见明显异常,处于混合牙列。

【问题5】通过上述诊断,如何处理? 最佳手术时机?

思路1: 上唇系带附丽异常,应行上唇系带修整术。在 19 世纪60 年代,唇系带修整术一般在中切牙萌出 1/2 的时候进行。但在 19 世纪七八十年代后,手术则选择在稍晚一点的时期进行,也就是侧切牙萌出时进行。现今,从正畸治疗的角度来看,系带修整术没有必要等到尖牙萌出之后再进行。其适应证是中切牙之间有一束较宽的结缔组织,如果由于牵拉系带可引起附着区牙龈出现缺血的现象也是修整系带的指征。

思路2: 埋藏多生牙(或者牙瘤),应行埋藏多生牙拔除术(或者牙瘤摘除术)。

思路3: 暂时性错𬌗畸形。建议观察,待全部乳牙替换结束后再制订治疗方案。

上唇系带修整术:

术前:切口设计。唇系带矫正术常用 V 形切除术。也可用"Z"成形术或"V-Y"成形术。如果患儿哭闹无法配合手术治疗,在全身状况允许的前提下,可以采用吸入式镇静镇痛辅助进行手术。

术中(图4-65):在局部浸润麻醉下,用一直止血钳平行贴于牙槽骨唇面,并推进至前庭沟夹住系带。将上唇向外上拉开,使之与牙槽突成直角剪开即可。也可用另一直止血钳平贴上唇,与已夹住系带的止血钳成直角相抵夹住系带。在两止血钳外侧面切除系带。潜行游离创口后,拉拢缝合。

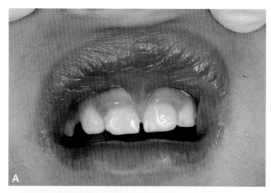
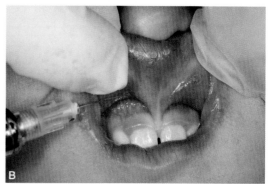
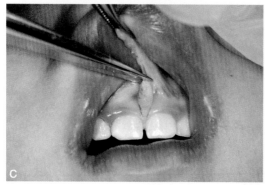
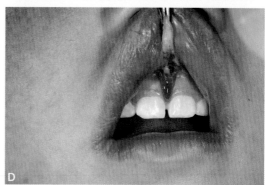
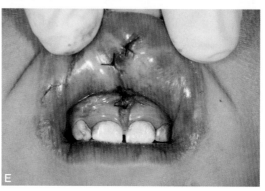

学 习 笔 记

图 4-65 上唇系带修整术

A. 系带附丽过低、延伸到牙槽嵴处;B. 局部浸润麻醉;C. 自系带下端附丽处剪开;D. 剪开后的菱形创面;E. 间断缝合

知识点

唇系带修整术技巧

1. 麻药中加肾上腺素,避免注射过多的麻药,否则会导致解剖结构变得不清晰。

2. 在一些系带附着较宽的情况时,位于牙槽嵴颊侧的切口很难缝合,可用棉条压迫止血,延期上皮愈合。

3. 缝合时第一针缝线要位于最深的前庭沟处,将黏膜和深层的骨膜一起锚式缝合,有利于增加前庭沟的深度。

术后:应嘱患者术后 30 分钟内咬住纱布止血,之后可进食冷饮,有助于止血消肿止痛,1 周内进食以流食为主,注意保持口腔卫生。

另外,除了传统手术方法,亦可考虑采用激光、电刀进行手术治疗,可以达到更好的微创、止血的治疗效果,但对设备及操作者的熟练程度要求更高。

三、牙槽突修整术

牙槽突修整术的目的是:矫正牙槽突各种妨碍义齿戴入和就位的畸形;去除牙槽突区突出的尖或嵴,防止引起局部疼痛;去除突出的骨结节或倒凹;矫正上前牙槽突的前突。手术应在拔牙后2~3个月、拔牙创基本愈合、牙槽突改建趋于稳定时进行。对拔牙时即发现有明显骨突者,应在拔牙同时进行修正。

临 床 病 例

主诉:右上前牙区肿块3个月,要求治疗。

男性,50岁,3个月前因拔除上颌前牙后,右上尖牙区唇侧出现约黄豆大小肿块,触之疼痛,影响镶牙,要求治疗。平素体健,既往无全身系统疾病史,无药物过敏史,无手术外伤史。

【问题1】通过上述主诉,还应询问哪些病史?

思路:还应询问是否有牙痛病史,是否有消长史,是否有佩戴义齿。

知识点

颌骨隆突的定义

是局部骨质增生突出于皮质骨外层,上颌骨与下颌骨均可发病。如果影响咬合功能,义齿就位或者刺激表面较薄的黏膜形成溃疡时,需要去除。

【问题2】通过上述病史,可能的诊断有哪些?还应该进行哪些临床检查?

思路:可能的诊断包括:根尖病变、埋藏多生牙、骨隆突、骨尖、牙龈炎症等。

首先检查面部有无肿胀、疼痛等症状;其次应进行口内检查,检查主诉部位硬物的性质、范围?检查牙体是否存在疾患,是否存在叩痛、松动等?是否存在拔牙创?

该患者临床检查结果:黏膜表面完整光滑,上颌牙列缺失,右上尖牙区可见突起,质硬,触压痛(+),活动度差。

【问题3】通过上述临床检查,还应该进行哪些辅助检查?

思路:还应进行X线片辅助检查。如牙片显示异常,还应行全口曲面体层片检查或者牙科CT检查,确定病变性质。

【问题4】通过上述检查,如何诊断,诊断依据是什么?如何处理?

思路1:根尖病变(根尖脓肿,根尖囊肿,颌骨囊肿)或埋藏多生牙:临床检查(牙体疾患)+X线辅助检查。转口腔外科专科医生会诊治疗。

思路2:骨隆突:临床检查+X线片辅助检查(未见明显异常)。应行牙槽突修整术。

思路3:骨尖:拔牙史+临床检查+X线片辅助检查(未见明显异常)。应行骨尖修整术。

思路4:牙龈炎症:佩戴义齿病史+临床检查(牙龈红肿,触痛明显)+X线片辅助检查(未见明显异常)。抗感染治疗并转修复科专科医生调改义齿。如考虑乳头状增生,则需手术切除增生物,详见"乳头状增生"。

该患者X线结果显示:拔牙窝及周围骨密度未见明显异常。结合临床,应考虑诊断为上颌牙槽突(骨隆突)锐尖,建议行牙槽突(骨隆突)修整术。

知识点

牙槽突修整术适应证

1. 上、下颌牙槽骨骨尖或骨嵴,用手指稍按压即感明显疼痛。
2. 上颌牙槽骨前突。
3. 拔牙术后的牙槽骨修整,宜在拔牙术后 2~3 个月左右进行。
4. 预成义齿修复者,应在拔牙的同时修整牙槽骨。

牙槽突修整术(图 4-66):

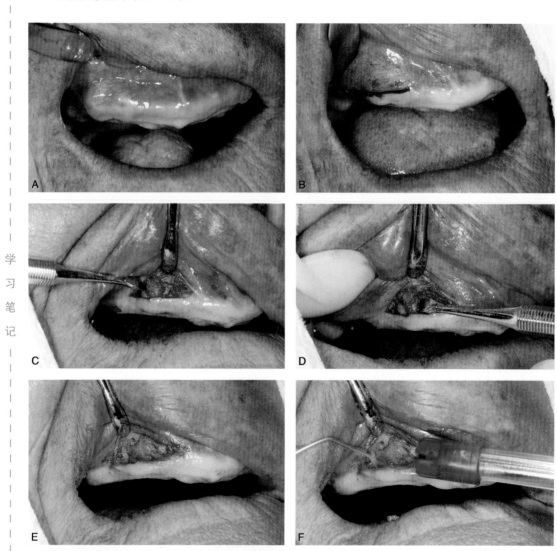

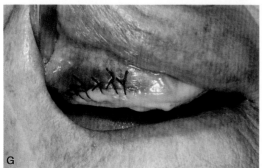

图 4-66 牙槽嵴修整术

A. 锐利骨嵴骨尖;B. 位于牙槽嵴顶的弧形切口;
C. 瓣翻起后显露骨尖骨嵴;D. 通过手动工具去除骨尖骨嵴并锉平;E. 术后骨尖消失;F. 冲洗;
G. 瓣的复位与缝合

术前:首先询问病史,确定全身系统疾病情况,是否存在手术禁忌证。如身体状况欠佳,需心电监护下进行手术治疗,可请示上级医生,视具体情况制订治疗计划。

进行认真的临床检查,戴手套或指套对手术区域进行触诊,确定骨尖的准确位置,从而设计切口位置。

术中:基本手术步骤如下:

1. 切口　局部充分浸润麻醉后,作黏骨膜的弧形切口。若张力较大,有软组织瓣撕裂的风险,则要作垂直辅助切口。

2. 翻瓣　使用锐利的骨膜剥离器伸入骨膜下,行骨膜下剥离,全层翻开,剥离过程中将骨膜剥离器的刃缘对着骨面,可以减少组织瓣的穿通。如果作垂直向的辅助切口,可在与牙槽嵴的切口相交的地方翻起,暴露需要手术修整的牙槽嵴区域。在全层瓣翻起后,用颊拉钩牵拉并保护组织瓣。

3. 去骨　牙槽突轮廓的修整最好选用低速球钻,手术时应有冷却水降温,磨除倒凹和尖锐的边缘,用骨锉修形平整骨面。外形轮廓没必要做得很光滑,将翻起的瓣复位,用带手套的手指在组织瓣表面触摸,没有明显的凸起或骨尖即可。最后进行术区冲洗。

4. 缝合　在牙槽突修整结束后,瓣要复位,间断或连续缝合。

知识点

牙槽突修整术操作技巧及注意事项

1. 切口设计和操作中要注意不要损伤重要的解剖结构如颏神经;切开深度应直达骨面;如果采用辅助切口则要保证黏骨膜瓣有一个较宽的基部,避免瓣的坏死。

2. 翻瓣时骨膜剥离器要伸入骨膜下,行骨膜下剥离,全层翻开;剥离过程中将骨膜剥离器的刃缘对着骨面,可减少组织瓣的穿通和撕裂。

3. 去骨后外形检查时不要直接触摸骨头,要在瓣复位后进行,因一些不平整的地方很小,在瓣复位后,不易被察觉。

4. 冲洗要彻底,组织瓣的基部容易积聚骨渣,冲洗时要特别注意。

5. 该手术目的是为修复提供稳定基础以及减少骨尖骨嵴所造成的义齿配戴不适,因此术中要尽可能少去骨,尽最大可能保持牙槽突骨质的高度和宽度。

术后:医嘱同拔牙后注意事项。

【问题5】如何预防拔牙后形成的骨尖?

思路:拔牙后形成过锐骨尖的最常见原因是牙拔除后忽略对牙槽窝周围牙槽嵴的检查。拔牙后应即刻复位牙槽骨,用触摸的方法检查牙槽窝周围牙槽嵴是否存在过锐的骨嵴或骨尖,发现后应即刻修整光滑。

【问题6】如何处理颌骨隆突?

知识点

下颌舌隆突

下颌舌侧隆突一般是双侧对称的,位于前磨牙区和磨牙区。因覆盖其上的黏膜很薄,易受刺激并引发溃疡,在下颌可摘义齿制作之前,要先去除下颌隆突。

知识点

下颌骨舌隆突修整术适应证

1. 下颌骨隆突妨碍义齿的安装。

2. 骨隆突过高,导致患者自觉不适。

下颌骨舌隆突修整术（图4-67）：

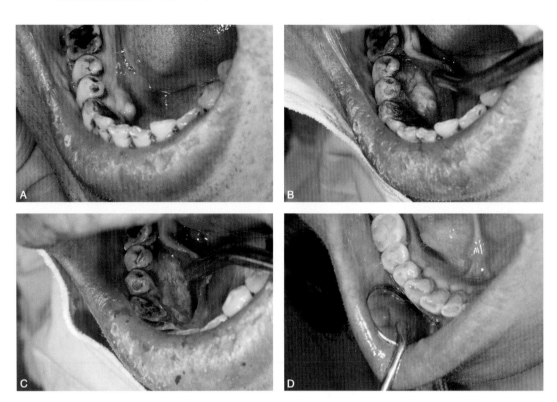

图 4-67　下颌舌隆突修整术

A. 下颌隆突形成倒凹，隆突表面黏膜很薄；B. 牙龈缘翻瓣暴露下颌隆突；C. 去除隆突，并将表面磨光；D. 术后效果

术前：同牙槽突修整术。

术中：

1. 麻醉　常规消毒铺巾，行下牙槽神经阻滞及隆突表面浸润麻醉。

2. 翻瓣　沿舌侧牙龈缘切开，不作减张切口，由于隆突表面黏膜较薄，翻瓣时要小心，应仔细地将骨面黏骨膜瓣全层翻开，避免将瓣刺破而导致术后愈合延缓和疼痛加剧。

3. 骨隆突去除　用拉钩将瓣牵开至隆突下缘，注意对组织瓣的保护。用裂钻从隆突上缘与下颌骨骨壁临界处磨开至隆突下缘1/4处（需磨开整个隆突3/4以上面积），用牙挺插入磨开的间隙旋转折裂突出骨块，用血管钳夹持骨块取出。用骨锉或者球钻磨平骨面。

> 知识点
>
> **下颌骨舌隆突修整术术中注意事项**
>
> 1. 切口范围应超过隆突两侧各约两个牙位的长度，同时要避免黏膜被牵拉撕裂。
> 2. 由于舌侧隆突处的黏膜较薄，整个操作过程要注意保护翻开的黏膜瓣。

4. 缝合　术区用生理盐水冲洗，3-0的丝线或者可吸收线间断缝合切口。

术后：用湿纱布压住翻开的瓣几分钟，有助于纤维粘合，并且防止血肿形成。医嘱同复杂牙拔除后注意事项。

四、上颌结节修整术

上颌结节肥大可同时伴有纤维组织肥厚，由此出现过大倒凹或垂直向增生，使得上下颌间咬合距离减小，导致没有足够的空间容纳义齿基板，影响义齿的戴入。

临 床 病 例

主诉:右上后牙骨突1年,影响义齿就位。

男性,55岁,1年前于外院行"活动义齿修复治疗",右上后牙区始终不适,要求治疗。平素体健,既往无全身系统疾病史,无药物过敏史,无手术外伤史。

【问题1】通过上述主诉,还应询问哪些病史?

思路:还应询问是否有拔牙病史,是否有肿痛不适病史。

【问题2】通过上述病史,可能的诊断有哪些? 还应进行哪些临床检查?

思路:可能为上颌结节肥大、颌骨囊肿、牙根残留等。应该观察面部是否存在肿胀,口内检查缺牙区黏膜是否完整,是否有触压痛,是否有牙根残留。

该患者临床检查结果:面部未见肿胀,口内见上颌牙列缺失,右上颌结节区突起,质硬,黏膜完整,触压痛(+)。

【问题3】通过上述临床检查,还应进行哪些辅助检查?

思路:需要进行影像学检查,拍全口曲面体层片,排除是否存在牙根残留,是否存在颌骨囊肿。也可以显示上颌结节与上颌窦的位置关系并且可以判断增生为骨性还是纤维性的。

该患者X线结果显示:右上颌结节区未见残根影像,骨密度较均匀(图4-68)。

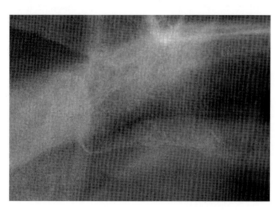

图4-68 无牙颌患者上颌结节肥大畸形

【问题4】通过上述检查,如何诊断? 诊断依据是什么?

思路1:上颌结节肥大。诊断依据:临床检查(未见残根等异常)+X线辅助检查。

> **知识点**
>
> ### 上颌结节肥大临床表现
>
> 1. 上颌结节可以垂直向增生,使得上下颌间咬合距离减小,导致没有足够的空间容纳义齿基板。
>
> 2. 上颌结节可能还会有倒凹存在,会影响义齿的就位。
>
> 3. 根据增生组织的不同可以分为纤维性和骨性上颌结节。

思路2:颌骨囊肿。诊断依据:临床检查(面部及牙龈肿胀)+X线辅助检查(囊肿影像)。建议转口腔外科专科医生会诊治疗。

思路3:牙根残留或埋藏多生(阻生)牙。诊断依据:临床检查+X线辅助检查。建议拔除残根或转口腔外科专科医生会诊拔除埋藏牙。

根据该患者临床检查及X线辅助检查结果,可诊断为右上颌结节肥大,建议行上颌结节修整术。

【问题5】上颌结节修整术的基本步骤?

术前:首先询问病史,确定全身系统疾病情况,是否存在手术禁忌证。如身体状况欠佳,需心电监护下进行手术治疗,可请示上级医生,视具体情况制订治疗计划。

知识点

上颌结节修整术适应证

1. 颌间距离减小。
2. 倒凹影响义齿制作以及就位。
3. 影响义齿稳定的可移动软组织。

根据 X 线辅助检查结果,若术中可能发生与上颌窦的穿通,应设计软组织瓣转移关闭穿通处。

术中(图 4-69):

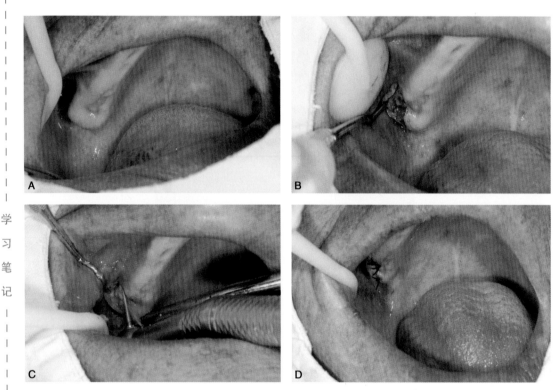

图 4-69　上颌结节修整术

A. 上颌结节局部形成倒凹;B. 切开翻瓣暴露上颌结节;C. 去除增生骨质并修整牙槽嵴形态;D. 复位与缝合

1. **麻醉**　常规口腔与面部消毒铺巾。采用上颌后神经、腭大神经阻滞麻醉。
2. **翻瓣与软、硬组织去除。**

知识点

上颌结节修整术分类

1. **纤维性上颌结节**　纤维性上颌结节的软组织增生可采用楔形切除。用 15# 刀片的手术刀做椭圆形切口。切口应从牙槽嵴和纤维组织连接的地方开始,向后延伸到翼下颌切迹内,去除 1/3 的球状增生物,用组织钳夹住楔形组织,与骨皮质锐性和钝性分离。

2. **骨性上颌结节**　采用 15# 刀片,在牙槽嵴顶处作一切口,从翼下颌切迹开始,向前切至距手术区前方 10mm 处,并在牙槽嵴前部作垂直向辅助切口,用骨膜分离器剥开,翻起全层瓣,以暴露要去除的骨质。用颊拉钩拉起并保护翻开的瓣,骨轮廓的修整通过单面骨凿或者大的球钻(如骨钻),骨锉修整平滑骨面。

3. 复位与缝合　复位翻起的瓣,用骨锉修整骨面并用生理盐水冲洗,间断缝合。

上颌结节修整术操作技巧及注意事项

1. 骨性上颌结节切除时要在牙槽嵴前部作的垂直向切口,切口的角度与牙槽嵴接近135°,这样可以翻起基部较宽的瓣。

2. 纤维性上颌结节增生的楔形切除球状增生物,不能过多,以免出现骨质缺乏软组织覆盖。

3. 复位后要注意观察并评估术后情况,修整后的上颌结节应光滑、圆钝。

另外,需行上颌结节修整术的患者通常年龄偏大,操作时应尽可能轻柔,注意观察患者的耐受情况,避免暴力操作。

术后:应严密缝合伤口并止血,医嘱同复杂牙拔除术后注意事项。

五、乳头状增生

乳头状增生或者义齿口炎通常继发于不良修复体。另外一些诸如口腔卫生状况较差,真菌感染或者全天候佩戴义齿均可促进这些情况的发生。这并不是癌前病变,只是局部的炎症,所以没有必要去除全层黏膜。在创伤较大的外科治疗前,上颌义齿可以制作内衬,并且告知患者夜间摘下义齿。可疑的念珠菌感染应作抗真菌治疗。若保守治疗无效,就要考虑外科手术。

临 床 病 例

女性,63 岁,无牙,佩戴活动义齿 10 年,近来牙龈肿胀不适,经修复科转诊要求会诊"右下颌牙龈黏膜增生物"。平素体健,既往无全身系统疾病史,无药物过敏史,无手术外伤史。

【问题1】通过上述问诊,可能的诊断是什么? 需要对患者进行哪些检查?

思路1:患者有长期佩戴活动义齿的病史,首先考虑局部乳头状增生的可能性较大。

乳头状增生切除术适应证

继发于不良修复体的乳头状增生影响义齿的配戴。

思路2:是否需要手术切除?

这并不是癌前病变,只是局部的炎症,如怀疑念珠菌感染应作抗真菌治疗,若保守治疗无效才外科手术。手术后义齿可以制作内衬保护创面,但夜间需摘下义齿。

思路3:需要哪些进一步检查?

首先询问病史,确定全身系统疾病情况,是否存在手术禁忌证。需通过 X 线片辅助检查,确定是否存在骨质破坏等情况。

【问题2】手术方法如何?

思路1:基本手术步骤(图4-70):

1. 麻醉　局部腭大神经和鼻腭神经阻滞麻醉(加肾上腺素)。

2. 切除　局部采用梭形切口,取活检标本,应避让该区域大的腭部血管。用刮匙将增生的

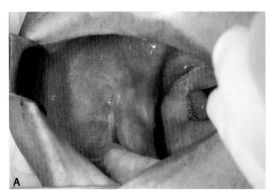
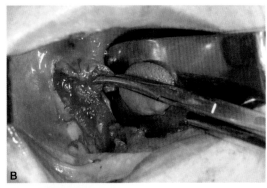
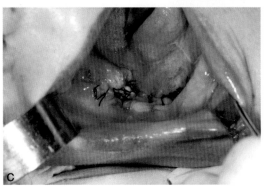

图 4-70　下颌牙龈乳头状增生

A. 长期佩戴义齿刺激导致黏膜增生,局部可见黑色毛绒样改变;B. 切除义齿刺激导致的黏膜增生;C. 修整组织边缘、缝合

组织去除,直到位于上皮下的致密的发白的组织(真皮)。也可以用电刀切除增生的组织,也可用大的圆钻磨除病变黏膜,同时喷水冷却。若为手术刀梭形切除,可直接缝合黏膜。如果不行同期缝合,最终上皮的愈合需要 3~5 周。

思路 2: 操作技巧及注意事项:

1. 若用电刀切取组织,要小心不要灼伤口周组织,一般要保留完整的骨膜。
2. 切完以后,要将义齿用软衬材料作内衬,防止血肿形成以及义齿戴入不舒适。

六、前庭成形术

唇颊沟加深术或称牙槽突延伸术。目的是改变黏膜及肌的附着位置,使之向牙槽突基底方向移动,加深唇颊沟,相对增加牙槽突的高度,让义齿基托能有较大范围伸展,加大与牙槽突的接触面积,从而增加义齿的稳定和固位。这种手术要求牙槽骨具有一定的高度才能实施。否则,在下颌,由于颏神经、颊肌和下颌舌骨肌位置的改变,将使手术难以完成;而在上颌,前鼻棘、鼻软骨、颧牙槽突等的移位也会影响手术结果。

临 床 病 例

男性,48 岁,接修复科转诊要求行"下颌前牙区前庭沟成形术"。平素体健,既往无全身系统疾病史,无药物过敏史,无手术史,有车祸外伤史。

【问题】术前应做哪些检查?

思路 1: 前庭成形术的目的是什么?

前庭沟成形术适应证

1. 无牙颌患者,因牙槽嵴萎缩,前庭沟变浅而影响义齿的固位,常见于下颌。
2. 严重的牙槽嵴萎缩,伴有下颌骨体吸收者,不适宜用本术式。
3. 下颌体部肿瘤切除植骨修复者。
4. 因外伤或炎症形成的瘢痕挛缩造成的前庭沟变浅,妨碍义齿的修复。

前庭成形术旨在去除牙槽嵴的一些不必要的肌肉附着。这要在肌肉先前附着的地方暴露骨面。前庭成形术要求牙槽骨要有一定的高度。主要的问题不是牙槽骨高度缺乏,而是前庭沟过浅的问题,这样会导致义齿翼部过小,影响义齿就位和稳定。

思路2: 术前的评估很重要,包括跟周围邻近重要组织如神经和肌肉附着位置。曲面体层片可以帮助评估牙槽嵴高度及辨认神经孔位置。

思路3: 由于前庭成形术手术技巧要求较高,变化较多,手术应由专科医生进行操作(图4-71)。

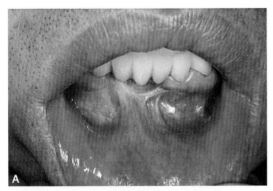
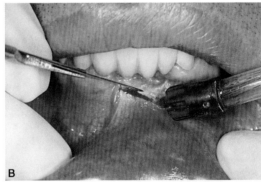
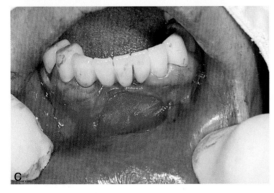
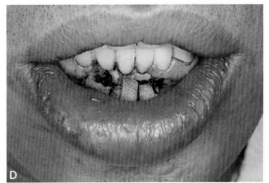

图4-71 前庭加深术

A. 显示义齿刺激黏膜瘢痕;B. 切口位置;C. 保留骨膜将附丽于骨面的肌肉推向下方加深前庭沟;D. 置碘仿纱卷,缝合固定

(胡开进)

参考文献

1. Neelima Anil Malik. Textbook of Oral and Maxillofacial Surgery. New Delhi:Jaypee Brothers Medical Publishers (P) Ltd,2010
2. Lars Andersson. Oral and Maxillofacial Surgery. Oxford:Wiley-Blackwell,2010
3. 白沙兼光. 口腔外科学. 东京:医齿药出版株式会社,2010:505-526
4. Pradip K Ghosh. Synopsis of Oral and Maxillofacial Surgery. New Delhi:Jaypee Brothers Medical Publishers (P) Ltd,2006
5. Larry Peterson. Contemporary Oral and Maxillofacial Surgery. 4th ed. Oxford:Mosby,Inc. Missouri,2003

学习笔记

6. Jesudasan JS, Ramadorai AK, Wahab PUA. Effect of eugenol in the management of alveolar osteitis: A systematic review. Journal of Oral and Maxillofacial Surgery, Medicine, and Pathology, 2014, 26: 101

7. Lim AAT, Wong CW, Allen Jr JC. Maxillary Third Molar: Patterns of Impaction and Their Relation to Oroantral Perforation. Journal of Oral and Maxillofacial Surgery, 2012, 70: 1035

8. Wang Y, He D, Yang C, et al. An easy way to apply orthodontic extraction for impacted lower third molar compressing to the inferior alveolar nerve. J Craniomaxillofac Surg, 2012, 40(3): 234-237

9. 胡开进. 口腔外科门诊手术操作规范. 北京: 人民卫生出版社, 2013

10. JO Andreasen, FM Andreasen, L Andreasson. Textbook and Color Atlas of Trsumatic Injuries to the Teeth. 4th ed. Oxford: Blackwell Publishing Company, 2007

11. James RHupp, Myron R Tucker, Edward Ellis Ⅲ. Contemporary Oral and Maxillofacial Surgery. 6th ed. Oxford: Mosby Inc Missouri, 2014

12. Lawrence I Gaum. Oral Surgery for the General Dentist. A Step-By-Step Practical Approach Manual. 2nd ed. Hudsob Ohio: Lexi-comp, Inc, 2011

13. J Thomas Lambrecht. Oral and Implant Surgery: Priniples and Procedures. Berlin: Quintessence Publishing Co. Ltd, 2008

学 习 笔 记

第五章

口腔种植外科技术

随着牙种植相关理论及技术的不断发展和完善,种植牙已成为当今缺牙修复的理想选择。Brånemark 等提出的骨结合理论是种植牙的理论基础,正确的种植窝预备和植入是种植牙获得成功的关键,而健康充足的骨量是种植牙获得成功和稳定骨结合的重要条件。临床上应用不同的骨增量技术修复骨缺损,扩大了种植义齿的适应证,是种植牙获得理想修复效果的有效手段。本章重点分析讨论不同种植位点条件下的种植外科操作技术。

第一节 后牙缺失的牙种植体植入术

掌握牙种植体植入术适应证及禁忌证;切口选择。熟悉种植手术导板制作方法;种植体植入步骤及缝合方法;种植手术常见并发症原因及处理方法。了解种植体骨增量方法。

后牙缺失种植修复的诊治过程分为三个阶段:①种植体植入手术阶段;②上部修复阶段;③复查随访阶段。

1. 种植体植入术阶段通常包括以下环节:

(1) 详细询问患者缺牙原因及相关治疗史。

(2) 查体时关注患者缺牙区软组织特点、缺牙区三维空间和位置。

(3) 患者进行曲面体层片、CT 等影像学检查,确定缺牙区骨组织情况。

(4) 取模型制作种植导板。

(5) 按制订的治疗方案进行手术。

(6) 术后复查,随访。

2. 临床关键点

(1) 术前检查。

(2) 种植手术适应证及禁忌证。

(3) 导板制作方法。

(4) 术前准备。

(5) 麻醉方式的选择。

(6) 切口的选择。

(7) 种植体植入步骤。

(8) 骨增量方法的选择。

(9) 缝合方法的选择。

(10) 术后处理。

(11) 种植手术常见并发症原因及处理方法。

临床病例

患者,男性,56岁,因"原左下烤瓷桥折断影响咀嚼功能,要求种植修复缺失牙"来我院门诊就诊。

患者2年前因龋齿导致左下后牙缺失,于外院进行烤瓷桥修复。1个月前烤瓷桥出现松动后拆除,并拔除左下最后一颗磨牙,现因影响咀嚼功能要求种植修复。

患者无系统性疾病及药物过敏史。有吸烟史,10支/天。无口腔不良习惯。

临床检查:全口牙龈退缩,牙根暴露至根上1/4。17、36、37、32、47缺失。16残根,根面龋损至龈缘。34~46烤瓷桥修复。35~37烤瓷桥松动,取下后见37牙根折断,根面龋损,髓底穿通。35已经冠修复,叩诊(-),松动(-)。36~37缺牙近远中间隙22mm,26、27与对颌黏膜距离6mm(图5-1)。

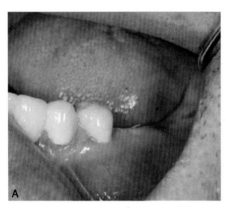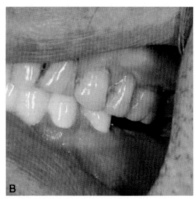

图5-1 患者口内查体情况
左下颌第一、二磨牙缺失,缺牙处牙龈已愈合;牙槽嵴较丰满,左下颌缺牙区咬合距离为6mm

【问题1】除上述口内检查外,该患者还应进行哪些检查?

为了解患者余留牙牙根、牙体牙髓、牙周情况及缺牙区骨组织情况,患者还需要拍摄口腔X线片以确定最终治疗方案,并明确患者口腔条件是否能够接受种植治疗。

> **知识点**
>
> ### 术前X线检查的种类
>
> 种植术前X线检查的种类包括以下几种:
>
> 1. 根尖片(periapical radiograph) 根尖片可以反映缺牙部位的骨质状态;种植体植入后周围牙槽骨的骨质状态;上部结构和种植体连接部位的密合程度。并用于种植修复完成后长期随访了解牙槽嵴骨吸收情况。根尖片的局限性在于只能显示种植体近、远中牙槽骨的状态,不能反映种植体唇颊侧和舌腭侧牙槽骨的状态。根尖片常常拍摄不到根尖方向的牙槽骨,加之受到拍摄角度的影响,一般不使用根尖片估计可用骨的高度。
>
> 2. 曲面体层摄影(panoramic tomography) 曲面体层摄影是种植修复最常用、最重要的影像学检查手段。曲面体层摄影片能在一张X线片上反映种植修复所需的大部分信息,如牙槽骨的垂直高度、骨质密度、下颌管和上颌窦底至牙槽嵴顶之间的距离、鼻底的位置以及颌骨是否存在其他病变等,是种植手术前的常规检查。数字化的曲面体层摄影技术更加清

晰地显示骨小梁等细微结构。

　　曲面体层摄影片中存在着组织结构不均匀导致的放大现象和扭曲现象。因此，要获得准确的数据，通常需要制作咬合模板，拍片时在要预测的口腔内相应部位放置直径为5.0mm的钢球，通过测量钢球影像所得到的数据换算该部位影像的放大率（图5-2）。

　　当5.0mm钢球放大为6.5mm时，表明此处放大率为1.3倍。可用骨高度应等于测量的长度除以1.3。

　　曲面体层摄影片的局限性在于呈现的是二维影像，不能反映牙槽骨颊舌向的状态，而且无法评价下颌管、上颌窦等重要结构在颌骨中的三维空间位置。

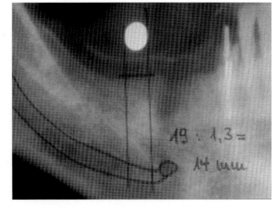

图5-2　利用钢球的放大率计算可用骨高度

　　3. 电子计算机体层摄影（computed tomography，CT）　CT可以用来显示：①颌弓的形状；②牙槽骨的宽度、皮质骨的厚度、皮质骨和松质骨的密度，准确评价可用骨状态；③上颌骨内上颌结节的形状、切牙孔的位置及上颌窦底间隔的位置和形状；④下颌骨内牙槽骨的倾斜程度以及下颌管、颏管和颏孔的空间位置等；⑤明确种植体植入的位置、数量、角度和直径等；⑥戴入诊断模板进行CT扫描，检查所设计的植入位置、方向是否合理，尤其是无牙颌是否重建了良好的咬合关系。

　　针对种植修复诊断和设计的专业软件，如Nobel guide、Simplant等，专门用于分析上下颌骨的CT图像，通过术前模拟植入，调整种植体植入方向、位置及深度，并可根据术前设计制作种植导板，从而使种植体植入术达到预期的效果。

　　该患者的曲面体层摄影片显示：拔牙前，36缺失，37髓底破坏，近远中根周大面积阴影。为进一步明确缺牙区局部骨组织颊舌向厚度、余留骨方向及下牙槽神经走行方向，拍摄缺牙区域CT片。

　　CT显示：拔牙1个月后，36局部可用骨高度大于12mm，37骨吸收至原天然牙根尖，根尖距下牙槽神经管处可用骨高度为6mm。36颊舌向骨厚度为8mm，37颊舌向骨厚度为8mm。左下颌缺牙区骨密度良好（图5-3）。

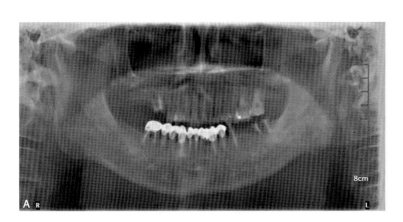

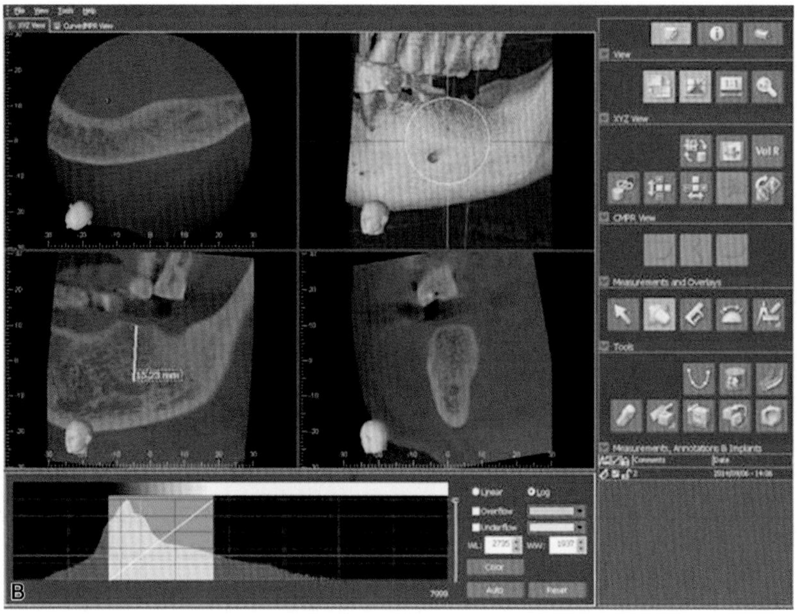

图 5-3　患者 X 线检查结果

A. 患者曲面体层摄影片；B. 患者缺牙区 CT

【问题2】患者是否存在实施手术的风险？

X 线检查结果显示该患者 36、37 骨组织条件适合进行种植义齿修复。此时，仍应询问患者病史，并仔细检查口腔内情况，判断是否存在种植治疗的风险因素。并通过与患者的交谈判断患者是否具有良好的依从性。

知识点

种植治疗前的整体风险评估

种植治疗的整体风险因素

风险因素	注意的问题
全身状态	影响骨愈合的严重骨疾病
	免疫性疾病
	服用的类固醇类药物
	不能控制的糖尿病
	放疗后的骨
	其他
牙周组织	进行性牙周疾病
	顽固性牙周炎病史
	遗传倾向
口腔卫生/依从性	通过牙龈指数评价自我保健状况
	个性、智力方面
咬合	磨牙症

摘自《ITI Treatment Guide》Vol 1

【问题3】患者是否适合进行种植治疗？是否存在种植禁忌证？

本患者除牙龈退缩外，无上述种植手术的风险因素。进一步判断患者是否适合进行种植治疗，是否存在种植禁忌证。

知识点

种植手术适应证

1. 上下颌部分或个别牙缺失,邻牙健康不愿磨除牙体组织制作固定义齿修复的患者。

2. 磨牙缺失或游离端缺失的修复。

3. 上下颌牙列缺失,尤其是下颌牙槽骨严重萎缩,义齿固位不良的患者。

4. 活动义齿固位差、无功能或功能不佳、黏膜不能耐受者。

5. 对义齿的修复要求高,而常规义齿又无法满足者。

6. 种植区应有足够高度、宽度及厚度的健康骨质。

7. 口腔黏膜健康、种植区有足够宽度的附着龈。

8. 肿瘤或外伤所致单侧或双侧颌骨缺损,需功能性修复者。

9. 为耳、鼻、眼-眶内软组织及颅面缺损的颌面赝复体提供固位。

知识点

种植手术禁忌证

1. 全身情况差或因严重系统性疾病不能耐受手术者。

2. 严重糖尿病、血糖过高或已有明显并发症患者。

3. 口腔内存在急、慢性炎症,如牙龈、黏膜、上颌窦炎症未控制者。

4. 重度牙周炎未控制或依从性差的患者。

5. 口腔或颌骨内有良、恶性肿瘤者。

6. 某些骨疾病,如骨质疏松症、骨软化症及骨硬化症。

7. 严重磨牙症。

8. 口腔卫生差或生活不能自理无法保持良好口腔卫生患者。

9. 精神病患者。

【问题4】如何确定种植体植入的位置与方向?

患者为种植手术适应证,同时无种植手术禁忌证。在完成必要的牙周治疗后,可以进行种植手术。为保证手术中种植体位于预定的方向和位置上,需要取模型分析患者缺牙位点间隙及咬合关系,制作手术导板(图5-4)。

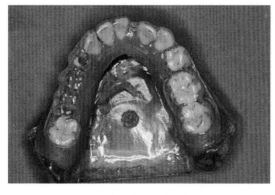

图5-4 种植手术导板

> **知识点**
>
> 种植手术导板制作方法
>
> 手术导板的制作方法主要有两种。
>
> 简易导板:术前测量黏膜厚度,在所灌制的缺牙区石膏模型上绘制骨地图。确定种植方向后,采用压膜机压制透明的塑料导板。美学区种植时应将导板腭侧部分磨除,保留唇侧部分,以辅助术中确定种植方向和深度。当导板中没有置入确定方向的套管时,该导板仅能确定种植钻针的进入点,无法准确确定钻磨方向。
>
> CAD/CAM导板:患者术前拍摄CBCT,获得种植区域骨组织垂直向高度、近远中距离、颊舌向骨宽度、邻近的如上颌窦、鼻底及下牙槽神经等重要解剖结构的数据。将所获得数据传输至专业的种植设计软件中,合成数字化的颌骨模型。根据种植治疗需要及患者咬合情况,设计种植体植入位点、方向,种植体长度等参数。
>
> 将所获得的数据输出到CAM机中,切割完成所需的手术导板。由于该导板完全根据患者颌骨条件设计,术前就能明确种植术中钻孔的方向和深度,可以有效避免术中损伤主要解剖结构或种植方向不良无法修复的问题。

【问题5】除准备手术导板外,术前还应进行哪些准备工作?

导板制作完成后,需要进行以下的术前准备后方能进行手术。

种植手术前准备包括:

1. 实验室检查　主要进行血液常规检查和尿常规检查。检查应在术前一天或几天之内进行,了解患者近期的身体状况。

2. 口腔洁治　常规术前1周进行全口牙周洁治,确认口腔卫生状况良好,牙龈无炎症,方可进行手术。

3. 患者签署术前知情同意书　在和患者进行充分交流后,使患者了解必要的种植治疗方案、手术步骤、最终效果和费用,可能发生的如下牙槽神经损伤、上颌窦穿孔、种植体失败等并发症,并签署手术知情同意书。交流中一定使患者了解即使术区具备理想的可用骨条件,仍然可能发生不明原因的失败。

4. 取得术前口腔内资料　使用专业的照相机记录患者口内情况,包括口腔内正、侧面咬合像和缺失牙牙列的𬌗面像,严重缺损还应记录患者正面和侧面像。

5. 器械和种植体的准备　准备相应的器械、种植工具和同一系统不同型号的种植体。检查器械有无损坏、钝化、故障。应定期更换钻针确保切割工具锋利,避免由于器械过钝造成种植窝预备时产热过多。

6. 术前用药

（1）对于接受口腔种植手术的患者,术前用药主要指口服抗生素。预防性使用抗生素、种植体植入前无污染和良好的手术环境是减少感染的有效手段。

（2）常规使用的抗生素药物为阿莫西林。对于感染高风险或常规风险患者,可术前1小时口服阿莫西林2g,或克林霉素600mg,或克拉霉素/阿奇霉素500mg。

7. 术者和患者准备　手术时术者、助手更换无菌手术衣,戴无菌手套及帽子和口罩。如患者患有某些可通过血液、唾液传播的传染性疾病,则必须戴用透明护目镜或防护面罩,防止交叉感染,术后所有器械单独消毒处理。护士戴帽子和口罩操作。进入手术室的人员更换手术室专用拖鞋。

【问题6】手术中应采取何种麻醉方式?应选用哪种麻醉剂?

患者的术前准备完成后即可开始手术。首先应进行缺牙区麻醉。

麻醉方式的选择：

1. 局部浸润麻醉　种植手术主要采用口内局部浸润麻醉方法。首选酰胺类麻醉注射剂,包括复方盐酸阿替卡因(如碧兰®)和盐酸甲哌卡因(如斯康杜尼®)等。酰胺类麻醉注射剂注射时痛感较低,起效相对快,麻醉持续时间相对较长,药品过敏发生率相对低。根据手术及切口设计的范围,将药物缓慢注射于唇颊侧、舌腭侧和牙槽嵴骨膜下方。

2. 神经传导阻滞麻醉　另一种麻醉方法为神经传导阻滞麻醉,用于皮质骨厚、骨质致密的下颌后牙区。但是只要选择正确的注射位置、方法和麻醉剂用量,局部浸润麻醉的效果很好,即使手术时钻达颌骨深处,只要没有接近下颌管,一般不会有不适的感觉。下颌后牙区采用局部浸润麻醉既可以使患者在术中丧失痛觉,又减少了神经损伤的风险。

【问题7】在缺牙部位该选择哪种切口?

确认患者缺牙区无痛后,进行术区黏膜的切开。切口的选择应该遵循以下原则:

1. 术野充分暴露。

2. 黏膜瓣有充足血运。

3. 不损伤邻近组织。

4. 尽量减少愈合瘢痕。

5. 根据术中需要设计切口范围。

6. 潜入式种植可完全关闭创口。

7. 保护牙间乳头。

8. 形成良好的龈缘形态。

常用切口类型——牙槽嵴顶切口

依据缺牙部位及解剖特点不同,所选择的切口也不同。

牙槽嵴顶切口是常用的切口,可分为 H 形切口、T 形切口、角形切口和梯形切口、一字形切口等。

(1) H 形切口:H 形切口作为常规切口,主要适用于缺隙两端为天然牙的牙列缺损病例,以及存在一定骨缺损需要植骨的潜入式和非潜入式种植手术。H 形切口的水平切口位于牙槽嵴顶,两侧切口位于两端天然牙近缺隙侧龈沟内。潜入式种植时,如果缺隙的近远中距离大于正常宽度,水平切口可以不切到一端或两端邻牙的邻面,而是保持一定距离再作纵形切口,同样形成 H 形切口。

(2) T 形切口:T 形切口的水平切口位于牙槽嵴顶,保留一侧的牙间乳头,纵形切口位于该侧邻牙的龈沟内。适用于一侧为天然牙,另一侧为非天然牙,如烤瓷冠、种植修复体或有保留价值的残冠、残根;一侧为天然牙,另一侧为游离缺失;两端为天然牙,近远中距离相对较大时的潜入式或非潜入式种植手术。但单牙缺隙的近远中距离不足时,T 形切口不易暴露术区。

(3) 角形或梯形切口:角形或梯形切口为水平切口加近中和(或)远中端的颊侧垂直松弛切口。垂直切口稍长,暴露的术区相对较大,适用于潜入式或非潜入式种植手术需要应用骨移植或上颌窦底提升术等特殊技术的病例。术中可先做水平切口,根据张力等具体情况再决定垂直切口的范围。

(4) 一字形切口:只有嵴顶的水平切口,不增加任何垂直切口为一字形切口。一字形切口可以用于潜入式种植或不需要进行牙间乳头成形的非潜入式种植手术。选择一字形切口的前提是能充分暴露术区和没有骨缺损存在,否则由于切口限制可能出现定位偏差和未发现的种植体表面暴露。术中一旦发现骨缺损,可以将一字形切口调整为 H 形切口和 T 形切口等其他切口。

【问题8】种植体植入应遵循哪些步骤?

切口完成后,应依据下述步骤植入种植体:

1. 翻瓣　剥离切口两侧黏骨膜瓣,暴露牙槽骨面;后牙舌侧的牵引线可以在同颌对侧同名牙打结牵引,同时还可控制舌体运动。

2. 修整牙槽骨　包括缺牙区牙槽骨表面软组织和硬组织的处理:

(1) 用刮匙或球钻尽量去净骨表面粘连的软组织及拔牙后可能残留的肉芽组织。如软组织未清除干净,可能随种植体带入种植窝,造成种植体纤维性结合。

(2) 种植区骨面的过锐骨尖将影响种植窝袖口形态和黏膜愈合,需采用球钻或咬骨钳修平。有充足可用骨高度时,嵴顶宽度较窄、对 _殆 牙过长和单纯 _殆 龈或颌间距离过小等都需降低一定的骨嵴高度,但应尽量保留两侧邻牙邻面的骨高度,从而维持愈合后的牙间乳头高度,减小黑三角。光滑拱形的皮质骨表面不利于球钻定位,可采用球钻在术区骨嵴表面预备出一个小平台。修整过程中尽量保存皮质骨,颈部充足的皮质骨将有利于种植体初期稳定性的获得。

3. 预备种植窝　以植入非潜入式柱状种植体为例介绍常规种植体植入技术(图5-5)。

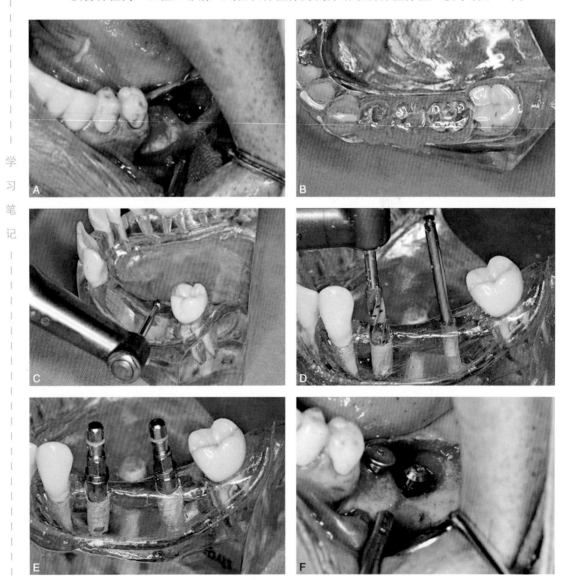

图5-5　种植体植入步骤

A. 翻瓣;B. 带入种植导板,确认种植体植入位点;C. 采用球钻定点;D. 逐级扩孔并采用指示杆检查位置和方向;E. 植入种植体;F. 该患者植入种植体后口内情况,可见37周围骨缺损

（1）定位：确定种植体在骨表面的近远中及颊舌向位置，称为定位。术前诊断设计完成后，制作外科模板，术中辅助口内定位。定位可在切开黏膜之前或之后进行。用直径3.3mm球钻在设计的种植体中心位置对应的骨面上钻磨，预备出浅凹，作为下几级钻继续预备的中心点。浅凹深度大约为球钻半径。定位时的球钻速度不要大于1000r/min，过高的转速会导致局部产热，并且不利于准确定位。

（2）导向：使用直径2.2mm的先锋钻按预定方向制备种植窝，确定种植方向及深度，称为导向。之后放入同样直径的指示杆测量深度，观察位置和方向。如存在误差可以进行调整。

（3）扩孔：依照直径逐级扩大的原则，采用直径由小到大的扩孔钻进行种植窝直径的扩大。预备时应采取提拉的方式扩大种植窝，有利于将骨屑带出种植窝，减少因此而产生的热量。先锋钻和扩孔钻表面都标有刻度，每次扩孔均应达到最初导向时的深度。部分种植系统先锋钻和扩孔钻尖端都呈锥状，深度为0.3~0.4mm，并不包括在设计深度中，因而实际预备深度还要增加0.3~0.4mm。

软组织种植体颈部一般位于邻牙釉牙骨质界根方2mm，骨水平种植体颈部一般位于邻牙釉牙骨质界根方3mm。

（4）颈部成形：颈部成形钻的颈部外形和种植体领口的外形一致。颈部成形后允许种植体领口植入稍深，可以起到两个作用：①增加穿龈高度，增强美学效果；②使种植窝颈口接近于倒锥形，与种植体领口密合，具有机械锁合力，可达到良好的稳定效果，为即刻负重创造条件。

（5）螺纹成形：扩孔钻预备的种植窝骨内壁光滑，直径为不包括螺纹的种植体柱状部分直径，比总直径小0.5mm。为配合种植体表面的螺纹结构，需要用螺纹成形器形成洞内壁的螺纹形状，方便种植体顺利旋入孔内。

（6）冲洗和吸引：种植体植入前用冷藏后的4℃生理盐水反复冲洗种植窝，降低局部温度。由于血液、唾液、骨屑和生理盐水等影响视野，妨碍预备深度的确定时需及时用吸引器吸除，清理术区。

（7）植入种植体：种植体表面的螺纹有一定的自攻能力，可以用机用或手用适配器顺时针旋入种植体。种植体植入后，机用或手用逆时针方向取下连接体。

（8）放置覆盖螺丝或愈合帽：种植体顶端旋入覆盖螺丝或愈合帽，封闭种植体。

【问题9】种植体植入后，发现37种植体周围骨缺损，应选取何种骨增量方法？

由于患者缺失牙部位为36、37，所承受的咬合力比较大，因此分别于36、37部位植入Straumann直径4.8mm，长度10mm，SLA表面处理，常规颈部的种植体。其中37植入后由于牙槽窝内骨吸收，导致种植体周围有3mm宽骨缺损，因此应选择适合的骨增量技术，增加骨厚度。

知识点

常用骨增量方法的选择

常用骨增量方法包括：引导骨组织再生术（guided bone regeneration，GBR），Onlay植骨术。

1. 引导骨组织再生术（guided bone regeneration，GBR）　引导骨组织再生（guided bone regeneration，GBR）技术基于引导组织再生（guided tissue regeneration，GTR）技术发展而来。主要用于增加骨水平向厚度及结合其他骨增量方法提高骨量。

2. Onlay植骨术　Onlay骨块移植是将从自体不同部位获取的游离骨块固定在需要骨增量部位的骨膜下方，严密缝合黏骨膜瓣促使移植骨块与原有牙槽骨愈合的骨增量方法。Onlay植骨既可以增加骨垂直向高度，也可以增加骨水平向厚度。

本患者由于骨缺损主要存在于颊侧，因此选择GBR技术增加骨厚度。于37施行GBR术（图5-6）。

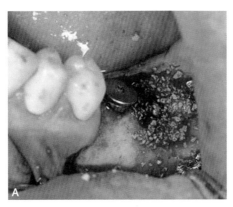
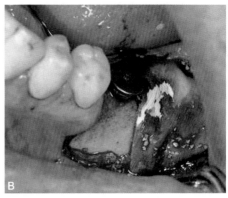

图 5-6 37 种植体周围骨缺损处行 GBR 术

A. 骨缺损处放置骨替代材料,确保种植体周围有足够骨包绕;B. 覆盖胶原膜,防止上皮组织长入

【问题 10】在关闭创口前,如何决定种植体愈合方式采用潜入式愈合还是非潜入式愈合?

36 区牙槽骨丰满,种植体植入后初期稳定性为 35N·cm,未采用骨增量技术,因此选择非潜入式愈合。而 37 区牙槽骨有吸收植入后初期稳定性 25N·cm,牙槽嵴顶采用 GBR 骨增量技术,因此选择潜入式愈合。

知识点

种植体的愈合方式

种植体已经植入骨内,根据局部骨组织条件、手术方式及种植体植入时初期稳定性的不同,种植体可以选择两种愈合方式:潜入式及非潜入式愈合。

非潜入式种植体一般以穿龈方式愈合,需安放愈合基台。根据缝合后的软组织厚度选择不同高度和宽度的愈合基台。如果愈合基台边缘低于软组织,软组织在愈合期中会发生萎缩,高度降低,而过高的愈合基台也会使黏膜边缘高度下降,所以尽量选择平齐或稍高于黏膜缘平面的愈合基台,既可以起到支撑作用,又有利于食物对周围软组织产生生理性刺激作用,此外,黏膜封闭效果也较好。也可选用特殊的美学愈合基台,其唇侧为轴向斜面状,有利于保留唇侧软组织厚度,可以获得更好的牙龈美学效果。

潜入式种植体应将黏骨膜瓣复位,软组织不足时进行移植或转瓣等处理,无张力严密缝合创口。

【问题 11】种植术应采取何种缝合方法关闭创口?

本患者创口无张力,因此采用间断缝合关闭创口。缝合后应检查是否已经完全封闭创口并止血。

知识点

种植外科常用的缝合方法

种植外科常用缝合方法有间断缝合法、水平褥式缝合法和垂直褥式缝合法等。

1. 间断缝合 间断缝合是最常用的缝合方法。切口两侧的组织瓣张力大小类似,位置高度相等,适用于没有黏膜缺损,黏膜切缘相对可以关闭创口时应用。这类方法简单易操作,优点明显,在软组织处理后的缝合中也多有使用。

2. 水平褥式缝合 水平褥式缝合从切口远中端开始,颊侧组织瓣进针,穿出黏膜和骨膜后,缝针穿过舌侧瓣的骨膜和黏膜,转向近中,同一水平高度进入同侧的黏膜,穿出骨膜,进入颊侧组织瓣的远中并穿出黏膜表面,穿出点与最初的进针点水平高度相同,打结。缝线剪断后完成了一个水平褥式缝合。

3. 垂直褥式缝合 垂直褥式缝合,可充分关闭创口,并避免软组织边缘高度下降,但是打结侧的软组织瓣受牵拉可能无法完全关闭创口。

【问题12】种植术后应做哪些处理?应嘱咐患者哪些注意事项?

术后告知患者术后注意事项等问题,并口腔或静脉注射抗生素预防感染。术后还应立即拍摄曲面体层摄影片或 CT 确认种植体方向、位置,有无损伤邻牙,有无伤及重要解剖结构。均无问题后方可让患者离开诊室。

手术后的处理包括术后用药、影像学检查和术后医嘱等。

1. 术后用药 术后常规使用抗生素预防感染。对于简单的种植手术(种植体数量少,手术时间短,患者身体状况良好),术后给予口服抗生素,复杂的种植手术需要静脉应用抗生素。术后当天,如果患者感觉局部疼痛,可以口服止痛剂。

2. 影像学检查 术后应常规拍摄曲面体层片或 CT 片,检查种植体在骨内的位置、方向及骨边缘高度,有无损伤邻牙及重要解剖结构。

3. 术后医嘱

(1)术后 24 小时内不要刷牙及用清水漱口,因过频漱口可以导致创口渗血。术后可适量进食饮水,食物不要过热,可以在餐后用氯己定液漱出口内食物残渣。非潜入式种植术后愈合基台外露,拆线之前尤其需注意局部卫生,可用棉签蘸 0.12% 氯己定液清洁术区。

(2)术后注意休息,避免剧烈运动。术后尽量不吸烟饮酒。

(3)由于患者体质及手术过程不同,可能会有不同程度的术后反应。有些患者反应较轻或无任何不适反应,有些则会出现局部水肿及瘀斑,一般持续 3~5 天。轻度水肿可以用冰块局部冷敷,严重者可适量口服地塞米松缓解症状。

(4)常规术后 7~10 天拆线,及时拆线可预防局部感染。拆线时需检查局部创口愈合情况。

【问题13】种植手术可能出现哪些并发症?如何预防及处理?

患者术后 X 线片显示:种植体方向位置与预期相同,未伤及邻牙及下牙槽神经管。嘱患者定期随访,如出现并发症应立即就诊(图 5-7)。

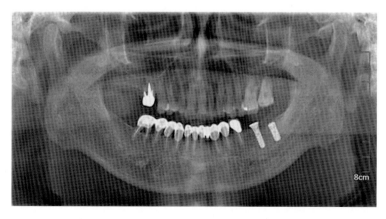

图 5-7 种植体植入术后患者的曲面体层摄影片,检查种植体的方向、位置是否损伤邻牙及重要解剖结构

知识点

种植手术并发症原因及处理方法

1. 神经损伤(图5-8) 种植手术中由于钻针钻磨过深,水肿或种植体进入神经管压迫神经均会造成神经损伤症状。表现为神经支配区域感觉异常,麻醉药作用消失后感觉未恢复。

预防:术前仔细审阅 X 线片图像,确认下颌神经管位置及走向,并应注意下颌 X 线片具有一定放大率。解剖结构不清晰时应拍摄 CT 图像。手术中采用钻止停器或控制种植深度的手术导板。

处理:神经损伤后感觉的自动恢复主要取决于损伤的严重程度及涉及的神经。如下牙槽神经部分损伤或切断,由于骨性管道可以容纳和引导再生的神经纤维,因此比舌神经的部分切断更容易愈合。同时给予口服神经营养药促进神经功能的恢复。

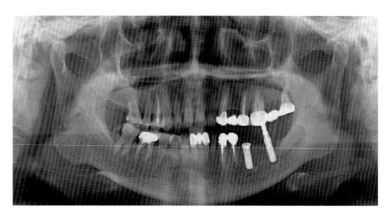

图5-8 种植术中损伤下牙槽神经管

2. 邻牙损伤 种植位点的邻牙在术中和术后有被损伤的风险。种植体植入过于靠近邻牙会影响其血供,甚至直接损伤牙根部牙体组织,从而导致不可逆的牙髓损伤。患者表现为种植术后邻牙的严重疼痛、肿胀或冷热敏感。

预防:术前 CT 扫描图像仔细评估缺牙间隙,种植体距离邻牙的最小距离为 1.5mm。如缺牙间隙近远中距离过小,建议患者种植之前先行正畸治疗。种植窝制备时,可在先锋钻预备后放置深度尺拍摄根尖片,确认植入深度及方向。邻牙过于靠近种植区域时,可以使用计算机制作的外科导板引导骨切割方向。

处理:损伤牙髓而牙体能够保留者,应行牙髓治疗或根尖切除术。严重损伤邻牙者可能导致邻牙拔除。

3. 术中术后出血 术中术后出血应先确定出血部位来自软组织、骨或血管的出血。

(1) 处理:①软组织出血:最常见表现为挫伤或瘀伤。瘀伤是术中或术后出血进入软组织间隙的结果。尤其是术区周围的皮下组织间隙,出血的可能性和严重程度受患者全身健康状况、瓣大小及位点解剖特点影响。瘀斑一般常见于 50 岁以上软组织翻瓣范围较大的患者。应告知患者不必紧张,热敷有助于愈合,一般 2~3 周能恢复。②骨内出血:骨切割预备过程中的出血可能由于损伤骨内动脉引起,通常种植体的植入会终止出血。③血管出血:种植体植入过程中最容易损伤的是腭大动脉、切牙/鼻腭动脉、舌下动脉等,熟悉其解剖结构有助于避免术中损伤。

（2）预防：术前仔细询问患者系统疾病史，是否存在高血压病史、肝病史、出血病史，是否服用抗凝药物。术前检查患者出血凝血时间。应熟悉缺牙区解剖结构，尽量减小手术创伤。

4. 异物误吸或误吞　任何牙科操作都可能发生器械盒材料的误吸及误吞，牙科器械（钻针、螺丝刀、平行杆）的误吸比误吞更能引发更严重的并发症。

（1）处理：怀疑误吸或误吞的患者，应拍放射片确认误吸器械的位置，手术取出或待患者排出。

（2）预防：类似于螺丝刀和平行杆这类的小器械在放入口内前，可用丝线绑紧并固定于指上，以方便取回。

5. 创口裂开　手术之后短期之内可能发生创口裂开，增加了术区感染风险，并影响手术的最终效果。

（1）处理：如创口未发生感染，应重新消毒创面后严密缝合。

（2）预防：①吸烟会增加种植术后并发症的发生率，应建议其减少吸烟量或戒烟。②正确的缝合技术，严密封闭创口。③黏膜瓣充分减张，如未充分减张会造成黏膜张力过大，屏障膜暴露。也可采用转移软组织瓣的方法减小创口的缝合张力。④采取褥式缝合可以关闭存在少量张力的创口。

该患者种植术后第10天拆线，拆线时检查患者创口愈合情况，有无创口裂开，有无牙龈红肿，有无活动性出血或渗出等问题。并嘱咐患者注意口腔卫生，告知上部修复时间，并预约下次复查或就诊时间。完成种植手术阶段诊疗工作。

第二节　美学区单颗牙缺失的种植治疗

美学区，客观上是指大笑时可以看见的牙及牙槽嵴部分。主观上对患者具有美学重要性的牙及牙槽嵴都属于美学区。缺牙区种植治疗修复后，周围组织应该与健康组织高度、组织量、色泽和形态等相协调，同时修复体应与缺失牙的外观，包括颜色、形态、大小、透明度等相一致，即同时达到良好的红、白美学效果。

1. 美学区单颗牙缺失的种植诊疗经过通常包括以下环节：

（1）详细询问患者缺牙原因及相关治疗史。

（2）查体时关注患者缺牙区软组织特点、缺牙区三维空间和位置。

（3）患者进行曲面体层片、CBCT等影像学检查，确定缺牙区骨组织情况。

（4）了解患者美学期望值及生活习惯，预测治疗后长期效果。

（5）制订治疗方案，确定种植时机及是否需要软、硬组织增量及软组织成形。

（6）取模型制作种植导板。

（7）按制订的治疗方案进行手术。

（8）种植体周围软组织二期成型。

（9）完成种植上部结构的制作及戴入。

（10）术后复查，随访。

2. 临床关键点

（1）美学区种植的风险评估。

（2）种植手术时机的选择。

（3）导板制作方法。

（4）切口的选择。

（5）种植体三维位置的控制。

（6）牙龈成形方法的选择。

（7）过渡义齿使用的选择。

（8）骨增量方法的选择。

（9）红、白美学评价方法。

（10）美学并发症原因及处理方法。

临 床 病 例

首次门诊病历摘要

患者，男性，28 岁，因外伤导致左上前牙烤瓷冠松动拔除 3 个月就诊。

患者 3 年前因外伤导致 21 牙折，经根管治疗后行纤维树脂桩核、全瓷冠修复。此次又因外伤致 21 根折而拔除。因拔牙已 3 个月影响美观就诊。

口内查体见：21 缺失。缺牙近远中间隙 8mm。附着龈较厚，邻牙为方圆形。全口牙周状况良好。CT 显示：21 缺牙区可用骨高度 21mm，骨颊舌径最窄处宽度为 5.3mm（图 5-9 ~ 图 5-11）。

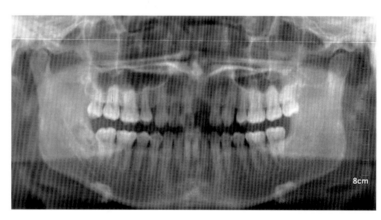

图 5-9　患者术前曲面体层片
显示：21 缺失，缺牙区有垂直向骨吸收

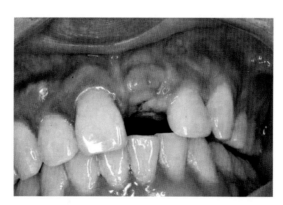

图 5-10　患者 21 拔除 3 个月
显示：邻牙牙冠为方圆形，附着龈较厚，为中厚龈生物型。种植修复的美学风险评估为中度美学风险患者

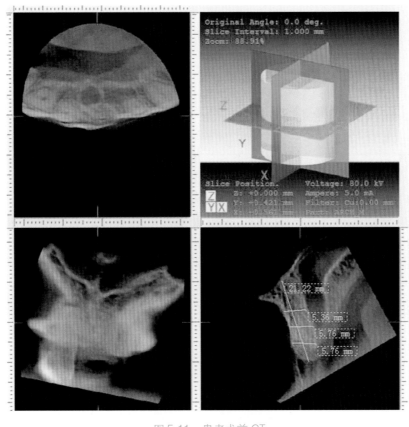

图 5-11　患者术前 CT

显示：缺牙区从牙槽嵴顶、牙根中部至根尖部骨高度分别为 5.76mm、5.76mm、
5.36mm；缺牙区可用骨高度为 21.22mm

在与患者交流了可能采取的修复方案后，患者选择采用种植义齿修复。患者无系统性疾病，无吸烟史。

【问题 1】如何对美学区种植的风险进行评估？

美学区种植治疗应恢复缺牙区美观、发音、咀嚼等功能，涉及多方面因素，包括患者因素，如是否吸烟及患者期望值是否过高。重度吸烟患者会影响种植体周围骨结合，而期望值过高的患者难以获得使之满意的效果。

患者笑线高低、缺牙区牙龈生物学类型、缺牙区宽度、邻牙是否有修复体、邻牙牙槽嵴高度同样影响治疗效果。当患者笑线高时，容易暴露治疗存在的小缺陷。薄龈生物型牙龈容易退缩，或邻牙牙槽嵴高度不足导致牙龈乳头塌陷，易产生"黑三角"。邻牙存在修复体时，常因患牙治疗后骨吸收，导致修复体边缘暴露影响美观而需要重新制作。当缺牙间隙宽度或咬合不佳时，可以采取诊断蜡型、临时修复体等方法，与患者沟通交流，直至患者接收可能的治疗结果后方可实施治疗。

知识点

缺牙位点的美学风险评估表

美学风险因素	低	中	高
健康状态	健康,免疫功能正常		免疫功能低下
吸烟习惯	不吸烟	少量吸烟(<10 支/天)	大量吸烟(>10 支/天)
患者的美学期望值	低	中	高
唇线	低位	中位	高位
牙龈生物型	低弧线形,厚龈生物型	中弧线形,中厚龈生物型	高弧线形,薄龈生物型
牙冠形态	方圆形		尖圆形
位点感染情况	无	慢性	急性
邻牙牙槽嵴高度	到接触点≤5mm	到接触点 5.5~6.5mm	到接触点≥7mm
邻牙修复状态	无修复体		有修复体
缺牙间隙的宽度	单颗牙≥7mm	单颗牙≤7mm	两颗或两颗牙以上
软组织解剖	软组织完整		软组织缺损
牙槽嵴解剖	无骨缺损	水平向骨缺损	垂直向骨缺损

摘自《ITI Treatment Guide. Vol 1》

知识点

牙龈的生物学类型

牙龈的生物学类型分为三种:

1. 厚龈生物型(thick-gingiva biotype)　龈组织的特点为附着龈明显厚而宽,通常不易发生龈退缩,种植修复美学风险较低。

较厚的龈组织能有效地遮盖种植体和龈下金属结构的颜色,从而降低美学效果不佳的风险。但厚龈生物型患者更易于在增量手术后继发软组织瘢痕,外科治疗时需要注意。

2. 中厚龈生物型(medium-gingiva biotype)　中厚龈生物型具有较厚的附着龈,但也具有细长和圆钝兼备的牙间乳头。其缺失牙的美学修复在远期效果上面临更大的挑战,美学风险增加。

3. 薄龈生物型(thin-gingiva biotype)　薄龈生物型附着龈薄而尖,牙龈乳头细长。这增加了与牙龈退缩的风险,容易形成"黑三角",但此类型附着龈不容易形成瘢痕。如果邻牙牙槽嵴高度充足,薄龈生物型也能获得完美的单颗牙美学修复效果。

对照美学风险评估表分析,患者为中度美学风险患者。

美学风险因素	风险程度		
	低	中	高
健康状态	健康,免疫功能正常		
吸烟习惯	不吸烟		
患者的美学期望值			高
唇线		中位	
牙龈生物型		中弧线形,中厚龈生物型	
牙冠形态	方圆形		

美学风险因素	风险程度		
	低	中	高
位点感染情况	无		
邻牙牙槽嵴高度		到接触点 5.5~6.5mm	
邻牙修复状态	无修复体		
缺牙间隙的宽度	单颗牙≥7mm		
软组织解剖	软组织完整		
牙槽嵴解剖		水平向骨缺损	

【问题2】种植手术时机如何选择?

前牙区种植手术时机有4种选择,分别为Ⅰ型、Ⅱ型、Ⅲ型和Ⅳ型种植。

采用Ⅰ型种植时,由于软组织没有愈合,创口的无张力关闭比较困难。Ⅲ型种植时,软组织愈合,骨组织已有显著吸收,在美学区常需要使用骨增量技术。Ⅱ型种植时,软组织基本愈合,创口关闭更加容易。而唇侧束状骨尚未发生显著吸收。尽管此时使用骨替代材料并不能阻止垂直向骨吸收的发生,但骨水平向吸收量及速率会受骨充填材料替代速率的影响。因此,目前在美学区域,更加主张采用早期种植。

需要注意的是,Ⅰ型种植只适用于拔牙创无感染,且颊侧骨壁无穿通的病例。

结合患者的病史及术前影像学检查,为患者拟定采用Ⅲ型种植的方法,即部分骨愈合的早期种植。

为保证手术中种植体位于预定的方向和位置上,需要取模型分析患者缺牙位点间隙及咬合关系,制作手术导板。

【问题3】导板制作方法有哪些?

见前述知识点。

【问题4】手术切口设计的原则是什么?

软组织切口和黏膜剥离范围会对种植体周围软组织形态,尤其对龈乳头保存和重建产生影响。

为尽可能降低切口对软组织形态的影响,切口应遵循以下原则:①当龈乳头为Jemt分类Ⅱ级以上时,应尽量保存龈乳头形态;②切口范围以能避免种植体植入时将软组织带入种植窝内为限;③切口应有利于重建退缩的龈乳头;④应便于软硬组织的移植;⑤应无张力缝合创口。

常用手术切口有:角形切口、"一"字形切口、L形切口、梯形切口、H形切口等。

 知识点

不翻瓣技术

不翻瓣技术是指有足够附着龈、骨量和骨密度或术前经过组织扩增的位点,在不翻开黏骨膜瓣的情况下植入种植体,减少了种植Ⅰ、Ⅱ期手术创伤的一种技术,可维持种植位点软组织和牙龈乳头的现状。

该患者手术中拟植入直径4.5mm,长度11mm,Ankylos骨水平种植体一枚。由于患者骨组织颊舌径最窄处为5.3mm,种植体植入后为保证周围有2mm骨质,颊侧需要采用骨增量技术增加骨组织厚度,因此患者采用角形切口。其中为保证颊侧有足够软组织以便后期牙龈成型,嵴顶处的"一"字切口应略偏腭侧。

【问题5】种植体的三维位置如何控制?

种植体在三维空间上应位于正确的位置,过于偏向唇侧或舌侧,或过于偏向邻牙,都会造成难以预料的骨吸收及上部修复困难的问题。正确的三维位置是由将来的种植修复体确定的。种植体与将来修复体连接的位置取决于种植体肩台的位置,而肩台的位置将影响到修复后的硬组织和软组织的反应。

> **知识点**
>
> 美学区种植体的三维空间位置
>
> 1. 近远中向位置　在近远中向,危险带位于接近邻牙根面的区域,1.0~1.5mm宽。
>
> 2. 唇舌向位置　唇舌向安全带位于理想外形高点的腭侧,宽1.5~2.0mm。危险带位于安全带的唇侧和腭侧。
>
> 3. 冠根向位置　在冠根向,安全带是一条宽约1mm的窄带。理想状态下,Straumann种植体的肩台应位于对侧同名牙釉牙骨质界(CEJ)根方1mm处,也即位于种植修复体唇侧龈缘中点的根方约2mm处。

【问题6】该患者是否需要骨增量?

美学区常用的骨增量方法包括:引导骨组织再生术,Onlay植骨术,牵张成骨术。

该患者骨缺损主要存在于颊侧,因此采用骨引导组织再生术进行骨增量(图5-12)。使用的骨替代材料为Bio-oss,生物膜材料为Bio-gide(均为Geistlisch,德国)。术后采用口服抗生素预防

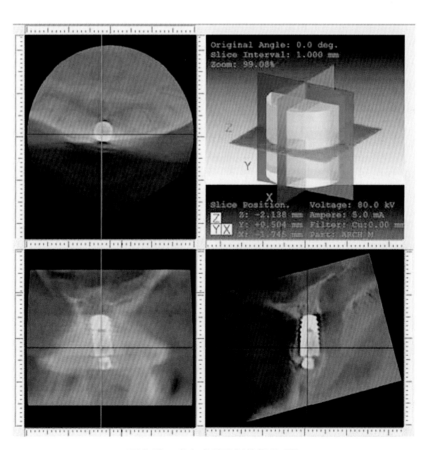

图5-12　患者术后即刻拍摄的CT
显示:种植体位于理想位置上

感染,半流食,漱口水漱口预防伤口感染,7~10天拆线。

【问题7】过渡义齿如何选择使用?

常用过渡义齿的类型有:

1. 种植支持固定义齿 在种植体有良好初期稳定性(一般大于35N·cm),颊侧骨壁无穿通,患者覆_殆、覆盖较浅时,可以在种植体上制作过渡义齿,实现即刻修复。

2. 纤维加强的树脂局部固定义齿 如马里兰桥,可以通过邻牙舌侧取得固位。

3. 正畸矫治器 可制作带有义齿的正畸保持器作为过渡义齿。

4. 真空压膜保持器 在压膜中加入人工牙替代缺失的牙齿,暂时恢复美观。

5. 可摘局部义齿 应注意唇侧不使用唇基托,避免压迫骨增量区域,引起骨吸收。同时组织面需缓冲,避免种植体过早受力。

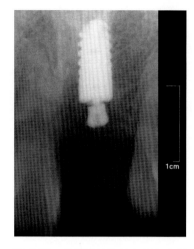

图5-13 患者种植体植入后6个月
X线片显示种植体骨结合良好,可以进行上部结构修复

患者由于美观及社交需要,要求进行过渡义齿修复。为患者制作无唇基托的可摘局部义齿。并缓冲牙槽嵴顶处组织面,防止种植体过早受力。由于采用了骨替代材料,为患者选择种植术后6个月进行上部修复(图5-13)。

【问题8】如何选择牙龈成形方法?

为了最大限度地获得美学治疗效果,建议在戴入最终修复体之前,使用具备良好穿龈轮廓的临时修复体,引导和成形种植体周围软组织,至少要戴3个月。

牙龈成形的作用为:

1. 形成种植体与口腔内的连接通道。

2. 评价引导骨再生后种植体周围的骨量。

3. 增加角化黏膜带的宽度。

4. 膜龈联合的重新定位。

5. 为改善牙槽嵴轮廓而进行的唇颊侧黏膜增量。

6. 为重建龈乳头进行的邻面软组织增量。

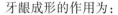

知识点

牙龈成形的时机选择

1. 在种植体植入之前 存在广泛的软组织不同的情况。

2. 在潜入式愈合的种植体植入同时 解决软组织问题的标准程序。

3. 在潜入式愈合的基台连接时或非潜入式愈合的种植体植入时 此种方式目前最常用。

4. 在戴入临时或最终修复体后。

5. 种植体植入前(极少数)。

为保证良好的软组织袖口形态,在患者二期手术后,先后采用愈合帽及树脂临时冠进行牙龈成型(图5-14~图5-21)。经过4个月牙龈成型,可见袖口形成良好,牙龈高度与邻牙一致,牙龈乳头形态清晰。

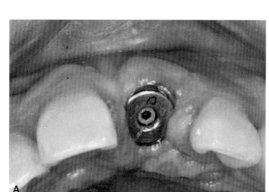
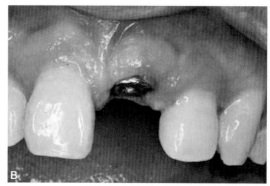

图 5-14 二期手术,更换具有牙龈成型作用的愈合帽
A. 更换愈合帽后切缘观;B. 更换愈合帽后唇面观

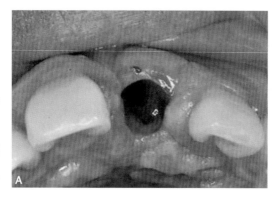
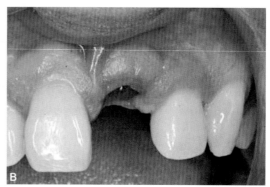

图 5-15 二期手术 2 周后
取下愈合帽,可见牙龈围绕愈合帽成为圆形,而非前牙颈部的圆三角形,且牙龈乳头形态不清晰
A. 牙龈袖口切缘观;B. 牙龈袖口唇侧观

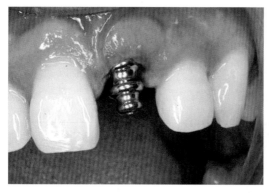
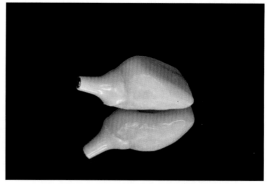

图 5-16 置入转移杆取印模,制作树脂临时
修复体进行牙龈成型

图 5-17 在临时基台上制作完成的树脂临
时冠

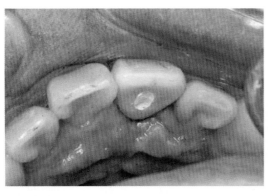

图 5-18 为方便临时修复体取出，采用螺丝固位方式固定

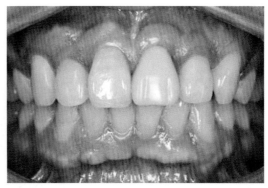

图 5-19 临时冠戴入后，对牙龈起到进一步支撑的作用，诱导牙龈形成良好的袖口

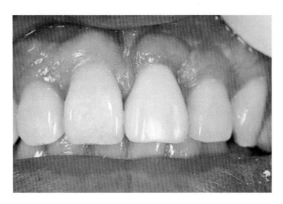

图 5-20 临时冠戴入 1 个月后复查，由于骨吸收造成少量牙龈退缩临时冠进而支撑作用不足，此时应在颈部添加树脂，支撑牙龈组织

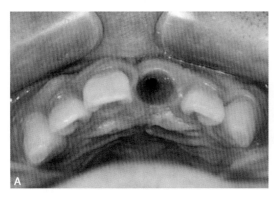
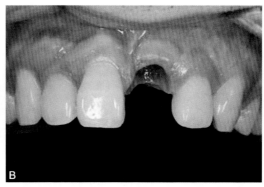

图 5-21 临时冠牙龈成型 4 个月后，可见牙龈袖口具有良好的解剖形态；颈缘位置与邻牙一致，牙龈乳头形态清晰

A. 牙龈袖口切缘观；B. 牙龈袖口唇侧观

【问题9】红、白美学评价方法有哪些？

由于患者美观要求高，为患者采用氧化锆全瓷制作基台及上部冠。义齿戴入后可见修复体周围牙龈色泽、高度与邻牙协调，冠形态、色泽与邻牙相一致，红白美学均较理想。调整咬合至正中咬合无早接触，前伸咬合无咬合干扰。

修复体最终粘固前，应嘱患者拍摄 X 线片确认基台与上部修复体已经完全就位。

> **知识点**
>
> **红、白美学指数**
>
> 1. 红色美学指数　2005年,Furhauser等提出了红色美学指数的概念,并首次用该指数评价了单颗种植修复体周围的软组织美学效果。
>
> 红色美学指数用于评价牙龈的美学。包含以下7个指标,每个指标都采用0、1、2分的3级评分制。评价时,切牙、尖牙与对侧同名牙比较,前磨牙与相邻的健康前磨牙比较。具体参数内容及评价方法如下:①近中龈乳头:缺失0分;不完整1分;完整2分。②远中龈乳头:缺失0分;不完整1分;完整2分。③龈缘曲线:明显不协调0分;轻微不协调1分;协调2分。④龈缘最高点位置:偏差>2mm 0分;偏差介于1～2mm 1分;偏差<1mm 2分。⑤牙槽骨缺损:明显0分;轻微1分;无2分。⑥软组织颜色:明显不同0分;中度不同1分;相同2分。⑦软组织质地:明显不同0分;中度不同1分;相同2分。
>
> 2. 白色美学指数　白色美学指数用于评价牙冠的美学。包含以下5个指标:①冠的外形。②冠的体积。③冠的色泽(色彩/明暗度)。④冠的表面特性。⑤冠的半透明度:与对照牙比较,有明显差异,0分;轻微差异,1分;没有差异,2分。

【问题10】美学并发症原因有哪些? 出现并发症如何处理?

种植修复的美学并发症包括医源性和解剖学因素引发的。许多患者的美学并发症合并了多种致病因素。

1. 美学并发症的医源性因素及处理方法

(1) 不正确地选择种植体,过大的种植体(过宽的平台):术前CT明确种植区骨宽度,术前导板使用,确保种植体周围,尤其是唇侧有超过2mm以上骨包绕。

(2) 不正确的种植体位置,在冠根向、近远中向或唇舌向进入了危险带:术前导板的制作以及术前CT掌握骨质宽度、厚度是预防并发症的方法。

(3) 过分强调组织愈合能力的外科方法,导致唇侧骨壁吸收:尽量减少手术创伤及次数,减小可能引起的骨吸收。

(4) 不正确地使用,或没有使用临时修复体对种植体周围软组织成形:制作正确的过渡修复体进行软组织成形。

(5) 不正确地使用制作修复体的种植修复部件或材料:如条件允许,美学区尽量选用全瓷基台和全瓷冠修复,或采用贵金属作为上部结构材料,保证修复的精确性。同时,修复体与基台的交接面在唇侧位置于龈下0.5～1mm位置,以避免金属的暴露。

2. 美学并发症的解剖学因素及处理方法

(1) 种植位点处水平向或垂直向骨缺损:采用骨增量技术重建骨组织高度及宽度。美学风险高的病例,可先行骨增量,再行二期种植术。可采用牙根瓷或牙龈色瓷降低牙冠长度,减轻美观不足的程度。

(2) 邻牙根面垂直向骨缺损:可以采用牙周治疗方法结合骨增量方法增加骨高度,或采用软组织移植,邻牙制作修复体,加长邻牙与种植修复体间接触点长度代偿可能出现的"黑三角"问题。

(3) 多颗牙缺失的种植位点,需要连续植入种植体:可以采用过渡义齿进行软组织成形,或局部软组织移植增加局部软组织高度和厚度。

为防止戴牙后并发症的发生,应嘱患者定期复诊。复诊时需检查种植体及冠是否稳固,牙龈颜色、位置有无变化,有无探诊出血。拍 X 线片检查种植体周骨结合情况,有无种植体周快速骨吸收或阴影。同时,对患者进行口腔卫生宣教,以保证种植修复的长期成功。

第三节 牙槽嵴顶开裂式骨缺损的牙种植手术

此型骨缺损发生在种植体颈部,近牙槽嵴顶。引导骨组织再生术(guided bone regeneration, GBR)是最常用的骨增量方式,它基于引导组织再生(guided tissue regeneration,GTR)技术发展而来,由 Buser 等于 1993 年率先提出。其原理是根据各类组织细胞迁移速度不同的特点,将屏障膜置于软组织和骨缺损之间建立生物屏障,创造一个相对封闭的组织环境,阻止结缔组织细胞和上皮细胞进入骨缺损区,而允许有潜在生长能力、迁移速度较慢的前体成骨细胞优先增殖并长入屏障膜下方血凝块占据的空间内,使骨在一个无干扰的稳定空间和条件下实现骨组织的修复性再生。

GBR 术的临床应用通常需要考虑以下影响因素和临床操作关键点:

1. 医生术前对患者全身、局部和解剖因素的评估。
2. 手术切口的设计。
3. 骨缺损形态的评估。
4. 种植体植入时机的选择(同期或分阶段植入)。
5. 骨移植材料的选择。
6. 屏障膜的选择和固定。
7. 缝合要求。

临 床 病 例

首次门诊病历摘要

患者,男性,42 岁,原种植牙松动,要求重新修复。

患者约 10 年前于外院行右上前牙种植义齿修复,近期发现修复体松动加剧求治。

口内检查:11 修复体松动Ⅲ度,颈缘暴露,边缘粗糙,唇侧牙龈红肿,牙体形态不佳,与邻牙无良好的接触关系(图 5-22)。

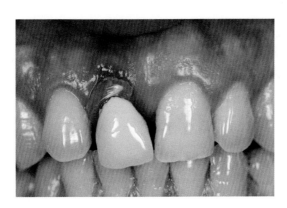

图 5-22 口内检查,患者原有修复体松动,
修复体边缘暴露,牙龈红肿

X 线检查:原种植体为叶状种植体,已折断,可见断缘周围牙槽骨呈低密度影像,种植体根方折断部分仍有较好骨结合(图 5-23)。

患者无全身系统性疾病,无吸烟史。

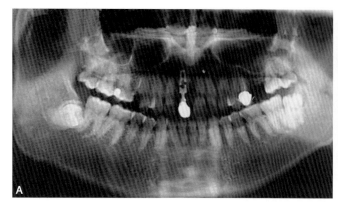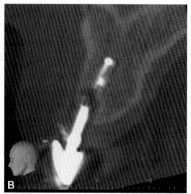

图 5-23 X 线检查,见原种植体折断于骨内

【问题1】通过患者主诉和上述检查,拟采取的治疗方案是什么?

该患者种植体已在骨内折断,且断缘周围已有慢性炎症表现,因此,必须首先取出折断种植体,并彻底清创。由于原种植体的断裂面位于牙槽骨内较深,取出过程中不可避免造成唇侧骨壁的破坏,因此,在取出种植体后,需行 GBR 对缺损骨壁进行修复。

知识点

GBR 技术应用于牙种植治疗中的适应证

1. 种植体周围骨劈裂和开窗。
2. 种植体周围骨缺损。
3. 拔牙后即刻种植。
4. 局部牙槽嵴水平向、垂直向骨量不足。
5. 种植失败后的治疗。

【问题2】如何设计手术切口?

由于须去除部分唇侧骨壁才能顺利取出折断的种植体,因此,在设计切口时要保证术区的充分暴露,同时,GBR 术要获得理想的骨增量效果,必须保证软组织创口无张力、严密关闭,使生物材料在黏膜下无干扰愈合。

当缺损的牙槽骨局部增量后,牙槽嵴的形态发生变化,体积增加,因此,通常选择增加唇侧的骨膜松弛切口,做到无张力关闭创面。

切口类型的选择取决于骨缺损的范围和手术部位。在前牙区,考虑到软组织的美学形态,多采用角形切口和膜龈松弛切口。骨缺损范围较大时,由于骨增量较多,所需软组织量也相应较大,采用梯形切口可以充分松弛软组织,获得无张力缝合。

该患者术区为上颌前牙区,为避免垂

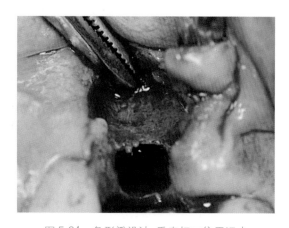

图 5-24 角形瓣设计,垂直切口位于远中

直向切口产生的线样瘢痕组织对美观产生的影响,因此设计为垂直切口位于远中的角形瓣(图 5-24)。

知识点

常用的切口设计方式

通常采用的切口方式有:角形切口、梯形切口和膜龈松弛切口(图5-25)。

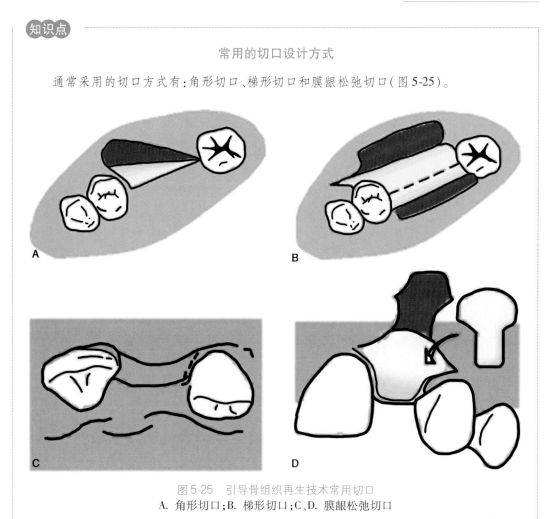

图 5-25　引导骨组织再生技术常用切口

A. 角形切口;B. 梯形切口;C、D. 膜龈松弛切口

【问题3】如何选择种植体的植入时机?

在骨缺损区域,种植体的植入时机可以分为同期植入(simultaneous placement)和延期植入(delayed placement)。种植体植入与GBR能否同期进行,需满足以下条件:①种植体植入时能获得正确的三维位置;②种植体植入时能获得良好的初期稳定性;③骨缺损类型是否为"有利型"骨缺损。

在临床应用中,按照余留骨壁情况,骨缺损类型可分为:一壁型骨缺损、二壁型骨缺损和三壁型骨缺损。其中,二壁型和三壁型骨缺损属于有利型骨缺损形态,这些小的骨缺损在数周内有着良好的骨再生。一壁型骨缺损由于血管原和成骨前体细胞的桥接距离长而增加了骨再生不良的风险。因此,如果牙槽嵴宽度小于5mm,则建议种植体植入与GBR术分阶段进行。

该患者取出折断种植体后,可见该种植位点的骨缺损类型介于二壁型和三壁型骨缺损之间,且种植体植入后其涂层暴露部分仍位于牙槽嵴宽度之内,骨再生效果较好,可以进行同期种植(图5-26)。

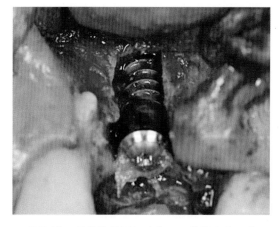

图 5-26　种植体暴露部分位于牙槽嵴宽度之内

155

> **知识点**
>
> 种植体植入的正确三维位置
>
> 冠根向:植入深度位于将来修复体龈缘根方 3～4mm(即:相邻天然牙釉牙骨质界下方 2～3mm)。
>
> 唇舌向:最终修复体理想外形高点腭侧宽约 1.5～2mm 的安全带内。
>
> 近远中向:距离相邻天然牙 1.5mm。

【问题4】如何选择骨充填材料?

临床中,在骨缺损区常规应用骨移植材料以提高可预计的骨增量效果。常用的骨移植材料有:自体骨移植材料(autograft);同种异体骨移植材料(allograft);异种骨移植材料(xenogenic bone graft);人工合成骨移植材料(synthetic bone graft)以及人工骨与自体骨的混合应用。

理想的骨移植材料应具备以下特性:①支持屏障膜,避免膜塌陷;②促进新骨形成;③低替代率,能够长期维持新生骨量。

由于目前尚未有任何一种材料能同时满足上述②、③两种特性,因此在临床中常将自体骨屑与人工骨材料混合应用,将自体骨屑覆盖于种植体表面,然后在其表面覆盖低替代率的骨充填材料(Bio-Oss)。当种植体的植入与 GBR 同期完成时,应保证覆盖于种植体暴露表面的骨移植材料厚度不小于 2mm(图 5-27)。

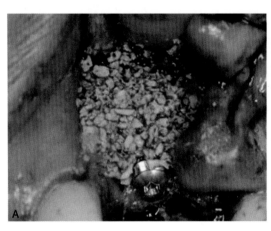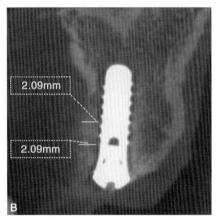

图 5-27　骨充填材料覆盖种植体表面,厚度至少要达到 2mm

> **知识点**
>
> **骨修复性再生的机制和基本过程**
>
> 骨组织的再生包括生理性再生和修复性再生,骨缺损后骨组织的重建属于修复性再生。其基本原理和过程为:骨生成、骨诱导和骨引导。

> **知识点**
>
> **理想骨移植材料的特性**
>
> 良好的生物相容性;高度的骨引导性;较大的内表面积和多孔性;缓慢的吸收速度及具有与人体骨组织相似的弹性模量。

【问题5】如何放置并固定屏障膜?

要使屏障膜能够为骨组织优势生长提供一个隔离、封闭、无干扰的环境,应具备以下特点:良好的生物相容性,能够隔离细胞,利于组织整合,创造和维持稳定的空间,术中可操作性好以及避免发生并发症的能力。

常用的屏障膜分为不可吸收膜和可吸收膜两种,可吸收性引导膜易操作,无须二次手术取出。不可吸收性膜易塑形,但影响黏膜愈合,需要二次手术取出。目前临床中多选用可吸收性膜。

放置屏障膜时,首先应根据缺损范围的大小和形态,选择合适类型与尺寸的屏障膜。无论采用哪种屏障膜,其覆盖范围要越过缺损边缘至少2~3mm。放置时应保证屏障膜平整无皱褶,在缝合软组织瓣时要绝对避免膜发生任何微小的移动。通常,固定屏障膜的方法有3种:①将膜边缘嵌入黏骨膜下方,直抵骨壁,靠黏骨膜瓣的挤压固位;②在膜的中央穿一小孔,用种植体覆盖螺丝固定;③用膜钉固定于邻近骨壁上。在连续骨缺损范围较大时,需要特别注意防止因膜的塌陷而丧失骨生长与骨沉积的空间(图5-28)。

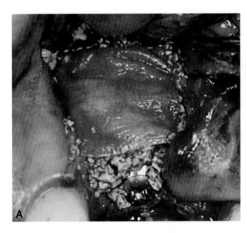
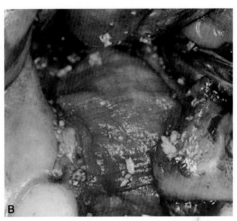

图5-28 胶原膜覆盖超过骨缺损区至少2mm,双层膜技术利于维持空间稳定

【问题6】如何正确关闭创口?

正确关闭创口也是手术获得成功的重要因素之一。无干扰的初期创口愈合是获得理想治疗效果的有力保证,因此种植体多采用潜入式植入方式,创口进行无张力对位缝合。临床中通常采用刀片(15#)在唇颊侧黏骨膜瓣内切断骨膜达到减张的目的。缝合方式多选用单线间断缝合,缝线之间的距离为2~3mm。

缝线为不可吸收的聚酰胺单丝线,牙槽嵴顶切口应用5-0缝线,松弛切口通常应用6-0缝线。

【问题7】如何进行术后维护?

在软组织愈合期常规应用0.1%葡萄糖氯己定进行为期约2周的化学性菌斑控制。术区禁止刷牙。7天、14天和21天随诊观察,检查创口的愈合情况。术后常规预防性应用抗生素3天。术后7~14天拆线。

【问题8】何时进行二期手术?

在GBR术应用初期,通常推荐4~6个月的愈合期,因此,在分阶段植入种植体时,建议种植体的植入时机为GBR术后6个月。在GBR同期植入种植体时,应依据种植体周围骨缺损程度确定再次暴露种植体的愈合时间,唇侧骨壁完整且为3壁型骨缺损愈合期为6周;唇侧骨壁垂直型骨缺损达到2mm,愈合期为8周;唇侧骨壁垂直性骨缺损3~5mm,愈合期为10周;唇侧骨壁垂直性骨缺损≥6mm。愈合期最长,为12周。该患者由于骨缺损量较大,故二期手术时间选择在术后6个月进行(图5-29~图5-31)。

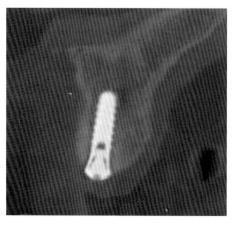

图5-29 术后6个月CT显示,种植体周围骨结合良好,唇侧骨板厚度超过2mm

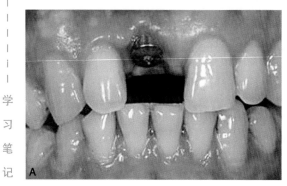
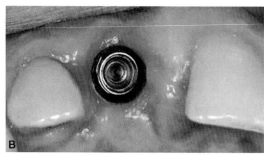

图5-30 术后6个月行二期手术,更换愈合帽,可见牙龈袖口成形良好

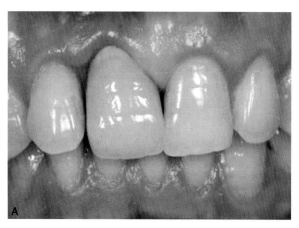
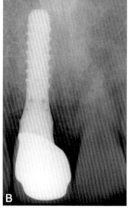

图5-31 常规上部结构修复,颈缘位置高于邻牙,由于患者唇笑线低,微笑时不显露,故未做其他处理;放射线检查种植体骨结合良好,冠边缘密合

GBR 术的手术原则

1. 屏障膜完全隔离软组织。
2. 创造和维持空间,以满足成骨需要。
3. 保护血凝块和稳定伤口。
4. 避免屏障膜暴露于口腔。

第四节　上颌后牙区剩余骨高度不足的牙种植手术

上颌窦底提升术是指由于牙齿拔除后上颌窦腔气化增大,上颌后牙区种植骨量不足时,将上颌窦黏膜从窦底剥离后向上提升,在窦底黏膜与窦底骨壁之间植入骨移植材料,建立新的窦底位置的骨增量技术。

上颌窦底提升术中,常用的临床术式通常有 2 种,一种是在上颌窦侧壁开窗,在直视下植入骨移植材料,这种方式称为侧壁开窗上颌窦底提升术;另一种是从牙槽嵴顶方向预备种植窝,在接近上颌窦底时小心磨除部分上颌窦底壁或通过敲击使之骨折,在盲视下将上颌窦底黏膜与窦底骨壁小心剥离后,通过置入骨移植材料或植入种植体将上颌窦底黏膜推向上方,这种方式称为经牙槽嵴顶上颌窦底提升术。

临床中,应用上颌窦底提升术时通常需要考虑以下影响因素和临床操作关键点:

1. 术前需对患者全身、局部和解剖因素进行仔细评估。
2. 可用骨量的评估。
3. 术式选择和手术切口的设计。
4. 种植体植入时机的评估和选择(同期或分阶段植入)。
5. 骨移植材料的选择。
6. 并发症的预防及处理。

临 床 病 例

首次门诊病历摘要

患者,女性,34 岁,右上后牙因龋坏严重,拔除后要求种植修复。

患者约 3 个月前因患牙龋坏严重而拔除,影响咀嚼功能前来就诊。

口内检查:16 缺失,缺牙间隙正常,黏膜色质正常,全口牙周状况良好(图 5-32)。

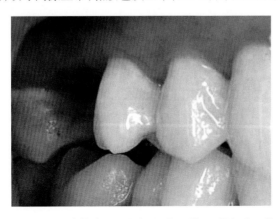

图 5-32　口内检查,16 缺失,缺隙正常,牙龈色质正常

全景片显示:16缺牙区剩余牙槽骨高度约为5mm,原牙槽窝处呈低密度影像,上颌窦底位置下降,窦内未见病理性改变(图5-33)。

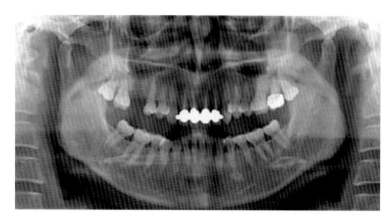

图5-33 放射线检查,见上颌窦底位置下降,可用骨高度不足

【问题1】通过上述口内及放射线检查,初步的种植治疗方案是什么?

口内检查可见患者16区缺牙间隙正常,颊侧无骨倒凹,黏膜色质正常,全口曲面体层摄影显示缺牙区可用骨高度约为5mm,不能满足常规种植体植入所需骨量,上颌窦腔气化增大,窦底位置下降,窦内未见病理性病变。患者身体健康,无系统性疾病。初步治疗方案为:经牙槽嵴顶上颌窦底提升术同期种植体植入。

> **知识点**
>
> 上颌窦底提升术的适应证和禁忌证
>
> 适应证:①剩余牙槽嵴高度不足10mm;②无严重的上颌窦病史;③无解剖结构的限制或之前手术形成的瘢痕。
>
> 全身禁忌证:①上颌骨区域的放疗;②败血症;③严重骨折;④未得到有效控制的系统性疾病;⑤过量吸烟、酗酒、吸毒;⑥心理恐惧症。
>
> 局部相对禁忌证:①上颌窦内感染(积脓症);②炎症或病理性损害;③慢性上颌窦炎;④牙源性感染;⑤严重的过敏性鼻炎。

【问题2】与上颌窦底提升术相关的上颌窦解剖特点有哪些?

成人上颌窦的平均体积为15cm^3,由前壁、后壁、顶壁、底壁和内壁组成,在上颌窦内壁有一与鼻腔相通的自然裂口,称为上颌窦裂孔,上颌窦分泌的黏液等通过此窦口经鼻腔排出体外,应注意:当置入窦腔内的骨移植材料高度超过15mm时,有阻塞窦口的风险,导致窦内分泌物不能顺利排出。

上颌窦中隔是上颌窦内的皮质骨壁,通常位于前磨牙和第一磨牙区,将上颌窦分为2个或多个窦腔。其发生率可以达到13%～33.2%。上颌窦中隔的存在增加了手术难度和黏膜穿孔或撕裂的风险。

上颌窦黏膜从鼻腔黏膜延续而来,分3层:上皮层、固有层以及骨膜层。厚度在0.3～0.8mm之间,健康的上颌窦黏膜呈半透明的淡蓝色。长期吸烟患者的窦黏膜会变薄、变脆;慢性增生性或肥厚性上颌窦炎的患者,上颌窦黏膜会出现显著增厚,并与其下方的骨壁产生粘连,在上述情况下剥离、提升上颌窦黏膜时,极易造成黏膜的穿孔或撕裂,增加了上颌窦内感染的风险。

薄衬里黏膜:属于健康状态,在CT扫描中不可见。

厚衬里黏膜:CT扫描中可见,可能是过敏、吸烟或其他情况引发全身性炎症反应,但不是手术禁忌证。

【问题3】如何根据不同剩余骨高度来选择上颌窦底提升术的术式?

关于上颌骨后牙区剩余牙槽骨与牙种植之间关系的分类有很多种,如 Cawood & Howell、Misch 和 Simion 都提出了相应的分类方法,ABC 分类法是一种新的分类方法,更综合考量了种植体成功的所有关键因素,具有临床指导意义。

知识点

什么是 ABC 分类法

ABC 分类是假定种植体的最小直径和长度为 4mm×10mm,A 类为可用骨量充足,B 类为轻度骨量不足,C 类为骨量不足(图 5-34)。

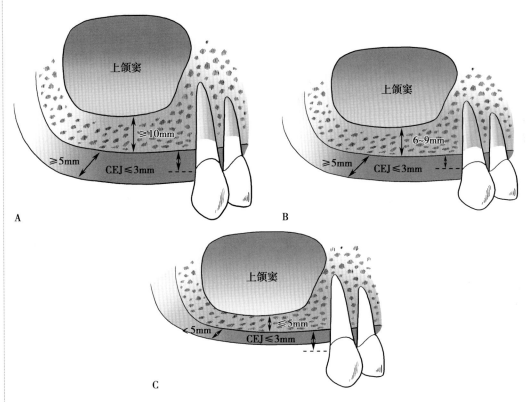

图 5-34 ABC 分类法
A. A 类;B. B 类;C. C 类

由于大量研究表明种植体长度≥10mm 时,成功率较高,且大直径的种植体可以获得更好的稳定性和临床成功率,因此,虽然在该分类方法中以 4mm 直径的种植体为例,临床中如条件允许仍推荐使用大直径的种植体。

1. A 类 骨量充足。上颌窦底至牙槽嵴顶至少 10mm,且牙槽骨宽度≥5mm,牙槽嵴顶至邻牙的 CEJ 距离≤3mm。该条件下,常规植入种植体,无需骨增量。

2. B 类 轻度骨量不足。上颌窦底至牙槽嵴顶 6~9mm,牙槽骨宽度≥5mm,且无需水平向扩增。牙槽嵴顶到邻牙 CEJ 的距离≤3mm。该条件下,可以选择行上颌窦底提升术的同时植入种植体。

B 类中又分 h、v 和 c3 个亚类:

(1)h 亚类(水平向骨缺损):牙槽骨宽度<5mm,需要水平向扩增。

（2）v亚类（垂直向骨缺损）：牙槽嵴顶至邻牙CEJ的距离>3mm，建议植骨以维持理想的冠/种植体比例。

（3）c亚类（混合型骨缺损）：骨宽度<5mm，牙槽嵴顶至邻牙CEJ距离>3mm，需要植骨。

3. C类　骨量不足。上颌窦底至牙槽嵴顶距离≤5mm，牙槽骨宽度≥5mm，牙槽嵴顶至邻牙CEJ的距离≤3mm。推荐使用侧壁开窗上颌窦底提升术，如果能获得足够的初期稳定性，可在提升的同时植入种植体，否则，则应在上颌窦底提升术后6个月行种植体植入术。C类也有h、v和c3个亚类，分类标准同B类。

ABC 分类和推荐的治疗方案

分类	推荐方法	同期/延期植入
A	常规种植体植入术	同期
B	经牙槽嵴顶上颌窦底提升术（内提升）	同期
B-h	内提升+GBR	同期
B-v	Onlay 植骨/垂直向 GBR+内提升	延期
B-c	GBR 和（或）Onlay 植骨+内提升	延期
C	侧壁开窗上颌窦底提升术（外提升）	同期（初期稳定佳） 延期（初期稳定不佳）
C-h	外提升+GBR/Onlay	延期
C-v	外提升+GBR，必要时 Onlay 植骨	延期
C-c	外提升+GBR，必要时 Onlay 植骨	延期

【问题4】经牙槽嵴顶上颌窦底提升术的主要操作环节有哪些？

该术式的手术路径是从牙槽嵴顶进入，通过特殊器械的使用，使上颌窦底产生微小骨折或缺损，从该处将上颌窦底黏膜向上推，使之与窦底骨壁分离后，送入骨移植材料，或不用骨移植材料而直接用植体提升窦底黏膜（提升量小于2mm时），通常可在完成提升术的同时植入种植体。

具体操作环节如下：

1. 切口设计　由于上颌窦内提升通常是在种植体植入的同时进行，因此其切口设计等同于种植体植入手术的切口设计，常采用牙槽嵴顶正中或偏腭侧切口。

2. 种植窝的制备　根据术前测量数据作为参考，制备种植窝，应距上颌窦底壁约1mm处停止；此时，也可凭手感作为术中参照（即：在制备过程中，当感觉骨质硬度明显增加时，说明钻头尖端已触及上颌窦底壁皮质骨，便应及时停止），避免由于术前测量误差或术中操作不当导致的窦底黏膜意外穿孔。

3. 窦底黏膜的提升

（1）Summers 骨凿冲顶技术：采用Summers 骨凿（图5-35），冲击上颌窦底骨壁致其骨折，提升窦底黏膜至预计高

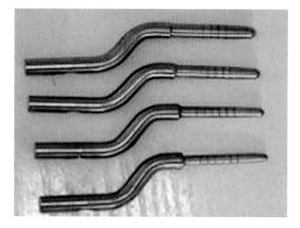

图 5-35　Summers 骨凿

度。提升过程中需检查窦底黏膜的完整性（捏鼻鼓气试验）。当可用骨高度接近于植体长度，窦底黏膜完整时，可直接旋入种植体，利用骨折骨块将窦底黏膜顶起，直至达到预定的植入深度。当需要提升的量较大时（>2mm），则需在种植窝内逐步填入骨移植材料，再旋入植体至预定深度（图5-36）。

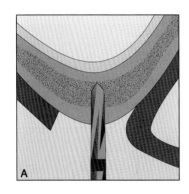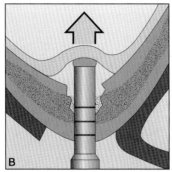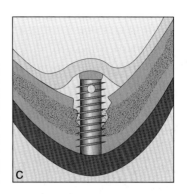

图5-36　上颌窦底黏膜提升示意图

（2）超声骨刀技术：常规制备种植窝，止于上颌窦底壁下方约1mm处。利用超声骨刀可以有效切割硬组织，但不损伤软组织的特性，钻透窦底骨壁，逐步扩大窦底骨壁穿孔区，利用超声骨刀在钻透骨壁时产生的振荡及水流的冲击力，将窦底黏膜与窦底壁分离（图5-37~5-39）。

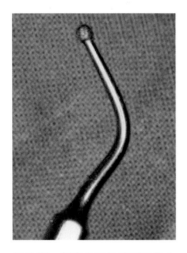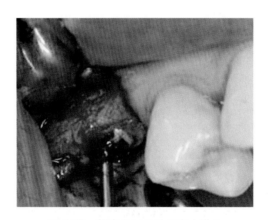

图5-37　超声骨刀的球形工作头　　　　图5-38　超声骨刀从种植窝内进入钻透上颌窦底壁

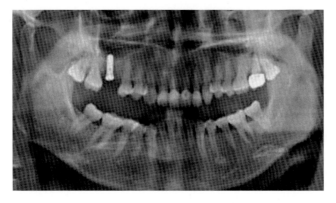

图5-39　同期植入种植体，可见种植体进入窦腔，窦底黏膜完整

该方法的优势是:减轻患者术中不适感;手术安全性和可靠性高;初学者易于掌握。即便窦底黏膜意外穿孔,由于穿孔直径很小,也可以直接从种植窝内置入 Bio-Gide 胶原膜遮蔽穿孔处。

【问题5】经牙槽嵴顶上颌窦底提升术的注意事项有哪些?

1. 术前准确测量剩余牙槽骨高度。

2. 扩孔钻深度适中,注意保护上颌窦底黏膜。

3. 冲顶力度不可过大,最好选用凹头或平头骨挤压器械,器械方向要沿理想长轴方向进入,敲击方向和器械长轴保持一致。

4. 避免超限提升上颌窦底,经牙槽嵴顶冲顶上颌窦底时,提升高度有一定的限制,一般不宜超过 5mm,过大范围提升易造成上颌窦黏膜穿孔而导致手术失败,如果黏膜破裂,术后可能出现同侧鼻孔出血现象。

【问题6】何时开始进行二期手术及上部结构修复?

为了保证同期植入的种植体在愈合期间不受干扰,通常采用潜入式植入方式,由于上颌后牙区骨质条件多为 3 类骨,因此,二期手术应在一期手术至少 3 个月后开始进行,牙龈成形 2 周后按常规步骤进行上部结构修复。如果骨质条件为 4 类骨或种植体初期稳定性低于 30N·cm,则应将修复时间延长至一期手术后 18 周时。在进行二期手术前,建议放射线检查确认种植体的骨结合情况,如种植体周有透射影像时应推迟进行二期手术。

该患者由于植体初期稳定性好,提升高度较小,因此术后 4 个月开始进行二期手术并完成上部结构修复(图 5-40、图 5-41)。

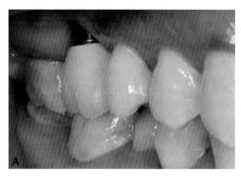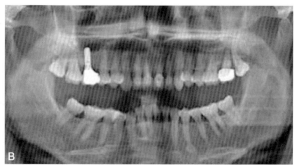

图 5-40 修复完成,可见种植体周骨结合良好

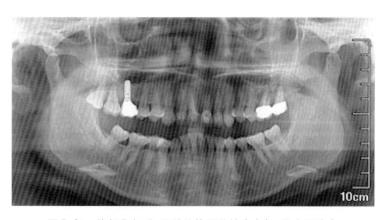

图 5-41 修复 5 年后,见种植体周骨结合良好,骨水平稳定

临床病例

患者,男性,53岁,右上后牙缺失多年要求种植修复。

患者数年前因患牙龋坏严重而拔除,曾行活动义齿修复,佩戴不适,要求种植义齿修复。

口内检查:16缺失,缺牙间隙正常,黏膜色质正常,邻牙健康(图5-42)。

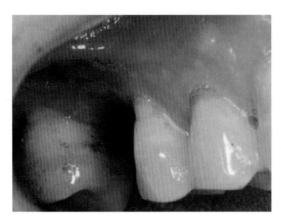

图5-42 术前口内检查,缺牙间隙正常,软组织健康

放射线检查:16区剩余牙槽骨高度约为4.5mm,牙槽嵴轻度吸收,上颌窦底位置下降,窦内未见病理性改变(图5-43)。

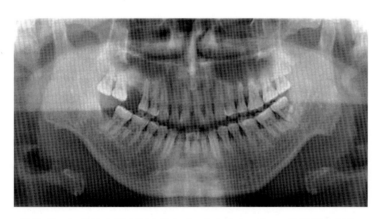

图5-43 X线检查见上颌窦腔气化,窦底位置下降,牙槽嵴轻度吸收,可用骨高度约4.5mm

【问题1】通过上述临床及放射线检查,种植治疗的方案是什么?

口腔检查可见患者16缺失,缺牙间隙正常,邻牙无倾斜移位,对殆牙未伸长,软组织健康。放射线检查显示患者缺牙区可用骨高度约为4.5mm,表现为上颌窦底位置的下降以及牙槽嵴的轻度吸收。ABC分类为C类,拟行侧壁开窗上颌窦底外提升术同期植入种植体。

【问题2】侧壁开窗上颌窦底提升术的操作关键环节及注意事项有哪些?

临床操作关键环节:

1. 切口设计 在牙槽嵴顶偏腭侧做横切口,同时在距骨窗边缘至少一颗牙处做垂直向松弛切口,可设计为角形或梯形瓣。在尖牙区做垂直松弛切口时(特别对于面中部高度较短的患者),要注意避免损伤眶下神经的分支,切口不能超过前庭沟。

2. 骨窗设计 在放射线检查的辅助下,根据局部解剖标志设计骨窗,应注意避开邻牙根尖。传统的开窗范围较为广泛,其下缘通常位于窦底上方约 3mm 处,近中缘距上颌窦前壁约 3mm,上缘距牙槽嵴顶约 15mm,长度约 15mm,这种骨窗设计方式可以使术者清楚地观察到窦腔内情况,易于剥离黏膜和放置植骨材料。但缺点是手术创伤大、术后反应重,易造成患者术后产生局部肿胀、疼痛。建议在熟练掌握各项操作的前提下,尽量采用小开窗设计,缩小手术范围,减少损伤。

开窗工具建议采用超声骨刀(图 5-44),工作刀头切透骨壁直达黏膜。其优点在于:超声骨刀对硬组织具有切割力,但不易损伤上颌窦黏膜。骨窗形态为矩形或椭圆形。

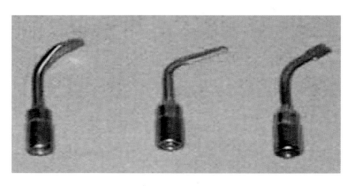

图 5-44 超声骨刀工作刀头,切割骨壁时不易损伤黏膜

3. 开窗骨块的处理 开窗骨块可有两种处理方式。一是形成一个上部铰链状的骨瓣(图 5-45),将其翻入窦腔内作为新的上颌窦底。其优点在于同期进行植体植入时,翻入窦腔的皮质骨块可以成为通向上颌窦的屏障,防止在窦底黏膜穿孔时,骨屑或骨移植材料进入窦腔。缺点是在翻入骨瓣时,锐利的骨边缘可能会损伤到窦黏膜。另一种方法,是将开窗骨块完全取下(图 5-46),粉碎并与骨移植材料混合后填塞入窦底骨壁与窦底黏膜之间。此种方法的优势在于安全、易操作。但如出现窦黏膜穿孔时,为防止骨屑或骨移植材料进入窦腔,应在黏膜穿孔处与上颌窦底壁之间放置 Bio-Gide 胶原膜作为屏障,再在胶原膜与窦底壁之间置入骨移植材料和骨屑的混合物。

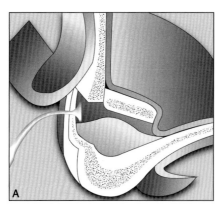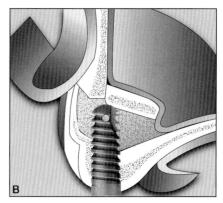

图 5-45 铰链状骨瓣翻入窦腔形成新的上颌窦底

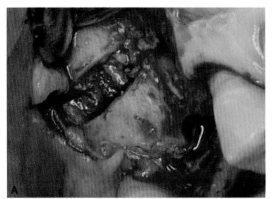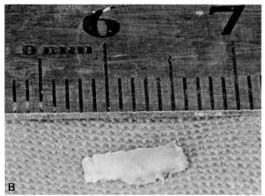

图 5-46 去除骨块,暴露窦黏膜,见窦黏膜完整

【问题 3】如何分离和提升窦底黏膜?

使用超声骨刀的碟形工作头(图 5-47),从骨窗边缘,振动进入窦壁与窦黏膜之间,首先分离骨窗下缘黏膜,再逐步向内分离,并向上向内推窦底黏膜。操作时,可通过捏鼻吸气法,利用负压使窦底黏膜与窦底骨壁分离。在提升上颌窦黏膜时,需随时确认上颌窦黏膜的完整性,当上颌窦黏膜与窦底壁完全分离并被提升后,将骨移植材料与自体骨屑的混合物置入窦底骨壁与窦底黏膜之间(图 5-48、图 5-49)。

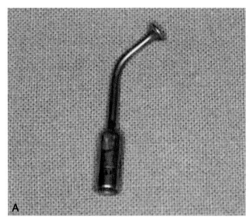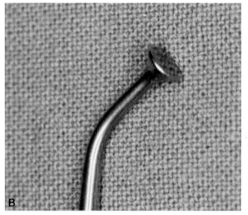

图 5-47 超声骨刀的碟形工作头,用以分离上颌窦黏膜

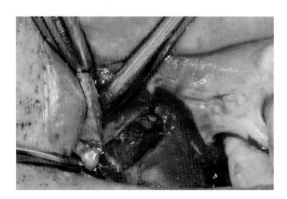

图 5-48 提升窦底黏膜,可见窦底黏膜下方形成的提升空间

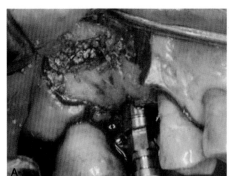
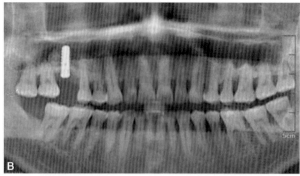

图 5-49 在提升空间内置入骨移植材料,并同期植入种植体

【问题 4】存在上颌窦中隔时,如何避免上颌窦黏膜意外穿孔?

上颌窦中隔通常由上颌窦的底壁或侧壁发出,呈尖部指向窦内的反哥特式拱形,将上颌窦分为 2 个或多个窦腔。中隔的存在给手术操作带来了困难,不仅阻碍了骨移植材料的顺利置入,而且在中隔处剥离上颌窦黏膜时很容易造成黏膜穿孔。因此,当上颌窦中隔存在时,应采用侧壁开窗的术式,在直视下进行操作。可在术中用凿子先将中隔凿断,移出窦腔,去除干扰后再剥离和提升窦黏膜;或者调整骨窗的设计方案,如:将 U 形骨窗改为 W 形(中隔位置较低时)或在中隔的两侧分别形成 2 个骨窗(中隔位置较高时),避开中隔,以免造成中隔骨折,刺穿黏膜。

【问题 5】如何关闭骨窗?

当骨窗开窗范围较大时,可将开窗骨块复位后,表面覆盖可吸收胶原膜;如开窗范围较小,则在开窗处填塞骨粉后,以可吸收胶原膜覆盖骨窗(图 5-50)。将颊侧软组织瓣复位,间断式缝合(图 5-51)。术后 6 个月,常规完成上部结构修复(图 5-52)。修复 2 年后 X 线片检查见图5-53。

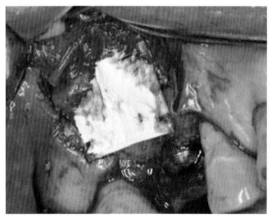

图 5-50 Bio-Gide 胶原膜覆盖骨窗

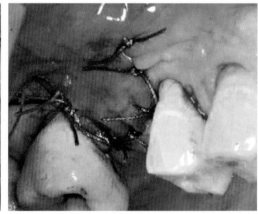

图 5-51 间断式缝合关闭创口

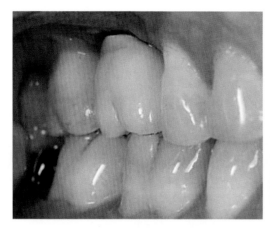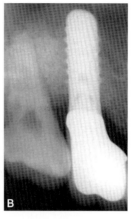

图 5-52 完成上部修复,X 线检查见种植体骨结合良好,冠边缘密合

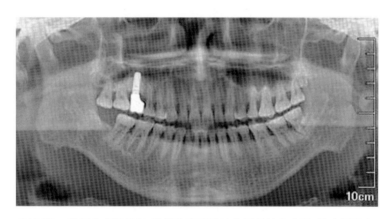

图 5-53 修复完成后 2 年,X 线检查见种植体周骨结合良好,骨水平稳定

【问题6】上颌窦底提升术的常见并发症有哪些?

常见的并发症分为术中并发症和术后并发症。

术中并发症包括:

1. 出血 多来自窦腔骨壁的静脉血管,可通过加压止血或等待自然凝血。

2. 上颌窦黏膜穿孔 直径小于 3mm 的小穿孔不需要处理,小心剥离穿孔周围的黏膜使其折叠即可关闭穿孔处;直径在 5~10mm 的中穿孔,首先应将穿孔周围的黏膜剥离起来以防止裂口的扩大,然后用胶原膜覆盖穿孔处以防止植骨材料进入窦腔;大于 10mm 的穿孔则难以修复,通常需要终止手术。

3. 污染 术中的无菌操作及口腔内病灶的去除可以将术后感染的风险降低,脓液的扩散如是来自根端囊肿,需要将囊肿摘除后再行手术以减小感染发生的几率;非脓性扩散,如黏液囊肿的液体扩散,则可以正常完成手术。

术后即刻并发症主要表现为:出血。口腔出血最有效的处理方法是压迫止血,鼻腔出血施以冷凝加压。

术后远期并发症包括:①窦内未成骨;②种植失败;③上颌窦炎;④口腔-上颌窦痿。

在上述两个病例中,采用侧壁开窗术式的患者术后 3 天有轻微的面部肿胀,均未出现出血、黏膜穿孔等并发症,术后愈合良好。

知识点

上颌窦黏膜穿孔的分类

Paul A. Fugazzotto 等依据穿孔位置对上颌窦底提升术中 Schneiderian 膜穿通情况进行了分类：

Ⅰ类：穿孔区位于上颌窦开窗的根尖方向，可以通过提升上颌窦黏膜使之在此处返折而封闭穿孔，也可放置胶原膜增强封闭效果。

Ⅱ类：穿孔区位于骨窗近远中侧壁及底壁。其中Ⅱa类为上颌窦黏膜能提升至穿孔根方4~5mm，可以扩大骨窗后通过返折黏膜或覆盖胶原膜封闭穿孔。Ⅱb类为穿孔位于骨窗边缘，且开窗位置近上颌窦边缘，无法通过扩大开窗暴露完整上颌窦黏膜时。采用胶原膜封闭穿孔，但不建议同期植入种植体。

Ⅲ类：穿孔区位于开窗体部，通过放置胶原膜予以封闭。

知识点

上颌窦区血供

良好的血供有利于促进伤口的愈合和组织的再生，熟悉上颌窦区的动脉血管分布，对于正确设计手术方案，有效规避术中意外和术后并发症具有重要意义。

上颌窦的动脉血供来源于上颌动脉发出的若干分支，其中，MA 在进入翼腭窝前发出的上牙槽后动脉(PSAA)和眶下动脉(IOA)是上颌窦区血供的主要来源。（图5-54）。

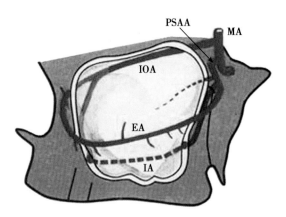

图5-54　上颌窦区血供分布示意图

MA：上颌动脉；PSAA：上牙槽后动脉；IOA：眶下动脉；EA：骨外血管吻合支；IA：骨内血管吻合支

（王佐林）

参考文献

1. Daniel Buser. 20 Years of guided bone regeneration in implant dentistry. Berlin：Quintessence publishing Co Inc，2009
2. Wang HL，Katranji A. ABC sinus augmentation classification. Int J Periodontics Restorative Dent，2008，28（4）：383-389
3. 宿玉成. 现代口腔种植学. 北京：人民卫生出版社，2004
4. Summers RB. A new concept in maxillary implant surgery：The osteorome technique. J Compend Contin Educ Dent，1994，15：152-158
5. Stephen S Wallace，Dennis P Tarnow，Stuart J Froum，et al. Maxilllary Sinus Elevation By Lateral Window Ap-

proach；Evolution of Technology and Technique. Journal of Evidence-based Dental Practice Special Issue-Perio-dontal and Implant Treatment，2012，12（Supplement 1）：161-171

6. Maestre-Ferrín L，Galán-Gil S，Rubio-Serrano M，et al. Maxillary sinus septa：A systematic review. Med Oral Patol Oral Cir Bucal，2010，15（2）：e383-386

7. Kim MJ，Jung UW，Kim CS，et al. Maxillary sinus septa：prevalence，height，location，and morphology. A refor-matted computed tomography scan analysis. J Periodontol，2006，77（5）：903-908

8. Neugebauer J，Ritter L，Mischkowski RA，et al. Evaluation of maxillary sinus anatomy by cone-beam CT prior to sinus floor elevation. Int J Oral Maxillofac Implant，2010，25（2）：258-265

9. Daniel Buser，Urs Belser，Daniel Wismeijer，et al. ITI Treatment Guide：Implant Therapy in the Esthetic Zone Single-Tooth Replacements. Berlin：Quintessence publishing Co. Inc，2006

学

习

笔

记

感染是微生物对宿主异常侵染所致的微生物与宿主之间相互作用,引起机体产生防御为主的一系列全身与局部组织反应的疾患。

口腔颌面部感染常见的病原菌有:葡萄球菌、链球菌、大肠埃希菌、铜绿假单胞菌(绿脓杆菌)、白色念珠菌、变形杆菌、类杆菌、放线菌等。口腔颌面部感染多为需氧菌和厌氧菌混合感染。

口腔颌面部感染的途径主要有五条:牙源性;腺源性;创伤性;血源性;医源性。

口腔颌面部感染局部临床症状主要表现为:红、肿、热、痛、功能障碍;感染的部位不同,出现不同的功能障碍,颌周咀嚼肌群受累引起不同程度的张口受限,在舌根、口底、下颌下、颏下、咽旁间隙可引起不同程度的吞咽、咀嚼、语言甚至呼吸困难。

口腔颌面部感染全身症状表现轻重不一,局部反应较轻微或较局限的感染无明显全身症状。一般全身表现可有:畏寒、发热、全身不适、食欲降低、尿量短赤、白细胞总数升高、中性比例增加,可出现核左移、水电解质平衡失调,个别严重者可发生败血症、中毒性休克。

第一节 智齿冠周炎

智齿冠周炎是指智齿萌出过程中或智齿阻生萌出不全,牙冠周围软组织的炎症。

临床关键点:

1. 大部分智齿冠周炎患者都是以"牙痛"、"张口受限"就诊。

2. 智齿冠周炎多见于青壮年,多发生于下颌智齿。

3. 智齿冠周炎无冷热刺激痛,当出现冷热刺激痛时,应注意智齿本身及相邻的第二磨牙有无龋坏,尤其第二磨牙的龋坏切勿遗漏。

4. 智齿冠周炎合并面颊瘘或龈颊沟瘘时应注意与第一磨牙颊侧瘘相鉴别,尤其在第一磨牙存有根尖周及牙周病变时。

5. 智齿冠周炎向不同方向蔓延扩散可引起不同的颌周间隙感染。

6. X线检查有助于了解未萌出或阻生智齿的情况。

7. 智齿冠周炎以局部治疗为主,冠周脓肿及时切开引流、冠周盲袋的彻底冲洗、准确将局部用药导入盲袋内对治疗很重要。

8. 智齿冠周炎急性炎症控制后,对有足够位置萌出有保留价值的智齿及时切除冠周龈瓣,对无保留价值的阻生智齿及时拔牙,避免冠周炎复发。

临 床 病 例

患者,男性,30岁。主因"左下后牙区疼痛7天伴左下颌下区肿胀张口受限5天"就诊。

7天前左下后牙区突发疼痛,5天前出现左侧下颌下区肿胀、张口受限,自行服"牛黄上清三黄连"、"阿莫西林"无明显疗效。

临床检查:T 37.9℃,全身一般状况尚可。口腔颌面部检查:左侧下颌下区肿胀,表面皮肤不红,可扪及肿大淋巴结,压痛明显,张口度1cm,37远中磨牙后区软组织红肿,舌侧表面可见白色脓头,在37远中肿胀软组织下方可探及38牙冠。

【问题1】通过询问病史及临床检查,初步的临床诊断是什么?

思路:患者突然出现后牙区疼痛,并逐渐出现同侧下颌下区肿胀,张口受限,从病史看是一个炎症发生过程,临床检查 T 37.9℃,左侧下颌下区肿胀,张口受限,37 远中磨牙后区软组织红肿,肿胀表面可见白色脓头,可探及 38 牙冠,符合冠周炎的临床特征。

根据病史及临床检查,初步诊断考虑:左下颌智齿冠周炎。

智齿冠周炎发生原因

智齿在萌出过程中,还未萌出到位或由于阻生不能萌出到位,牙冠周围部分或全部为龈瓣覆盖,龈瓣与牙冠之间形成盲袋,易使食物残渣、细菌存积,细菌生长繁殖,当咀嚼时覆盖牙冠表面的龈瓣易损伤形成溃疡以及全身抵抗力下降等多种因素作用引起智齿冠周炎。

【问题2】初步诊断后是否还需要进一步的检查,需要哪些检查?

思路1:根据病史、临床症状、查体所见,对智齿冠周炎一般能作出正确诊断。但智齿冠周炎的发生是由于有未萌出到位或阻生不能萌出到位的智齿存在,尤其口腔检查未发现牙冠萌出的智齿,需 X 线检查确定智齿的存在、位置、生长方向、牙根的形态及牙体周围情况,以进一步验证初步诊断,并为急性炎症控制后智齿的进一步处理提供依据。

智齿冠周炎时多有张口受限,一般 X 线检查多选用曲面体层及上下颌第三磨牙口外投照片。锥体束 CT 从多维方向更准确反映智齿的情况。

思路2:发生于下颌第三磨牙区及邻近的下颌支区域的囊肿、肿瘤(如下颌第三磨牙的含牙囊肿、牙源性角化囊性瘤、成釉细胞瘤等)发生感染时,有时病史、临床症状都与下颌智齿冠周炎相似,X 线检查有利于排除囊肿和肿瘤。

该患者的曲面体层片显示:左侧下颌智齿水平阻生,牙体下方形成阴影(病理性骨袋)(图6-1)。

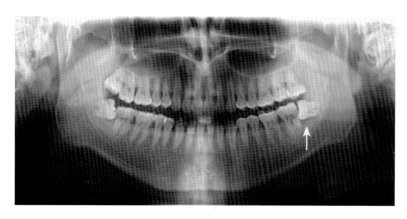

图6-1 曲面体层片,双侧下颌智齿水平阻生(↑)
左下颌智齿牙冠下方骨质低密度影像形成病理性骨袋

思路3:急性冠周炎时多有血象的改变,血常规的检查有助于对感染及全身反应的判断。

该患者血常规检查:WBC 15.4×10^9/L,中性粒细胞 87%,淋巴细胞 5.9%,单核细胞 6.3%,血红蛋白 155g/L,白细胞总数及中性粒细胞比例明显升高,提示细菌感染。

智齿冠周炎诊断

根据病史、临床症状、查体,一般能对智齿冠周炎作出正确诊断;X线检查可显示智齿的位置、方向、智齿周围情况,排除颌骨囊肿、肿瘤,进一步证实初步诊断。

【问题3】智齿冠周炎应如何治疗?

思路:智齿冠周炎一般在门诊治疗,包括3个方面:局部治疗;抗菌药物及全身支持疗法;急性炎症控制后智齿的后续处理。

1. 局部治疗　冠周已形成脓肿的应及时切开引流,放置引流条;冠周龈袋(盲袋)冲洗,常用生理盐水,1%~3%过氧化氢溶液、1:5000高锰酸钾、0.1%氯己定(洗必泰)等冲洗,用冲洗针头深入袋内,反复冲洗龈袋(盲袋)至溢出的冲洗液清亮为止;龈袋内局部用药:擦干局部,用探针蘸2%碘酒、碘甘油、台氏液(复方碘化锌甘油)将药液置入龈袋内,每天1~2次,有时袋内也可置入碘酚(注意:碘酚不能作为常规用药,必要时用一次。碘酚腐蚀性极强,易溶于乙醇,使用碘酚时备乙醇棉球,随时擦去牙龈表面多余药液,避免腐蚀灼伤正常牙龈组织);用温热水、含漱剂漱口。

2. 抗菌药物及全身支持治疗　视局部炎症及全身反应程度及有无其他并发症选择使用抗菌药物及全身支持治疗。

3. 急性炎症控制后智齿的后续处理　对有足够位置萌出到正常牙位的智齿,在局麻下切除龈瓣,消除盲袋,防止冠周炎再发生。对于位置、方向不正或无足够萌出位置的智齿应及时拔除。

【问题4】该患者如何治疗?

思路:

1. 冠周脓肿切开　局麻下切开冠周脓肿,用生理盐水冲洗。

2. 用过氧化氢溶液、生理盐水交替冲洗冠周盲袋,袋内置2%碘甘油,每天2次。

3. 氯己定含漱液含漱,每天3~5次。

4. 全身抗菌药物应用　该患者局部症状明显,左侧下颌下区肿胀,张口受限,在智齿冠周形成脓肿,有炎症扩散的趋势。口服阿莫西林0.5g,每天3次。治疗4天疼痛、肿胀消失、张口度改善。

5. 嘱尽早拔除下颌阻生智齿。

智齿冠周炎的治疗要点

智齿冠周炎的治疗以局部治疗为主,冠周脓肿形成及时切开引流;龈袋冲洗应彻底,龈袋内置药应准确放入袋内,及时有效的局部治疗可防止感染的扩散。必要时全身使用抗菌药物。急性炎症控制后,对有保留价值的智齿及时切除龈瓣,无保留价值的智齿尽早拔除以防感染的再发生。

知识点

下颌智齿冠周炎感染蔓延扩散途径(图6-2)

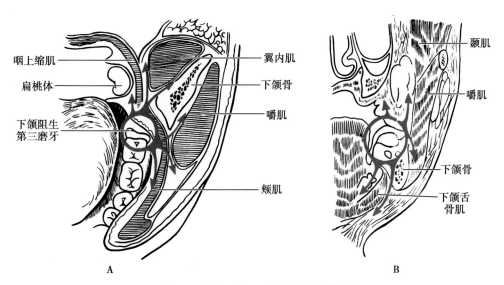

图6-2　下颌第三磨牙冠周炎感染扩散途径
A. 水平面观(向前后、内外扩散途径);B. 冠状面观(向上下扩散途径)

1. 下颌智齿冠周炎一般常先向磨牙后区扩散,形成磨牙后区骨膜下的脓肿。

2. 磨牙后区的炎症向颊侧在咬肌前缘与颊肌后缘的薄弱处向外扩散,引起面颊部皮下脓肿;脓肿穿破皮肤形成面颊瘘。

3. 炎症从磨牙后区沿下颌的外斜线向前,可在相当于第一磨牙颊侧龈颊沟处形成骨膜下脓肿,或破溃形成瘘。

4. 炎症从磨牙后区沿下颌支外侧扩散形成咬肌间隙感染。

5. 炎症从磨牙后区沿下颌支内侧扩散形成翼下颌间隙感染。

6. 炎症从磨牙后区向内侧(舌侧)从翼下颌韧带深面向内后扩散形成咽旁间隙感染,也可引起扁桃体周围炎。

7. 炎症从磨牙后区向颊侧向前扩散在咬肌前缘与颊肌后缘继续向前扩散,引起颊间隙感染。

8. 炎症从磨牙后区向舌侧前下扩散,引起下颌下间隙、舌下间隙感染。

9. 各间隙之间相连通又可使炎症在间隙之间相互扩散形成多间隙感染。

第二节　口腔颌面部间隙感染

口腔颌面部解剖结构复杂,一些解剖结构由致密的筋膜包绕,在筋膜之间,筋膜与肌肉之间,肌肉、筋膜与骨膜之间有彼此相连的疏松结缔组织、脂肪组织充填及神经、血管、淋巴穿行,由于感染发生时常沿这些部位扩散,故将其称为感染发生和扩散的潜在间隙。在正常情况下,潜在间隙并非以真性间隙存在,只有当感染发生、炎性渗出,疏松结缔组织、脂肪组织等遭到破坏,或脓肿形成时才表现为真性间隙。口腔颌面部间隙感染就是指发生于这些潜在间隙的感染。根据间隙的部位、解剖结构,分别称为不同间隙,如:咬肌间隙,翼下颌间隙、颞下间隙、颞间隙、下颌下间隙、咽旁间隙、颊间隙、口底及间隙等。

临床关键点：

1. 口腔颌面部间隙感染均为继发性感染，常为牙源性或腺源性感染扩散所致。

2. 口腔颌面部间隙感染多为需氧和厌氧菌混合感染。

3. 颌面部间隙感染诊断要考虑：感染从哪来的——病原灶；如何扩散的——扩散途径；累及了哪个（些）间隙——感染间隙所在。

4. 根据感染间隙的部位、解剖特点、感染的严重程度，关注严重并发症的发生，如：海绵窦血栓性静脉炎、脑脓肿、纵隔脓肿、败血症等，虽然很少发生，但后果严重。

5. 合理使用抗生素，尽早进行血液和脓液的病原微生物检查和药敏试验。

6. 口底腐败坏死性蜂窝织炎，或颌周多间隙感染出现呼吸困难、吞咽困难，一经临床诊断，即使无典型脓肿形成，也宜早期广泛切开引流。

7. 口腔颌面间隙感染切开引流术前一般要进行穿刺，进一步证实脓肿的形成，脓肿的部位，引导分离深部的脓腔；排除其他不宜切开引流的疾病，如：较深部位的冷脓肿。

8. 注意全身支持治疗及全身慢性疾病的控制与治疗，尤其是与感染关系密切的糖尿病的控制。

临 床 病 例

患者男性，76 岁。主因"左面颊部肿痛 10 天"就诊。

10 天前感"左侧下颌下左面颊部肿胀疼痛不适"，未做任何治疗，左面颊部肿胀，疼痛逐渐加重，张口受限，发热，3 天前曾到本地县医院就诊，静脉输入"菌必治""甲硝唑"，治疗 3 天无明显疗效。

10 年前曾患"脑梗死"治疗后遗留"语言不清"，服用"阿司匹林"10 年。

临床检查：T 38℃，P 94 次/分，R 24 次/分，BP 156/83mmHg，神清合作，语言不清，自动体位，四肢活动迟缓。

口腔颌面部检查：左侧面颊部肿胀，肿胀区域前至左鼻唇沟、左口角，上至颧骨、颧弓区域，下至下颌骨下缘，后达耳屏前，下颌升支后缘（图 6-3），肿胀区皮肤发红，皮温高，压痛明显，开口度 2cm，左颊部黏膜红肿，左下颌磨牙后区牙龈红肿，并可见一瘘口，有灰白色脓液流出，探及骨面。左下颌龈颊沟黏膜红肿，龈颊沟丰满变浅，可扪及波动感，13、31～34、41～48 龋坏残根，松动Ⅰ°，叩诊(±)；28 松动Ⅰ°，叩诊(-)。

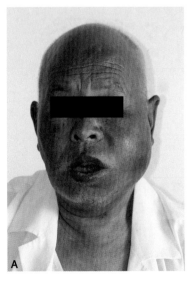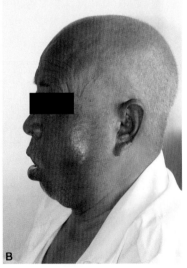

图 6-3　左颊间隙感染面像
A. 正位；B. 侧位

【问题1】通过上述问诊及临床检查,怎么考虑诊断及诊断依据?

思路: 患者以"左面颊部肿痛10天"为主诉而就诊,就诊前10天突感左下颌下左面颊肿胀疼痛不适,并逐渐加重,出现张口受限、发热。

病史症状特点:发病快、急,突感左面颊部肿胀疼痛不适;肿胀、疼痛、张口受限、发热为主要症状。

体征特点:左面颊部肿胀;表面皮肤发红;口腔内左颊部黏膜、左后下牙龈及龈颊沟黏膜红肿,肿胀区域压痛,波动感,张口受限。

发病快,发病急,发热,局部表现为红、肿、热、痛、功能障碍。从病史及临床检查初步考虑:左颊间隙感染(左颊间隙脓肿)。

【问题2】是否需要做进一步的检查,需要做哪些检查?

思路1: 虽然结合病史与临床检查初步考虑为"左颊间隙感染",但要考虑感染从哪儿来的?病原灶在哪儿?会不会是其他的病变继发(合并)感染?需要进行X线检查,该患者曲面体层片发现左下第三磨牙水平埋伏阻生,冠表面骨质缺损(图6-4)。考虑左下第三磨牙为病原灶,由左下第三磨牙冠周炎感染扩散引起左颊间隙感染,由于患者年岁较大,在病史主诉上没能将左下第三磨牙冠周炎的症状与颊间隙感染的症状分开述诉。

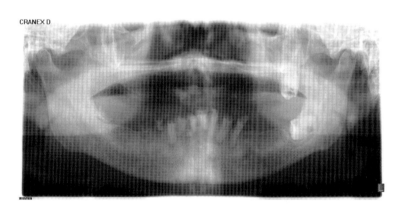

图6-4　左颊间隙感染患者左下颌智齿水平埋伏阻生

思路2: 初步诊断考虑是感染性疾病,血常规检查了解血象的变化,有助于对疾病的诊断及感染性质(何种类型的微生物感染)的判定。该患者血常规:白细胞$13.14 \times 10^9/L$,中性粒细胞83%,淋巴细胞7.2%,单核细胞5.9%,血红蛋白145g/L,白细胞总数、中性粒细胞都升高,提示急性细菌感染。

思路3: 对颌面间隙感染的患者要考虑患者全身状况对局部疾病发生、发展、治疗的影响,对感染有较直接影响的常见疾病为糖尿病,要进行排除糖尿病的检测;患者有长期服用阿司匹林的病史,了解长期服药对凝血的影响,如凝血功能不好,切开引流时要考虑采取必要的预防出血的措施。

该患者血糖检验在正常范围内,出凝血检验各项指标均在正常范围内。

思路4: 颌面间隙感染,肿胀部位有波动感是诊断脓肿形成的重要指征,穿刺检查更能直接确定脓肿是否形成,准确判断脓肿的部位(尤其对深部脓肿),另外,穿刺液可及时进行病原微生物的检查和药敏试验。因此,还需要进行"脓肿穿刺"、"细菌培养"及"药敏试验"。

该患者在口内左侧肿胀明显处穿刺,抽出灰褐色脓液,脓液送细菌培养及药敏试验。

> **知识点**
>
> 口腔颌面部间隙感染常做的影像学、实验室的检查及目的
>
> 1. X线检查　如曲面体层片、CT等,有助于判断病原灶;了解脓肿是否形成,脓肿的部位等情况;排除其他疾病继发感染(如囊肿、肿瘤)。
>
> 2. 血常规检查　颌面间隙感染可引起白细胞计数和白细胞分类计数的改变,血常规检查有助于感染的诊断及感染性质的判定(何种类型的细菌感染)。
>
> 3. 血糖、尿糖的检验　必要时进行酮体的检测,糖尿病是常见的代谢性疾病,糖尿病影响间隙感染发生、发展及治疗效果,积极控制糖尿病,有利于感染的控制和治疗效果。
>
> 4. 凝血功能的检验　切开引流前要对患者做出凝血检测,以防遇到凝血障碍、出血性疾病的病人,造成切开引流出血不止。
>
> 5. 水电解质与酸碱平衡失调的检验　高热、进食差、病情较重的患者,要及时了解水电解质平衡的情况,对水电解质检测,发现水电解质平衡失调及时调整。
>
> 6. 病原学检查及药敏试验　确定感染细菌,测定感染细菌对抗菌药物的敏感性,为临床提供有针对性应用抗菌药物的依据。

> **知识点**
>
> 不同细菌感染脓液性状参考特征
>
> 金黄色葡萄球菌感染:黄色黏稠脓液,无特殊臭味。
>
> 链球菌感染:一般为淡黄或淡红稀薄脓液,有时由于溶血呈褐色。
>
> 铜绿假单胞菌(绿脓杆菌):翠绿色稍黏稠,有酸臭味。
>
> 结核分枝杆菌:灰黄、灰白、黄绿色稀薄米汤样脓液,脓液中可见豆渣样干酪物。
>
> 大肠埃希菌:呈黄褐色,较稀薄,有粪便臭味。
>
> 放线菌:淡黄色黏稠脓液,可见淡黄色,直径为1mm左右的硫磺样颗粒。
>
> 混合性细菌感染:可呈灰白或灰褐色脓液,有腐败坏死臭味。

【问题3】治疗地点? 如何治疗?

思路: 治疗地点:如间隙感染较局限,全身无明显症状,不需做病原学检查的患者可以考虑门诊治疗。一般情况下,口腔颌面部间隙感染需住院治疗。考虑该患者年龄较大,在其他医院静脉滴注"抗生素"无明显疗效,感染局部已有波动感,需要切开引流,该患者收入院治疗。

如何治疗? 间隙感染考虑3个方面:局部治疗;抗菌药物的应用;全身支持治疗。

1. 局部治疗　包括感染间隙的处理;病原灶的感染控制;病原灶后续治疗。

(1) 感染间隙的处理:正确判断间隙感染炎症发展所处的时期,不同的时期进行不同的处理。间隙感染早期表现为弥散的急性蜂窝织炎,局部可采用热敷,用热水、50%硫酸镁溶液湿热敷;外敷消肿止痛的药物,如:鱼石脂软膏,六合丹,金黄膏(散),局部红外线照射,促进炎症的吸收消散。

间隙感染脓肿一旦形成,及时切开引流,放置引流条,每天更换敷料(更换引流条)1~2次,可用生理盐水,1%~3%过氧化氢液等冲洗,至无明显脓性渗出物,撤除引流条。

对该患者在口内行左颊间隙脓肿切开引流术:在左侧下颌龈颊沟上做约2.0cm的横行切口,切开黏膜、黏膜下,向上并向前、后分离脓腔,引流出约80ml灰褐色脓液,放置橡皮引流

条,每天更换引流条一次,用生理盐水冲洗脓腔,切开术后5天,已无明显脓性渗出物,撤除引流条。

(2) 病原灶感染控制及后续治疗:颌面部间隙感染均为继发性,病原灶的感染控制直接影响治疗效果,对病原灶的治疗是间隙感染治疗的一部分。间隙感染控制治愈后对病原灶进行彻底的治疗,以防感染的再次发生。如:智齿的拔除,智齿冠周龈瓣的切除等。

该患者感染由左下智齿冠周炎扩散所致,在对间隙切开引流治疗的同时,对智齿冠周炎进行局部盲袋冲洗,从磨牙后区瘘口处深入盲袋冲洗,袋内导入2%碘甘油,并建议感染控制后拔除左下颌智齿。

2. 全身抗菌药物的应用 间隙感染一般应尽早进行病原学检查及药敏试验,有针对性地使用抗生素,在病原学检查和药敏试验结果出来之前,可根据症状、体征、感染的来源等推断可能的病原菌,进行抗菌药物经验治疗,待药敏试验结果后,结合抗生素药物经验治疗效果调整抗菌药物。

该患者感染的病原灶为下颌智齿冠周炎,血常规检查白细胞、中性粒细胞增多,穿刺抽出灰褐色脓液,综合考虑为混合性细菌感染,给予头孢呋辛钠2.0g静脉点滴,每天2次,替硝唑0.4g静脉点滴每天2次。左颊间隙脓肿切开引流同时应用抗菌药物,切开术后第2天局部症状明显好转,体温至正常。脓液未培养出致病菌,考虑治疗疗效明显,没再取细菌培养及药敏,共使用抗菌药物6天。

3. 全身支持疗法 口腔颌面部间隙感染全身支持治疗从以下几个方面考虑:

注意高热的治疗:感染所致高热的对症治疗,可以进行物理降温,常用酒精擦浴,必要时给予药物治疗。

注意水电解质及酸碱平衡及全身营养调整:高热时易发生水、电解质流失,张口困难影响进食,食欲差,要注意加强营养,及时纠正水、电解质代谢和酸碱平衡失调。

注意患者已患有的慢性疾病的变化,及时调整治疗,如:糖尿病、高血压等,防止已患慢性疾病的加重及影响感染的治疗。

注意严重并发症的发生与早期防治。

该患者全身一般情况及进食尚可,体温在切开引流术后第二天恢复至正常,所以该患者没有进行特殊的全身支持治疗。在切开引流术后第5天撤除引流条,静脉点滴抗生素6天,住院8天出院。出院时嘱患者待全身情况恢复后尽早拔除38阻生齿。

颌面间隙感染切开引流的指征

1. 局部疼痛加重,出现搏动性跳痛,肿胀明显,表面发红、光亮,有明显的压痛点、波动感,或穿刺抽出脓液。

2. 感染经抗菌药物控制无明显疗效,出现全身的中毒症状者,应切开引流减压排毒。

3. 口底腐败坏死性蜂窝织炎或颌周多间隙蜂窝织炎出现呼吸困难、吞咽困难,应尽早及时广泛切开引流、排毒减压。

4. 即将自行溃破的结核性脓肿(注:一般结核性脓肿不切开引流,采取封闭引流,脓腔及脓肿周围组织内注射抗结核药物)。

口腔颌面部间隙感染诊治流程

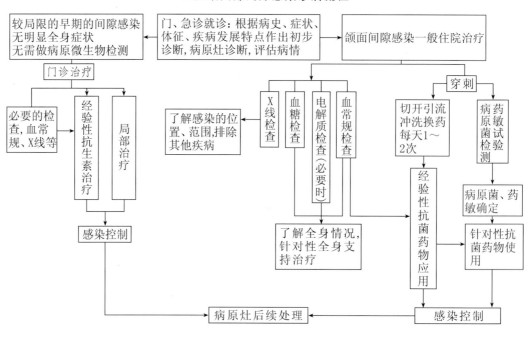

临 床 病 例

患者,男性,33岁,主因"右侧后下牙龈肿痛伴右面部右下颌下区肿胀4天"住院治疗。

4天前感右侧后下牙龈肿痛,曾到本地"口腔诊所"就诊,静脉输入"抗生素"(具体不详)无疗效,并出现右面部右侧下颌下区、颏下区肿胀,患病以来饮食及二便未见明显异常,既往体健。

查体 T 38.2℃,全身一般情况尚可。口腔颌面部检查:右侧面颊部、右下颌下区、颏下区弥漫肿胀(图 6-5),表面皮肤微红,皮温略高,肿胀区域发硬,压痛明显,开口度1.5cm 右颊部黏膜红肿,右侧龈颊沟以 45、46 区域为中心明显隆起,磨牙后区红肿,右侧口底红,略肿胀,48小部分冠暴露,右颊侧黏膜肿胀区域波动感,探48冠周龈袋有淡黄色脓液溢出(图 6-5)。

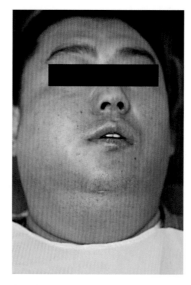

图 6-5 右颊间隙、右下颌下间隙、颏下间隙感染面像

【问题 1】通过上述病史和临床检查,该患者的初步诊断是什么?

思路:

1. 右下后牙龈,右面部红肿 4 天就诊,发病快、急,是一个急性感染性疾病病史。

2. 右侧面颊部、右侧下颌下区、颏下区红肿疼痛,表面皮温高,压痛,张口受限,口腔右颊部黏膜红肿、右下颌龈颊沟红肿,波动感,48冠周龈袋有淡黄色脓液溢出,症状、体征符合感染特征。

3. 体温38.2℃,体温升高。

根据主诉、病史、症状及临床检查,初步考虑由右下颌第三磨牙冠周炎感染扩散导致的右颊间隙、右下颌下间隙、颏下间隙感染。初步诊断:①右下颌智齿冠周炎;②右颊间隙感染、右下颌下间隙感染、颏下间隙感染。

【问题2】如何分析病例特点?

思路:

1. 男性,33岁。右侧后下牙龈肿痛伴右面颊部、右下颌下区肿痛4天。

2. 4天前出现右侧后下牙龈肿痛,曾用"抗生素"治疗无疗效,并逐渐出现右侧面颊部、右侧下颌下区、颏下区肿痛。

3. 口腔颌面部检查 右侧面颊部、右下颌下区、颏下区弥漫肿胀,表面皮肤微红,皮温略高,肿胀区域硬,压痛明显。张口度中度受限,右颊部及右下龈颊沟黏膜红肿,波动感,48小部分冠暴露,周围软组织红肿,龈袋有淡黄色脓液溢出。

口腔颌面部间隙感染的诊断

口腔颌面部间隙感染,根据病史、临床症状及临床检查,一般都能作出正确诊断。血常规检查有助于对感染及感染性质的判断;影像学检查有助于感染部位、范围及病原灶的确定;穿刺有助于了解脓肿是否形成,确定脓肿部位,了解脓液的情况;脓液涂片及细菌培养有助于确定感染细菌种类。

【问题3】如何确定进一步的检查?

思路:患者男,33岁,病以来饮食、二便未见明显异常,全身一般情况尚可,口腔颌面局部情况表现较重。

1. 血常规检查 白细胞计数及白细胞分类计数的变化,有助于对感染的诊断及感染性质的判断。该患者血常规检:白细胞$16×10^9$/L;中性粒细胞86%,出现核左移,其余指标都在正常范围内。血常规检查提示该患者有较重的感染,可能为革兰阳性菌感染。

2. X线检查 了解颌骨及病原灶情况,该病例选择曲面体层X线检查,X线检查显示:颌骨未见异常,双侧下颌第三磨牙阻生。提示:颌面部感染可能由右侧下颌智齿冠周炎扩散所致(图6-6)。

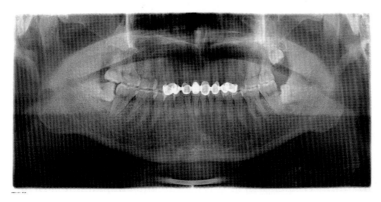

图6-6 曲面体层片:双侧下颌智齿水平阻生
右下颌智齿冠周炎导致右颊间隙,右下颌下间隙,颏下间隙感染

3. **血糖检验** 糖尿病的发病率迅速增加,发病有年轻化倾向,糖尿病易并发感染,颌面部感染的病人应注意血糖的变化,排除和发现糖尿病。该患者血糖在正常范围内。

4. **凝血功能检查** 颌面部脓肿一般需切开引流,切开引流术前应常规了解凝血功能情况。该患者凝血功能检查各项指标均在正常范围内。

5. **穿刺检查** 一般脓肿切开引流前要进行穿刺,穿刺可以帮助进一步确定脓肿的部位,脓肿是否形成,排除其他疾病(出血性疾病、其他囊性疾病等),在该患者口腔颊部肿胀明显部位穿刺抽出混有血性液体的黄褐色脓液,穿刺液送病原菌培养、药敏试验。

【问题4】如何治疗?

思路:

1. **切开引流** 该患者为多间隙感染,多间隙感染脓肿切开,选择低位,便于向其他间隙分离,利于引流的间隙切开,多间隙贯通一并引流;当多间隙感染,不是所有感染间隙都形成脓肿时,只选择脓肿形成的间隙切开,并切忌向没有形成脓肿的间隙分离(颌周多间隙腐败坏死性感染除外)。该患者口腔颊部出现波动感,穿刺抽出脓性液体,其余肿胀部位硬,无波动感。选择口腔右颊部45、46龈颊沟之上肿胀最明显部位作一约2cm的横行切口,引流出混有血性渗出液的黄褐色较稠脓液50ml左右,置橡皮引流条,每天更换引流条1次,用生理盐水冲洗脓腔。

2. **48冠周冲洗** 考虑48冠周炎是间隙感染的病原灶,用生理盐水、3%过氧化氢交替冲洗48冠周盲袋,袋内置2%碘甘油每天2次。氯己定漱口液含漱每天3~5次。

3. **抗菌药物的应用** 患者在入院前已用"抗菌药物",无明显疗效,脓液为混有血性液体的黄褐色脓液,血常规:白细胞$16×10^9$/L;中性粒细胞86%,核左移,考虑混合性感染(革兰阳性、阴性)。经验性抗生素应用选用头孢二代:头孢呋辛钠2.0g,静脉点滴,每天2次。

患者在切开引流术后第一天体温下降至37.2℃,颌面部肿胀明显好转,切开术后第3天,患者感"痊愈",要求出院。出院嘱尽早拔除双侧下颌阻生智齿。

颌面部感染抗菌药物临床应用指导原则

1. 尽早进行血液和脓液的病原微生物检查和药敏试验。

2. 根据感染的来源和临床表现等推断可能的病原菌,尽早开始抗菌药物的经验治疗。

3. 获知病原菌及药敏结果后,结合经验治疗的效果调整用药。

4. 及时进行脓液引流,感染控制后给予局部处理。

摘自《抗菌药物临床应用指导原则》

【问题5】该患者多间隙感染可能的感染扩散途径?

思路:

1. 48冠周炎向磨牙后区扩散,形成磨牙后区的感染。

2. 磨牙后区的感染向颊侧向前扩散在咬肌前缘与颊肌后缘继续向前扩散,引起颊间隙感染。

3. 磨牙后区的炎症向舌侧前下扩散,引起下颌下间隙感染,下颌下间隙感染向颏下扩散引起颏下间隙感染;也可由颊间隙感染向下颌下间隙扩散,下颌下间隙再向颏下间隙扩散。

知识点

颌面部间隙感染临床病理过程

颌面部间隙感染均为继发性感染,由病原灶的感染扩散所致。间隙感染初期为(急性)蜂窝织炎病理变化,蜂窝织炎即疏松结缔组织的急性弥漫性化脓性感染,病理表现为疏松结缔组织内大量中性粒细胞弥漫性浸润,临床表现为感染间隙区域弥漫性肿胀,表面皮肤发红、硬、压痛,早期及时治疗可吸收消散。当弥漫性疏松结缔组织感染继续发展发生组织溶解坏死,形成充满脓液的腔即脓肿形成,临床上可扪及波动感,或穿刺抽出脓液。

临 床 病 例

患者女,61 岁,主因:"右下后牙疼痛,面部肿胀疼痛,张口受限 1 个月"就诊。

1 个月前突发右下后牙疼痛,疼痛 3 天后右面部肿胀,张口受限,曾在本地诊所就诊,"输液消炎治疗"3 周(具体用药不详),肿胀无明显变化,疼痛略缓解,4 天前到本地县医院就诊,经"CT、曲面体层"检查,考虑"右颊部感染",未做治疗,建议转上级医院治疗。

检查:T 37.6℃,P 110 次/分,R 25 次/分,BP 115/66mmHg,全身情况可。

口腔颌面部检查:右侧腮腺咬肌区红肿,表面皮温略高,肿胀区域的前下部位可触及波动感,开口度 0.5cm,口腔卫生差,可见牙结石(图 6-7),47、48 松动Ⅰ°,48 近中颈部探及深龋,探诊(-),47、48 牙周可探及根分叉,叩诊(±)。

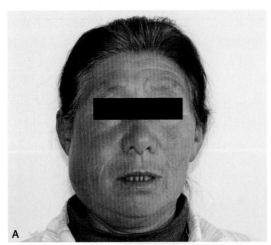
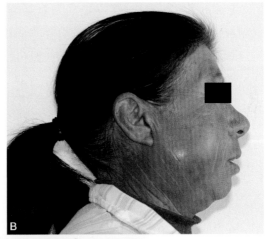
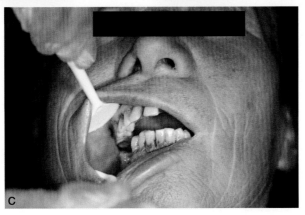

图 6-7　右咬肌间隙感染面像
A. 正位;B. 侧位;C. 右咬肌间隙感染伴口内牙石、张口受限

【问题1】通过病史及临床检查分析病例特点,初步诊断考虑什么?

思路1: 病例特点:

1. 患者,女,61岁,右下后牙疼痛,右面部肿胀疼痛,张口受限1个月就诊。

2. 1个月前突发右下后牙疼痛,疼痛3天后右面部肿胀疼痛,张口受限。

3. 曾到本地诊所"输液消炎治疗"3周无明显疗效,到本地县医院就诊考虑"右颊部感染",未做处理,建议转上级医院治疗。

4. 临床一般检查　T 37.6℃,P 110次/分,R 25次/分,BP 115/66mmHg,全身一般情况可。

5. 口腔颌面部检查　右侧腮腺咬肌区红肿,皮温略高,肿胀区域前下部位(下颌角前部)可触及波动感;开口度0.5cm,47、48松动Ⅰ°,48近中颈部探及深龋,探诊(-),47、48牙周可探及根分叉,叩诊(+)。

思路2: 初步诊断:

患者发病从右下后牙疼痛开始,继而出现肿胀,张口受限,检查肿胀部位皮温高,部分区域有波动感,张口受限,48探及深龋,47、48牙周探诊可探及根分叉,叩诊(+)。具有红、肿、热、痛、功能障碍的症状与体征,疾病发生发展符合由牙源性病灶引起的颌面部间隙感染,病程较长,应进一步检查了解颌骨是否受累。初步诊断考虑:①右咬肌间隙感染(脓肿);②48根尖周炎;③47、48牙周炎。

【问题2】为进一步明确诊断及治疗,需要进行哪些检查?

思路:

1. X线检查　了解病灶牙情况;颌骨是否受累;排除颌骨其他病变。该患者进行了曲面体层、CT检查。

X线检查显示:右下第三磨牙近中深龋,根尖周见低密度阴影。右侧下颌角前部颊侧骨质破坏,可见右咬肌肿胀,咬肌与骨面间可见低密度透射区(脓腔)。通过X线检查该患者诊断还应考虑:右下颌骨局限性边缘性骨髓炎(图6-8)。

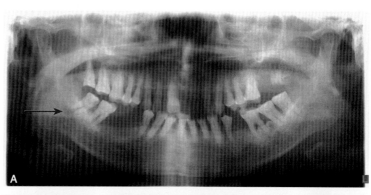

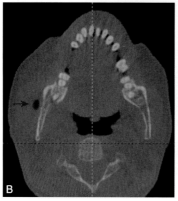
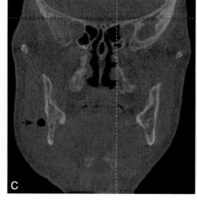
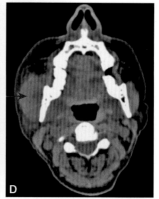

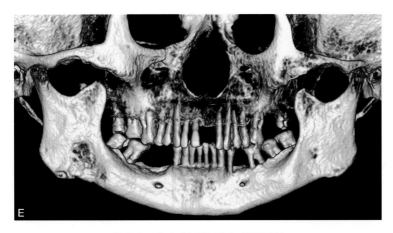

图 6-8 患者曲面体层片、CBCT 片

A. 曲面体层片:右侧下颌角区域散在的低密度影像区域与右下颌第三磨牙根尖、根分叉低密度区相通;B. 右咬肌间隙 CBCT 横断面:咬肌与下颌升支骨表面之间脓肿形成,骨密质外侧表面粗糙;C. 右咬肌间隙 CBCT 冠状断面:咬肌与骨面之间脓腔形成,下颌骨外侧骨密质表面溶骨吸收,表面粗糙;D. CT 横断面:右侧咬肌肿胀,咬肌与下颌骨升支外侧表面之间低密度影像脓腔形成;E. CBCT 三维成像:右下颌角骨密质外侧表面骨质破坏形成凹陷性灶性骨质缺损

2. 血常规检查 血常规可提供患者外周血细胞数量和质量的变化,可以反映骨髓造血功能和应激反应性变化,通过这些变化了解推断某些疾病的存在和诊断。感染疾病,尤其是急性或较重的感染,血常规往往出现应激反应性变化。该患者血常规各项指标基本在正常范围内,白细胞计数:$8.56×10^9/L$,中性粒细胞 73.2%,单核细胞 6.9%。

3. 血糖、凝血功能检查 该患者血糖、凝血功能检验各项指标均在正常范围内。

4. 穿刺、病原菌培养及药敏试验 在右侧咬肌区肿胀部位穿刺抽出黄色较稠脓液,送细菌培养和药敏试验。

【问题3】如何选择抗菌药物的使用?

思路:该患者已在院外"静脉输消炎药"(具体不详)3 周,疗效不理想,考虑院外用抗菌药物可能选择的是最常用的头孢菌素类及甲硝唑、替硝唑类药物。颌面部间隙感染多为革兰阳性、革兰阴性、需氧、厌氧菌混合感染,克林霉素对革兰阳性、革兰阴性、需氧、厌氧菌引起的感染都适应,经验性抗菌药物治疗选用克林霉素。克林霉素应用 3 天,药敏结果显示:致病菌对左氧氟沙星敏感,调整抗菌药物,静脉点滴左氧氟沙星 0.2g,每天 2 次。

> **知识点**
>
> ### 口腔颌面感染常见的病原菌
>
> 口腔颌面部间隙感染常见的病原菌有:金黄色葡萄球菌(革兰阳性菌,需氧、兼性厌氧);链球菌(革兰阳性菌需氧或兼性厌氧);大肠埃希菌(俗称大肠杆菌,革兰阴性、兼性厌氧);类杆菌(革兰阴性,无芽胞专性厌氧杆菌);产气荚膜梭菌(革兰阳性,厌氧,厌氧条件不严可微嗜氧);变形杆菌(属肠杆菌科,为肠道的正常菌,革兰阴性,兼性厌氧,多见奇异变形杆菌,普通变形杆菌与医学关系密切);铜绿假单胞菌(革兰阴性需氧小杆菌,俗称绿脓杆菌);白色念珠菌(机会致病真菌,革兰阳性,又称白假丝酵母菌);放线菌(革兰阳性非抗酸性丝状菌,无荚膜,无芽胞,无鞭毛,菌丝细长,厌氧或微需氧)。颌面间隙感染多为革兰阳性菌、革兰阴性菌、需氧菌、厌氧菌混合感染。

【问题4】该患者间隙感染局部如何处理?

思路:咬肌间隙脓肿已形成,右下颌骨前部颊侧表面骨质破坏,形成局限的边缘性骨髓炎。

患者全身情况尚可。考虑在脓肿切开引流同时,对边缘性骨髓炎进行搔刮清理。

局麻下在右下颌骨下缘下2cm处平行下颌骨下缘作一约3cm长的切口,切开皮肤、皮下组织、颈阔肌,分离至咬肌附着表面,切开咬肌附着,分离至脓腔,引流出黄色脓液40ml,生理盐水冲洗,对骨面搔刮清理,放橡皮引流条1根。每天更换引流条1次。术后第6天无明显脓性分泌物,肿胀缓解,张口度改善,去除引流条。

【问题5】病原灶(病灶牙)如何处理?

思路:该咬肌间隙感染由48根尖周、牙周的炎症所致,48根尖周、牙周围骨组织炎性破坏,应尽早拔除48,清除周围炎性组织感染源。面部咬肌间隙脓肿切开引流术后,患者张口度逐渐改善,在切开术后第10天,张口度3.0cm,在局麻下拔除48,搔刮去除48周围病变骨质,盐水冲洗,48拔除术后第5天,张口度3.5cm,治愈出院。

> **知识点**
>
> 口腔颌面部脓肿切开引流术的注意事项
>
> 1. 切口尽量选择在脓肿的最低位,以利于引流。
>
> 2. 考虑引流切口对美观的影响,引流切口应尽量隐蔽,切口尽量顺皮纹,保证充分引流的情况下,控制切口的长度,减小术后瘢痕畸形。
>
> 3. 注意保护神经、血管,分层次切开,二次分离:除脓肿表浅几乎破溃,可直接切开脓腔外,一般口内切口,切开黏膜、黏膜下;口外切口,切开皮肤皮下、颈阔肌,用血管钳分离至脓腔。咬肌间隙、翼下颌间隙、颞间隙感染切开引流还需将肌肉附着,骨膜切开分离至脓腔。
>
> 4. 轻柔准确分离,保证分离到位,注意存在多个脓腔的分离,既要分离到位,又要避免过度分离造成组织不必要的损伤及感染扩散。
>
> 5. 多间隙脓肿切开,选择低位,便于向其他间隙分离,利于引流的间隙切开,多间隙贯通一并引流。
>
> 6. 当多间隙感染,不是所有感染间隙都形成脓肿时,只对形成脓肿的间隙切开,切忌向没形成脓肿的间隙分离。脓肿切开后治疗恰当,其他间隙感染一般也会控制,炎症吸收消散。
>
> 7. 口底腐败坏死性蜂窝织炎或颌周多间隙感染出现呼吸困难、吞咽困难,应尽早广泛切开引流。
>
> 8. 保持引流通畅,选择适当的引流条,一般选择橡皮条,深部的脓肿,引流道周围有肌肉组织,为保证引流通畅,可选用橡皮管、乳胶管等。深部脓肿切开出血明显的,当天可采用各种形式的纱条填塞,待次日更换适当的引流条。

> **知识点**
>
> 不同间隙感染切开引流的部位
>
> 1. 眶下间隙感染　常在口内上颌尖牙及前磨牙唇侧口腔前庭黏膜转折处作横行切口,切开黏骨膜达骨面,用血管钳向尖牙窝方向分离(图6-9)。
>
> 2. 颊间隙感染
>
> (1) 口内切口:脓肿近口内黏膜在脓肿低位、下颌龈颊沟之上横行切口。
>
> (2) 口外切口:①脓肿位于皮下,可在脓肿表面沿皮皱折线切开;②较广泛的颊间隙脓肿在下颌骨下缘下1~2cm处,平行下颌骨下缘横行切口(图6-10)。

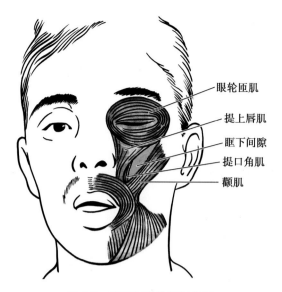

图 6-9　眶下间隙的解剖位置

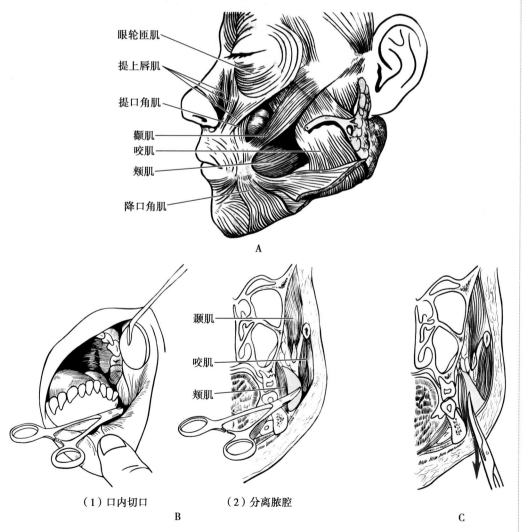

图 6-10　颊间隙的解剖位置及脓肿切开引流术
A. 颊间隙的解剖位置；B. 颊间隙脓肿的口内切开引流术；C. 颊间隙脓肿的口外切开引流术

3. 颞间隙感染

（1）颞部发际内做与颞肌纤维方向一致的放射状切口。视脓肿的情况可作一个切口，也可作多个切口。

（2）疑颞骨骨髓炎时，可沿颞肌附着作弧形切口，切开颞肌附着由骨面翻起到脓肿。

（3）颞间隙感染如为多间隙感染时，视情况确定切口采用贯通式引流。

4. 颞下间隙感染

（1）口内切口：在上颌结节外侧前庭沟黏膜转折处切开，以血管钳沿下颌升支喙突内侧向后上分离至脓腔。

（2）口外切口：沿下颌角下作弧形切口，向上分离通过下颌升支后缘与翼内肌之间至脓腔（图6-11）。

多间隙感染视情况选择切口，贯穿引流。

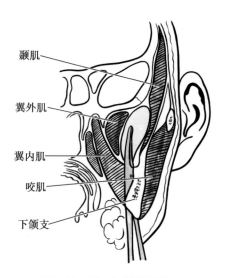

颞肌
翼外肌
翼内肌
咬肌
下颌支

图 6-11　颞下间隙解剖位置

5. 咬肌间隙感染　从升支后缘绕过下颌角，在距下颌下缘2cm处作一约3～5cm切口。分层切开皮肤、皮下、颈阔肌以及咬肌附着及骨膜，分离至脓腔（图6-12）。如脓肿局限于间隙前部也可作平行下颌下缘的直行切口。

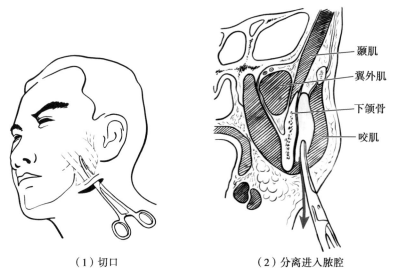

颞肌
翼外肌
下颌骨
咬肌

（1）切口　　　　　　　（2）分离进入脓腔

图 6-12　咬肌间隙脓肿切开引流术

6. 翼下颌间隙感染

（1）口内切口：下颌升支前缘稍内侧，即下颌皱襞稍外侧，纵行切开 2～3cm，用血管钳分离开颊肌，沿下颌升支内侧进入翼下颌间隙。

（2）口外切口：从下颌升支后缘绕过下颌角，距下颌下缘 2cm 处作长约 3～5cm 的切口，切开皮肤、皮下、颈阔肌，分离至下颌角下缘，在下颌角内侧切开翼内肌附着及骨膜，向上分离至间隙（图 6-13）。

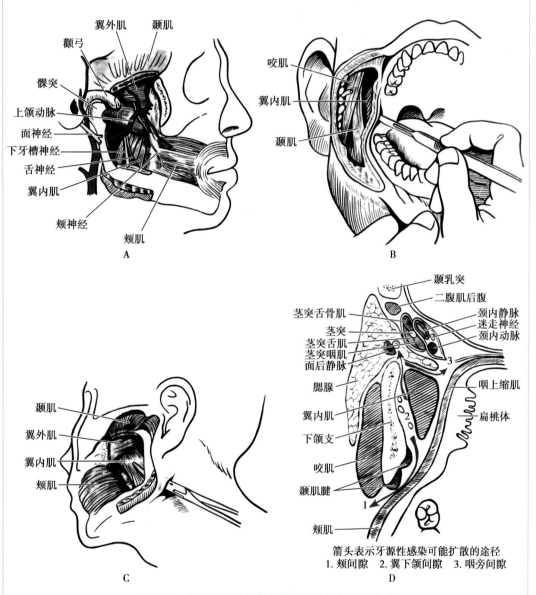

图 6-13　翼下颌间隙的解剖位置及脓肿切开引流术
A. 翼下颌间隙的解剖位置；B. 翼下颌间隙脓肿的口内切开引流术；C. 翼下颌间隙脓肿的口外切开引流术；D. 翼下颌间隙与咽旁间隙的解剖毗邻关系

7. 舌下间隙感染　在口底肿胀、波动最明显处作与下颌骨体平行的切口，切开黏膜，分离进入脓肿，注意勿损伤舌神经、舌动脉、下颌下腺导管。舌下间隙与下颌下间隙同时感染，应作下颌下间隙切口引流，即达到舌下间隙引流目的。

8. 咽旁间隙感染

（1）口内切口：翼下颌皱襞稍内侧，纵行切开黏膜、黏膜下，用血管钳沿翼内肌内侧分离进入咽旁间隙（图 6-14）。

（2）口外切口：距下颌骨下缘2cm作围绕下颌角的5cm左右的切口,切开皮肤、皮下、颈阔肌,沿翼内肌内侧向前、上、内分离进入咽旁间隙。咽旁间隙感染在无明显张口受限的情况下,多选用口内切开引流。

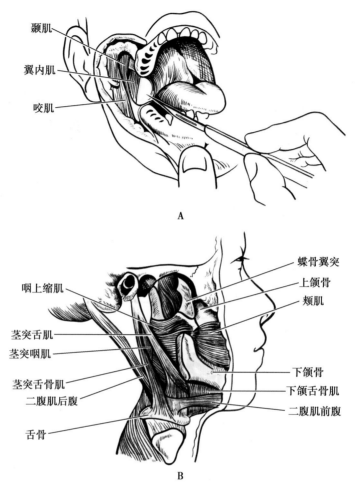

图6-14　咽旁间隙的解剖位置及脓肿切开引流术
A. 咽旁间隙脓肿口内切开引流部位;B. 咽旁间隙与下颌下间隙的毗邻关系

9. 下颌下间隙感染　沿下颌骨下缘下2cm处作平行下颌骨的切口,切开皮肤、皮下、颈阔肌,用血管钳分离进入间隙(图6-15)。

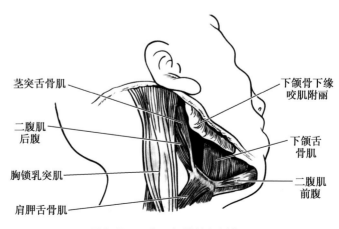

图6-15　下颌下间隙的解剖位置

10. 颏下间隙感染　在颏下肿胀最突出的部位作平行于下颌骨下缘的切口。口底蜂窝织炎(主要指口底腐败坏死性蜂窝织炎),在口外肿胀区域作较广泛的切开。

第三节　颌骨骨髓炎

颌骨骨髓炎是指由细菌感染以及物理、化学因素导致颌骨骨膜、骨密质、骨松质、骨髓以及骨髓腔内的血管、神经等颌骨骨组织成分发生的炎性病变。

1. 根据颌骨骨髓炎的临床病理特点和致病因素不同,将颌骨骨髓炎分为:

(1) 化脓性颌骨骨髓炎:主要病原菌为金黄色葡萄球菌、溶血性链球菌、肺炎双球菌、大肠埃希菌、变形杆菌等化脓性菌,多为混合菌感染。

(2) 特异性颌骨骨髓炎:主要指结核分枝杆菌、梅毒螺旋体所致的颌骨骨髓炎。

(3) 物理、化学因素所致颌骨骨髓炎:主要指由于物理、化学因素导致颌骨坏死继发感染的骨髓炎,如:放射性骨坏死,三氧化二砷所致的化学性骨坏死,双磷酸盐相关性颌骨坏死等。

化脓性颌骨骨髓炎是各种类型颌骨骨髓炎最为常见的类型。

2. 临床关键点

(1) 主要的感染途径:牙源性、损伤性、血源性,牙源性最为多见。

(2) 按临床发展过程,化脓性颌骨骨髓炎分为急性期和慢性期两个阶段。

(3) 根据感染的病因及病变特点,化脓性骨髓炎分为中央性(型)和边缘性(型)颌骨骨髓炎。

(4) 化脓性颌骨骨髓炎都有颌面部急性感染的病史特点。

(5) 病史、临床检查:多能对化脓性颌骨骨髓炎进行初步诊断,对颌骨病变的评估判断需经过 X 线检查。急性期往往看不到骨质破坏。一般在急性发病 2 周后 X 线检查颌骨破坏才有诊断价值。

(6) 急性期的治疗:全身抗菌药物应用及全身支持疗法,局部以引流排脓,控制去除病原灶感染,减少和控制感染在骨内的扩散。

(7) 慢性期的治疗:以适时去除局部病理性肉芽组织、死骨和病灶的清除,促进骨组织恢复,视情况全身使用抗生素药物。

临 床 病 例

患者,男性,40 岁,主因"右上后牙肿痛 2 个月,全口牙龈肿痛流脓,牙齿松动 1 个月"就诊。

2 个月前"右上后牙剧烈疼痛,不敢咬合伴放射性头痛"自行口服"消炎药"(具体不详)无疗效,1 个半月前到本地诊所就诊,"拔除右上后牙",拔牙后头疼痛无缓解,感"右上颌牙肿痛加重,发热",到本地县医院就诊,诊断为"牙源性头痛",输液治疗(具体不详),治疗 6 天后"牙疼痛、发热有所缓解",1 个月前从县医院出院,出院后发现"上颌牙龈、腭部出现多处脓疱,破溃流脓,上颌牙齿松动",到本地乡卫生院就诊,静脉输入"青霉素",服用"中药"(具体不详),无明显疗效。既往体健,无牙龈反复红肿史。

临床检查:T 37.6℃,P 84 次/分,R 21 次/分,BP 120/80mmHg,全身一般情况尚可。

口腔颌面部检查:颌面部无红肿,开口型、开口度未见异常,口腔内见:上颌牙龈、腭部黏膜红肿,红肿区域有多个散在的隆起瘘口,可见灰褐色脓液流出,全口牙龈无退缩。16 松动Ⅲ°,11～14、21～24Ⅱ°松动,25、26、27Ⅰ°松动,17 缺失,从 17 牙槽窝可探及粗糙骨面,探及 15 残根,从瘘口可探及粗糙骨面(图 6-16)。

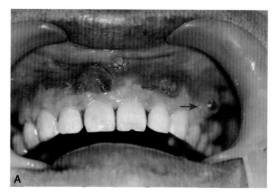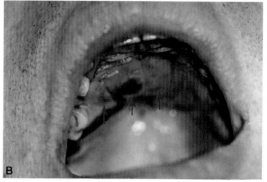

图6-16 上颌骨化脓性中央型颌骨骨髓炎

A. 唇颊侧多处隆起的瘘口；B. 腭部红肿、多处瘘口

【问题1】结合病史、临床检查如何考虑该患者的初步诊断及病原灶？

思路1：临床检查：上颌牙龈、腭部软组织红肿，在上颌唇颊侧牙龈、腭部可见多个隆起的瘘口，灰褐色脓液流出，从瘘口可探及粗糙骨面，上颌牙松动。临床检查显示为上颌骨慢性中央型骨髓炎的表现。结合前述病史特点，初步诊断考虑：上颌骨慢性化脓性中央型颌骨骨髓炎。

思路2：患者有右上后牙剧烈疼痛，不敢咬合的病史，曾在诊所拔一颗右上后牙，临床检查17缺失，从牙槽窝可探及粗糙骨面，考虑病原灶为：右上第二磨牙的急性根尖周炎。由于17根尖周炎没有进行局部的治疗，导致炎症扩散。

【问题2】从该患者的病史分析病程发展特点。

思路：从2个月的病史看，该患者的病程发展分为三个阶段：

1. 病原灶（病灶牙）急性炎症发生发展阶段 发病初期"右上后牙剧烈疼痛，不敢咬合，放射性头痛"自行口服"消炎药"无疗效，到本地诊所就诊。从发病到去诊所就诊这一时期，从症状判断可能是右上后牙一个急性根尖周炎发生阶段。

2. 急性化脓性中央型颌骨骨髓炎发生发展阶段 去诊所就诊"拔除右上后牙头痛无缓解，感上颌牙龈肿痛加重，发热"局部反应加重，出现全身症状，到县医院就诊，诊断为"牙源性头痛"认为牙齿感染引起头痛，输液治疗6天（从县医院诊断可判断在县医院应该是静脉点滴的抗菌药物），经过6天的治疗"疼痛、发热有所缓解"，但发现"上颌牙龈、腭部出现多处脓疱，破溃流脓，上颌牙齿松动"从诊所拔牙后到县医院就诊，应该为上颌骨急性化脓性中央型颌骨骨髓炎发生发展阶段。

3. 上颌骨慢性化脓性中央型颌骨骨髓炎形成 在县医院治疗6天，局部疼痛，发热症状缓解，上颌牙龈、腭部瘘孔形成，上颌牙松动，到乡卫生院静脉输入"青霉素"，口服"中药"无明显疗效。

在县住院治疗期间急性的颌骨骨髓炎开始迁延向慢性炎症转变，在县医院出院时已形成了慢性中央型颌骨骨髓炎。

> **知识点**
>
> ### 中央型颌骨骨髓炎急性期、慢性期临床表现特点
>
> 1. 急性期
>
> （1）全身症状比较明显，寒战，发热，体温可达39～40℃，白细胞计数明显升高，食欲减退，严重者可出现毒血症、败血症、脓毒败血症。
>
> （2）病变局部疼痛，牙齿剧烈疼痛，可出现沿三叉神经放射疼痛，牙伸长感，叩痛，不能咀嚼，发生下颌可出现下齿麻木。

（3）炎症进一步发展，病变局部丰满，牙龈红肿，牙齿松动，龈袋溢脓（牙槽溢脓）。

2. 慢性期　如急性期炎症没得到有效控制，治疗不彻底，一般2周以后炎症逐渐转向慢性期。

（1）体温正常或有低热，可出现慢性消耗症状，消瘦、贫血等。

（2）在病变局部相应口腔内黏膜、颌面部皮肤形成瘘孔，脓液自瘘孔流出，有时可见死骨片自瘘孔排出。

（3）长期慢性炎症，大块死骨、多数死骨形成，可发生病理性骨折，也可出现咬合错乱、面部畸形。

【问题3】为明确诊断与治疗，还需要做哪些检查？

思路：

1. X线检查　初步诊断考虑上颌骨慢性化脓性中央型骨髓炎，为明确颌骨病变范围，病变程度需进行X线检查（图6-17）。该患者进行了CBCT的检查，可见上颌骨右侧第二磨牙到左侧第二前磨牙区域骨密质破坏，松质骨内可见不规则的低密度区及死骨。

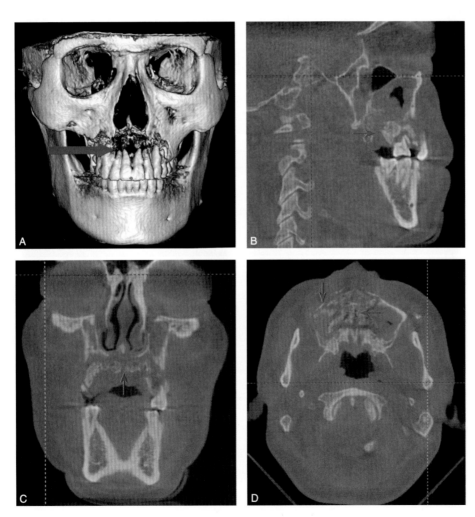

图6-17　上颌骨化脓性中央型颌骨骨髓炎

A. CBCT三维成像，上颌唇颊侧骨质破坏、缺损；B. CBCT矢状断面可见右上颌第二磨牙拔牙后牙槽窝，低密度区内坏死骨块；C. CBCT冠状断面；D. CBCT横断面：低密度区内高密度坏死骨块，骨皮质破坏缺损

2. 血常规　初步考虑上颌慢性化脓性中央型颌骨骨髓炎，进行血常规的检查，该患者血常

规：白细胞 $13.14×10^9/L$；中性粒细胞 76%；淋巴细胞 5.8%；单核细胞 3%；血红蛋白 150g/L；白细胞总数及中性粒细胞比例明显升高，提示细菌感染。

3. 血糖检测 糖尿病常影响感染性疾病的发生和治疗，了解血糖情况及时发现控制糖尿病有利于感染的治疗。应进行血糖的检测，该患者空腹血糖 7.85mmol/L。给予口服降糖药物治疗。

4. 病原菌检测与药敏试验 从上颌瘘道取脓性分泌物送细菌培养及药敏试验：大肠埃希菌，对左氧氟沙星敏感。

知识点

化脓性颌骨骨髓炎影像学检查方法

X 线平片检查（下颌骨侧斜位片、升支切线位片、咬𬌗片、华特位片）、曲面体层片、锥形束 CT、CT、MRI、核素显像等。最常用的是各种 X 线检查（X 线平片、曲面体层片、CT 等）。

知识点

化脓性中央型颌骨骨髓炎 X 线检查时机及影像学特点

1. X 线检查时机 急性化脓性颌骨骨髓炎早期无影像学改变。一般发病 2 周后，颌骨有明显的破坏后，X 线检查才有诊断价值。

2. X 线检查影像学特点 随着病变的进展可出现不同的 X 线表现。

（1）骨质破坏初期（骨髓炎发病 2 周左右时）X 线表现为骨小梁密度减低，边缘模糊不清的轻微的骨密度减低。

（2）随病变进展，骨质破坏，髓腔间隙增宽，形成坏死灶及骨质破坏区，X 线表现为以病灶牙为中心的单发或多发、大小不等、边界模糊不清的低密度区域。

（3）炎症进一步发展，病变区骨质破坏范围不断加大，破坏进一步加重，X 线表现单发或多发低密度区逐渐明显，边缘可呈虫蚀样。

（4）病变逐渐局限，坏死的骨质从颌骨逐渐分离，炎症使坏死骨质周围正常组织脱矿，钙盐在坏死骨质中沉着，形成不规则的、致密的死骨团块；小的死骨由于脓液的溶解作用逐渐变小，密度降低。此时 X 线表现为低密度区内有不规则的界限清楚的高密度的死骨块。

（5）脓液穿破密质骨至骨膜下可刺激骨膜出现骨膜性新生骨，X 线表现为骨密质表面有密度略高的影像区域，可呈条带状、线条状等。

（6）病变修复期可出现病变区骨小梁变粗，数目增多，表现为较致密的影像。

【问题4】化脓性颌骨骨髓炎如何治疗？

思路： 急性化脓性颌骨骨髓炎和慢性化脓性颌骨骨髓炎的治疗原则与一般的炎症的治疗原则是相同的，只是不同的炎症时期，治疗重点有差异。

治疗从 3 个方面考虑：全身抗菌药物应用；局部治疗；全身支持治疗。

1. 急性化脓性颌骨骨髓炎的治疗

（1）有效的抗生素的使用，控制炎症的发展：尽早进行病原学检查、药敏试验，在未获病原学检查、药敏试验结果时，先进行经验性抗菌药物使用，获知细菌培养、药敏试验结果后，调整抗菌药物，针对性应用抗菌药物。

（2）局部治疗：急性化脓性颌骨骨髓炎时期的局部治疗，主要是针对病原灶的治疗，控制炎

学习笔记

症的扩散;病变区域脓液的引流,排脓减压。

（3）全身支持疗法:对颌骨感染本身造成的患者高热,食欲差、进食困难等可能影响的水电解质酸碱失衡失调的调节、控制,及全身营养、支持治疗。

对患者已患有的慢性疾病的控制与治疗,如糖尿病等,防止已患慢性疾病对感染治疗的影响。

2. 慢性化脓性颌骨骨髓炎的治疗　抗生素的应用、全身支持治疗同急性化脓性颌骨骨髓炎,在局部治疗上重点是去除坏死的骨组织、炎性肉芽组织,促进骨组织的修复,随着抗菌药物的应用和人们的认识、医疗的发展,颌骨骨髓炎、大面积死骨形成已少见。

【问题5】怎样考虑该患者的治疗?

思路: 该患者入院时已由急性期转为慢性化脓性中央型上颌骨骨髓炎。

1. 全身抗菌药物应用

（1）经验性抗菌药物治疗:颌骨骨髓炎多为混合感染,临床检查见上颌瘘口溢出灰褐色脓液,考虑大肠埃希菌为主的混合性感染。经验性抗菌药物选择头孢呋辛 0.2g,静脉点滴每天 2 次。

（2）获细菌培养药敏结果后调整抗菌药物:细菌培养结果:大肠埃希菌;药敏试验结果:左氧氟沙星敏感。调整抗菌药物:左氧氟沙星 0.2g,静脉点滴,每天 2 次。

2. 局部治疗　扩大腭部瘘口,清除死骨,刮出炎性肉芽组织,用 3% 过氧过氢溶液,生理盐水交替冲洗,放置引流条,每天更换 1~2 次,其他瘘口搔刮,3% 过氧化氢溶液、生理盐水交替冲洗,氯己定漱口水,含漱每天 3~5 次。

3. 全身支持治疗　该患者全身一般状况尚可,入院检查发现空腹血糖高,内科会诊给予诊治,口服降糖药物。

该患者经上述治疗 16 天,治愈出院。

知识点

急性和慢性化脓性颌骨骨髓炎局部治疗的侧重点

急性化脓性颌骨骨髓炎局部治疗主要是:病原灶感染的控制,防止进一步的扩散;病变区域的脓肿切开引流,排脓减压。

慢性化脓性颌骨骨髓炎局部治疗主要是:摘除死骨,清除炎症肉芽组织;清除病原灶。

临 床 病 例

患者,女性,26 岁,因"右侧下颌后牙区及右面部反复肿胀、疼痛伴张口受限 3 个月"就诊。

3 个多月前右下颌后牙区肿胀、疼痛,随后右侧面部肿胀疼痛伴张口受限。曾到本地社区门诊"输消炎药"治疗(头孢类,具体不详),症状逐渐缓解,之后肿胀反复发作伴张口受限,每次用"消炎药"缓解。就诊要求彻底治疗。

临床检查:T 36.6℃,P 92 次/分,R 20 次/分,BP 103/66mmHg,全身一般情况尚可。口腔颌面部检查:右侧腮腺咬肌区略肿胀,压痛(±),开口度 3.0cm,全口牙均无松动、无叩痛,右侧第二磨牙远中可探及 48 牙冠,冠周软组织无明显红肿,其他检查未见异常。

【问题1】结合病史,临床检查考虑初步的诊断是什么?

思路: 右侧后牙区及右面部反复肿胀、疼痛伴张口受限 3 个月,每次出现肿胀、疼痛张口受限,经"消炎治疗"缓解,是一个炎症反复发作的过程。

目前临床检查右面部腮腺咬肌区略肿胀,压痛(±),开口度 3.0cm,右下智齿牙冠周围软组织无红肿。

从临床检查可探及 48 牙冠可考虑右下颌智齿阻生。

分析病史:反复的右下颌后牙区、右面部肿胀、疼痛、张口受限的发生,可以考虑是 48 冠周炎的反复发作所致。除 48 冠周炎的因素外,有无其他的原因引起反复的面部肿胀、疼痛、张口受限,有无间隙的感染?临床检查右面部腮腺咬肌区略肿胀,压痛(±),48 周围软组织无红肿,48 目前没有发生冠周炎,右侧腮腺咬肌区为什么还有轻微的肿胀?压痛(±)?不能排除在 3 个多月的病程中,由 48 冠周炎扩散曾引起右咬肌间隙的感染,抗菌药物的应用急性炎症控制,但治疗不彻底,炎症对下颌升支外侧骨膜、骨密质侵犯,造成了边缘性骨髓炎,所以不能排除右侧下颌骨慢性化脓性边缘型骨髓炎的存在。

结合病史、临床检查,初步诊断考虑为:①右下颌骨慢性化脓性边缘型骨髓炎;②48 阻生。

知识点

边缘型颌骨骨髓炎急性期、慢性期临床表现特点

1. 急性期 边缘性颌骨骨髓炎急性期临床表现特点与相应的间隙感染基本相同,如:咀嚼肌间隙感染导致的下颌骨边缘性骨髓炎,急性期与咀嚼肌间隙感染临床特点基本相同。

2. 慢性期

(1) 一般全身症状不明显。也可出现低热,白细胞略升高。

(2) 病变相应区域软组织可出现弥漫肿胀,局部组织硬,轻微压痛,病理迁延不缓解,或缓解再反复发作。炎症往往侵犯咀嚼肌,可表现为不同程度的张口受限,进食困难。

(3) 边缘型颌骨骨髓炎骨质损害可呈现为增生和溶解破坏,溶解破坏型可在骨膜或黏膜下形成脓肿,脓肿破溃或切开引流后,常形成瘘孔,长期溢脓。

【问题2】明确诊断还需做什么检查?

思路:需要影像学检查了解颌骨有无病变,病变的范围、程度。了解 48 的位置、生长方向。X 线检查是影像学检查常用的检查方法。该患者进行了 X 线检查:CBCT、CT。

X 线检查显示:右侧下颌骨升支外侧骨密质散在的灶性的低密度的骨质破坏区域,升支外侧可见骨膜成骨影像,形成密度略高的条带状区域。双侧下颌第三磨牙水平阻生(图 6-18)。X 线检查后可明确诊断:①右下颌骨慢性化脓性边缘型骨髓炎;②48 水平阻生。

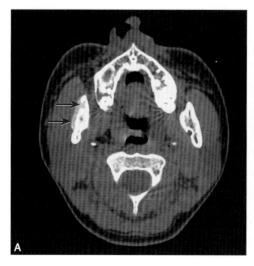
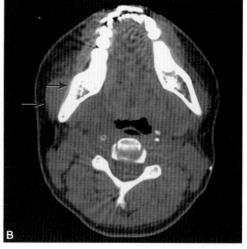

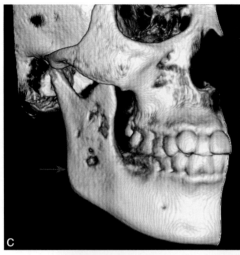
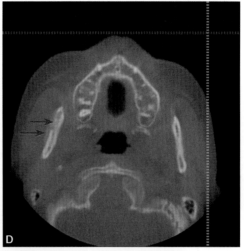
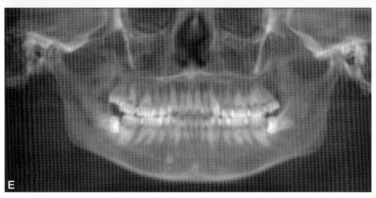

图6-18　右下颌骨慢性化脓性边缘型骨髓炎

A. CT 横断面,升支外侧条带状骨膜成骨,升支外侧骨密质破坏灶性密度减低;B. CT 横断面,咬肌弥漫性肿胀,升支外侧骨膜成骨;C. CBCT 三维成像,升支外侧骨密质灶性破坏;D. CBCT 横断面,升支外侧密质骨不连续,可见低密度骨质破坏灶。升支外侧骨膜成骨;E. 双侧下颌智齿水平阻生

知识点

慢性化脓性边缘型颌骨骨髓炎 X 线影像学特点

1. 骨密质溶解破坏,呈凹陷性灶性缺损,有时累及骨小梁,X 线表现骨密质呈弥散性、边界不清的低密度骨质灶性破坏,CT 冠状断面、横断面呈现受累骨密质不连续、相对应的骨松质破坏,呈低密度区域。

2. 颌骨骨密质表面可见清晰的骨膜反应,有不同程度的骨膜成骨,在骨密质表面形成密度略高的"条带状"区域。

【问题3】如何治疗?

思路: 慢性化脓性边缘型颌骨骨髓炎的治疗,重点在局部手术治疗清除死骨、炎性肉芽组织及去除病灶牙。视情况全身抗菌药物应用及全身支持治疗。

1. 局部手术　该患者在全麻下行"右侧下颌骨边缘性骨髓炎病灶清除术",同时拔除 48 阻生齿。在下颌下缘下 2cm 处平行下颌骨下缘绕下颌角作一约 5cm 长的切口,分层切开皮肤、皮下、颈阔肌,分离至下颌骨下缘,切开咬肌附着、骨膜,分离、翻开咬肌可见下颌角、下颌升支外侧表面呈暗红色疏松、软化蜡状骨质及肉芽组织。搔刮、清除片状、砂石状死骨、肉芽组织。冲洗、分层缝合。放橡皮引流条 1 根。

拔除 48 阻生齿,口内切开翻瓣,拔除 48,清除周围炎性组织,严密缝合。

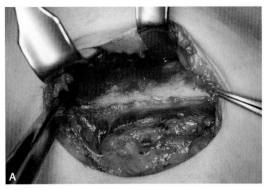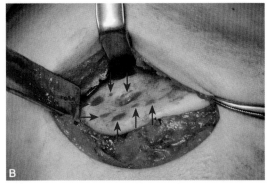

图 6-19　慢性化脓性边缘型颌骨骨髓炎病灶清除术

A. 手术见:下颌角、下颌升支外侧表面为暗红色疏松、软化、蜡状骨质及肉芽组织;B. 死骨、肉芽组织搔刮清除后可见下颌角、升支外侧骨密质灶性骨质破坏

2. 抗菌药物的应用　术前 30 分钟静脉点滴头孢呋辛钠 1.5g,术日当天下午静脉点滴头孢呋辛钠 2.0g,术后全身用抗菌药物 2 天,静脉点滴头孢呋辛钠 2.0g 每天 2 次。

3. 全身支持治疗　患者全身情况尚好,术后反应较轻,没有进行其他的全身支持治疗。

知识点

化脓性中央型颌骨骨髓炎与化脓性边缘型颌骨骨髓炎临床病理过程比较

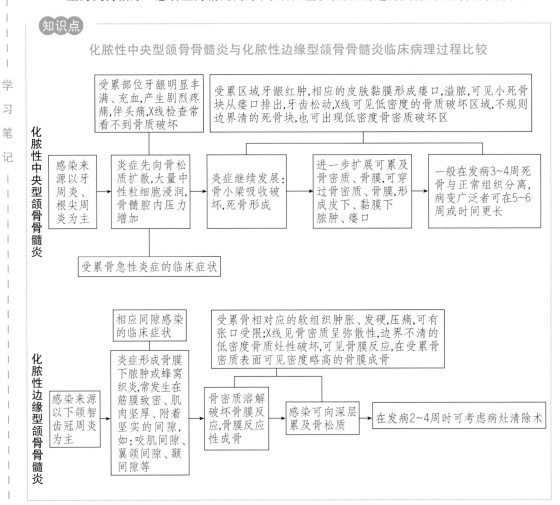

临 床 病 例

患者,男性,68岁,主因"左下后牙拔除术后伤口不愈伴疼痛1年,左下唇麻木3个月"住院治疗。

1年前因"左下后牙区疼痛"到本地医院就诊,拔除37、38,拔除左下后牙后疼痛逐渐加重,出现左颞部区域疼痛,3个月前出现左下唇麻木。曾到多家医院就诊,用"消炎药物"无明显疗效,长期服用"止痛药物",服用止痛药物后,疼痛可暂时有所缓解。患病以来病变区域未出现过明显肿胀。

既往有前列腺癌病史,3年前因"前列腺癌骨转移"到本地医院手术治疗。术后"静脉点滴唑来膦酸4周一次,共用2年"。

临床检查:T 36.8℃,P 72次/分,R 18次/分,BP 110/65mmHg,全身一般情况尚可。口腔颌面外科检查:面部对称无红肿,左下唇皮肤触觉反应迟钝,左下后牙颌骨区域及左颞部疼痛明显不敢张口,强忍张口可达正常张口度,口腔卫生差。37、38缺失,37、38拔牙创未愈,周围龈红肿,可见黄褐色骨面暴露,黄白色脓性分泌物自拔牙创流出,37、38拔牙创探痛明显,左下后牙区颌骨压痛明显。34叩痛(+),35叩痛(+)。

血常规:凝血功能、肝功、肾功等各项检验均未见异常。

曲面体层显示:37、38拔牙窝清楚可见未愈合,CBCT显示:左下颌骨自35至升支前部弥漫性密度增高,骨小梁结构消失,并可见散在的低密度斑点状、条索状影像,大小不一的死骨形成(图6-20、6-21)。

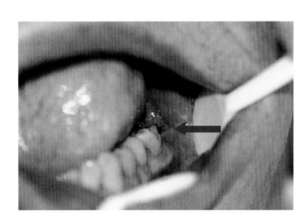

图6-20　口内检查可见死骨暴露

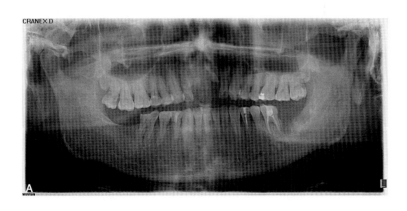

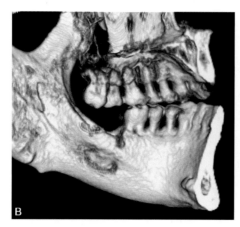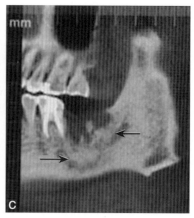

图 6-21 患者 X 线影像

A. 曲面体层片 37、38 拔牙窝清楚可见未愈合；B. CBCT 三维成像，37、38 舌侧骨破坏；C. CBCT 显示：左下颌骨自 35 至升支前部弥漫性密度增高，骨小梁增粗结构紊乱，可见散在的低密度斑点状、条索状影像，大小不一的死骨形成

【问题 1】分析病史及检查，初步的临床诊断考虑什么？

思路：

1. 患者有静脉输入"唑来膦酸"2 年的治疗史。

2. 拔牙术后 1 年，拔牙创未愈、骨面暴露、疼痛。

3. 临床检查 37、38 缺失，37、38 拔牙创未愈，周围软组织红肿，可见黄褐色骨面暴露，有黄白色脓性分泌物自拔牙伤流出，37、38 拔牙创探痛，左下后牙区压痛明显。

4. 从病史看该患者没有化脓性颌骨骨髓炎的临床病理过程。

5. X 线检查 拔牙窝清楚可见，未愈合，拔牙区域颌骨密度增高，骨小梁增粗结构紊乱，可见散在的低密度斑点状、条索状影像，死骨形成。

6. 无头颈部放疗史。

综上考虑初步诊断为：左侧下颌骨双膦酸盐相关性颌骨坏死（并发感染）。

> **知识点**
>
> **双膦酸盐相关性颌骨坏死诊断要点**
>
> 1. 出现颌骨坏死无好转持续 8 周以上（往往是出现病变骨暴露），如有颌骨创伤、拔牙等手术，创口长期不愈，一般都有较明显的疼痛。
>
> 2. 正在接受双膦酸盐药物治疗或有双膦酸盐药物治疗史。
>
> 3. 无头颈部放疗史。

> **知识点**
>
> **双膦酸盐相关性颌骨坏死 X 线表现**
>
> 随病程发展可出现不同 X 线表现：
>
> 1. 病变早期 X 线检查往往无明显的阳性表现，如有拔牙史，清楚可见不愈合的拔牙窝。
>
> 2. 骨小梁结构改变，骨小梁增粗，结构紊乱，可见散在死骨，骨皮质侵蚀，骨质破坏区与正常骨质无明显界限。
>
> 3. 在低密度溶骨破坏区及周围可出现不同程度的高密度骨质硬化。
>
> 4. 可出现广泛骨硬化，下颌管变窄，甚至出现石骨症样改变。
>
> 5. 有时可见牙周间隙增宽。

【问题2】该患者应如何治疗?

思路:分两个阶段:第一阶段口腔清洁,保持口腔卫生,控制感染,止痛;第二阶段局部外科清创,切除死骨。

1. 第一阶段

(1)从37、38拔牙创取细菌培养,药敏。

(2)口腔全口洁治,保持口腔卫生。

(3)局部冲洗:用生理盐水、3%过氧化氢交替冲洗每天2次,表面覆碘仿纱条。

(4)暴露骨面表浅搔刮清创:局部冲洗3天后暴露创面已无明显脓性分泌物,在局麻下进行了一次死骨表面表浅搔刮清创,以减少对周围软组织刺激。

(5)氯己定含漱液含漱,3次/天。

(6)疼痛对症治疗,口服曲马多50~100mg/次,必要时服用,两次服药间隔不少于8个小时,每天不超过400mg。

(7)34、35行根管治疗:34根管治疗不彻底,35为死髓牙,34、35根管治疗去除感染灶。

经局部冲洗治疗10天,左下后牙区龈红肿消退,37、38区骨面仍暴露,未见脓性分泌物,左下后牙区左颞部仍疼痛明显。细菌培养未见致病菌生长。

2. 第二阶段 摘除死骨,局部清创(图6-22)。

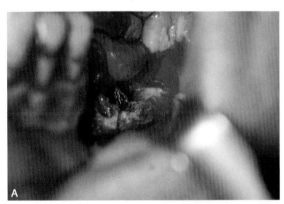

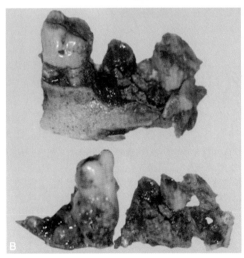
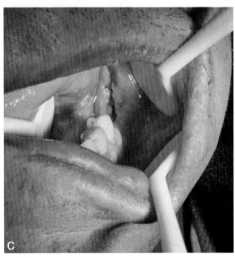

图6-22 颌骨坏死切除术
A. 术中见病变骨;B. 术中摘除病变骨;C. 死骨摘除清创后伤口

该患者疼痛明显,不敢张口,手术选择全麻下进行。

(1)全麻下摘除死骨,局部清理搔刮,严密缝合口腔内软组织创口。

(2)术后氯己定漱口液含漱3次/天。

（3）头孢呋辛钠 2.0g 静点，每天 2 次，共用 3 天（包括手术当天）。

术后 7 天拆线，伤口愈合良好，术后疼痛完全消失（图 6-23）。

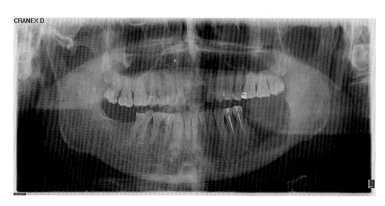

图 6-23　术后曲面体层片

双膦酸盐相关性颌骨坏死治疗要点

双膦酸盐相关性颌骨坏死的治疗主要是控制疼痛，控制和预防感染，防止坏死病灶的扩展及新病灶产生。根据疾病发展不同时期可选择下列治疗：

1. 在允许的情况下（如：肿痛的病人不影响肿瘤治疗），首先暂时停止使用双膦酸盐药物。

2. 保持口腔卫生，局部冲洗，抗菌药物含漱液含漱。

3. 必要时全身抗菌药物应用，双膦酸盐相关性颌骨坏死并发感染，按颌面部感染抗菌药物临床应用指导原则，全身使用抗菌药物。

4. 死骨表面表浅清创，去除死骨片，减少对周围软组织刺激。

5. 死骨切除，局部外科清创。

6. 控制疼痛。

7. 口腔其他病变的处理，如：牙体牙髓病变、牙周疾病、黏膜疾病等。

8. 怀疑恶性变时及时行活检术。

双膦酸盐相关性颌骨坏死的预防

1. 加强宣传，建议准备接受双膦酸盐类药物治疗的患者，在接受治疗前应进行全面的口腔检查与评估，治疗病变牙，拔除无保留价值的牙，对已有的修复体评价及调整，对缺失牙进行修复。使口腔处于良好状况后再接受双膦酸盐类药物治疗。

2. 在接受治疗期间，定期口腔检查，及时处理治疗患牙，维护好口腔卫生，保持口腔处于良好状况。

3. 服药期间需进行口腔手术，如牙拔除术，应尽量在术前停用双膦酸盐类药物，有报道停服 3 个月是必需的，有助于预防颌骨坏死发生。

临　床　病　例

　　患者,女性,55岁,主因"右耳前肿瘤切除,放疗术后5年多,右下后牙区及面部肿痛2年"就诊。

　　5年多前因"右耳前区肿物"到本地医院就诊,行"右耳前区肿瘤切除",术后诊断:"恶性淋巴瘤",同时行放射治疗。2年前因"右下后牙疼痛"到本地医院就诊"拔除右下后牙",拔牙后右下后牙区右面部反复肿痛,每次肿痛静脉输入"头孢"、"甲硝唑",肿痛可缓解,不能完全消失,5个月前自觉右下唇麻木,未做处理。

　　右耳前肿瘤切除,放疗术后至今5年多,未见肿瘤复发,其他部位也未发现肿瘤。

　　既往有1年多的"高血压病史",服用"尼莫地平",血压可控制在125～110/86～70mmHg。

　　临床检查:T 37℃,P 90次/分,R 21次/分,BP 118/74mmHg,全身一般情况尚可。

　　口腔颌面外科检查:右侧面部及下颌下区皮肤呈暗红色,触之较硬,压痛(+),右下颌下可见一隆起瘘管口,有黄白色脓性分泌物,右耳前可见一纵行手术瘢痕。开口度2.5cm,45、46缺失,45、46缺牙区可见1.6cm×0.9cm范围灰白色骨外露,周围龈红肿,可探及多个瘘管,黄白色脓液从骨外露周围及瘘管流出(图6-24)。

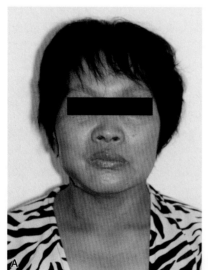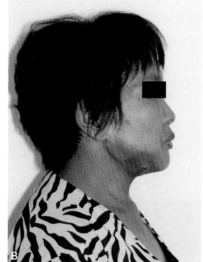
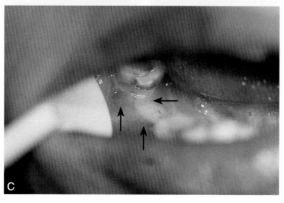

图6-24　放射性颌骨骨髓炎患者
A:正面;B:侧面,皮肤暗红色,瘘管形成;C:骨外露,周围软组织红肿,
可见多个瘘管口

【问题1】从采集的病史及临床检查初步诊断考虑什么?

思路:

1. 患者有右侧颌面部放射治疗史。

2. 放射治疗术后3年因右下后牙疼痛拔除右下后牙,拔牙后右下后牙区、右侧面部疼痛2年,用"抗菌药物"肿痛可缓解,不能完全消失。

3. 检查右面部右下颌下区皮肤呈暗红色,触之硬,压痛(+)。

4. 张口受限,右下后牙区死骨外露,口内外相应区域可见瘘管口,死骨周围及瘘管口可见黄白色脓液流出。

综上:有放疗史,有下颌拔牙史,骨外露,疼痛,流脓,经久不愈。初步诊断考虑:右下颌骨放射性骨髓炎。

放射性颌骨骨髓炎的临床特点

1. 有头颈部放射治疗史。

2. 往往有口腔卫生差、牙源性感染、损伤、拔牙手术等因素和病史。

3. 皮肤、黏膜萎缩干燥,皮肤色素沉着或减少,皮肤、黏膜溃疡等。

4. 骨外露、疼痛。

5. 皮肤、黏膜形成瘘管,长期溢脓不愈。

6. 颌周软组织萎缩、纤维化,导致张口受限,甚至出现牙关紧闭。

7. 患者常表现消瘦、衰弱、贫血等全身慢性消耗性症状。

【问题2】进一步的诊断与治疗还需做什么检查?

思路:

1. 从病史、临床检查初步考虑为"右下颌骨放射性骨髓炎",为确定病变程度与范围,排除其他颌骨病变的可能,应进行X线的检查,该患者进行了曲面体层、CT检查,X线表示:右侧下颌骨可见一边界模糊不清、不规则的点状、片状低密度区域(图6-25)。

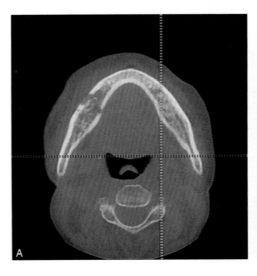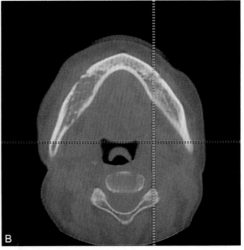

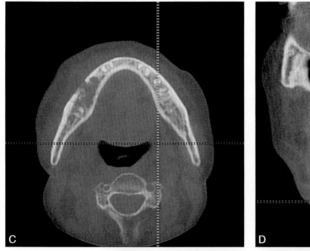

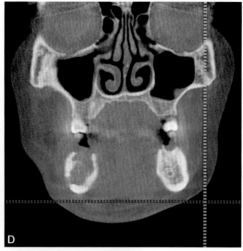

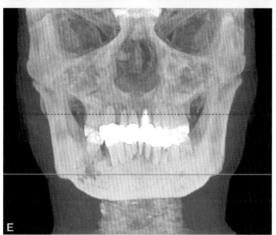

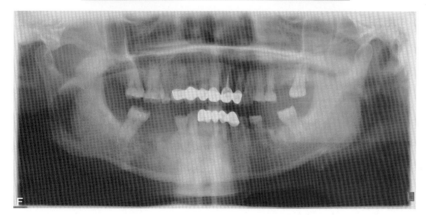

图6-25　右下颌放射性骨髓炎影像
右下颌可见一边界模糊不清、不规则的点状、片状低密度区域,部分骨质破坏

2. 该患者全身一般情况尚可,主要针对局部炎症考虑进行血常规、血糖、细菌培养及药敏的检查,该患者血常规、血糖检查各项指标均在正常范围。取局部脓性分泌物送细菌培养及药敏试验,培养结果:致病菌为白假丝酵母菌;药敏:伊曲康唑敏感。

右下颌可见一边界模糊不清、不规则的点状、片状低密度区域,部分骨质破坏。

> **知识点**
>
> 放射性颌骨骨髓炎的 X 线特点
>
> 随着病程的发展,可出现不同的 X 线表现:
>
> 1. 早期可呈现弥散性骨质疏松,病变发展可表现为:边界模糊不清、不规则的点状、片状虫蚀样颌骨密度减低区,病变区内可见散在增粗的骨小梁和密度增高的小团块状病理性骨沉积。
>
> 2. 病变继续发展出现大小不等、形状不一的死骨,死骨不易分离,大的死骨形成可出现病理性骨折。
>
> 3. 牙及牙周的表现 牙周膜增宽,骨硬板密度减低或消失,牙槽骨吸收。牙颈部可见放射性龋形成。

【问题3】分析该患者临床特点,如何进行治疗?

思路1:临床特点:

1. 患者,女性,55 岁,全身一般情况尚可,体温、呼吸、脉搏、血压未见异常,血常规、血糖各项指标在正常范围内。

2. 右耳前肿瘤切除放疗术后 5 年,未见肿瘤复发,也未见其他部位发生肿瘤。

3. 全身症状不明显,主要为右侧下颌下区域局部的炎症表现,死骨外露,死骨周围软组织红肿,黏膜、皮肤瘘管形成溢脓,疼痛。X 线未见明显的大块死骨形成及分离。

思路2:根据临床特点采取以下方法治疗:

1. 局部治疗 局部用生理盐水、过氧化氢溶液交替冲洗,外露骨表浅清创,瘘道内放置碘仿纱条,碘仿纱条覆盖外露骨表面。

2. 氯己定含漱液含漱,每天 3～4 次。

3. 高压氧治疗。

4. 全身抗菌药物应用 考虑到全身症状不明显,在细菌培养、药敏试验结果出来前没必要经验性抗菌药物应用,等脓液细菌培养及药敏结果出来后,有针对性使用抗菌药物。细菌培养致病菌为白假丝酵母菌,对伊曲康唑敏感。伊曲康唑 100mg,口服,每天 2 次。治疗后瘘管愈合,口内外露骨面软组织覆盖愈合(图 6-26)。

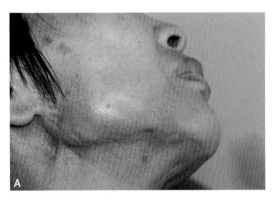
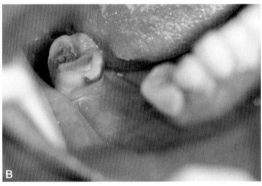

图 6-26 放射性颌骨骨髓炎治疗后面像
A. 治疗后面像瘘管愈合;B. 口内外露骨面软组织覆盖愈合

知识点

放射性颌骨骨髓炎的治疗要点

1. 全身支持治疗　视患者情况,可给予全身营养支持治疗,必要时给予输血。

2. 高压氧治疗　在不影响肿瘤治疗,排除肿瘤存在,可考虑给予高压氧的治疗。

3. 全身抗菌药物的应用。

4. 疼痛剧烈的患者可给予镇痛药物。

5. 局部冲洗　用过氧化氢、生理盐水、抗菌药液交替冲洗。

6. 咬除暴露死骨、表浅清创　用咬骨钳对已露死骨分次逐步咬除,表浅清创,减少对局部软组织刺激。

7. 手术切除死骨、局部外科清创　死骨分离或已确定死骨形成,可行外科手术切除死骨,局部清创。

8. 死骨切除骨缺损的修复　在制订死骨切除治疗计划时,同时应考虑死骨切除后,骨缺损的修复方案。

知识点

放射性颌骨骨髓炎的口腔预防措施

1. 放射治疗前行口腔全面检查及处理

(1) 放疗前常规牙周洁治,保持口腔卫生。

(2) 处理患病牙:有保留价值的病牙进行治疗,无保留价值的病灶牙、残根予以拔除。

(3) 去除口腔内的金属修复体。

2. 放射治疗中口腔内病变及时发现与处理,口腔护理、口腔卫生维持

(1) 及时发现口腔内疾患及处理,如:口腔溃疡,各种感染疾病的早期发现与处理。

(2) 牙周炎的维护治疗,防止放疗中牙周炎加重。

(3) 口腔卫生的维持,放疗过程中停止配戴活动义齿。

(4) 牙齿表面预防性应用氟化物,可降低放射性龋发生。

3. 放射治疗后定期口腔检查,保持口腔清洁与口腔护理,恰当处理治疗口腔疾患。

(1) 定期口腔检查及时发现及治疗口腔疾患。

(2) 保持口腔清洁与口腔护理,预防口腔疾病发生。

(3) 必须拔除患牙及口腔内手术时应慎重,术前、术后应用抗菌药物,尽量减少手术创伤。

第四节　面部疖痈

疖是指单一毛囊及其附件的急性化脓性炎症。痈是指相邻多个毛囊及其附件的急性化脓性炎症。主要的病原菌是金黄色葡萄球菌。

临床关键点:

1. 一般通过临床检查对疖和痈都能作出诊断。

2. 疖　红、肿、热、痛呈锥形隆起的小硬结,往往在硬结顶部出现黄白色脓头。

3. 痈　好发于男性上唇,上唇肿胀可呈紫红色,肿胀皮肤可出现多个黄白色脓头,脓头破溃,坏死组织溶解排出,可形成蜂窝状腔洞。

4. 疖、痈切忌挤压,尤其是发生在面部"危险三角区"内的疖、痈,以防感染扩散,引起严重并发症。

5. 有时疖和痈由于面部的静脉炎及血栓形成,造成静脉回流受阻,出现面部广泛水肿、疼痛。

6. 疖、痈易发生全身的并发症　海绵窦血栓性静脉炎;脑膜炎;脑脓肿;败血症、脓毒血症等。并发症发生后临床上出现相应的临床表现。

7. 疖、痈局部治疗很重要,局部治疗宜保守,避免损伤,严禁挤压、挑刺、热敷、烧灼。可采用下列方法:

（1）保持局部清洁:用 2% 碘酊涂擦局部。

（2）可用高渗盐水、抗菌药物盐水交替湿敷,也可用 0.5% 络合碘交替湿敷。

（3）及时用镊子钳出已分离的脓栓及坏死组织。

（4）对明显形成的皮下脓肿久不破溃,可在脓肿中心轻轻挑开自然引流,切忌分离脓腔。

（5）自行破溃或切开引流后,局部仍以高渗盐水、抗菌药物盐水、0.5% 络合碘等交替湿敷直到无脓液,肿胀消退。

8. 面部疖伴有局部蜂窝织炎或面痈患者,应全身给予抗菌药物治疗,尽早从脓头取细菌培养及药敏试验,针对性选择抗菌药物。

9. 全身支持疗法,注意全身并发症的发生与治疗。

【问题】面部疖、痈为什么易发生全身并发症?

思路:

1. 疖、痈多由金黄色葡萄球菌感染,病原菌毒力较强。

2. 面静脉瓣膜相对较少,或瓣膜发育不全薄弱,导致面静脉瓣膜功能不良,易发生血液逆流。

3. 面静脉与颅内海绵窦相交通:

面静脉→内眦静脉→眼上静脉→颅内海绵窦

面静脉→面深静脉→翼丛→颅内海绵窦

4. 面静脉行走于面部肌肉中,面部频繁的各种生理性的活动,使表情肌频繁收缩,促使血液逆流。

疖、痈发生时,感染侵入面静脉,感染随面静脉血逆流可到达颅内海绵窦,可引起颅内海绵窦血栓性静脉炎,也可造成脑膜炎、脑脓肿,进入静脉的感染也可随血液循环扩散,引起败血症、脓毒血症等严重的并发症。

面部危险三角区

鼻根部与两侧口角形成的三角形区域内的静脉与颅内海绵窦相交通,静脉瓣膜相对少,发育不全,瓣膜薄弱,易发生血液逆流进入颅内,这个区域的静脉行走表情肌中,肌肉收缩促进血液逆流。这个区域的感染易随逆流血液扩散入颅内海绵窦,甚至随血液循环全身扩散,导致严重的并发症。因此将鼻根部至两侧口角之间的三角形区域称为危险三角区。

（董福生）

参考文献

1. 王翰章. 中华口腔科学(下卷). 北京:人民卫生出版社,2003

2. 张震康,俞光岩. 口腔颌面外科学. 北京:北京大学医学出版社,2007

3. 张志愿,俞光岩. 口腔颌面外科学. 第 7 版. 北京:人民卫生出版社,2012

4. 贾文祥. 医学微生物学. 第 2 版. 北京:人民卫生出版社,2013

5. 黄伟,曾宪涛,冷卫东,等. 双磷酸盐相关性颌骨坏死的循证治疗:附 3 例报道. 中国口腔颌面外科杂志,2013,11(3):221-228

6. 沈娇乡,苏宇雄,廖贵清. 双磷酸盐性颌骨坏死:病例报告及文献复习. 中国口腔颌面外科杂志,2009,7(3):286-288

7. 杨万群,黄飚,梁长虹. 双磷酸盐相关性颌骨坏死影像学研究进展. 中国医学影像技术,2010,26(2):381-383

第七章 口腔颌面部创伤

【概论】

口腔颌面部创伤是口腔颌面外科的常见病和多发病,道路交通事故是主要致伤原因,约20%合并面颈部其他器官和颅脑及全身伤。预防窒息、有效止血和抗休克是创伤急救的首要任务。口腔颌面部创伤的伤情特点是致死性小,但对面容和功能的破坏性大。颌面部血运丰富,开放伤出血较多,但组织修复能力和抗感染能力较强。恢复牙齿的伤前咬合关系是颌骨骨折复位的临床标准。口腔是消化道的入口和呼吸道的上端,口腔损伤可以造成张口、咀嚼和吞咽困难。严重的口腔颌面部创伤容易继发永久性功能障碍和面部畸形,并给伤员的心理健康造成损害。

第一节 口腔颌面部软组织损伤

口腔颌面软组织损伤是口腔颌面外科最常见的急诊类疾病,其损伤类型包括擦伤、挫伤、裂伤、撕脱伤、动物咬伤。治疗及预后因损伤部位、深度和范围不同存在较大差别。本节以面颊部切割伤为例,分析讨论口腔颌面部软组织伤的诊疗程序和外科清创处理的技术要点。

1. 口腔颌面部软组织损伤的诊疗经过通常包括以下环节:

(1) 详细询问患者的损伤史:受伤时间、伤后出血情况、伤口处理方法、致伤物和致伤方式;既往手术史、损伤史、血液病史、是否长期服用抗凝药物等。

(2) 物理检查:损伤部位,伤口数目、长度、形状和深度,是否为穿通伤,伤口和伤道的污染程度,有无伴发的骨损伤和牙损伤。对于可能发生再出血的伤口,应先完成麻醉,开放静脉,备好灯光、吸引器、敷料和止血器械,然后再进行检查操作并止血。

(3) 影像学检查:疑诊有骨折的患者,经初步清创处理后须做平片和(或)CT影像学检查,根据骨折严重程度和软组织伤口污染程度确定是否同期处理骨损伤。

(4) 预防感染:使用广谱抗生素,有污染的和伤及肌层的损伤注射破伤风抗毒素,动物咬伤者还需注射狂犬病疫苗。

(5) 手术:完善术前检查,掌握手术适应证及禁忌证;完成术前谈话,签署手术同意书。麻醉并实施清除术。

(6) 术后处理:了解损伤继发的和术后可能出现的并发症,并采取相应的预防及处理措施。

(7) 术后告知:嘱术后注意事项、随诊日期,重度损伤的后期整复计划。

2. 临床关键点

(1) 清理伤口:局麻下用大量外用盐水高压冲洗伤口,清除异物。

(2) 手术扩创:完善止血,清除坏死组织,消灭死腔,修整创缘。

(3) 关闭伤口:建立引流,组织对位,分层缝合,封闭创面。

(4) 唇损伤:唇损伤要求缝合口轮匝肌,对位唇红缘轮廓线(图7-1)。

(5) 舌损伤:用粗线远离创缘缝合,保留舌体长度和活动度(图7-2)。

(6) 颊部贯通伤:以关闭创口和消灭创面为原则(图7-3)。

(7) 腭部穿通伤:转移黏骨膜瓣封闭瘘口和缺损(图7-4)。

(8) 腮腺、导管损伤:腮腺损伤予以缝扎和加压包扎。腮腺导管近腮门处损伤予以结扎,近开口处损伤予以改道,中段损伤予以吻合(图7-5)。

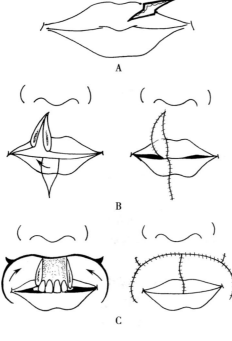

图 7-1 唇损伤

A. 斜行经过唇红-皮肤交界的创缘应修整成与唇缘轮廓线 90°；B. 唇红缺损超过 1/3 用交叉唇瓣修复；C. 唇红和唇白缺损超过 1/4 用扇形瓣修复

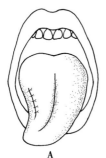
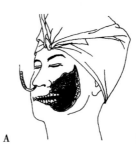
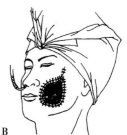

图 7-2 舌裂伤的缝合

A. 正确缝合；B. 错误缝合

图 7-3 颊部穿通伤直接将创缘的口腔黏膜与皮肤相对缝合

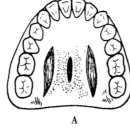
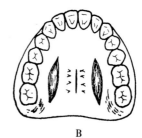
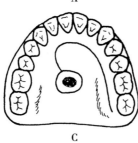
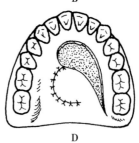

图 7-4 腭部穿通伤

A. 在伤口两侧作松弛切口；B. 将黏骨膜瓣向伤口中间推移缝合；C. 旋转黏骨膜瓣切口；D. 旋转黏骨膜瓣缝合关闭伤口

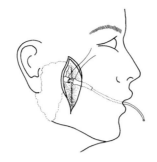

图 7-5 腮腺导管中段断裂吻合

（9）面神经损伤：争取清创同期吻合，如有缺损用耳大神经移植。

临 床 病 例

急诊门诊病历摘要

患者，男性，21 岁。主因"右侧面颊部刀砍伤 5 小时"来我院急诊就诊。

患者约 5 小时前被人用刀砍伤面颊部，随即到附近医院就诊，出血较多，予以简单包扎并注射破伤风处理，处理过程中疑有腮腺导管和面神经损伤转来我院。伤前醉酒，伤时及伤后均未出现意识障碍。

既往无肿瘤、心血管病及糖尿病病史，无药物过敏史。

临床检查：右侧面颊部切割伤，从耳屏与外眦连线中点斜向前下至口角下方（图 7-6），长约 15cm，创缘整齐，全长深达肌层，创面较清洁，无明显组织缺损。右侧睑裂闭合不全，鼓腮漏气。挤压腮腺后，腮腺导管口未见分泌液。张口轻度受限。

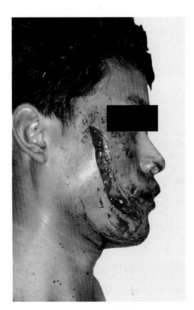

图 7-6 右侧面颊部切割伤

【问题 1】临床诊断及诊断依据是什么？

临床诊断：面颊部切割伤。

诊断依据：有明确的刀锐器切划损伤史；因面积部血运丰富，伤后出血较多；伤口整齐，污染较轻；面颊部存在面神经和腮腺导管，患者可疑存在面瘫和导管断裂。以上几点均符合面颊部切割伤的特点。

【问题2】面颊部切割伤的治疗方案如何确定?

思路:患者为开放性损伤,应尽早实施清创术。由于损伤范围局限,未伤及骨组织,手术可以在局麻下进行。患者年轻,无全身其他部位合并损伤,无系统疾病史,生命体征平稳,允许Ⅰ期手术。

损伤深度达肌层,手术时需探查有无活泼的出血点,并完善止血;由于损伤部位位于面颊,伤口垂直交叉于面神经和腮腺导管走向,且临床检查发现睑裂闭合不全、鼓腮漏气和腮腺导管口无分泌,所以需要探查面神经颊支和颧支以及腮腺导管,并予以外科修复。伤口整齐,无组织缺损,创面相对干净,且伤后时间未超过6小时,可以Ⅰ期缝合。

术后保持腮腺导管通畅,面肌功能训练争取最大程度的面神经功能恢复。

【问题3】与患者和家属术前谈话时重点交待哪些内容?

除了口腔颌面部手术常规需要交代的麻醉风险、出血、创口感染等医疗意外和并发症以外,应重点交代与本手术密切相关、可能出现的并发症,包括涎瘘、味觉出汗综合征、面部瘢痕畸形、面神经功能障碍等。

住院诊疗经过

术前准备:询问病史及体格检查,完成病历书写;完成血常规、血型和出凝血功能、肝肾功能和胸片检查,确认无手术禁忌证;签署手术知情同意书、自费用品协议书等;向患者及家属交代手术风险、可能的预后和围术期注意事项。

手术治疗:用无菌纱布塞住伤口,剪除发际上3cm区域毛发,用肥皂水和生理盐水交替清洗伤口周围皮肤。经伤口侧缘进针注入麻药,局麻下用大量外用盐水冲洗伤口。常规消毒、铺巾,调好灯光、备好吸引器。再次用大量生理盐水高压冲洗创面,清除存留于创面上的污染物和组织,发现活跃出血点,予以结扎止血。仔细辨认组织解剖层次,沿咬肌表面向后钝分离显露腮腺前缘。沿腮腺导管体表投影走行方向在腮腺前缘处找到断裂的腮腺导管近心端,挤压腮腺时发现有液体溢出,予以结扎。再经口内腮腺导管开口处插入银探针,自导管断端穿出,予以结扎。沿腮腺前缘探查面神经分支,发现颧支和上、下颊支均断裂,找到断端,予以适度游离,并做端端吻合。再次冲洗伤口,分层缝合关闭伤口。腮腺咬肌区加压包扎。

术后管理:术后连续3天肌注抗生素,口服维生素B_1和B_{12}连续3个月,嘱软食和避免辛辣酸食物。术后7天门诊复查打开伤口,见伤口Ⅰ期愈合,拆除缝线,解除包扎。嘱开始面肌功能训练。

【问题4】软组织清创术应掌握哪些原则?

思路:本手术重点注意以下几个环节:

1. 手术应尽早进行,细菌进入伤口6~12小时内多停留在损伤组织的表面,尚未大量繁殖,通过冲洗,容易清除。

2. 手术扩创时,尽可能保留组织。如有需要,沿皮肤张力线扩大伤口。

3. 在探查伤口时,要完善止血,发现异物及时取出,要注意消灭死腔。

4. 面神经损伤应在清创同期进行探查,并争取Ⅰ期修复。

5. 腮腺导管断裂也应在清创同期视情况予以吻合、改道或结扎。

6. 伤后24小时以内的、污染较轻的伤口,经清创处理后可以初期缝合;超过24小时的、污染较重的伤口要放置引流;组织严重肿胀或张力较大的伤口,应做减张法拉拢缝合;感染伤口应建立充分引流,做简单拉拢缝合。

7. 洞穿伤道应先关闭窦腔黏膜,再依次分层缝合。

8. 标志结构,如睑、唇、鼻、耳等部位,应仔细对位缝合。

9. 较小的皮肤缺损创面可以采用局部皮瓣关闭伤口。

第二节　口腔颌面部异物

火器伤、高速物体打击伤、被草秸或竹木器物刺伤等,应考虑有异物存留的可能。因伤情不同,异物的性质、大小、数量和分布范围也各不相同。异物存留可能导致化脓性感染,或者造成咀嚼、吞咽、语言和表情等功能障碍,一般应予以取出。本节以面侧深区刺入性异物为例,分析讨论口腔颌面部外伤异物的诊疗程序和异物取出的技术要点。

口腔颌面部异物的诊疗经过通常包括以下环节:

1. 详细询问损伤史　受伤时间、受伤方式、异物性质、伤后出血情况、伤口处理方法以及伤后症状;既往损伤史、是否长期服用抗凝药物等。

2. 物理检查　损伤部位、伤道(入口和出口)、伤道污染或感染程度,是否继发功能损害。

3. 影像学检查　金属异物拍摄头颅正侧位或 CT 进行三维定位,非金属异物需做伤道造影。

4. 预防感染　使用广谱抗生素,有污染的和伤及肌层的损伤注射破伤风抗毒素。

5. 手术取异物　完善术前检查,掌握手术适应证及禁忌证;完成术前谈话,签署手术同意书。实施异物取出术。

6. 术后处理　了解术后可能出现的并发症,并采取相应的预防措施。

7. 术后告知　嘱术后注意事项、随诊日期,后期整复计划。

【问题1】异物取出的手术指征是什么?

1. 清创过程中发现的伤口内异物。

2. 滞留于体内引起反复化脓性感染的异物。

3. 对功能有影响的异物,如舌、口底、咽旁、颞下颌关节周围的异物。

4. 大血管和重要神经旁的异物,因日后可能造成继发性损害或危险。

5. 非金属异物和有毒的金属异物。

6. 患者坚决要求取出的异物。

【问题2】哪些情况不适合手术取异物?

1. 伤口有急性炎症。

2. 定位不准确。

3. 异物与伤情无关者。

4. 手术可能造成严重损害而异物本身没有大的危害者。

【问题3】如何掌握取异物的手术时机?

1. 清创时,如发现异物存留,应同时取出。

2. 感染伤口应先作换药,在感染得到控制而伤口尚未闭合前,经伤口探取异物。

3. 由于各种原因错过早期摘除异物时机,伤口已经愈合,可以择期手术。

知识点

手术寻找和取出深部异物的技术要点

1. 通过 X 线平片和三维 CT,确定异物的数量、位置以及与颅面骨结构的空间关系(图 7-7),通过增强 CT 显示与大血管的位置关系(图 7-8)。

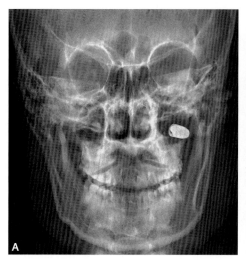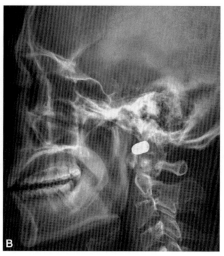

图7-7 头颅正位和侧位显示子弹位于面侧深区,提示靠近颈椎和大血管

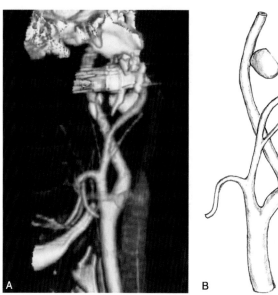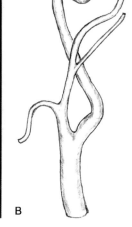

图7-8 增强 CT 显示子弹与大血管的位置关系

2. 伤道没有闭合,从原伤道进入。如果原伤道过深或弯曲,应另作切口;伤道已经愈合,手术切口进路遵循近捷、隐蔽、避开大血管和重要神经的原则设计。

3. 根据临床检查和影像学定位,分析伤道的方向、深度和解剖层次,手术导航有助于沿术前规划路径准确而径直地找到异物(图7-9)。

4. 新鲜伤口内异物容易移位,禁忌在伤口内作不适当的挑拨。用血管钳夹持异物,分离异物,缓慢取出。

5. 存留时间较长的异物已形成纤维包裹,不易移位,需打开包膜找异物,要夹持稳妥,不宜用力过大,以防异物滑脱或弹开。

6. 形状不规则的较大的异物取出前应探明其大致的周界,取出时可作适当的旋转,使其最小周径顺向伤道,然后缓慢移出。

7. 靠近大血管或重要神经的异物 在取出时要注意保护,用手指或器械将血管或神经与异物分开,再稳妥取出异物。

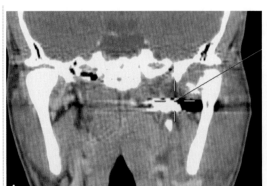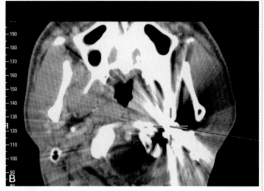

图 7-9 增强 CT 显示子弹与大血管的位置关系

临 床 病 例

首诊病例记录

患者,男性,19 岁。

主诉:右耳后瘘管溢脓 2 个月余。

现病史:4 个月余前沿路旁骑车,不慎撞伤,周边的树枝划伤右下眼睑皮肤,于本地医院清创,取出少量插入眶下的树枝,严密缝合伤口,1 周后拆线,伤口愈合。2 个月后出现右耳后肿胀、疼痛,再次就诊于本地医院,检查发现右耳后形成脓肿,予以切开引流,口服及静滴抗生素,并反复换药,持续 2 个月未见明显好转。门诊以"右耳后瘘道待查"收入院。

既往史:无药物过敏史,无系统疾病史。

专科检查:面部外形对称,张口度正常,右侧下眼睑见斜行瘢痕。右侧耳垂后见瘘管(图 7-10),可见脓性液体渗出,余未见明显异常。

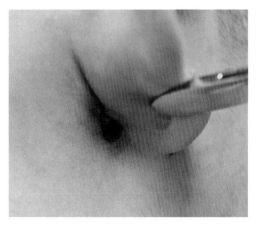

图 7-10 临床检查发现右侧耳垂后瘘管

【问题 1】临床诊断和诊断依据是什么?

临床诊断:面深区异物继发感染。

诊断依据:有明确的面部外伤史,有异物植入的手术记录,耳后形成脓肿,经久不愈。

【问题 2】为进一步明确诊断,需要进行何种检查?

思路：本病例在诊断上存在两个疑点：一是开放的伤口在眶下，而感染的瘘口位于耳后，两者间距离较远，且缺乏自然解剖路径，唯一的解释是异物伤道贯穿所致；二是，感染出现在伤口愈合后2个月，可能的解释是异物"毒性"低，或者早期感染程度较轻，存在其他自然引流通道，如上颌窦。考虑到异物为非金属，影像不显示，进一步检出需做造影。

第二次门诊记录

CT造影检查结果：自耳后瘘口注入造影剂，造影剂出现在乳突前、下颌升支内侧及上颌窦内（图7-11），同时显示上颌窦内充满液体，上颌窦前壁完整，眶底前部结构紊乱。

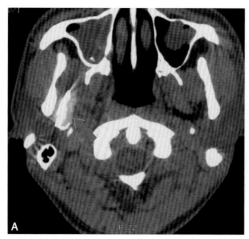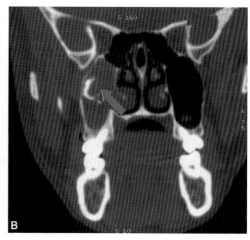

图7-11 CT造影结果
轴位和冠状位CT显示，造影剂出现在乳突前、下颌升支内侧及上颌窦内

【问题3】损伤史和CT检查，分析异物伤道和感染路径？

思路：推测异物路径可能是经眶底穿入上颌窦，经上颌窦后外壁穿出，至翼下颌间隙。感染主要发生在上颌窦和翼下颌间隙。早期感染经上颌窦窦口引流，追问病史确实存在鼻腔有脓性分泌物。后期，翼下颌间隙感染得不到充分引流，形成脓肿，绕升支后缘经乳突前方，自耳后破溃。

【问题4】手术治疗方案如何确定？

思路：根据术前判断，本病例的异物大部分应位于上颌窦内，或许翼下颌间隙内也存在异物，因此手术入路既不能经耳后瘘口进入，也不能从下睑缘下切口入路。手术入路应考虑最容易接近异物，且损伤小、相对隐蔽的切口入路。其次，术前尚不能明确异物的大小、数量、腐烂程度以及周围组织的炎症状态，所以手术具有探查性质，采用内镜技术有助于准确探寻异物及异物周围环境。基于上述两点，手术方案应为"内镜辅助下经上颌窦异物探查和取出术"。

【问题5】与患者和家属术前谈话时重点交代哪些内容？

除了口腔颌面部手术常规需要交代的全麻风险、出血等医疗意外和并发症以外，应交代与本手术密切相关、可能出现的并发症，包括眶下神经支配区麻木，异物不能完全取出需二次手术，术后感染经久不愈，上颌窦壁大范围骨缺损，术后张口受限等。

住院诊疗经过

询问病史及体格检查，完成病历书写；完成血常规、血型、出凝血功能、肝肾功能和胸片检查;签署手术知情同意书说明手术计划和可能出现的并发症,签署自费用品协议书等;向患者及家属交代围术期注意事项。

手术治疗:经患侧上颌前庭沟切口入路,显露上颌窦前壁,见上颌窦前壁完整。去除上颌窦前外侧壁约1.5cm×1cm骨板,显露上颌窦。内镜下见上颌窦内散在的多条树枝异物,粗细不均,已经腐烂(图7-12)。先取出细小的树枝后,发现有一个最粗的树枝直径达1cm,穿出上颌窦外侧壁,卡在上颌窦内和窦外壁穿孔处,用电钻将其切成数节,分别取出(图7-13)。刮除肿胀、出血的上颌窦黏膜,大量生理盐水和过氧化氢溶液交替冲洗。进一步在上颌窦外侧壁和升支内侧之间探查,确认异物已经完全取出后。用碘条填塞上颌窦,自下鼻道引出。关闭前庭沟切口。手术转至耳后,梭形切除耳后皮瘘,搔刮瘘道,见大量炎性肉芽组织,生理盐水冲洗,置橡皮引流条,缝合关闭伤口。

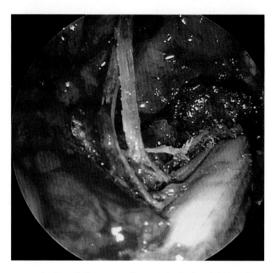

图7-12　内镜下看到位于上颌窦内的树枝异物

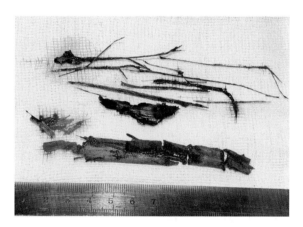

图7-13　取出的树枝异物

术后管理:术后连续7天静滴抗生素,术后3天撤引流条,出院。术后7天门诊复查,见伤口Ⅰ期愈合,拆除缝线,撤部分碘条。术后14天第二次门诊复查,撤除全部碘条。拍摄CT复查(图7-14)。

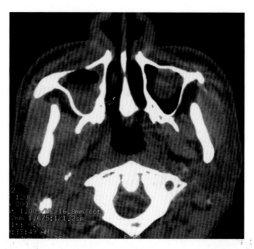

图7-14　无残留的造影剂影像,升支内侧翼内肌
仍显肿胀,上颌窦内有残存的液平面

【问题6】结合本病例需要了解异物取出术的哪些原则和重点环节?

1. 选择正确的手术入路,原则是路径短、损伤小、视野直接、方便取出、切口隐蔽。

2. 多个异物存在时,应先易后难,先取表面的、小的、移动的,后取深部的、大的、粘连或镶嵌的。最粗的树枝分段取出,但必须保留窦内段足够长,以便夹持,将异物牵引至窦内后,再截除部分,依此逐步操作,直到完全取出。

3. 当取出上颌窦内异物后,务必要仔细探查上颌窦外,即翼下颌间隙内是否残留,以及炎症情况和潜在出血。

4. 建立充分引流。

（张　益）

第三节　牙槽突骨折

牙槽突骨折主要由外物撞击和摔跌所致。以上颌前牙区较多见,也可上、下颌同时发生。多为牙齿、牙槽突和周围软组织合并损伤。

1. 牙槽突骨折的诊疗经过通常包括以下环节:

（1）详细询问患者的损伤史:致伤原因、受伤时间、伤后意识情况、伤后症状、伤后治疗史,并了解患者的全身情况。

（2）物理检查:张口情况、咬合情况;上下唇及口腔内软组织损伤情况;牙齿外伤情况,如牙齿的移位和动度,必要时进行牙髓活力测试。

（3）影像学检查:影像学重点检查牙外伤以及周围牙槽骨损伤情况。根尖片可显示根折以及牙齿脱位;曲面体层片可全面显示上下颌骨骨折、牙槽突骨折以及牙折。如有必要,可行颌面CBCT检查。

（4）预防感染:如果牙槽突骨折合并口内外软硬组织损伤,可预防性使用抗生素,以防发生感染。

（5）根据牙槽骨骨折的严重程度,选择手法复位或切开复位,用牙弓夹板固定6周;移位明显或复位困难的牙槽突骨折,应实施切开复位固定手术。

（6）术后处理:术后及时观察了解患者全身及局部情况,预防术后并发症的发生,如果出现术后并发症,应积极采取相应的处理措施。

（7）出院医嘱：患者出院时应详细告知患者术后注意事项、随诊的日期。

2. 临床关键点

（1）切牙区和前磨牙区由于位置靠前，最易发生骨折。牙槽突骨折可以是线型的，也可以是粉碎性的；有时为单纯的外骨板或内骨板折断，有时是一段牙槽骨完全折断。常伴有牙齿损伤（牙折或牙脱位）以及软组织撕裂。

（2）检查时，摇动伤区 1 个牙，骨折牙槽段上多个牙一起移动；可致咬合紊乱。

（3）牙槽突骨折患者可能会误吸脱位的牙齿、牙碎片或脱位的修复体，必要时行颈部、胸部或腹部 X 线检查，明确诊断。

（4）牙槽突骨折的治疗原则是早期复位和固定。根据牙槽突骨折的具体情况选择手法复位或切开复位。

（5）手法复位牙槽突骨折，一般在局麻下进行，同时复位移位和脱位的牙齿。复位后即行固定，固定时间一般为 6 周。固定方法应根据伤情选用钢丝、牙弓夹板等固定。适当调磨牙齿切缘，避免咬合干扰。

（6）牙槽骨骨折块复位困难是切开复位的适应证。复位困难一般由牙根或牙槽骨阻挡所致。手术入路位于骨折线根尖方向，充分暴露骨折，解除骨折块的干扰并松动骨块，并正确复位牙槽骨骨块，恢复咬合关系。根据骨折具体情况选择钢丝、牙弓夹板外固定或微型钛板内固定骨折块。术后严密缝合切口，以防牙槽突或钛板暴露。

（7）牙槽骨骨折应综合考虑受伤牙齿、牙周支持组织、牙龈以及口腔黏膜的治疗。稳定固定松动牙齿，尽量保留骨块内的牙齿，术后定期检测牙髓活力情况；牙龈撕脱缺损，可用黏膜推进瓣覆盖暴露的牙槽骨，避免骨块坏死。

临 床 病 例

患者，女性，21 岁，主因"被人用酒瓶击伤右上前牙 8 天"来我院门诊就诊。

患者 8 天前被人用酒瓶击伤右上前牙，受伤后在外院清创缝合上唇皮肤裂伤，抗生素预防感染。因牙齿无法正常咬合，影响进食来我院就诊。曾在我院门诊局麻下复位移位的牙齿，效果不佳。

临床检查：面部对称，右上唇皮肤可见外伤瘢痕。张口度及开口型正常。右上 1~3 下垂并向舌侧旋转移位，和下颌相应牙齿有早接触，其余牙齿开𬌗。移位牙齿无松动（图 7-15）。

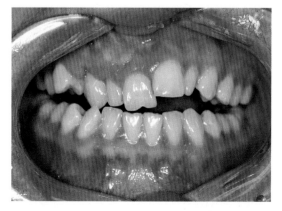

图 7-15 牙槽突骨折口内所见。右上 1~3 牙齿及骨段向下移位

影像学检查:曲面体层片显示右上1~3下垂(图7-16);CT检查显示右上1~3区域牙槽突骨折,骨段及牙齿向舌侧移位(图7-17)。

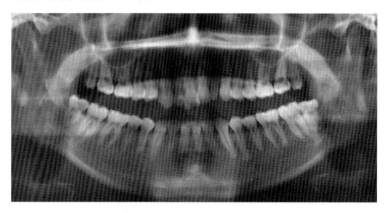

图7-16　曲面体层片显示,右上1~3牙齿下垂移位

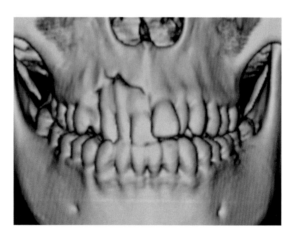

图7-17　三维CT显示右上1~3牙槽突骨折,骨段及
牙齿向下及舌侧旋转移位

【问题1】通过上述病史、临床检查及影像学检查,该患者的临床诊断是什么?

思路:该患者被人用酒瓶击伤右上前牙区,局部3颗牙齿下垂移位。曲面体层片显示上述3颗牙较邻牙过长,牙槽突损伤情况显示不清楚。三维CT清楚显示右上1~3及相应牙槽骨骨折并整体移位,可明确诊断为右上前牙区牙槽突骨折。

【问题2】右上前牙区牙槽突骨折的治疗方案如何确定?

思路:对于牙槽突骨折来说,一般在局麻下,手法复位骨折块和相应脱位的牙齿。复位后即行固定,固定时间一般为6周。固定方法应根据伤情选择钢丝结扎、牙弓夹板固定等。对于本例患者,伤后8天,牙槽突骨块不松动,已在门诊局麻下复位,但复位效果不好,符合牙槽突骨折切开复位的适应证,故选择入院手术治疗。拟入院在全麻下行切开复位固定手术。

住院治疗经过

入院后完善各项术前检查,包括血常规、血生化检查和心电图和胸片,未发现异常。

【问题3】手术方案如何确定?

患者右上颌前牙区牙槽突骨折,移位较明显,骨折段牙槽突不松动。计划在全麻下由牙槽骨相应龈颊沟切口入路,松动复位骨折块,恢复咬合关系,牙弓夹板结扎固定。

【问题4】术前谈话重点交代哪些内容?

除了口腔颌面外科手术常规需要交代的全麻风险、出血、伤口感染等医疗意外和并发症之外,还应交代和本手术相关的并发症,包括牙齿松动有拔出的可能、骨折愈合不良甚至不愈合、后期牙髓坏死牙冠变色等。

手术治疗:患者在全麻下行右上颌前牙牙槽骨骨折切开复位固定术。由左上中切牙到右第一双尖牙根尖部水平切开软组织,翻瓣暴露牙槽突骨折线,沿骨折线适当去除骨折线上方部分骨质,将骨折块向颊侧及上方复位,直至牙齿完全进入术前预制的合板后,钢丝结扎固定术前预制的唇弓,并将合板固定在唇弓上,检查咬合关系良好。彻底止血,冲洗缝合切口。

【问题5】牙槽突骨折切开复位固定术重点环节有哪些?

牙槽突骨折手术术中重点应注意以下几个环节:

1. 手术宜采用根尖部位龈颊沟切口,既能充分暴露牙槽骨骨折,又不损害牙槽突骨折段的血运。

2. 应充分松解骨折的牙槽突骨段,并恢复患者伤前咬合关系。

3. 对复位后的牙槽骨段及其中的牙齿要稳点固定,本例采用术前预制的唇弓和合板联合固定。

术后管理:术后伤口无明显红肿,全身恢复良好,无发热。术后给予抗生素预防感染1天。术后2天出院,出院时检查口内伤口愈合良好,唇弓和𬌗板稳点,咬合关系良好。出院医嘱术后2周拆除𬌗板,6周拆除唇弓。术后1天影像学检查,显示牙槽骨及牙齿复位良好(图7-18)。

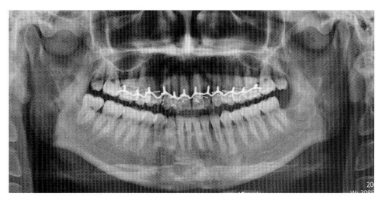

图7-18　术后曲面体层片显示牙槽骨及牙齿复位良好

【问题6】骨折术后应注意患者哪些情况?

1. 患者全麻后复苏期间应注意观察其生命体征,并注意伤口情况。

2. 术后应注意观察牙槽突固定是否稳定以及患者咬合情况。

3. 术后可适当应用抗生素,预防感染。

4. 嘱患者术后复查,拆除固定装置。

术后随访:患者术后1个月来我院复查,检查所见:面部对称,张口度三指,开口型正常,咬合关系良好。拆除固定的唇弓,牙齿无松动,咬合良好。

【问题7】复查应着重做哪些检查?

1. 检查牙槽突骨段复位情况,咬合关系是否良好,口内切口愈合情况。

2. 牙齿是否松动、变色。

第四节　下颌骨骨折

下颌骨位居面下1/3,位置突出,易受到打击致伤。下颌骨骨折约占颌面部骨折的60%,男性多于女性,易发的年龄范围为21~30岁。下颌骨骨质坚实,但存在几个解剖薄弱部位,在直接或间接暴力作用下,这些部位容易发生骨折。下颌骨主要的骨折部位为下颌体、髁突、下颌角、颏部及颏旁。

下颌骨骨折的诊疗经过通常包括以下环节:

1. 详细询问患者的损伤史:致伤原因、受伤时间、伤后意识情况、伤后症状、伤后治疗史,并了解患者的全身情况。

2. 物理检查 检查内容包括:面部对称性、张口情况、咬合情况;是否有软组织损伤;是否有牙龈撕裂和牙损伤;受伤部位是否有疼痛、肿胀、皮下瘀斑;是否有骨台阶及骨异常动度;下牙槽神经是否损伤而引起下唇和颏部麻木。

3. 影像学检查 平片检查一般选择曲面体层片,怀疑有髁突骨折时,选择下颌开口后前位片。另外,下颌横断咬合片可以很好显示下颌正中骨折的颊舌向移位情况,还可以显示颏部舌侧骨板骨折的情况,特别是斜形骨折。CT的轴位、冠状位及三维重建影像能更准确诊断下颌骨骨折,尤其是髁突骨折。

4. 预防感染 对于开放性骨折、严重粉碎性骨折或伴发口底或下颌角内侧血肿的下颌骨骨折,可预防性使用抗生素,以防发生感染。

5. 手术准备 患者入院后,及时完善各项术前检查,严格掌握手术适应证及禁忌证,制订手术方案,完成术前谈话,签署手术同意书。

6. 实施下颌骨骨折切开复位内固定手术。

7. 术后处理 术后及时观察了解患者全身及局部情况,如果出现术后并发症,应积极采取相应的处理措施。

8. 出院医嘱 患者出院时应告知患者术后注意事项,例如:拆线、拆除牙弓夹板的时间,如何执行康复训练,随诊的日期,重度损伤的后期整复计划等。

一、颏及颏旁部骨折

下颌颏部位置突出,是摔跌、高坠及暴力袭击时,最易直接损伤的部位。

临床关键点:

1. 下颌颏部骨折常伴发单侧或双侧髁突骨折。

2. 颏部双线或粉碎性骨折,由于口底和舌骨上肌肉的牵拉,容易造成下颌弓缩窄,并出现舌后坠,以致影响呼吸。

3. 颏部是下颌骨应力集中部位,骨折复位后应建立稳定的固定。

4. 颏部骨折,尤其是合并双侧髁突骨折的颏部骨折,其舌侧骨折裂隙有增宽的趋势,复位固定骨折时应注意关闭舌侧裂隙。

临 床 病 例

首次门诊病历摘要

患者,男性,25岁,主因"骑摩托车撞伤面部1天"来我院门诊就诊。

患者1天前骑摩托车不慎撞在树上致面部外伤,当时有一过性意识丧失。外院颅脑CT检查,排除颅脑损伤。并清创缝合面部软组织伤口,注射破伤风抗毒素,遂来我院治疗。既往体健,否认全身系统性疾病病史。

临床检查:面部不对称,右面部肿胀,左口角和鼻背软组织裂伤已缝合。颏部及上颈部青紫淤血。张口度一指,开口型正常。左下12之间牙龈撕裂,两侧骨断端有异常动度。咬合紊乱(图7-19)。

影像学检查:曲面体层片显示下颌左下12之间可见骨折线,向左下延伸(图7-20)。

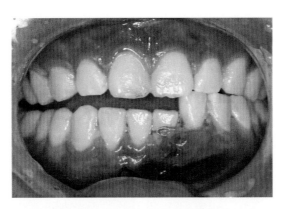

图 7-19　下颌颏部骨折正面咬合像

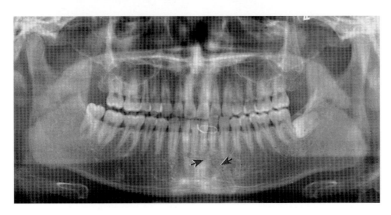

图 7-20　曲面体层片显示下颌颏部单线骨折,由左下 12 之间向下方延伸

【问题1】通过上述病史、临床检查和影像学检查,该患者的临床诊断是什么?

思路:该患者致伤原因是摩托车交通事故。临床检查除了面部外伤的急性表现肿胀淤血之外,还存在下前牙牙龈撕裂、骨异常动度、咬合紊乱等下颌骨骨折典型表现。曲面体层片进一步证实下颌骨骨折发生在切牙区。

【问题2】下颌颏部骨折的治疗方案如何确定?

思路:下颌颏部单线骨折,如果骨折错位不明显,可以选择保守治疗,下颌牙弓夹板单颌固定并制动 4～6 周。但斜线、双线、片层状或粉碎性下颌骨颏部骨折应选择手术治疗,行下颌颏部骨折切开复位内固定手术。

住院治疗经过

入院后完善各项术前检查,包括血常规、血生化检查和心电图及胸片,未发现异常。拟全麻下经口内行切开复位内固定术。

【问题3】手术方案如何确定?

患者下颌颏部骨折,拟在全麻下,从口内入路,行骨折切开复位内固定手术。术中注意恢复正常的咬合。患者正常的咬合既是骨折复位的依据,又是骨折治疗的目标。

【问题4】术前谈话重点交待哪些内容?

除了口腔颌面外科手术常规需要交代的全麻风险、出血、伤口感染等医疗意外和并发症,还应交代和本手术相关的并发症,包括术后咬合紊乱改善不明显、钛板折断、骨折愈合不良甚至不愈合等。

【问题5】下颌颏部骨折切开复位内固定术中有哪些重点环节?

颏部骨折手术术中重点应注意以下几个环节:①切口牙龈侧保留足够的颏肌,骨折固定后对位缝合颏肌,以免术后下唇外形改变;②复位骨折之前,应恢复患者伤前咬合关系,并行暂时性颌间结扎。骨折复位固定以后,及时打开咬合,检查咬合关系是否恢复正常;③由于下颌骨颏部应力集中,应用两块小型钛板稳定固定骨折(图 7-21~7-23)。

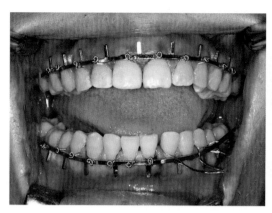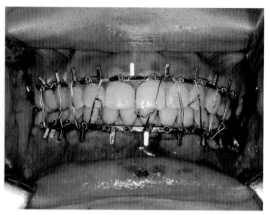

图 7-21　结扎上下颌牙弓夹板,牢固结扎骨折线一侧下颌牙弓夹板,另一侧暂不扎牢

图 7-22　下颌龈颊沟切口切开、暴露、松动并初步复位骨折,将左侧下颌牙弓夹板扎牢,拼对咬合关系,行暂时性颌间结扎

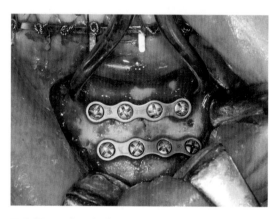

图 7-23　下颌骨复位钳复位骨折,2 块小型接骨板固定骨折

术后情况:患者术后恢复良好,无发热。术后给予抗生素预防感染 2 天。术后咬合关系稳定,未行颌间牵引。术后 5 天出院,出院时检查口内伤口愈合良好,局部无积液。出院时拆除上、下颌牙弓夹板。术后 3 天影像学检查,曲面体层片显示骨折对位良好,钛板位置正常(图 7-24)。

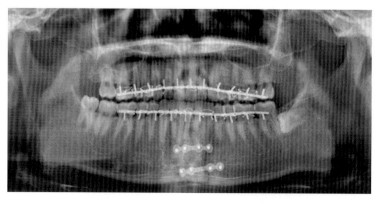

图 7-24　术后 CT 显示下颌颏部骨折复位良好

【问题6】下颌颏部骨折术后应注意哪些情况？

1. 患者全麻后复苏期间应注意观察其生命体征。

2. 术后应注意观察伤口愈合情况，如果有积液，及时引流，以防伤口及骨创感染。

3. 术后第1天，观察咬合情况，如果咬合关系良好，可不予颌间弹力牵引；如果咬合关系不好，应明确原因，再次手术纠正。

4. 术后应用广谱抗生素2～3天，预防感染。

5. 嘱患者术后3个月复查，检查骨折愈合情况。

术后随访：患者术后3个月复查，检查所见：面部对称，张口度三指，开口型正常，咬合关系良好。口内伤口愈合良好。曲面体层片显示：颏部骨折愈合良好，固定骨折的板钉无折断、松动迹象。

【问题7】下颌颏部骨折术后复查应重点做哪些检查？

临床检查包括面部是否对称、张口度和开口型是否正常、咬合关系是否良好、口内切口愈合情况、是否有钛板外露。影像学检查，重点观察骨折愈合情况以及钛板钛钉是否有折断和松动。

二、下颌角骨折

下颌角骨折是常见的下颌骨骨折类型之一，骨折发生在第二磨牙后方，由磨牙后区向后下延伸，范围在下颌体下缘和升支后缘之间。下颌角骨折有单线或双线型以及粉碎型。

临床关键点：

1. 临床表现为下颌角区肿胀、疼痛和张口受限。如果骨折移位造成下牙槽神经损伤，可出现下唇麻木。

2. 下颌角内外侧有强大的咀嚼肌附着，由于骨折线的位置以及和肌肉的关系，骨折可分为有利型和不利型骨折。前者指骨折线方向和肌肉牵拉方向垂直，而后者指骨折线方向和肌肉牵拉方向平行。

3. 对于有利型和无严重移位倾向的下颌角骨折，一般采用口内入路、外斜线张力带固定。而对于不利型和严重移位的骨折，在张力带固定的同时，还需在下颌角下缘补偿固定。

4. 下颌角骨折常涉及同侧智齿，如果智齿不松动，不影响骨折复位，可予以保留。如果智齿已松动或影响骨折复位，应在手术同期拔出。

临 床 病 例

首次门诊病历摘要

患者，男性，21岁，主因"右面部被重物击伤4天"来我院门诊就诊。

患者4天前被人用重物击伤右面部，伤侧面部肿胀、疼痛，张口时明显。并自觉患侧牙齿无法正常咬合，影响进食。伤后无昏迷史。

临床检查：面部不对称，右侧下颌角区肿胀，局部压痛明显，下颌角前方、颌下、颈部有青黄色瘀斑（图7-25）。张口度一指半。咬合紊乱，左侧牙列反𬌗，右侧牙列开𬌗（图7-26）。口内牙龈和黏膜未见损伤。

影像学检查：曲面体层片显示右下颌角线性骨折线（图7-27），右下第三磨牙位于骨折线上，牙周膜影像增宽。

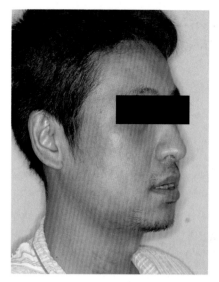

图 7-25　右侧下颌角骨折面像，下颌角区肿胀

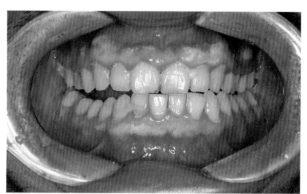

图 7-26　口内咬合像显示，咬合紊乱，患侧开𬌗

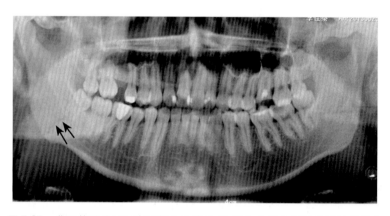

图 7-27　曲面体层片显示右下颌角单线骨折，阻生的第三磨牙位于骨折线上

【问题1】通过上述病史和临床检查，该患者的初步临床诊断是什么？

思路：该患者致伤原因是重物击伤右侧面部。临床表现有局部肿胀、疼痛并有淤血、张口受限及咬合紊乱。曲面体层片显示右下颌角部位单线骨折，故初步诊断为右下颌角骨折。

【问题2】为了进一步明确诊断，还需要进行何种检查？

影像学检查是颌面部骨折明确诊断的重要手段。对于下颌骨骨折来说，曲面体层片是首选的检查片位，但只能用于骨折的筛查。除了曲面体层片，还需要选择下颌骨后前位片或下颌开口后前位片，从三维方向诊断下颌骨骨折。也可选择螺旋CT诊断下颌骨骨折，CT的三维重建图像结合轴位、冠状位图像可明确双侧髁突、下颌角、下颌正中等部位是否存在骨折。单侧下颌角部遭受外力打击，除了造成下颌角部位骨折之外，还可能合并对侧的髁突骨折。由于曲面体层片对于髁突骨折，尤其是髁突高位骨折显示效果不佳，故选择CT检查明确除右下颌角骨折之外，是否还存在其他部位骨折。

CT 检查结果

CT检查显示右下颌角骨折，并排除髁突等下颌骨其他部位骨折。

【问题3】右下颌角骨折的治疗方案如何确定？

对于线性、无移位的下颌角骨折来说，可以选择保守治疗，以头颏绷带制动4周。但对于有移位的下颌角骨折,或者位于骨折线上的阻生牙脱位、碎裂,影像骨折复位时,必须切开复位并稳定固定,术中拔出脱位或碎裂的智牙。对于该病例,下颌角骨折没有明确的移位,但位于骨折线上的智牙脱位,需行右下颌角骨折切开复位内固定手术,术中应拔出位于骨折线上的牙。

住院治疗经过

入院后完善各项术前检查,包括血常规、血生化检查和心电图及胸片,未发现异常。

【问题4】手术方案如何确定?

患者右下颌角骨折,移位不明显,采用外斜线张力带固定。术中由于阻生牙脱位松动,影响骨折复位,应同期拔除。

【问题5】术前谈话重点交代哪些内容?

除了口腔颌面外科手术常规需要交代的全麻风险、出血、伤口感染等医疗意外和并发症之外,还应交代和本手术相关的并发症,包括下牙槽神经损伤、面部畸形、咬合紊乱、钛板折断、骨折愈合不良甚至不愈合、骨髓炎等。

手术治疗:患者在全麻下行右下颌角骨折切开复位内固定术。钢丝结扎固定上下颌牙弓夹板。手术采用磨牙后区角形切口,近中切口向前延伸至第一磨牙近中,远中切口由阻生牙远中向后外延伸,切开、翻瓣,充分暴露骨折和外斜线。松动骨折、清除局部肉芽组织和碎骨片,拔除阻生牙,初步拼对骨折。拼对咬合关系,并行暂时性颌间结扎。然后复位下颌角骨折,在外斜线部位用一块4孔小型钛板跨骨折线固定(图7-28)。打开颌间结扎,检查咬合关系良好。彻底止血,冲洗创口,拔牙窝中填塞明胶海绵,缝合伤口。局部加压包扎。

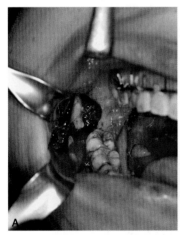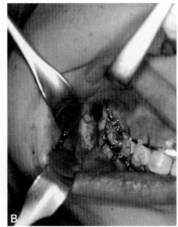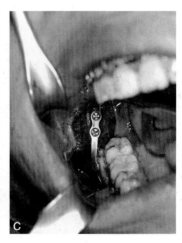

图7-28 下颌角骨折手术

A. 松解骨折,拔出智齿;B. 拼对咬合关系,行暂时性颌间结扎,解剖复位骨折;C. 一块4孔小型钛板沿外斜线固定骨折

【问题6】下颌角骨折切开复位内固定术中有哪些重点环节?

下颌角骨折手术术中应注意以下几个重点环节:①术中要拔出骨折线上的阻生牙,采用磨牙后区角形切口,如果术中不拔出阻生牙,可采用磨牙后外侧S型切口。不论采取何种切口,均应充分暴露下颌骨骨折;②复位骨折之前,应松解近远中骨折段,恢复患者伤前咬合关系,并进行暂时性颌间结扎;③对于单线、移位不明显的或有利型下颌角骨折,采用外斜线一块小型钛板固定,钛板应和近远中骨段表面紧密贴合,固定时注意骨折段不能移位,患侧上下颌牙齿尤其是后牙区处于紧密咬合状态。

术后情况:患者术后恢复良好,无发热。术后给予抗生素预防感染2天。术后5天出院,出院时检查口内伤口愈合良好,局部无积液。术后予以颌间牵引制动1周。术后3天影像学检查,显示骨折对位良好,钛板位置正常。

【问题7】下颌骨骨折术后应注意患者哪些情况?

1. 患者全麻后复苏期间应注意观察其生命体征。

2. 观察下颌角区域是否有积液,如有积液,及时排出,局部加压包扎。

3. 术后第2天,予以颌间牵引,稳定制动下颌骨,并调整咬合。咬合正常后及时解除弹力牵引,拆除牵引螺钉或牙弓夹板。

4. 术后应用广谱抗生素2~3天,预防感染。

5. 嘱患者术后3个月复查。

术后随访:患者术后3个月来我院复查,检查所见:面部对称,张口度三指,开口型正常,咬合关系良好。口内右侧磨牙后区伤口愈合良好。曲面体层片显示:右下颌角骨折愈合良好,固定骨折的板钉无折断、松动迹象。

【问题8】右下颌角骨折术后复查时应着重做哪些检查?

1. 检查内容包括面部是否对称、张口度和开口型是否正常、咬合关系是否良好、下唇是否麻木、口内切口愈合情况、是否有钛板外露。

2. 影像学检查,着重观察骨折愈合情况以及钛板钛钉是否折断和松动。

第五节 上颌骨骨折

上颌骨骨质薄,内部中空为上颌窦,与周围其他骨骼以骨缝相连接,参与构成口腔、鼻腔和眼眶,骨折常呈复合型。由于邻近颅底,上颌骨骨折常伴发颅脑损伤。上颌骨骨折约占颌面部骨折的20%,上颌骨血运丰富,抗感染能力强,伤后愈合速度快,应尽早手术。

1. 上颌骨骨折的诊疗过程通常包括以下环节:

(1) 详细询问患者的损伤史:致伤原因、受伤时间、伤后意识情况、伤后症状、伤后治疗史,并了解患者的全身情况。

(2) 物理检查:检查内容包括面部对称性和咬合情况;是否有牙龈撕裂和牙损伤;是否有骨台阶及骨段的异常动度;是否有眶下神经损伤症状;是否有脑脊液漏;还应根据情况行眼科检查及鼻腔检查。

(3) 影像学检查:常规CT检查,轴位和冠状位CT可以显示上颌窦各壁骨折情况、上颌窦是否积液以及骨性眼眶和眶内容物损伤情况。三维CT可以明确显示上颌骨骨折的范围和严重程度。

(4) 预防感染:对于开放性骨折、严重粉碎性骨折或伴发脑脊液漏的上颌骨骨折,可预防性使用抗生素,以防发生感染。

(5) 手术准备:患者入院后,及时完善各项术前检查,严格掌握手术适应证及禁忌证,制订手术方案,完成术前谈话,签署手术同意书。

(6) 实施上颌骨骨折切开复位内固定手术。

(7) 术后处理:术后及时观察患者全身及局部情况,预防术后并发症的发生,如果出现术后并发症,应积极采取相应的处理措施。

(8) 出院医嘱:患者出院时应详细告知患者出院后注意事项、随诊日期、重度损伤的后期整复计划等。

2. 临床关键点

(1) 上颌骨骨折一般分为三型:Le Fort Ⅰ、Ⅱ及Ⅲ型骨折;另外,还有矢状骨折。

(2) 上颌骨Le Fort Ⅰ型骨折,主要表现为咬合关系紊乱,治疗原则是恢复咬合关系。上颌骨Le Fort Ⅱ及Ⅲ型骨折主要表现为咬合关系紊乱以及面部畸形,治疗原则是恢复咬合关系,同时矫治面部畸形。上颌骨矢状骨折临床表现为牙弓增宽,可出现开𬌗畸形,骨折可能伤及颅底。

治疗原则以解决咬合关系为主,关闭创伤性腭裂。

（3）上颌骨骨折典型的错殆畸形是前牙开殆,后牙早接触;典型的面部畸形是面中 1/3 变长,凹陷畸形。

（4）上颌骨骨折如果要恢复良好的咬合关系,术中需彻底松动并下降上颌骨,拼对咬合关系,复位并固定骨折。骨折治疗的重点是恢复面中部水平和垂直支柱的连续性。

临 床 病 例

首次门诊病历摘要

患者,女性,21 岁,学生。主因"面部拳击伤 5 天,不能咬合"于我院就诊。

患者 5 天前被人用拳头打伤面部,伤后口鼻腔出血,无意识丧失。外院 CT 检查排除颅脑损伤,因咬合异常无法正常进食,来外科就诊。

临床检查:面部基本对称,上唇肿胀。双侧眼球运动自如,无复视,无眼球内陷畸形。张口度两指,开口型正常。上颌有整体动度。咬合紊乱,前牙开殆,后牙早接触(图 7-29)。

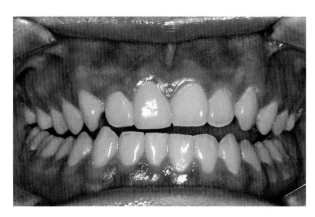

图 7-29　上颌骨骨折错殆畸形表现
前牙开殆,后牙早接触

影像学检查:华氏位:双侧上颌窦密度增高,上颌骨骨折显示不清;三维 CT 显示,双侧上颌骨骨折线由梨状孔底部向两侧延伸(图 7-30)。

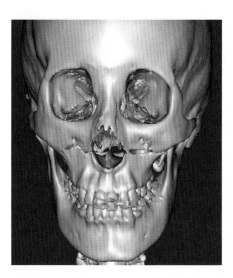

图 7-30　三维 CT 显示,双侧上颌骨典型
Le Fort Ⅰ型骨折

【问题1】通过上述病史、临床以及影像学检查,该患者的临床诊断是什么?

该患者是暴力致伤。检查发现前牙开𬌗,后牙早接触,上颌存在整体动度。CT检查显示双侧上颌骨骨折线均位于梨状孔边缘下方,向两侧横行延伸。通过上述病史、临床检查和影像学检查,可明确诊断为上颌Le Fort Ⅰ型骨折。

【问题2】上颌Le Fort Ⅰ型骨折的治疗方案如何确定?

对于上颌骨Le Fort Ⅰ型骨折来说,上颌骨骨段单纯下垂,而没有后移出现反𬌗或侧方移位出现偏𬌗畸形,可以选择保守治疗,行上下颌颌间牵引,恢复伤前咬合并制动4周。如果上颌骨骨段移位明显,出现反𬌗或偏𬌗畸形,则应选择手术治疗,行上颌骨骨折切开复位内固定手术。

住院治疗经过

入院后完善各项术前检查,包括血常规、血生化检查和心电图和胸片,未发现异常。

【问题3】术前谈话重点交代哪些内容?

除了口腔颌面外科手术常规需要交代的全麻风险、出血、伤口感染等医疗意外和并发症之外,还应交代和本手术相关的并发症,包括眶下神经功能障碍、面部畸形、咬合紊乱、钛板折断、骨折愈合不良甚至不愈合等。

手术治疗:患者在全麻下行上颌Le Fort Ⅰ型骨折切开复位内固定术。采用上颌龈颊沟切口,由一侧上颌第一磨牙至另一侧上颌第一磨牙。切开、翻瓣,充分暴露双侧上颌骨骨折线。剥离双侧鼻底黏膜,凿断鼻中隔及双侧翼上颌连接,沿双侧上颌骨前方骨折线松动骨折,用两把上颌骨把持钳充分松动上颌骨,清除骨折线内肉芽组织、碎骨片以及双侧上颌窦内的血凝块。缝合双侧撕裂的鼻底黏膜。拼对咬合关系,并行暂时性颌间结扎。然后上推上下颌骨,解剖复位上颌骨骨折,分别在双侧梨状孔边缘和颧牙槽嵴部位用4块微型钛板固定。打开颌间结扎,检查咬合,咬合关系良好。彻底止血,冲洗创口,缝合伤口。

【问题4】上颌骨Le Fort Ⅰ型骨折切开复位内固定术中有哪些重点环节?

上颌骨Le Fort Ⅰ型骨折手术术中重点环节有以下几个方面:①双侧上颌龈颊沟切口,牙龈侧预留足够的软组织,以便缝合。②上颌骨横断骨折一般均合并同侧翼突横断骨折,如果CT显示存在明确的翼突横断骨折,可不行翼上颌连接分离步骤,以免造成不必要的出血。③复位骨折之前,一般应彻底松解并下降上颌骨骨段,拼对并恢复患者伤前咬合关系,并进行确切的暂时性颌间结扎。④骨折部位的鼻底黏膜多发生撕裂,下降上颌骨后应缝合鼻底黏膜。⑤复位上颌骨后,在梨状孔边缘、颧牙槽嵴处稳定固定。并尽可能复位固定上颌窦前壁其他部位骨折。⑥完全游离的上颌窦骨折片,如不能固定,应及时取出,以免落入上颌窦,术后发生上颌窦炎症。

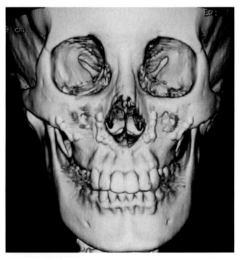

图7-31　术后复查三维CT显示上颌骨骨折对位良好,钛板无松脱移动

术后情况:患者术后恢复良好,无发热。术后给予抗生素预防感染2天。术后行颌间弹力牵引调整咬合,术后4天出院,出院时检查口内伤口愈合良好。出院时撤除弹力牵引圈,咬合良好。术后3天CT检查,可见骨折对位良好,钛板位置正常(图7-31)。

【问题5】上颌骨Le Fort Ⅰ型骨折术后应注意患者哪些情况?

1. 患者全麻后复苏期间应注意观察其生命体征。

2. 术后应注意观察术区是否有积液,如有积液,及时排出。

3. 术后第 2 天,检查患者咬合情况,如果咬合关系良好,头颏弹力绷带固定,可不予颌间弹力牵引;如果咬合关系欠佳,颌间弹力牵引及头颏弹力绷带固定 1 周左右。咬合关系稳定,及时撤除牵引之橡皮圈,拆除牙弓夹板。

4. 术后应用广谱抗生素 2 ~ 3 天,预防感染。

5. 术后复查 X 线片,检查骨折固定效果,复查片位同术前片位。

6. 嘱患者术后 3 个月复查。

术后随访:患者术后 3 个月复查,检查面部对称,张口度三指,开口型正常,咬合关系良好(图 7-32)。口内上颌龈颊沟伤口愈合良好。CT 显示,上颌骨骨折愈合良好,双侧上颌窦清亮,固定骨折的板钉无折断、松动迹象(图 7-33)。

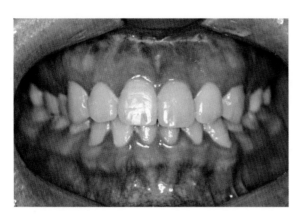

图 7-32 术后复查咬合关系良好

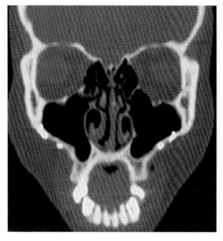

图 7-33 术后复查冠状位 CT 显示双侧上颌窦清亮,无积液

【问题 6】上颌骨骨折术后复查应着重检查哪些方面?

1. 检查面部是否有畸形,张口度和开口型是否正常,咬合关系是否良好。口内切口愈合情况,是否有钛板外露。

2. 影像学检查,着重观察骨折愈合情况、钛板钛钉是否有折断和松动,还要观察双侧上颌窦是否有炎症表现。

第六节 颧骨颧弓骨折

颧骨、颧弓位于面中部的侧方,其外形具有重要的美学意义。其位置突出,多因侧方或前方外力直接打击而发生骨折。如果颧骨、颧弓同时骨折,为颧骨颧弓骨折或颧骨复合体骨折。颧骨骨折与上颌骨骨折联合发生,为颧上颌复合体骨折。颧骨参与眶外下壁构成,颧骨骨折常波及骨性眼眶,这种情况可称为颧眶复合体骨折。

1. 颧骨颧弓骨折的诊疗经过通常包括以下环节:

(1) 详细询问患者的损伤史:致伤原因、受伤时间、伤后意识情况、伤后症状、伤后治疗史,并了解患者的全身情况。

(2) 物理检查:检查内容包括:面部对称性、张口情况、咬合情况;眶下缘、眉弓以及口内颧牙槽嵴处是否有骨折台阶;是否有眶下神经损伤症状;是否有眼球运动受限、复视及眼球内陷等眼科症状。

(3) 影像学检查:单纯颧弓骨折可以通过颧弓轴位或改良颅底位检查,CT 是颧骨骨折影像学检查的常规方法。轴位和冠状位 CT 影像可以显示颧骨以及周围各骨缝骨折移位情况,并可显示眶壁骨折以及眼眶软组织损伤的情况。三维重建 CT 影像可整体、直观显示骨折的类型、移位和粉碎的程度。

（4）预防感染:对于开放性的骨折、严重粉碎性骨折可预防性使用抗生素,以防发生感染。

（5）手术准备:患者入院后,及时完善各项术前检查,严格掌握手术适应证及禁忌证,制订手术方案,完成术前谈话,签署手术同意书。

（6）实施颧骨颧弓骨折切开复位内固定手术。

（7）术后处理:术后及时观察了解患者全身及局部情况,预防术后并发症的发生,如果出现术后并发症,应积极采取相应的处理措施。

（8）出院医嘱:患者出院时应详细告知患者出院后注意事项、随诊的日期、重度损伤的后期整复计划等。

2. 临床关键点

（1）面部畸形和张口受限是颧骨颧弓骨折手术治疗的适应证。

（2）颧骨参与眶缘和眶壁的构成,所以颧骨骨折必然会波及眼眶,可能会继发眼球内陷及复视,对于有眼科症状的患者应常规进行眼科检查。

（3）要求三点复位;单纯颧骨骨折可由上颌龈颊沟切口联合面部小切口;颧骨颧弓骨折手术,如果颧弓需要直接复位和固定,可由冠状切口联合睑缘下和口内切口协同复位。

（4）稳定固定,颧骨颧弓骨折固定的部位有颧牙槽嵴、颧额缝、眶下缘以及颧弓。

临床病例

首次门诊病历摘要

患者,男性,31 岁,主因"运动时被人撞伤面部 9 天"来我院门诊就诊。

患者 9 天前运动时人撞伤左面部,受伤当时有一过性意识丧失。患者伤后被送至外院,诊断为"面部骨折"及"脑震荡",住院治疗。为进一步治疗面部骨折,来我院外科门诊就诊。

临床检查:面部不对称,左侧颧面部塌陷。左眶下缘、眉弓外侧以及口内颧牙槽嵴处可触及骨折台阶。左侧结膜下充血,双眼球运动自如,无眼球内陷,无复视。张口度约 3.0cm,开口型正常,咬合关系良好(图 7-34、7-35)。

影像学检查:三维 CT 显示,左侧颧骨、颧弓骨折(图 7-35)。

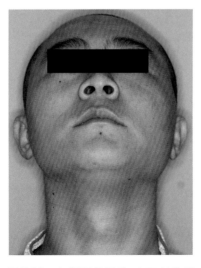 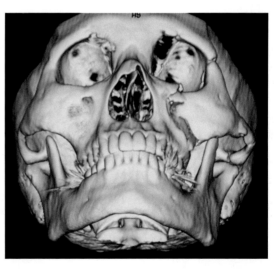

图 7-34　左颧面部塌陷,由于创伤后肿胀,畸形不明显　　图 7-35　三维 CT 显示左侧颧骨颧弓骨折,颧骨向后内移位

【问题1】通过病史、临床以及影像学检查,该患者的临床诊断是什么?

患者运动时被撞伤。检查发现面部不对称,左侧颧面部塌陷,左眶下缘、眉弓外侧以及口内颧牙槽嵴处可触及骨折台阶,张口轻度受限。CT检查显示左侧颧骨颧弓多发骨折,移位较明显,左侧眶底未见骨折。通过病史、临床检查及影像学检查,患者的临床诊断为左侧颧骨颧弓骨折。

【问题2】左颧骨颧弓骨折手术适应证如何掌握?

思路:对于颧骨颧弓联合骨折,如果伤后出现颧面部塌陷畸形、张口受限以及眼球移位畸形(包括眼球内陷或眼球突出),均需行骨折切开复位内固定手术。该患者经临床及影像学检查,诊断明确。由于骨折移位较明显,出现面部畸形和轻度张口受限,建议手术治疗,入院拟行左颧骨颧弓骨折切开复位内固定手术。

住院治疗经过

入院后完善各项术前检查,包括血常规、血生化检查和心电图及胸片,未发现异常。

【问题3】手术方案如何确定?

患者除颧骨体骨折外,颧弓有3处骨折线,位于颧颞缝、颧弓根部以及两者之间,骨折有较明显移位。该类型骨折,适宜采用左侧冠状瓣联合左睑缘下切口以及口内上颌龈颊沟切口,复位并固定颧骨颧弓骨折。

【问题4】术前谈话重点交代哪些内容?

除了口腔颌面外科手术常规需要交代的全麻风险、出血、伤口感染等医疗意外和并发症之外,还应交代与本手术相关的并发症,包括面神经颞支损伤、头皮毛囊损伤、下睑外翻、瘢痕明显、钛板折断、骨折愈合不良甚至不愈合等。

手术治疗:患者在全麻下经左侧冠状瓣联合左睑缘下和左侧上颌龈颊沟切口,行左侧颧骨颧弓骨折切开复位内固定术。手术过程记录如下:手术采用左侧冠状切口,翻瓣暴露左侧颧额缝、颧颞缝、颧颞缝后方以及颧弓根部骨折;左侧睑缘下切口暴露眶下缘骨折;左侧上颌龈颊沟切口暴露颧牙槽嵴骨折。口内外联合彻底松动颧骨颧弓骨折。首先通过冠状瓣依次复位颧额缝、颧弓根部以及颧颞缝及其后方骨折,并分别用微型钛板固定。然后由睑缘下切口固定眶下缘骨折。最后通过口内龈颊沟切口固定颧牙槽嵴以及上颌窦前壁骨折。观察外形恢复良好,彻底止血,冲洗创口,缝合口内外伤口,冠状瓣切口区域加压包扎(图7-36)。

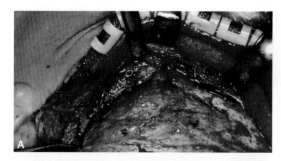
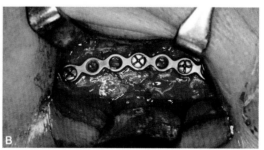
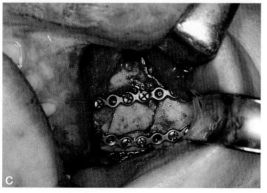

图7-36　颧骨颧弓骨折固定
A. 左侧冠状瓣暴露左侧颧弓及颧骨外上部,固定颧额缝及颧弓骨折;B. 左睑缘下切口复位固定眶下缘骨折;C. 左侧上颌龈颊沟切口复位固定左侧颧牙槽嵴及上颌窦前外侧壁骨折

【问题5】颧骨颧弓骨折切开复位内固定术有哪些重点环节?

1. 手术入路的选择 单纯颧骨骨折,手术一般采用口内切口联合面部小切口即可。如果颧骨骨折合并颧弓多段或粉碎性骨折,需行颧弓骨折复位固定,手术采用半冠状切口联合口内切口,如果眶下缘骨折移位明显或需行眶壁探查重建,还要联合睑缘下切口。

2. 多点复位 颧骨颧弓复合体立体结构复杂,在不同方向外力作用下,不但会发生移位,还会出现旋转,复位骨折时,需从多切口同时入路,充分暴露骨折,充分松解游离骨折块,进行多点协同复位。

3. 稳定固定 颧骨复合体骨折的严重程度不同,其骨折部位和接骨板的选择也不相同,但均需稳定固定。常见的固定部位包括:颧牙槽嵴、眶下缘、颧额缝、颧弓。颧骨骨折固定的部位和数目取决于骨折的方式、位置、移位的方向以及稳定的程度。有时单点固定也可提供充分的固定,更常见的情况是需要两点或三点固定。合并颧弓骨折的高能量骨折,需要四点固定。

4. 如果颧骨骨折合并眶底骨折,并出现眼球内陷或复视等,术中及时探查眶底并修复眼眶缺损。

术后管理:患者术后恢复良好,无发热。术后3天,撤除头皮冠状切口负压引流管。术后给予抗生素预防感染5天。术后恢复良好,6天出院。出院时口内外伤口愈合良好,无积液。出院时拆除左侧睑缘下切口及耳前皮肤缝线,口内切口可吸收缝线无需拆线(图7-37)。嘱患者术后10天,门诊拆除左侧冠状切口缝线。术后3天CT检查,可见骨折对位良好,钛板位置正常(图7-38)。

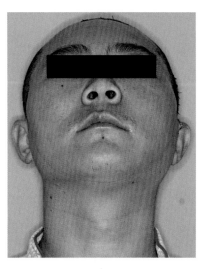

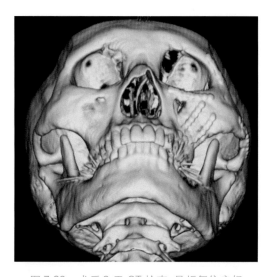

图7-37 术后6天面相,面部基本对称,左颧面部略显肿胀

图7-38 术后3天CT检查,骨折复位良好

【问题6】颧骨颧弓骨折术后应注意患者哪些情况?

1. 患者全麻后复苏期间应注意观察其生命体征。

2. 术后应注意观察冠状切口加压包扎情况,加压包扎必须稳定,但不能对耳廓和眉弓等部位皮肤造成压伤。加压包扎时间为5天。

3. 术后应注意患者面神经颞支是否损伤,如果伤侧抬眉不能或力弱,及时配合营养神经药物治疗,后期功能训练。

4. 术后应注意是否有眼部症状,包括视力、眼球运动功能损伤等。

5. 术后及时复查X线片,检查骨折固定情况,复查片位同术前片位。

6. 术后应用广谱抗生素3~5天,预防感染。

7. 嘱患者术后3个月复查。

术后随访:患者术后 3 个月来我院复查,检查所见:面部对称,睑缘下切口及冠状切口愈合良好,瘢痕不明显。面神经功能无异常,左上唇无麻木,左下睑无外翻。张口度三指,开口型正常,咬合关系良好。上颌龈颊沟黏膜完整,无钛板外露。三维 CT 显示:右颧骨颧弓骨折愈合良好,固定骨折的板钉无折断、松动迹象,双侧上颌窦清亮,无炎症迹象。

【问题7】左颧骨颧弓骨折术后复查应着重做哪些检查?

1. 检查面部是否对称,是否有眼部症状,面神经和眶下神经功能损伤张口度和开口型是否正常,咬合关系是否良好。口内外切口愈合情况,是否有钛板外露。

2. 影像学检查,着重观察骨折愈合情况,以及钛板钛钉是否有折断和松动,以及伤侧上颌窦情况。

（安金刚 张益）

参考文献

1. 周树夏,主编. 创伤医学丛书——颌面颈部创伤. 长春:吉林科技出版社. 1999:1-4
2. 张益,孙勇刚,主编. 颌骨坚固内固定. 北京:北京大学医学出版社,2003

第八章 口腔颌面部肿瘤

肿瘤,特别是癌症,是危及民众生命及生活质量的主要疾病。其发病率高,常导致劳动力丧失或致残及高的死亡率。

为了有效地治疗肿瘤,特别是恶性肿瘤,提高患者生存率和生活质量,早期诊断、合适的早期治疗,是控制癌症的最有效措施。6个月或一年的口腔保健检查是早期诊断良、恶性肿瘤的最佳方式和途径。

口腔颌面部肿瘤按其生物学特性和对人体的危害可分为良性与恶性两大类,其生物学行为、治疗和预后明显不同。口腔癌的发病率国内无明确的统计数据,上海第九人民医院统计数据为8.7/10万(男)及6.0/10万(女)。95%的口腔癌发生在40岁以上人群,平均年龄约为60岁,男女发病比率约为2:1。目前肿瘤病因尚不明确,其中包括理化、生物、遗传等多种因素。

口腔颌面部肿瘤主要分类如下:

1. 良性肿瘤　牙源性及上皮源性:如牙源性角化囊性瘤、成釉细胞瘤、多型性腺瘤;间叶组织:如管型瘤、纤维瘤。

2. 恶性肿瘤

(1) 上皮源性癌:约占96%,其中:①腺上皮如腺样囊性癌;②鳞状上皮约占90%:如舌癌、唇癌、牙龈癌。

(2) 肉瘤:如纤维肉瘤、骨肉瘤、脂肪肉瘤。

(3) 其他:占4%,如恶性淋巴瘤、白血病。

本章以口腔颌面部良、恶性肿瘤为例,分析讨论肿瘤的临床病理特点及诊治要点。

口腔颌面部肿瘤的诊疗经过通常包括以下环节:

1. 详细询问患者的发病过程,包括肿瘤生长速度、方式等相关病史,掌握肿瘤的发病特点。

2. 查体时重点关注肿瘤及其压迫或侵袭邻近组织引起的相应体征,掌握各类肿瘤的临床特点。

3. 针对疑诊的患者进行相关辅助检查,一般包括MRI、CT、B超等影像学检查,必要时行PET检查。对临床上可行活检的肿块进行病理检查,掌握各类肿瘤特点,以助明确诊断;善于将症状、体征和各种辅助检查所取得的多方面资料加以综合分析。

4. 明确诊断后,完善术前检查,明确手术适应证及禁忌证。

5. 制订合适的治疗方案,完成术前谈话,签订知情同意书。

6. 掌握各类肿瘤手术治疗的原则。

7. 了解术后可能出现的并发症,并采取相应的预防及处理措施。

8. 根据术后病理结果,分析与术前、术中临床诊断的异同,确定是否采取进一步治疗措施。

9. 确定随访日期,掌握随访要点。

第一节　口腔颌面部良性肿瘤

良性肿瘤是口腔颌面部常见肿瘤,虽然囊肿和瘤样病变不属于良性肿瘤,但便于综合认识,将其归入良性病变中进行讨论。

临床关键点:

1. 良性肿瘤大多无意中发现,生长缓慢,无明显自觉症状。

2. 良性肿瘤大多界限清楚,活动,无压痛,无神经侵袭症状。

3. 良性肿瘤的病理组织学结构细胞分化良好,细胞形态和结构与正常组织相似。

4. 影像学检查可见占位性病变存在,界限清楚,内部结构因肿瘤类型不同而异;囊性病变和脉管畸形诊断可行穿刺检查。

5. 良性肿瘤的治疗采取手术切除,一般行肿瘤完整切除,对于牙源性肿瘤引起的颌骨病变如颌骨单囊型病变目前以开窗治疗为主。

6. 部分良性肿瘤有一定的术后复发率,应定期复查。

临 床 病 例

患者男性,36 岁。主因"右侧面部包块 1 年"来我院门诊就诊。

患者 1 年前发现右侧面部包块、疼痛及肿胀,口服消炎药"阿莫西林",每天 2 次,每次 1 粒,稍有好转,后反复发作。1 年来,包块稍有增大。既往无心血管病及糖尿病病史。家族中无遗传病史。

临床检查:右面部中份可扪及圆形肿块,直径约 1.5cm,中间可有小色素点,边界清晰,活动度可,与皮肤粘连紧密,质软,如面团,稍有触痛(图 8-1)。头面部未见其他肿块。颈部淋巴结无肿大。张口度以及张口型正常,咽侧无膨隆。

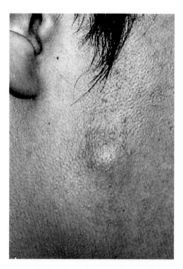

图 8-1　皮脂腺囊肿患者右面侧部像

【问题 1】通过上述问诊及临床检查,该患者的初步临床诊断是什么?

该患者以右面部包块 1 年就诊,肿块持续存在,并逐渐增大,无进食肿胀史,疼痛时口服消炎药有好转,说明局部存在感染,但未能彻底治愈。首先要区分肿瘤良恶性。颌面部良性肿瘤占大多数。该患者 1 年来肿块稍有增大,表明肿块生长较缓慢。肿块无引起面神经瘫痪征象,亦无颈淋巴结肿大,再结合临床检查,肿块表面中心有小黑点,与皮肤粘连,触诊面团感,可初步诊断为皮脂腺囊肿。

因此,根据患者的主诉、症状及临床检查,初步的临床印象是右面部皮脂腺囊肿。

 知识点

颌面部良性肿瘤的临床表现

良性肿瘤占大多数。肿瘤生长较缓慢,常系无意中发现,皮脂腺囊肿可出现皮肤粘连,呈现橘皮样外观,无面神经功能障碍,无颈淋巴结肿大。

【问题2】手术治疗方案如何确定?

肿块位于面部浅表,边界清楚,需完整切除肿块;手术切口应沿皮纹方向,在尽可能暴露肿块的前提下将切口缩小。

【问题3】与患者和家属术前谈话时重点交代哪些内容?

除了口腔颌面部手术常规需要交代的风险、出血、创口感染等医疗意外和并发症以外,应交代与本手术密切相关、可能出现的并发症,包括影响面容、肿瘤复发等。

手术治疗情况:患者在局麻下行右面部肿块摘除术。手术过程记录如下:沿肿块表面行梭形切口,切开皮肤、皮下组织,可见肿块有完整囊壁,沿囊壁周围小心仔细分离,完整摘除肿块,彻底止血,冲洗创面,关闭创口(图8-2)。

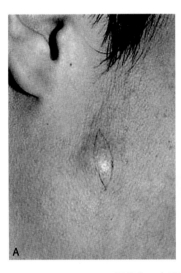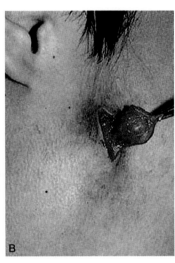

图8-2 皮脂腺囊肿切除术
A. 手术切口;B. 手术摘除

检查手术标本见肿瘤约1.5cm×1cm大小,边界清楚,包膜完整,质地软。剖开见肿块内有豆渣样物质。

【问题4】面部良性肿瘤切除术后应注意患者哪些情况?

1. 术后48小时内注意有无创口出血。正常情况下,右面部术区会稍肿胀。如肿胀明显,表面皮肤红肿/瘀斑明显,则考虑出血,需要手术探查。

2. 术后应密切观察创口有无积液。如有积液,注射器抽吸后局部加压包扎。注意面部清洁,防止感染。

3. 必要时随访复查。

术后随访结果:患者于术后3个月来我院门诊复查,病历记录如下:右面部可见2cm手术术后切口瘢痕,伤口Ⅰ/甲级愈合,局部未扪及实质性肿块。

【问题5】面部良性肿瘤术后复查时应着重作哪些检查?

1. 检查有无肿瘤复发。如有囊壁未能整体剥离干净或者伴发感染时,术后有一定的复发率。故复查时应检查患侧有无新的肿瘤出现,包括临床检查及B超检查。

2. 注意手术切口是否会有瘢痕形成后引起局部功能障碍及面容改变,如果出现,向患者进行解释,择期行二期整复手术。

临 床 病 例

患者,男性,21岁。主因"发现右颈部肿块1年余"来我院门诊就诊。

患者1年多前发现右颈部肿块,约乒乓球大小,无痛,1年来肿块略有增大,偶有不适感,未作特殊处理。既往无心血管病及糖尿病病史。家族中无遗传病史。

临床检查:右颈部胸锁乳突肌上 1/3 深处可扣及卵圆形肿块,约 4cm×3cm 大小,边界清,质软,有波动感,无搏动感,无压痛,表面光滑,不随吞咽运动。颈部淋巴结无肿大。

【问题1】通过上述问诊及临床检查,该患者的初步临床诊断是什么?

该患者发现右颈部肿块 1 年余,略有增大,说明其生长缓慢,肿块无痛性,初步考虑为良性病变。肿块质软,有波动感,则考虑病变为囊性;无搏动感,可初步排除颈动脉体瘤;不随吞咽运动,可初步排除甲状舌管囊肿。

根据患者的主诉、症状及临床检查,初步的临床印象是右颈部囊肿性质待查。

颈部囊性疾病的鉴别诊断

甲状舌管囊肿:青少年多见。囊肿生长缓慢,呈圆形,位于颈正中部位,有时微偏于一侧,质软,周界清楚。可随吞咽而移动,多无自觉症状。囊肿可以经过舌盲孔与口腔相通而继发感染。囊肿感染自行破溃,或误诊为脓肿作切开引流,形成甲状舌管瘘。有时穿刺检查可抽出透明、微混浊的黄色稀薄或黏稠性液体。

舌下腺囊肿口外型(潜突型):常见于青少年,主要表现为下颌下区肿物,而口底囊肿表现不明显。触诊柔软,与皮肤无粘连,不可压缩。穿刺可抽出蛋清样黏稠液体。

病变	好发年龄	常见位置	临床表现
第一鳃裂囊肿	20~50 岁,第一鳃裂囊肿年龄较小	下颌角、腮腺区	次常见,易发感染,形成瘘管,溢出黄白色豆渣样物。第一鳃弓综合征可同时表现有面横裂、附耳等畸形
第二鳃裂囊肿		肩胛舌骨肌水平以上	最常见,大小不定,生长缓慢,无自觉症状,伴感染时可增大、疼痛,质软,波动感
第三、四鳃裂囊肿		颈根区	罕见
囊性水瘤	<2 岁	颈部锁骨上区,下颌下区	皮肤色泽正常,充盈状态,柔软,有波动感,透光试验阳性
甲状舌管囊肿	<10 岁	颈正中线,舌骨上下常见中线旁 2cm	质软,边界清,无粘连,可随吞咽移动,一般无自觉症状
皮样囊肿	儿童及青年	口底、颏下	一般无自觉症状,圆形或卵圆形,触诊面团样柔韧感,无波动感,可有压迫样凹陷
舌下腺囊肿口外型	青少年	下颌下区	触诊柔软,与皮肤无粘连,不可压缩,穿刺见蛋清样液体

【问题2】为进一步明确诊断,需要进行何种检查?

影像学检查及穿刺是重要的辅助诊断手段。该病例的影像学检查可行 B 超明确肿块性质、囊性或实质性,大小、形态、表面情况,淋巴结有无肿大。若为囊性,可进一步行穿刺明确囊性病变性质。MRI 对于软组织成像具有明显优势,可明确病变位置、范围、与周围组织的关系,有无粘连、侵犯周围重要组织,有无转移,对于手术方案的制订具有指导意义。

穿刺检查可通过囊液性状进行鉴别诊断,也可行穿刺抽吸细胞病理学检查进行鉴别诊断。

第二次门诊记录:MRI 示:右颈动脉间隙外侧见 35mm×25mm×28mm 大小的椭圆形长 T_1 长 T_2 信号,其内可见囊变信号,病灶压迫颈内静脉,未见血管受侵征象。提示右颈动脉间隙外侧占位病变(图 8-3)。穿刺液:黄棕色清亮液体。

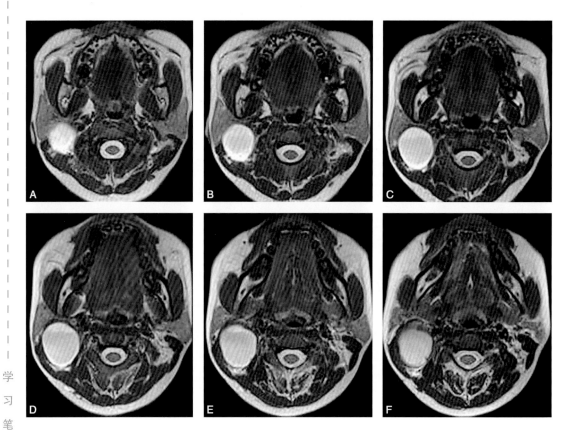

图 8-3 MRI 显示鳃裂囊肿病灶位置

【问题 3】患者进一步临床诊断考虑为什么?

患者穿刺液为可见黄棕色清亮液体,结合症状及临床检查考虑为第二鳃裂囊肿。

知识点

颈部囊性病变的穿刺检查鉴别诊断

鳃裂囊肿:黄绿或棕色清亮液体,或含浓稠胶样、黏液样物,含或不含胆固醇。

甲状舌管囊肿:透明、微混浊的黄色稀薄或黏稠性液体。

皮样囊肿:乳白色豆渣样分泌物,有时可见毛发。

囊性水瘤:透明、淡黄色水样液体。

神经鞘瘤黏液性变:褐色血样液体,不凝结。

舌下腺囊肿口外型:蛋清样黏稠液体。

【问题 4】鳃裂囊肿的治疗方案如何确定?

鳃裂囊肿的根治方法是外科手术彻底切除。若囊肿伴感染,则应先行抗感染治疗,待感染消退后手术根治;若出现气道压迫症状,应先行囊肿减压,改善气道压迫症状后术后治疗。开具入院通知单,手术治疗。

住院治疗经过:住院后完善各项术前检查,包括血常规、肝肾功能和心电图等,均无异常发现。

【问题5】手术治疗方案如何确定？

囊肿根据 Bailey 分型为 Ⅱ 型,影像学检查示囊肿边界清晰,与周围组织无粘连,需完整切除囊肿。

【问题6】与患者和家属术前谈话时重点交代哪些内容？

除了口腔颌面部手术常规需要交代的全麻风险、出血、创口感染等医疗意外和并发症以外,应告知与本手术密切相关、可能出现的并发症,包括囊肿复发、颈部瘢痕等。

手术治疗情况:患者在全麻下行右颈部囊肿切除术。术中囊肿区沿皮纹做横切口,钝性分离组织,暴露肿块,游离肿块使之与胸锁乳突肌及颈内静脉分离,肿块包膜完整,呈囊性,未见窦道及瘘管,切除后,冲洗创面、置引流管。

【问题7】术中应掌握哪些原则？

本手术重点注意以下几个环节:①注意保护重要神经血管,勿损伤副神经;②术中应彻底切除囊肿,可行造影检查,明确范围,有无窦道、瘘管。

临床关键点:鳃裂囊肿手术注意事项

1. 第一鳃裂囊肿和瘘管手术时勿损伤面神经。

2. 梨状窝窦囊肿和瘘管手术时,谨防喉上神经外侧支及喉返神经损伤。

3. 第二鳃裂瘘管分离时谨防损伤颈动静脉、舌下神经、迷走神经,在扁桃体隐窝外咽壁处结扎切段瘘管。

鳃裂囊肿手术注意事项:

术后情况:患者术后恢复良好,无发热,术区局部无肿胀。创口愈合良好。术后第 7 天拆除缝线。

术后第 4 天病理结果回报:囊壁内衬复层鳞状上皮,纤维囊壁内含有大量淋巴样组织,可见淋巴滤泡,壁内可见胆固醇结晶,符合鳃裂囊肿改变(图 8-4)。

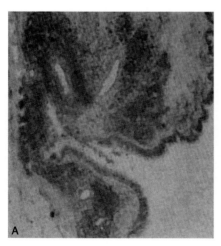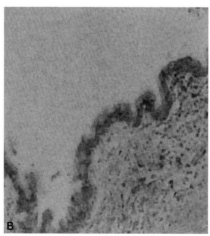

图 8-4 鳃裂囊肿病理学图像

术后随访结果:患者于术后 3 个月来我院门诊复查,病历记录如下:患者诉无特殊不适。检查见右侧颈部术后瘢痕改变,局部未扪及肿块。

【问题8】术后复查时应着重作哪些检查？

1. 检查有无复发。如有囊壁、瘘管未能整体剥离干净或与重要组织粘连时,术后有一定的复发率。故复查时应检查患侧有无新的囊肿出现,包括临床检查及 B 超检查。

2. 注意手术切口是否会有瘢痕形成后引起局部功能障碍或影响容貌,如果出现,向患者进行解释,择期行二期整复手术。

临 床 病 例

患者，男性，40岁。主因"右侧下颌骨膨隆2年"来我院门诊就诊。

患者2年前发现右侧下颌骨膨隆，就诊本地医院给予消炎止痛，未见好转。2年来，膨隆的范围逐渐扩大，伴有右下后牙松动，未再进行特殊处理，否认下唇麻木史。既往心血管病及糖尿病病史。家族中无遗传病史。

临床检查：双侧面部欠对称，右侧面部明显膨隆；张口度张口型正常，右侧前庭沟变浅，扣及有乒乓球感，36、37Ⅰ°松动。右颌下可扣及淋巴结肿大，大小约2cm×2cm，活动，触痛。穿刺有混浊液体。

【问题1】通过上述问诊及临床检查，该患者的初步临床诊断是什么？

该患者以右侧下颌骨膨隆为主诉，2年来持续存在，并有增大趋势。首先要区分是良性肿瘤还是恶性肿瘤。该肿块2年来稍有增大，表明肿瘤生长较缓慢，无下唇麻木，说明下牙槽神经未被侵袭，符合良性肿瘤的临床特点。

根据患者的主诉、症状及临床检查，初步的临床印象是右下颌骨良性肿块。

> **知识点**
>
> ### 下颌骨良性肿瘤的临床表现
>
> 下颌骨良性肿瘤中，肿瘤生长较缓慢。外形变化、牙齿松动、咀嚼无力感或伴感染出现肿痛为颌骨良性病变常见就诊原因。临床因无神经功能障碍，常被忽视，就诊时颌骨病变范围较广，角化囊性瘤易伴发感染可有穿刺为脓液、肿痛、张口受限等症状。

【问题2】为进一步明确诊断，需要进行何种检查？

颌骨影像学检查是术前的主要辅助诊断手段。该病例可首选曲面体层片来确定下颌骨内占位性病变的存在，良性肿瘤在X线表现为低密度透射影，可含牙或不含牙齿，可伴有牙根的吸收，界限清楚。临床上如果无法通过扣诊评估唇舌（腭）骨壁厚度可考虑做CBCT或CT检查，可以比较确切地评估剩余骨量和肿块与重要结构的关系。良性肿瘤多表现为低密度影，界限清楚。这些影像学信息可以为下颌骨肿块的诊断和手术治疗提供依据。

第二次门诊记录：曲面体层片结果示：肿瘤为单囊型，肿块累及46、47直至右下颌骨升支，沿下颌骨长轴发展，病变内牙根无明显吸收，内含牙（图8-5）。考虑右下颌骨良性肿瘤，牙源性角化囊性瘤的可能性大。

【问题3】下颌骨肿瘤的治疗方案如何确定？

综合肿瘤生长缓慢、临床检查显示肿瘤界限清

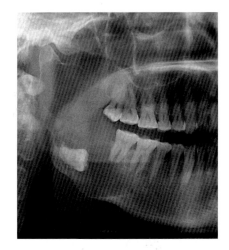

图8-5　曲面体层片示右下颌骨体部以及升支单囊病变，沿下颌骨长轴发展

楚、无下唇麻木等临床特征，影像学检查显示良性肿瘤的特点，临床诊断为右下颌骨良性肿瘤。但临床也会出现某些恶性肿瘤表现为囊肿样改变，如口腔疣状癌（图8-6、8-7），需要根据临床仔细检查和病理学诊断分析，以免误诊。手术是该肿瘤唯一的治疗方法，故选择手术治疗，开具入院通知单。

住院治疗经过：住院后完善各项术前检查，包括血常规、肝肾功能和心电图等，均无异常发现。

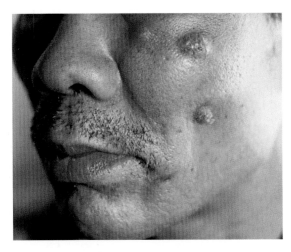

图 8-6　口腔疣状癌囊肿型正面照

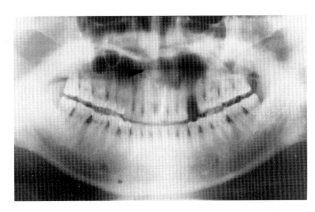

图 8-7　口腔疣状癌影像学偶表现为囊肿样改变

【问题 4】手术治疗方案如何确定?

肿块为位于右侧下颌骨良性肿瘤,临床和影像学表现提示为单囊性肿块,临床上可考虑开窗引流。

【问题 5】与患者和家属术前谈话时重点交代哪些内容?

除了口腔颌面部手术常规需要交代的全麻风险、出血、创口感染等医疗意外和并发症以外,应交代与本手术密切相关、可能出现的并发症,包括下唇麻木,开窗需要每天冲洗,时间较长,如效果较差需要再次手术切除病变组织等。

手术治疗情况:患者在局麻下行右下颌骨开窗术(图 8-8),并取部分病变组织病检,碘仿纱条填塞开窗部位,待开窗口成形后佩戴塞治器(图 8-9、8-10)。

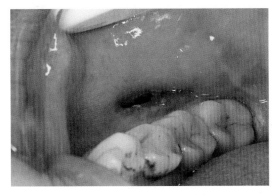

图 8-8　右下颌骨囊肿开窗术

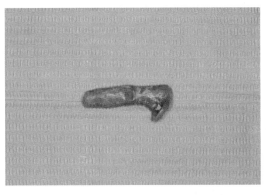

图 8-9　口内塞治器

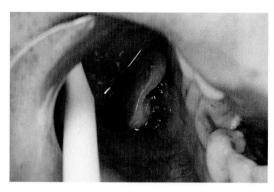

图 8-10　开窗部位行塞治器

【问题 6】下颌骨良性肿瘤开窗术适应证应掌握哪些原则？

开窗术适应于：含牙囊肿，牙源性角化囊性瘤（KCOT），单囊性成釉细胞瘤（UA），少数根尖周囊肿或其他颌骨囊肿。对于囊内含牙且处于萌出期或接近萌出的儿童含牙囊肿，通常采用拔除乳牙，不刮除囊壁或刮除部分囊壁并保留囊内含牙的方法，术后经拔牙创填入碘仿纱条，保持囊腔引流。囊内含牙距牙槽嵴较远者，则在术后戴用间隙保持器或托牙型囊肿塞，预防邻牙移位及有利于含牙萌出。对成人含牙囊肿，预期囊内含牙不能萌出或萌出后无功能者，可将囊肿相关的阻生牙拔除。

术后情况：患者术后恢复良好，无发热，塞治器贴合可，开窗引流口通畅，可冲洗出黄白色角化物。术后第 4 天病理结果回报：送检为薄层上皮样组织。镜下见肿瘤衬里上皮为较薄的复层鳞状上皮，厚度较一致没有上皮钉突，基底细胞呈栅栏状排列。符合下颌骨牙源性角化囊性瘤。

【问题 7】下颌骨良性肿瘤开窗术后应注意患者哪些情况？

1. 术后 1 周时，注意开窗引流口是否通畅，周边黏膜有无溢脓感染等症状。正常情况下，冲洗引流口可见异常引流液体或者角化物。塞治器与开窗口固位是否稳定。

2. 注意保持口腔清洁卫生。

3. 治疗周期较长，需要病人配合。

4. 患者每天需要用注射器抽吸生理盐水冲洗囊腔，直至冲洗引流液清亮为宜。

5. 嘱患者术后隔 1~6 个月随访复查。

术后随访结果：患者于术后 1 个月来我院门诊复查，病历记录如下：患者诉右下面部膨隆稍有减退，无不适。检查见右面部较对侧稍肿胀，口内见塞治器固位稳定，引流口通畅，冲洗可见少量黄色角化物。曲面体层片示：右下颌骨低密度透射区有新骨形成。此后每 3 个月复查（图8-11）。

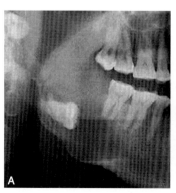
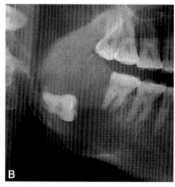
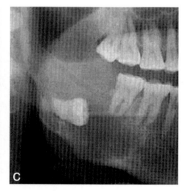

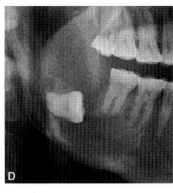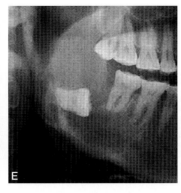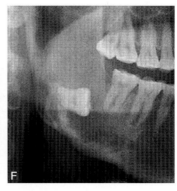

图 8-11　右下颌骨低密度透射区内可见部分新骨形成

A. 开窗术前；B. 术后 1 个月；C. 术后 3 个月；D. 术后 6 个月；E. 术后 9 个月；F. 术后 1 年

【问题 8】下颌骨良性肿瘤术后复查时应着重作哪些检查？

1. 检查有无肿瘤加速发展。术后有些病例开窗效果欠佳，牙源性角化囊性瘤具有特征性病理改变和生长方式以及较高的复发率，复诊时应包括临床检查及曲面体层片检查。

2. 1 个月内复诊可能在曲面体层片上未见明显效果，向患者进行解释，可继续冲洗，6 个月后一般效果明显；如效果欠佳，可考虑二次手术。

临床病例

患者，男性，18 岁。主因"左侧面部肿胀 1 年"来我院门诊就诊。

患者 1 年前发现左面下份反复肿胀，症状日益加重，就诊我院。既往无心血管病及糖尿病病史。家族中无遗传病史。

临床检查：左侧面部较右侧明显肿胀，张口度两指，扣及下颌骨疼痛明显，骨质有膨隆，质硬。

【问题 1】通过上述问诊及临床检查，该患者的初步临床诊断是什么？

该患者以左侧面部肿胀为主诉。扣诊下颌骨有压痛、膨隆。根据患者的主诉、症状及临床检查，初步的临床印象是左下颌骨肿块性质待查。

【问题 2】为进一步明确诊断，需要进行何种检查？

下颌骨肿瘤影像学检查是术前的主要辅助诊断手段。该病例可以首选曲面体层片，确定下颌骨骨质破坏范围或者其他异常，配合术前活检，明确病变性质，可以为下颌骨肿瘤的诊断提供依据。

第二次门诊记录：曲面体层片结果：左侧下颌骨体部以及升支多房低密度影，房间隔明显（图 8-12）。

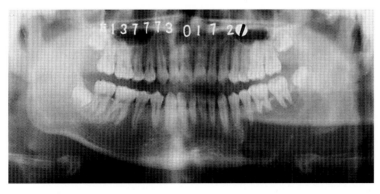

图 8-12　左侧下颌骨成釉细胞瘤，体部以及升支多房低密度影

245

【问题3】下颌骨实质性肿瘤的治疗方案如何确定?

综合肿瘤生长缓慢、临床检查显示肿瘤为实质性、影像学检查显示多房改变等特点诊断为左下颌骨成釉细胞瘤。手术是该肿瘤的首选治疗方法,故选择手术治疗,开具入院通知单。

住院治疗经过:住院后完善各项术前检查,包括血常规、肝肾功能和心电图等,均无异常发现。

【问题4】手术治疗方案如何确定?

患者为位于左下颌骨体部以及升支的实质性肿瘤,影像学表现为多房,综合上述特点,不适宜开窗术,需要切除相应病灶并同时行下颌骨重建,考虑切除的下颌骨范围较广以及部分口内软组织,建议用腓骨肌皮瓣修复同期行牵张成骨。

【问题5】与患者和家属术前谈话时重点交代哪些内容?

除了口腔颌面部手术常规需要交代的全麻风险、出血、创口感染等医疗意外和并发症以外,应交代与本手术密切相关、可能出现的并发症,包括局部软组织区麻木、面型改变、皮瓣危象、术后肿瘤复发、牵张成骨失败等。

手术治疗情况:患者在全麻下行左下颌骨肿块扩大切除术,沿左颌下缘2cm行切口至下颌角下缘,切开皮肤、皮下组织、颈阔肌,保留颈外静脉、面动脉,顺口内前庭沟翻开,在肿块外0.5cm正常组织内整体切除,根据缺损的范围,术中切除35至下颌角部颌骨,根据切除范围取带腓动静脉长14cm的左腓骨肌瓣,中央部骨膜下截断骨,将其置于左下颌骨缺损处,腓动脉与面动脉吻合,腓静脉与面总静脉吻合,水平截开腓骨,对植入牙列区腓骨段进行垂直牵引成骨,以增加修复区腓骨的高度(图8-13~图8-15)。

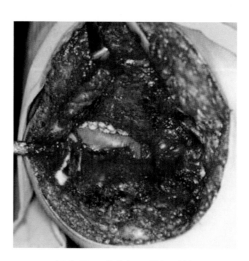

图8-13　术中切口暴露肿块

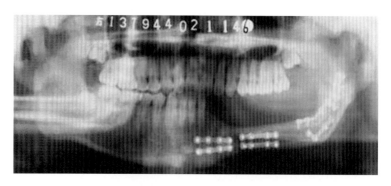

图8-14　水平截开腓骨

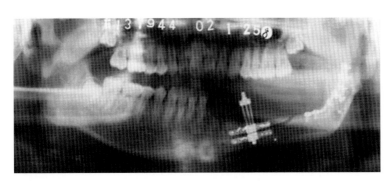

图 8-15　安放牵张器

临床关键点:

在手术切开皮质骨的操作过程中,应特别注意保护腓骨内侧血管蒂、骨膜与皮质骨的血液供应,且水平截取的上下两部分骨组织都要与内侧的骨膜相联,这对于保证手术的成功和术后牵引成骨十分重要。安放牵张器,安放的方向应考虑对𬌗牙的关系。外螺纹固定于上份移动骨块内,当导向套筒内升降螺杆转动时,则可推动上份骨块上移,以达到定向牵引成骨的目的。

【问题6】下颌骨实质性肿瘤切除术术中应掌握哪些原则?

本手术重点注意以下几个环节:①切口:常规采用下颌下切口,起自下颌下2cm,顺纵向皮纹切开,避开下颌缘支;②翻瓣:切开颈阔肌后,结扎面动静脉;③面神经分离:解剖下颌缘支,分离时应尽量减少面神经损伤;④肿瘤切除范围:根据肿瘤类型和部位而定,可采用肿瘤及其周围0.5cm以上正常组织范围内切除。

术后情况:患者术后恢复良好,无发热,引流液为淡血性液体,约100ml,逐渐减少,术后第3天拔除引流管。创口愈合良好。术后第7天拆除缝线。术后7天开始牵引,共牵引10~14天。每天平均牵引0.7mm,植入腓骨共增高约10mm。牵引至预定位置后,保持3~4个月。等待骨质发育成熟后,即拆除导向套筒及升降螺杆,永久留置于骨内,随后通过上部结构装配义齿使患者咀嚼功能得以恢复。

术后第7天病理结果回报:上皮岛的细胞为高柱状,核深染,并呈极性排列,其细胞核远离基底膜,细胞质常呈空泡状。上皮岛中央的细胞疏松排列,内似星网状层,符合成釉细胞瘤诊断。病检检查结果:病检时发现左侧下颌骨破坏,内有实质性肿块,质脆,镜下见:上皮岛的细胞为高柱状,核深染,并呈极性排列,其细胞核远离基底膜,细胞质常呈空泡状。上皮岛中央的细胞疏松排列,内似星网状层(图8-16)。符合成釉细胞瘤诊断。

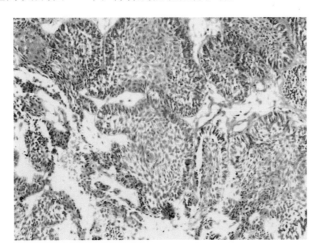

图 8-16　成釉细胞瘤病理学表现

【问题7】下颌骨切除术后应注意患者哪些情况?

1. 患者复苏期间注意观察其生命体征。

2. 术后48小时内注意引流物颜色、有无创口出血。正常情况下,引流物呈暗红色,逐渐转为清亮。如引流球内血色鲜红,引流量明显增长,提示有活动性出血,72小时内颈部制动,头偏向患侧,每隔30分钟观察皮瓣一次。一旦发生危象,需要立刻进行手术抢救皮瓣。

3. 7天后严禁口内进食,胃管鼻饲流质。

4. 术后应注意观察有无面瘫表现,如有面瘫,可在创口愈合后开始面部表情肌功能训练,以促进面神经功能恢复。

5. 术后注意观察术区有无积液。如有积液,注射器抽吸后局部加压包扎。

6. 嘱患者术后隔6个月~1年随访复查。

术后随访结果:患者于术后1年来我院门诊复查,病历记录如下:患者诉进食时无不适。检查见左颌下术后瘢痕改变,口内见肌皮瓣可,未扪及实质性肿块,面神经功能正常。

曲面体层片示:左侧下颌骨重建术后改变,重建骨质未见吸收,周边未见骨质破坏,种植体周围未见骨质吸收,稳定性可(图8-17、8-18)。

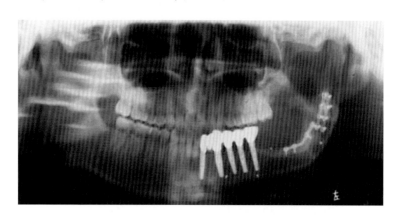

图8-17 左下颌骨重建术后改变

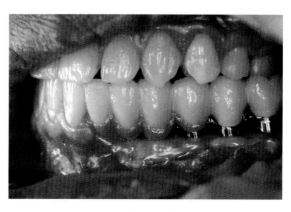

图8-18 术后口内正面照

【问题8】下颌骨实质性肿瘤切除术后复查时应着重作哪些检查?

1. 检查有无肿瘤复发 下颌骨成釉细胞瘤是常见的牙源性上皮性良性肿瘤,但有局部侵袭性,如切除不彻底,术后有一定的复发率。故复查时应检查患侧及对侧下颌骨有无新的肿瘤出现,包括临床检查及曲面体层片检查。

2. 术后根据康复情况,考虑义齿修复。

第二节 口腔颌面部恶性肿瘤

在我国,口腔颌面部恶性肿瘤,上皮来源为最常见,肉瘤较少。上皮源性中鳞状细胞癌为多

学习笔记

见,其次为腺性上皮癌和未分化癌。

临床关键点:

1. 生长方式 浸润型,外生型,溃疡型,生长进度迅速。

2. 形态 不规则,亦可规则。

3. 边界 不清,浸润块形成。

4. 质地 中等。

5. 症状 神经症状:麻、痛、面瘫、语言障碍、出血、张口受限。

6. 转移 淋巴结及远处转移。

7. 临床好发于舌部、颊部以及牙龈,发生在舌前 2/3 属舌癌(鳞状细胞癌多见),后 1/3 属口咽癌(淋巴上皮癌及未分化癌多见),舌癌男性多于女性。

临 床 病 例

患者,女,40 岁,主因"语音含糊伴右颈部肿块 3 个月"来我院门诊就诊。

患者 3 个月前出现语音含糊伴右侧颈部肿块,约核桃大小,无疼痛。3 个月来,肿块稍有增大,未经治疗。既往心血管病及糖尿病病史。家族中无遗传病史。

临床检查:右颈部淋巴结肿大,大小约 1.5cm×1.5cm,质中,不活动。张口正常,咽侧无膨隆。伸舌偏左(图 8-19),扪及舌体中后份浸润性肿块,直径约 4cm,未扪及后界。

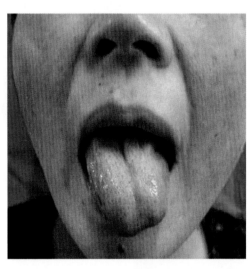

图 8-19　患者伸舌偏左

【问题 1】通过上述问诊及临床检查,该患者的初步临床诊断是什么?

该患者以"语音含糊、右颈部肿块"主诉,3 个月内有增大趋势,未扪及明显疼痛,不活动,不似炎症,而符合肿瘤。首先要区分是良性肿瘤抑或恶性肿瘤。患者伸舌偏左,说明舌下神经破坏,舌部扪及实质性肿块,呈浸润型。根据患者的主诉、症状及临床检查,初步的临床印象是舌部恶性肿块伴颈部淋巴结转移。

 知识点

舌部恶性肿瘤临床表现

舌部恶性肿瘤,生长较迅速,一般表现为浸润型和溃疡型,患者早期误认为溃疡等,后逐渐增大,影响进食就诊。但有些肿块呈浸润型不易较早发现,有些症状易被患者以及医生忽视,如语音含糊、吞咽困难,直至颈部发现肿大淋巴结就诊。

【问题2】为进一步明确诊断,需要进行何种检查?

舌部肿瘤易发生颈部淋巴结转移,该患者已经出现颈部淋巴结转移,口内扪及肿块范围较广,未排除全身有无转移。首先考虑舌部原发灶及区域淋巴结检查,一般采用 MRI 或者增强 CT,确定肿块范围和初步估计肿块性质;其次采用 PET-CT,由 PET 提供病灶详尽的功能与代谢等分子信息,而 CT 提供病灶的精确解剖定位,一次显像可获得全身各方位的断层图像,具有灵敏、准确及定位精确等特点,达到早期发现病灶和诊断疾病的目的。

第二次门诊记录:CT 增强示:舌体中份以及根部有强化信号区域,大小约 4cm×3cm,考虑舌部恶性肿瘤可能性大(图 8-20);PET 检查结果:舌根部异常影像聚集,全身未见明显转移(图 8-21)。考虑舌部恶性肿瘤可能性大。

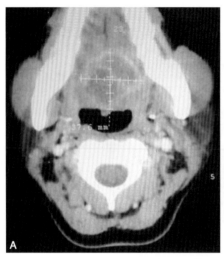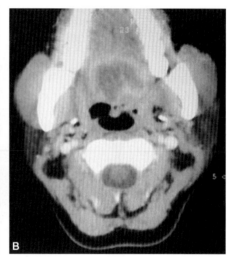

图 8-20 增强 CT 示舌中后份异常影像

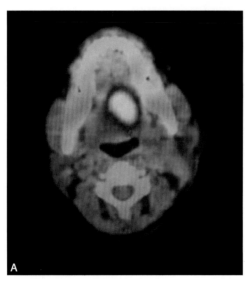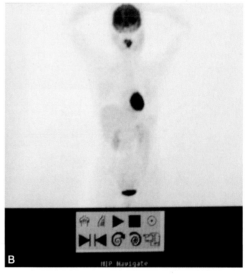

图 8-21 PET-CT 示舌中后份异常核素聚集

【问题3】颌面部恶性肿瘤的治疗方案如何确定?

综合临床检查以及影像学检查显示肿瘤呈现恶性肿块的表现。临床诊断为口咽癌。以手术为主的综合治疗是该肿瘤治疗的最佳方法方案,故先行手术治疗,术后转入康复科行放化疗,开具入院通知单。

住院治疗经过:住院后完善各项术前检查,包括血常规、肝肾功能和心电图等,肝胆脾胰 B 超均无异常发现。

【问题4】手术治疗方案如何确定?

患者为位于舌体中后份恶性肿瘤。肿瘤分期为 T4N1M0,属于晚期。临床上一般采用舌颌颈联合根治术+皮瓣修复术。

【问题5】与患者和家属术前谈话时重点交代哪些内容?

除了口腔颌面部手术常规需要交代的全麻风险、出血、创口感染等医疗意外和并发症以外,应交代与本手术密切相关、可能出现的并发症,包括肩胛综合征、肿瘤复发、皮瓣危象、吞咽困难等。

手术治疗情况:患者在全麻下行气管切开术+舌颌颈联合根治术+腹直肌皮瓣修复术。手术过程记录如下:气管切开术后全麻,取 H 形切口(图 8-22A),即双侧斜方肌前缘直切口及颈部正中横切口,切开皮肤颈阔肌充分暴露术野,上至下颌骨下缘,下至锁骨下,后至斜方肌前缘。先行左侧颈部淋巴结清扫在下颌下区分离,翻瓣时,可以抵达下颌骨下缘以上,但必须保护面神经下颌缘支,在锁骨上方约2cm处用电刀切断胸锁乳突肌锁骨头和胸骨头,继而将该肌自下而上分离翻起,直至乳突部。切断肩胛舌骨肌肩胛头,在锁骨上缘处自下而上分离清扫颈深筋膜中层内的脂肪和淋巴组织。在颈动脉三角区清扫颈动脉鞘膜,沿颈内静脉两侧自下而上解剖分离充分游离后以静脉拉钩将颈内静脉拉向前内方,继而清扫鞘内血管旁的脂肪和淋巴组织,结扎切断颈内静脉的各分支,保留甲状腺上静脉和面动脉备以血管吻合之用。在颈后枕三角沿斜方肌前缘解剖,于中下 1/3 交界处觅得副神经,沿此神经分离清扫其周围的脂肪,淋巴组织直到颅底,右侧淋巴结清扫同前,沿下唇正中,正中牙龈全层切开,放置4、6孔接骨板定位,正中截断下颌骨,将全舌切除,后界至会厌前份,制备腹直肌皮瓣,皮瓣大小根据切除肿块的大小制备(图 8-22B),吻合血管彻底止血,冲洗创面。放置负压引流,关闭创口。

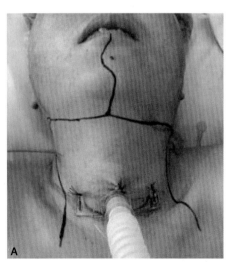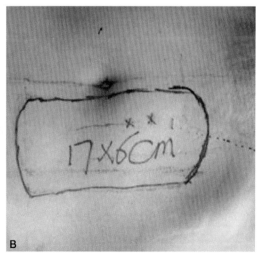

图 8-22 手术切口
A. 颈部切口设计;B. 腹直肌皮瓣切口设计

检查手术标本见肿瘤约 4cm×4cm 大小,质地中等。剖面见肿瘤实性,中央有坏死(图 8-23)。

【问题6】颌面部恶性肿瘤切除术中应掌握哪些原则?

本手术重点注意以下几个环节:①切口:颈部淋巴结清扫设计的切口,可根据术者的习惯决

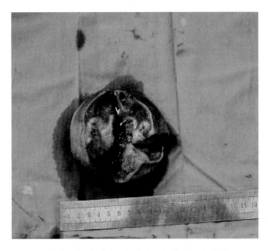

图8-23 肿瘤标本,剖面为实性,黄白色

定,不必千篇一律,只要保证瓣尖血运即可;②面神经分离:顺行解剖法,分离时应尽量减少下颌缘支的损伤;③肿瘤切除范围:根据肿瘤类型和部位而定,恶性肿瘤必须采用肿瘤及其周围2cm以上切除;④术中应严格掌握无瘤原则:更换手套和器械,防止肿瘤在术区内种植;⑤临床未怀疑颈部有淋巴转移以及无包膜外淋巴转移,可考虑功能性颈清术。

术后情况:患者术后恢复良好,无发热,引流液为淡血性液体,约250ml,逐渐减少,术后第5天拔除引流管。第7天气切堵管。创口愈合良好。术后第12天拆除缝线。术后第7天病理结果回报:舌鳞状细胞癌Ⅰ级。

【问题7】舌颌颈联合根治术+皮瓣修复术术后应注意患者哪些情况?

1. 患者复苏期间注意观察其生命体征。

2. 术后72小时内注意引流物颜色、有无创口出血。正常情况下,引流物呈暗红色,逐渐转为清亮。如引流球内血色鲜红,引流量明显增长,提示有活动性出血,必要时需急诊手术探查。

3. 术后鼻饲流质7天,术后72小时是皮瓣危象的高峰期,一旦发现,需要立刻抢救。

4. 游离皮瓣一般严禁头部过度摆动。

5. 术后静脉鼻饲营养以及抗生素使用要合理,每隔3天复查电解质,血常规以及肝肾功能,如发现异常,应对症支持治疗。

6. 术后注意观察创口有无积液以及有无口底下颌下瘘。如有积液或者瘘道应用注射器抽吸后局部加压包扎。

7. 术后堵管期间应该备放气管切开包于床旁。

8. 嘱患者术后定期随访复查。

术后随访结果:患者于术后3个月来我院门诊复查,病历记录如下:患者诉颈部运动稍受限,无其他不适。体查见双侧颈部以及下唇手术瘢痕,口内皮瓣愈合可,未扪及实质性肿块。B超检查示:双侧颈部无异常。

【问题8】颌面部恶性肿瘤切除术术后复查时应着重做哪些检查?

1. 检查有无肿瘤复发 舌部恶性肿瘤易转移,术后有一定的复发率。故复查时应检查患侧及对侧有无新的包块出现,包括体查、B超及CT等检查。

2. 术后可能出现发音不清,告知患者需要加强语音训练。

3. 以手术为主的综合序列治疗是恶性肿瘤的常规治疗方式,术后告知患者可以配合放化疗、生物治疗及中医等方法,以提高其生存率。

4. 术后必要时可以行 PET 检查,以排除微小和隐匿病灶,早期检查有无肿瘤复发和转移。

颌面部恶性肿瘤以溃疡为主要表现症状,故本节对口腔出现的溃疡疾病诊治进行总结。

口腔黏膜溃疡诊疗路径:

1. 诊断思路 临床上患者以口腔黏膜溃疡为主诉就诊,首先要仔细询问疾病的时间和病因,结合临床检查和各类疾病的特点,初步判断疾病性质。

2. 常见的溃疡样病变有哪些?

口腔溃疡是指口腔黏膜上皮的局限性组织缺损或凹陷。通常由于炎性坏死组织腐肉脱落所致。可累及上皮全层以及下方的结缔组织。临床上根据溃疡的深浅,分为浅层溃疡和深层溃疡。浅层溃疡仅累及黏膜上皮的表层,愈合较好,不留瘢痕;而深层溃疡病损达结缔组织深层,愈合后一般留有瘢痕。

临床上常见的以溃疡为主要表现的疾病有:复发性口腔溃疡、白塞病、口腔黏膜创伤性溃疡、疱疹性口炎、多形性红斑、扁平苔藓、结核性溃疡、接触性口炎、坏死性龈口炎和癌性溃疡等。其中以复发性口腔溃疡、创伤性溃疡及疱疹性口炎最为常见,需与癌性溃疡进行鉴别诊断。

3. 最常见的溃疡样病变具体特点有哪些?

(1) 复发性口疮:具有典型的周期性、复发性及自限性特点。患者有明显的灼痛感,影响进食及说话,甚至吞咽困难。疱疹性口炎与手-足-口病都属于口腔黏膜感染性疾病,有病毒感染或病毒感染接触史,可有发热史。复发性口疮分为:轻型阿弗他溃疡、疱疹样阿弗他溃疡及重度阿弗他溃疡等。轻型阿弗他溃疡:好发于角化程度较轻的区域,如唇、颊、舌黏膜,溃疡较小,直径一般为 2~4mm,圆形或椭圆形,数目少,边缘整齐,中心稍凹陷,表面存黄白色假膜覆盖,周围充血,触痛明显。疱疹样阿弗他溃疡:溃疡大小同轻型口疮,数目多,可达 10~30 个,病变不成簇,溃疡周围黏膜充血,唾液增多,疼痛明显,可有局部淋巴肿大。重型阿弗他溃疡:溃疡数量少,多为单发,可伴有轻型口疮,直径>5mm,可达 1~2cm 以上,周围黏膜水肿,边缘隆起,溃疡底部坏死,中央凹陷,呈弹坑状。疱疹性口炎:一般急性发作,全身反应重,可发于口腔黏膜的任何部位及口周,表现为成簇的小疱,随后口腔黏膜形成浅溃疡,溃疡表面覆盖痂壳。

(2) 创伤性溃疡:是由机械性、化学性或物理性刺激引起的病因明确的口腔黏膜病损。与局部刺激因素存在直接的关系,常见的病因有:残冠、残根;牙列不齐或者位置异常导致的咬合创伤、不良口腔习惯对黏膜的损伤;牙齿磨耗后形成的尖锐边缘以及不良修复体等造成的黏膜损伤。创伤性溃疡如果没有得到及时治疗,可引起癌变。诊断要点:有明显的理化刺激因素或自伤、烫伤等病史,无周期性,去除病因后可自行愈合。

(3) 扁平苔藓:是一种皮肤黏膜的慢性疾病,口腔病变最常见于 40 岁以上的成年人,好发于颊黏膜。治疗方法常为局部和全身应用激素。

(4) 恶性溃疡:或称"癌性溃疡",口腔溃疡愈合时间超过 2 周,临床上不能诊断为其他溃疡者,需考虑恶性溃疡。好发于舌腹、舌缘、颊部、口角区、软腭等,溃疡浅或深,扪之有浸润感,基底硬,边缘不整齐,可伴颏下、下颌下或颈部淋巴结肿大等。一般需常规做活检排除恶性可能。

(5) 结核性溃疡:口腔结核病变类型多样,初为黏膜下黄色结节溃后形成深而大的溃疡,边界清楚,边缘不齐,微隆,通常口小底大为凹形,底部覆灰黄色分泌物,去除分泌物可见暗红色桑葚状肉芽肿,基底呈颗粒状,周围呈红斑和水肿样改变,罕见干酪样坏死。临床遇及顽固性口腔溃疡患者时依据如下程序进行诊断:①认真观察口腔溃疡特征,仔细询问病史,特别注意与结核相关的全身和呼吸系统症状;②及时行胸部 X 线检查观察是否存在肺结核;③取病变组织活检,常规染色或抗酸染色查找结核分枝杆菌;④对高度怀疑口腔结核,但经上述诊断程序仍不能确诊者,予以诊断性抗结核治疗;若患者病情逐渐好转,则可明确诊断。

颈部肿块诊疗路径:

1. 诊断思路 颈部肿块诊断的思维程序,首先需要思考和解决的问题是:病人主诉的颈部"肿块"都是疾病吗? 需要详尽而全面的病史采集:了解肿块发生的病程长短、原发部位、生长速度、有无疼痛、有无邻近组织器官的伴发症状,如声音嘶哑、呼吸困难或鼻塞、鼻出血;有无心悸、多汗;肿块局部皮肤有无改变等。

2. "肿块"来自哪里?

根据主要器官、组织来源及好发部位,将颈部分为以下两个区域:

(1) 颈前区:①甲状腺疾病:甲状腺良、恶性肿瘤;结节性甲状腺肿、弥漫性甲状腺肿;淋巴细胞性甲状腺炎、亚急性甲状腺炎;甲状腺结核;异位甲状腺等。②先天性疾患:甲状舌管囊肿、颏下皮样囊肿等。

(2) 颈侧区:①淋巴系统病变:恶性淋巴瘤,包括霍奇金病(HD)和非霍奇金淋巴瘤(NHL)。②各种恶性肿瘤的颈淋巴结转移,如甲状腺乳头状癌、鼻咽癌、口腔癌等。此外,乳腺癌、黑色素瘤亦可发生颈淋巴结转移。胃癌、食管癌、胰腺癌、肺癌、纵隔肿瘤等多转移至左锁骨上淋巴结。③感染性疾病:急、慢性淋巴结炎,淋巴结核。④病毒性感染:如风疹、麻疹可在颈部触及肿大的淋巴结。⑤血管神经系统疾病:颈动脉瘤、颈动脉体瘤、先天性颈静脉壁薄弱扩张、副神经节瘤。⑥腮腺、下颌下腺肿瘤或化脓性腮腺、下颌下腺炎,流行性腮腺炎。⑦先天性疾患:如囊状淋巴管畸形、鳃裂囊肿等。

3. 属哪类疾病?

颈部肿块的疾病种类,常见的有肿瘤、炎症和先天性疾患。肿块如是肿瘤,是良性还是恶性? 肿块如为恶性,是原发性还是转移:恶性肿瘤如为转移,原发病灶又在哪里?

4. 根据详细体查作进一步判断?

通过对颈部肿块的触诊可基本了解肿块的部位、大小、数目、质地、活动度及其与周围组织的关系、表皮有无异常等。据此能初步判定肿块的组织来源及病变性质,为下一步有针对性的检查提供方向。

5. 颈部肿块的辅助检查有哪些?

(1) 超声检查:为颈部肿块的诊断提供了很大的方便。因其简便、无创、图像清晰,且可重复进行,故而成为颈部肿块辅助检查的首选方法。应用此项检查可了解肿块的部位、大小、形态、表面状况;肿块为实质性、液性或混合性;有无多发结节、结节边界是否规整及其与周围组织、邻近血管的关系等。

(2) CT、MRI:一般不用作一线检查,但对于显示肿块周围组织的破坏和浸润以及淋巴结的转移情况有其优越性。

(3) 喉镜检查:如颈前肿块伴有声音改变者,应行喉镜检查,了解有无喉返神经及气管被肿瘤侵犯;用于鼻咽部检查可发现鼻咽癌。

(4) 肿块切除病检:尤其适用于颈侧的小结节,通过病检多能明确诊断。对于常规病检不能确定其组织来源者,行免疫组化检查可协助诊断。

临 床 病 例

患者,女性,58 岁,左下颌下区肿块迅速增大 2 个月。

患者 2 个月以前无意中发现左侧下颌下区核桃大小肿块,偶有自发疼痛。在本地医院予以抗感染治疗,无明显疗效。一周后因局部疼痛在某医院行普鲁卡因封闭,下颌下肿块迅速增大至今。

临床检查：颌面部左右不对称，左侧下颌下区明显膨隆，可扪及 6cm×8cm×4cm 的肿块（图 8-24）。肿块质地坚硬，不活动，与深部组织粘连紧，无明显压痛。左侧颌后区可扪及 2cm×2cm×3cm 的肿块，与前方肿块分叶相连。患者左侧嘴角稍歪斜，下唇无麻木。

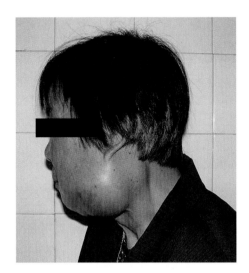

图 8-24　左下颌下肿块面像

CT 检查结果：左侧下颌下间隙、翼下颌间隙、咽旁间隙可见强化肿块影像，咽腔压缩变窄，颈鞘受肿块压迫向内侧移位，边界尚清。肿块与腮腺无明显边界（图 8-25）。腮腺混合瘤的可能性大。

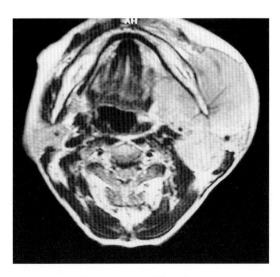

图 8-25　CT 影像学表现

【问题 1】通过上述问诊及临床检查，该患者的初步临床诊断是什么？

思路：病程短暂，发展迅速，恶性肿瘤的可能性大。体查及影像学：肿块位于下颌骨的内外后下方，从下颌缘和升支后缘包绕下颌骨。正常腮腺、咀嚼肌、翼内肌影像不清楚，与颈部肿块混为一体。嘴角歪斜说明面神经下颌缘支损伤。从片中看，下颌骨皮质清楚，无明显破坏。根据上述特征，软组织来源非骨组织来源的恶性肿块可能性大。

【问题 2】本病例中颈部肿块考虑与哪些恶性肿块鉴别诊断？

1. **唾液腺来源的恶性肿瘤**　肿块与腮腺及下颌下腺分界不清，尤其是腮腺，故唾液腺来源的恶性肿瘤不能排除。肿块与周围组织分界不清，混合瘤可能性不大。

2. 肉瘤　肿块与咬肌、翼内肌分界不清，不能排除肌源性肉瘤的可能，比如横纹肌肉瘤。

3. 恶性淋巴瘤　可表现为早期淋巴结肿大，颈部常见。肿大淋巴结可表现为质地坚实而有弹性，无压痛，融合成团，无活动性。

4. 转移癌　不排除口腔颌面部及鼻咽部肿瘤的转移病灶。

【问题3】本病例治疗策略？

1. 首先详细检查口腔颌面部及鼻咽部有无可疑溃疡、肿块及新生物以排除转移癌的可能，如有原发病灶，则需活检确诊。

2. 排除转移癌以后，可以考虑术中冷冻活检。也可以局麻下活检，根据结果决定后续治疗方案。

住院治疗经过：住院后完善各项术前检查，包括血常规、肝肾功能和心电图等，均无异常发现。

【问题4】手术治疗方案如何确定？

手术方案有两种：①全麻下行左下颌下区肿块切除术，术中快速冷冻切片，但肿块范围大，与颈部重要神经血管关系密切，手术风险较大；②行肿块活检术，术后根据病检结果决定下一步治疗方案。

【问题5】与患者和家属术前谈话时重点交代哪些内容？

除了口腔颌面部手术常规需要交代的全麻风险、出血、创口感染等医疗意外和并发症以外，应交代与本手术密切相关、可能出现的并发症，将两种方案均告知患者以及家属，患者以及家属选择第二种手术方案，根据术后病检结果决定下一步治疗方案。

手术治疗情况：患者在全麻下行左下颌下区肿块活检术。手术过程：沿左颌下一指行6cm长切口，切开皮肤、皮下组织以及颈阔肌，充分暴露肿瘤组织，术中发现肿块无明显边界（图8-26)，与周围组织粘连，取部分组织，送病检，分层缝合创面，术毕。

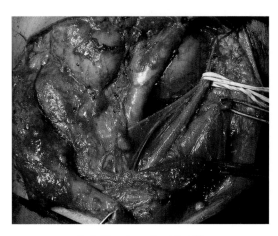

图 8-26　左下颌下区肿块

【问题6】颈部肿块活检的适应证有哪些？

1. 对于颈部的肿块，除非明确囊性及波动性肿块，要谨慎行穿刺，如果为恶性，穿刺会引起肿瘤扩散。一定要穿刺，仅针对涎腺和某些深部肿瘤，采用细针吸取活检。

2. 对于活检，从原则上讲，提倡术中快速切片，诊断与治疗一期完成。如果基本明确为良性肿块，边界清楚，手术相对容易，可一期切除。

3. 唾液腺肿块，不论良恶性，一般不在术前活检，因容易种植转移。

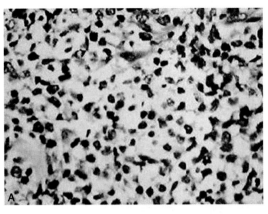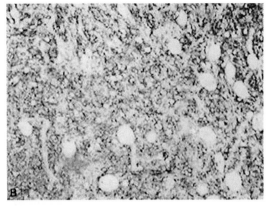

图 8-27 病检结果:非霍奇金淋巴瘤

光镜下单一形态的大淋巴细胞弥漫性浸润,癌细胞核呈圆形、有清楚的核仁,分裂像多见,免疫组化 Vim(+++),LCA(+++),CD20(++)

4. 只有当诊断不明确,会影响到治疗方案的确立时,必须先明确诊断者,方考虑颈部肿块的活检术。

术后情况:患者术后恢复良好,术后第 7 天病理结果回报(图 8-27):(左下颌下)非霍奇金淋巴瘤,大 B 细胞型,免疫组化:Vim(+++),LCA(+++),CD20(++),CD45RO(-),HMB45(-),Syn(-),NSE(-),CK-L(-),CK-H(-)。患者转肿瘤化疗科化疗。

临 床 病 例

患者,男性,68 岁,诉发现腭前部黑色肿物 30 余年,快速增大伴出血 1 个月,来我院门诊就诊。

诉 30 余年前发现腭前部一"米粒"大小黑色肿物,无出血、疼痛、溃烂等症状,后缓慢增大,1 个月前肿物加速生长并出现溃烂、出血等,未经治疗。既往无肿瘤、心血管病及糖尿病病史。家族中无肿瘤病史。

临床检查:腭前 1/3 黏膜可见一肿物,色黑,表面溃烂,质中偏软,触之少量出血,边界不清。肿块约 3cm×4cm,两侧:13~22 腭侧牙龈,前界:11、12 唇侧牙龈;后界:腭前中 1/3 交界。稍隆起于黏膜表面(图 8-28)。11、12 松动Ⅱ°,13、21、22 松动Ⅰ°。双侧颌下、颈部未扪及明显肿物。

【问题 1】通过上述问诊及临床检查,该患者的初步临床诊断是什么?

该患者腭前部一"米粒"大小黑色肿物 30 余年,于 1 个月前迅速增大,并出现溃烂、出血,高度怀疑恶变。临床检查肿物呈现黑色,不排除恶性黑色素瘤。

【问题 2】如考虑恶性黑色瘤,需要进行何种检查以及注意事项?

口腔恶性黑色素瘤一般好发于腭部,特别是硬腭,临床罕见但侵袭性强,易早期转移,治疗效果不佳,预后较差,可发于任何年龄,中老年居多,男性略多于女性。临床上恶性黑色素瘤患者多有斑痣史,早期可有色素沉着加深,而后迅速增大,溃疡形成,出血,疼痛,边界模糊。恶性黑色素瘤一般不行活检术,防止种植转移。并且较早发生远处转移,故可行 PET-CT 排除有无全身转移。若需活检,则必须在冷冻下进行并积极做好一期手术准备。

第二次门诊记录:PET/CT 示:右上腭前部及牙龈区可见一结节状放射性摄取异常增高影,大小约 2.2cm×1.8cm,SUV 最大值为 6.8,平均值为 5.3,CT 于相应部位见局部软组织稍增厚,CT 值约为 72.4Hu,局部骨质未见明显破坏(义齿金属伪影影响观察)。双侧颈部未见明显肿大

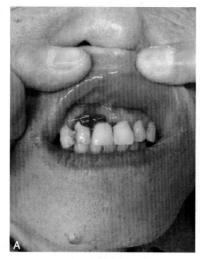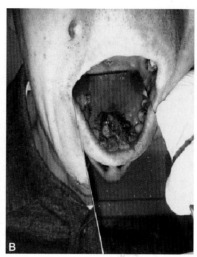

图 8-28　上颌肿物
A. 11、12 唇侧牙龈已受波及；B. 腭前部 13～22 区域可见一黑色肿物

淋巴结及放射性摄取浓缩灶。颅脑、肺等全身各处未见明显转移灶，全身所示骨骼放射性分布未见明显异常。诊断意见：结合临床考虑为恶性黑色素瘤可能。

【问题3】该肿瘤的治疗方案如何确定？

综合肿瘤生长突发迅速，根据临床检查以及影像学检查，高度怀疑是恶性肿瘤并考虑为恶性黑色素瘤。制订以手术为主的综合治疗方法，开具入院通知单。

住院治疗经过：住院后完善各项术前检查，包括血常规、肝肾功能和心电图等，均无异常发现。

【问题4】手术治疗方案如何确定？

因患者的临床表现以及影像学检查高度怀疑为恶性肿瘤，故沿肿块边界扩大 2cm 切除，即行腭部肿物扩大切除术+颈部淋巴结清扫术。

【问题5】与患者和家属术前谈话时重点交代哪些内容？

除了口腔颌面部手术常规需要交代的全麻风险、出血、创口感染等医疗意外和并发症以外，应交代与本手术密切相关、可能出现的并发症，包括面部凹陷畸形、肿瘤复发、术后根据病检结果决定下一步治疗方案等，考虑患者行 PET-CT 检查未见颈部肿大淋巴结，可考虑暂缓行颈淋巴结清扫术，但可能存在术后再次手术清扫淋巴结。患者以及家属要求暂缓颈部淋巴结清扫术。

手术治疗情况：患者在全麻下行腭部肿物扩大切除术。手术过程记录：沿肿块边界外 3cm 用电刀标记界限后，切透牙龈至骨面，骨凿迅速沿标记线周边凿开。充分止血，碘仿纱条打包关闭创面。

【问题6】恶性黑色素瘤切除术中应掌握哪些原则？

黑色素瘤是一种罕见的来源于黑色素细胞的恶性肿瘤，一般好发于中老年患者的皮肤和黏膜，虽然其发病率低但其恶性程度及死亡率极高。故切除边界应严格按照恶性肿瘤的原则进行，甚至有时切除的范围要比其他恶性肿瘤的边界还要广和深。

术后：给予积极的抗感染及支持治疗，住院 3 天好转出院。病理检查回报（图 8-29）：腭部肿物，结合免疫组化结果，符合恶性黑色素瘤，肿瘤组织侵犯骨及横纹肌，各切端未见肿瘤。免疫组化：HMB-45（+），Melan-A（+），S-100（+），Bcl-2（+），Ki-67（约 50% +），P53（弱+），cyclin D1（约 15% +），Vimentin（+），β-catenin（+），Cox-2（±），NSE（±），CAM5.2（-），CEA（-），CK（-），

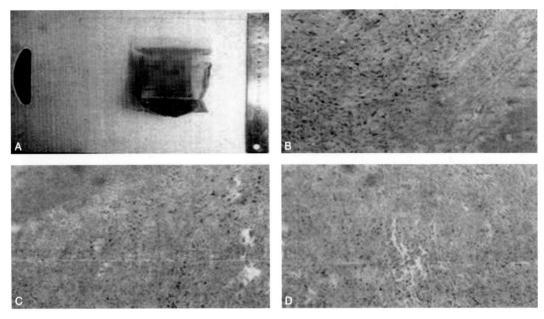

图 8-29　患者组织病理检查报告

LCA(－),P63(－),HNF-35(－),Myogenin(－),PSA(－),TTF-1(－)。

术后随访结果:于 2013 年 12 月 30 日再住院行化疗及免疫治疗。第一次化疗方案如下:顺铂 120mg 静滴(第 1 天)+达卡巴嗪 400mg 静滴每天 1 次(第 2～5 天),隔 2 周化疗 1 次,方案同第 1 次。第 3 次化疗后辅以免疫治疗,采用 ECOG E1684 治疗方案:静脉滴注 5 天,每天 2000 万 IU/m^2,连续 4 周后皮下 1000 万 IU/m^2,每周 3 次,共 48 周。

现一般情况良好,未见转移、复发。

【问题 7】恶性黑色素瘤的临床以及治疗有哪些特点?

恶性黑色素瘤是一种具有潜在致死性的侵袭性肿瘤,它来自黑色素细胞的恶性变。早期表现绝大多数为皮肤痣及黏膜黑斑;发生恶变时,则迅速长大,色素增多,呈放射状扩展;在肿瘤周围以及基底有色素沉着加剧的增生浸润现象,病变内或周围出现卫星结节。可分为 4 种主要的临床和病理亚型:表浅扩散型、结节型、雀斑型和肢端雀斑样型。助记符 ABCD 有助于对恶性黑色素瘤的特征进行分类:不对称性(asymmetry),边界(border)不规则,色泽(color)改变或变异和病变直径(diameter,<或>6mm)。常发生广泛转移,约 70% 早期转移至区域性淋巴结。肿瘤又可经血流转移至肺肝骨脑等器官,其远处转移率可高达 40%。

恶性黑色素瘤以外科手术切除为主,手术原则必须广泛彻底切除,切除范围要比其他恶性肿瘤更广、更深。由于恶性黑色素瘤早期就有区域性淋巴结转移,且转移率较高,因此应施行选择性颈淋巴结清扫术。上颌恶性黑色素瘤应行上颌骨全部或者次全切除,颈淋巴结清扫可同时或者分期进行。

同时应用几种化学药物合并化疗,如二甲三氮烯唑酰胺及卡介氮合并应用。免疫治疗对恶性黑色素瘤具有一定疗效,将卡介苗注射于肿瘤中可出现局部瘤块消退。色素细胞对低温十分敏感。所以,对恶性黑色素瘤应采用综合序列治疗,以提高生存率。

(唐瞻贵)

参考文献

1. 邱蔚六,主编. 口腔颌面外科理论与实践. 北京:人民卫生出版社,1998:860-885

2. 孙勇刚,王兴,主编.现代口腔颌面外科诊疗手册.北京:北京医科大学出版社,2000

3. 王翰章,主编.中华口腔科学.北京:人民卫生出版社,2003

4. 刘洪臣,主编.口腔医师进修必读.北京:人民军医出版社,2000

5. TANG ZG,XIE XL,LI JY,et al. A clinic study on oral verrucous carcinoma phenotypes. The Chinese Journal of Dental Research,2005,8(3):57-61

学

习

笔

记

第九章 唾液腺疾病

唾液腺疾病包括唾液腺急慢性炎症及特异性感染、唾液腺结石病、唾液腺损伤和涎瘘、舍格伦综合征、唾液腺瘤样病变及肿瘤等。本章重点分析讨论最为常见的慢性腮腺炎、下颌下腺结石病、舌下腺囊肿及唾液腺良、恶性肿瘤。

第一节 慢性腮腺炎

慢性腮腺炎包括慢性复发性腮腺炎和慢性阻塞性腮腺炎，前者多见于儿童，后者多见于成人。

慢性腮腺炎的诊治过程通常包括以下环节：

1. 详细询问相关病史，掌握两类炎症各自的发病特点。
2. 查体时重点关注腮腺分泌液性质，掌握慢性腮腺炎的临床特点。
3. 进行影像学检查，掌握两类炎症各自的影像学特点。
4. 明确临床诊断，采取相应的治疗措施。
5. 定期随访复查，减少炎症发作。

一、慢性复发性腮腺炎

慢性复发性腮腺炎多见于儿童，又称儿童复发性腮腺炎。

临床关键点：

1. 一侧或双侧腮腺肿胀，反复发作，年龄越小，间歇时间越短，越易复发。随着年龄增长，间歇时间延长，持续时间缩短。
2. 临床检查发作期腮腺轻度水肿，挤压腺体可见导管口有脓液或胶冻状液体溢出。
3. 腮腺造影显示末梢导管呈点球状扩张，排空迟缓。
4. 儿童复发性腮腺炎具有自愈性，青春期后大多不再发作。
5. 治疗原则为增强抵抗力，防止继发感染，减少发作。

临 床 病 例

首次门诊病历摘要

患儿男性，5岁。主因"双侧腮腺区反复肿胀一年"来我院门诊就诊。

患儿一年前出现右侧腮腺区肿痛，伴低热，在外院行消炎治疗，1周后肿痛消退。此后每隔2个月肿痛一次，两侧腮腺交替发作，性质相似，已先后发作6次，其中3次发作前患者"感冒"。每次口服消炎药，持续1周后自行消退。本次发作于2天前，左腮腺区肿痛，与进食无关。初期有低热，现在退热，正在服用头孢霉素。

临床检查：左腮腺区轻度肿胀，可扪及多个直径1cm大小结节，压痛明显。颈部淋巴结无肿大，挤压左侧腮腺，导管口流出脓性分泌物（图9-1）。右腮腺及双侧下颌下腺无肿胀，唾液分泌清亮。

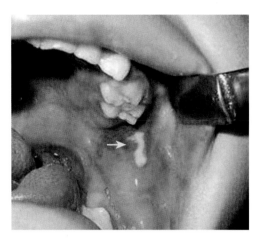

图 9-1　腮腺导管口流出的脓性分泌物(↑)

【问题 1】通过上述问诊及临床检查,该患儿的临床印象是什么?

该患儿以双侧腮腺反复肿胀为主诉,持续时间为 1 周左右,可自行消退,可排除腮腺肿瘤,而符合腮腺炎症的特点。流行性腮腺炎多见于儿童,但一般仅发作一次则可终身免疫。本例为腮腺反复肿胀,故可排除流行性腮腺炎。临床检查显示病变侧腮腺轻度肿胀,导管口挤出脓性分泌液,符合儿童复发性腮腺炎的特点。

知识点

儿童复发性腮腺炎的临床表现

临床上儿童复发性腮腺炎表现为一侧或双侧腮腺反复肿胀,与进食无关,腮腺导管口可挤出脓性或胶冻状分泌物。持续一周左右可自行消退,间隔时间长短不等。

【问题 2】为明确诊断,需要进行何种检查?

儿童复发性腮腺炎在腮腺造影片上具有特点,表现为末梢导管点球状扩张,排空功能迟缓。本例患儿在急性期消退后行双侧腮腺造影侧位片及排空片检查。

第二次门诊记录

双侧腮腺造影显示:双腮腺末梢导管点球状扩张,主导管无改变,排空片示造影剂残留,排空功能低下(图 9-2)。结合患儿临床症状、临床检查及腮腺造影结果,诊断为儿童复发性腮腺炎。

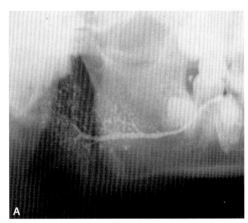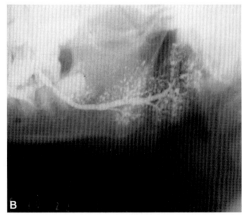

图 9-2　双侧腮腺造影示末梢导管点球状扩张

【问题3】儿童复发性腮腺炎如何治疗?

儿童复发性腮腺炎青春期后大多可自愈,故其治疗原则为增强患儿抵抗力,防止继发感染,减少发作次数。嘱患儿加强锻炼,增强体质;避免上呼吸道感染,减少诱发因素;多喝水,按摩双侧腮腺,咀嚼无糖口香糖,促进唾液分泌。用淡盐水含漱,注意口腔卫生,预防逆行性感染,急性炎症期可用消炎药抗炎治疗。

随诊复查记录

患儿于6个月后来院复查。经前次门诊确诊并抗炎治疗后,遵医嘱坚持自身保护疗法,6个月来仅发作1次,较前明显减少。

【问题4】对该患儿还有哪些医嘱?

该患儿诊断明确,加强自身维护后病情较为稳定,可继续按此方案执行,待患儿年龄增长后,逐渐趋向痊愈。

二、慢性阻塞性腮腺炎

慢性阻塞性腮腺炎是由于各种原因导致腮腺导管口瘢痕形成,导管狭窄,或由结石及异物导致导管阻塞,继发腺体炎症。

临床关键点:

1. 一侧或双侧腮腺反复肿胀,多数病人与进食有关。

2. 晨起腮腺区肿胀明显,挤压腺体有"咸味"液体自导管口流出。

3. 检查时腮腺轻度肿胀,中等硬度。导管口可挤出"雪花状"或蛋清样唾液。

4. 腮腺造影显示腮腺导管不规则扩张与狭窄,呈腊肠样改变。

5. 治疗原则为去除阻塞因素,导管冲洗,灌药,按摩腺体,刺激唾液分泌,必要时行腮腺浅叶切除术。

临 床 病 例

首次门诊病历摘要

患者,男性,40岁。主因"左侧腮腺区肿胀2年"来我院门诊就诊。

患者2年来左腮腺区反复肿胀,肿胀与进食相关,伴轻微疼痛,餐后肿胀自行消退,无发热,无口干,约每周发作一次。有时晨起时感觉左侧腮腺酸胀,挤压腮腺后流出"咸味"液体,自觉局部松快一些,右侧腮腺及双侧下颌下腺无不适。曾在外院就诊,服用消炎药无效,无糖尿病史。

临床检查:左侧腮腺轻度肿大,质地中等,轮廓清楚,未扪及肿块。左颊部未扪及硬性结石,挤压腮腺后导管口流出"雪花状"唾液(图9-3)。右侧腮腺及双侧下颌下腺无肿大,导管口分泌清亮。口腔黏膜湿润,口底唾液池存在。

学习笔记

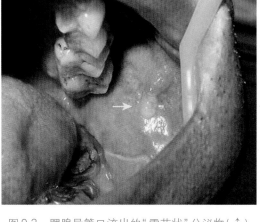

图9-3　腮腺导管口流出的"雪花状"分泌物(↑)

【问题1】通过上述问诊及临床检查,该患者的临床印象是什么?

该患者以"腮腺反复肿胀"为主诉,肿胀可自行消退,未扪及肿块,可排除腮腺肿瘤,而符合腮腺慢性炎症。患者腮腺肿胀为单侧性,与进食关系密切,为"进食综合征",提示有明显的导管阻塞因素存在。

结合患者的主诉、症状及临床检查,符合左侧慢性阻塞性腮腺炎。

 知识点

慢性阻塞性腮腺炎的临床特点

慢性阻塞性腮腺炎表现为单侧或双侧腮腺反复肿胀,多与进食有关,肿胀可自行消退,发作次数多少不等。挤压腮腺可流出"雪花状"混浊唾液,有"咸味"感。

【问题2】为进一步明确诊断,需要进行何种检查?

该患者有明显腮腺导管阻塞症状存在,首先应拍摄咬翼片,观察有无腮腺导管阳性结石。如无阳性结石,进行左腮腺造影,拍摄侧位片及排空片。

第二次门诊记录

胶翼片:未见阳性结石。

左腮腺造影片:主导管不规则,部分扩张,部分狭窄,呈腊肠状,分支导管及腺泡充盈无明显异常(图9-4)。

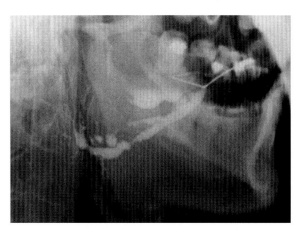

图9-4　腮腺造影显示主导管腊肠状扩张与狭窄

结合患者症状、临床检查及 X 线检查结果,诊断为左侧慢性阻塞性腮腺炎。

【问题3】慢性阻塞性腮腺炎的治疗方案如何确定?

慢性阻塞性腮腺炎的治疗原则:一是去除阻塞因素;二是刺激唾液分泌,从而保持导管系统通畅,维持腮腺的分泌功能。

该患者无导管结石或异物阻塞,无导管口瘢痕形成,可能是由于某些不明原因使腮腺分泌液减少而黏稠,形成黏液栓子阻塞导管,并使导管壁形成慢性炎症而致导管形态及弹性发生改变,故先进行自身维护疗法,包括:嘱患者多喝水,按摩腮腺,咀嚼无糖口香糖,促进唾液分泌,用淡盐水漱口,保持口腔卫生,避免逆行性感染,如果症状持续,可选择唾液腺内镜下导管灌洗治疗。

第三次门诊记录

6 个月后患者来院复查,经前次门诊明确诊断并采取自身维护疗法后,左腮腺肿胀发作次数有所减少,自每周发作 1 次减为每月发作 1 次,发作时病情同前,1 天前曾有过发作。

临床检查:左侧腮腺轻度肿大,质地中等,轻压痛,挤压左侧腮腺导管口流出黏稠分泌物。右侧腮腺及双侧下颌下腺无异常。

【问题4】该患者是否需要采取其他方法治疗?

患者经自身维护治疗后腮腺肿胀复发次数减少,说明基础性自身维护治疗有一定效果。但患者仍有导管阻塞症状,可考虑在唾液腺内镜下进行导管冲洗治疗。

唾液腺内镜导管冲洗治疗经过

血常规检查无异常。

在局麻下,唾液腺内镜镜头插入左侧腮腺导管,见主导管壁充血明显,附有白色絮状物,未见结石。经生理盐水反复灌洗,清除絮状物,导管腔内灌入 4U 庆大霉素。

随诊复查记录:

唾液腺内镜导管冲洗治疗后 3 个月患者复诊。3 个月来继续采用自身维护疗法,左侧腮腺未出现反复肿胀;挤压腮腺后出现的"咸味"现象消失。

【问题5】对该患者还有哪些医嘱?

该患者通过持续的自身维护疗法及间断性的唾液腺内镜下导管冲洗疗法效果明显且稳定,嘱坚持自身维护疗法,如果还有反复,必要时酌情给予唾液腺内镜导管冲洗治疗。

小结:腮腺反复肿胀是慢性腮腺炎主要症状,其诊治流程可简要概括如图9-5所示。

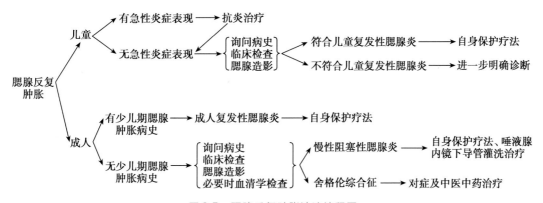

图 9-5　腮腺反复肿胀诊治流程图

第二节 下颌下腺结石病

唾液腺结石病是在导管或腺体内发生钙化性团块而引起的一系列病变。85%左右发生于下颌下腺,常伴发急性或反复发作的唾液腺炎症。

1. 下颌下腺结石病的诊疗过程 通常包括以下环节:

(1) 详细询问患者的症状学特征及相关病史,掌握下颌下腺结石病的发病特点。

(2) 查体时重点关注下颌下腺结石病的体征,掌握其临床特点。

(3) 进行相关的影像学检查,掌握下颌下腺结石病的影像学特点,明确临床诊断。

(4) 选择适当的取石方法,完成术前谈话。

(5) 进行必要的术前检查,掌握手术的适应证及禁忌证。

(6) 掌握各类取石方法的操作要点。

(7) 了解术后可能出现的并发症,采取相应的预防及处理措施。

(8) 掌握术后随访要点。

2. 临床关键点

(1) 患者具有明显的导管阻塞症状,表现为进食肿胀。

(2) 常伴有下颌下腺的急性或慢性炎症。

(3) 临床检查口底可扪及大小不等的硬性结节,挤压下颌下腺,导管口无明显唾液分泌。

(4) 阳性结石者,X线平片可见钙化性团块;阴性结石者,下颌下腺造影可见导管充盈缺损。

(5) 根据结石所在部位及大小选择口内切开取石,唾液腺内镜取石,唾液腺内镜辅助下切开取石术及腺体切除术。

(6) 术后进行下颌下腺功能维护。

临 床 病 例

首次门诊病历摘要

患者,男性,40岁。主因右侧下颌下区进食肿胀1个月来我院门诊就诊。

患者1个月前开始进食时右侧下颌下区肿胀,停止进食后10分钟,肿胀自行消退。每次进食均有肿胀症状。左侧下颌下区及双侧腮腺区无肿胀感,未经治疗。3年前因胆结石行胆囊摘除术。

临床表现:右侧下颌下腺明显肿大,质地中等,轻压痛,界限清楚(图9-6)。导管口黏膜无红肿,挤压右侧下颌下腺,导管口无明显唾液分泌。双合诊右侧下颌下腺整体肿大,口底相当于44、45、46部位可扪及多个硬性结节,呈半球状,轻压痛。左侧下颌下腺无肿大,导管口唾液分泌正常。

学 习 笔 记

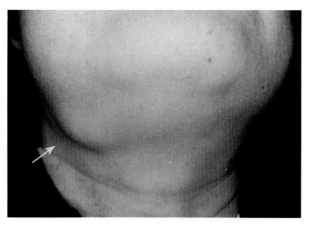

图9-6 右侧下颌下腺肿大

【问题1】通过上述问诊及临床检查,该患者的初步临床印象是什么?

该患者主诉右侧下颌下区肿胀,与进食密切相关。挤压腺体,导管口无明显唾液分泌,提示右侧下颌下腺有导管阻塞。口底触诊可扪及半球状硬性结节,符合右侧下颌下腺导管结石病的临床特点。

根据患者的主诉、症状及临床检查,初步临床印象为右下颌下腺导管结石病。

【问题2】下颌下腺导管结石症,口底触诊检查时应注意什么问题?

下颌下腺导管结石症,口底触诊检查可初步判断有无导管结石以及结石所在部位,触诊时应注意由后向前进行,以免将结石向后推移。

> **知识点**
>
> ### 下颌下腺结石病的典型临床表现
>
> ①进食时下颌下腺肿大伴肿胀,停止进食后,腺体自行复原,胀痛随之消失;②下颌下腺肿大,质地可能变硬;③挤压下颌下腺,导管口少量脓性分泌物或无唾液分泌;④口底沿下颌下腺导管走行部位可扪及大小不等的硬性结节;⑤可伴有下颌下或舌下区的急性炎症。

【问题3】为进一步明确诊断,需要进行何种检查?

为了明确诊断,下颌下腺结石症应进行影像学检查,最常用的是X线平片,较前部的下颌下腺导管结石投照下颌横断𩑡片,导管后部及腺体内结石采用下颌下腺侧位片。B超和锥形束CT对不同部位的下颌下腺结石均有较高的诊断率,阴性结石可采用下颌下腺造影。本例患者考虑为阳性结石,作为常规的影像学检查方法,首选下颌横断𩑡片及下颌下腺侧位片。

第二次门诊记录

X线检查结果:下颌横断𩑡片显示相当于44、45、46处口底见3个钙化团块,互相紧邻,呈串珠状(图9-7),下颌下腺侧位片未见阳性结石。

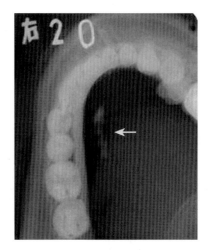

图9-7 右侧口底多发性结石,呈串珠状(↑)

【问题4】下颌下腺导管结石症的治疗方案如何确定?

结合患者主诉、临床检查及X线片检查结果,本例患者确定为右下颌下腺导管前部多发性结石,伴有下颌下腺慢性炎症。

对于导管前部单个体积较大的结石以及位于导管口的结石,可采用单纯切开取石术,对于导管内较小的结石以及多发性结石,在条件许可的情况下,宜选择唾液腺内镜取石,对于体积较大的导管后部结石。传统的方法为切除下颌下腺,目前可采用内镜辅助下导管切开取石术,从而保留下颌下腺的功能。本例为体积不大的多发性结石,选择唾液腺内镜取石术。

治 疗 经 过

血常规检查无异常发现。

局麻下,用锥形探针扩张右侧下颌下腺导管口,经管口引入唾液腺内镜头,沿导管方向插入内镜,见导管内结石(图9-8),用取石篮套取结石,牵引,分次取出3枚结石(图9-9)。探查导管全长,未见余留结石,生理盐水冲洗导管。

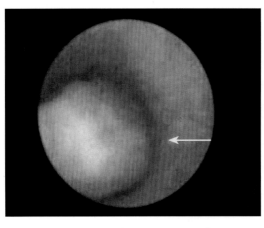

图9-8 唾液腺内镜显示结石(↑)

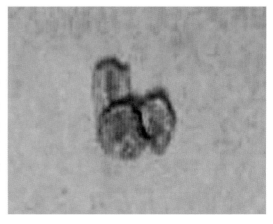

图9-9 通过唾液腺内镜取出的3枚结石

【问题5】唾液腺内镜取石术中应掌握哪些原则?

导管口先用泪道探针或锥形探针扩张,以利内镜镜头的插入;内镜下观察导管腔内结构,明确结石的存在;结石较大,不能从导管口取出时,可切开近导管口的导管壁,取出结石;取出结石后,应插入内镜检查导管全长,发现多发性结石时分次取出;取完结石后,用生理盐水及地塞米松溶液冲洗导管,保证导管通畅。

术 后 情 况

术后口底轻度肿痛,可进半流食,24 小时后肿痛消退。术后右下颌下区肿胀消失。

术后 3 天临床检查,右下颌下腺较前略缩小,无压痛,口底无明显红肿,挤压腺体,导管口分泌清亮。

【问题6】唾液腺内镜取石术后应注意患者哪些情况?

唾液腺内镜取石术后应观察局部反应,一般情况下,导管口及口底可有轻度肿痛,3 天后可逐步消退。同时观察下颌下腺导管阻塞是否得到解除,阻塞症状是否消失,以判断是否达到预期的治疗效果以及是否有结石残留,必要时可进行 X 线片复查。

随 诊 结 果

术后 2 个月,患者来我院门诊复查,病历记录如下:患者取石术后 3 个月来未再出现进食性下颌下区肿胀。检查:右下颌下腺无明显肿大,质地较前明显变软,挤压腺体,导管口流出清亮唾液,口底黏膜正常。

【问题7】如何评价唾液腺内镜下取石的治疗效果?

唾液腺内镜取石是常用的内镜技术之一,是微创外科的一种治疗手段。对于适应证选择合适的患者治疗效果肯定,治疗反应小。

【问题8】下颌下腺导管结石症取石术后如何降低结石症的复发率?

下颌下腺导管结石病取石术后可有结石复发的可能,主要是因导管阳性结石的病理过程未被阻断。因此,宜采用一些自身维护的措施促进下颌下腺的唾液分泌,预防结石的复发,如按摩下颌下腺,咀嚼口香糖,促进唾液分泌。下颌下腺分泌液较黏稠,出现轻度导管阻塞症状者,可通过唾液腺内镜进行导管冲洗,保证导管通畅。

小结:下颌下区进食肿胀是下颌下腺导管结石病的主要症状,其诊治流程可简要概括如图9-10 所示。

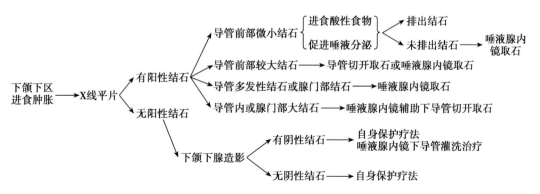

图 9-10　下颌下区进食肿胀的诊治流程图

第三节　舌下腺囊肿

舌下腺囊肿是最常见的唾液腺瘤样病变,多为外渗性囊肿。

1. 舌下腺囊肿的诊治通常包括以下环节:

(1) 详细询问相关病史,掌握其发病特点。

(2) 查体时重点关注病变体征,掌握舌下腺囊肿的临床特点。

（3）必要时进行穿刺检查,掌握鉴别诊断要点。

（4）完成术前检查,掌握手术适应证及禁忌证。

（5）与患者及家属充分沟通,完成术前谈话。

（6）掌握舌下腺切除术的原则及操作要点。

（7）了解术后可能出现的并发症,并采取相应预防及处理措施。

（8）定期随访,掌握随访要点。

2. 临床关键点

（1）舌下腺囊肿临床上可分为单纯型、口外型及哑铃型。

（2）舌下腺囊肿多表现为舌下区囊性肿物,常有破裂后消失以及再次长大的病史。

（3）临床检查可见口底浅紫蓝色囊状肿物,扪之柔软有波动感。

（4）随体积增大,囊肿可将舌抬起,状似“重舌”,甚至引起吞咽、语言、呼吸困难。

（5）口外型囊肿表现为下颌下区肿物,穿刺可抽出蛋清样液体。

（6）舌下腺囊肿需与口底皮样囊肿和下颌下区囊性水瘤相鉴别。

（7）舌下腺囊肿的治疗原则是行舌下腺切除。

临 床 病 例

首次门诊病历摘要

患儿,男性,5 岁。主因发现“左舌下区肿物 2 个月”来我院门诊。

患儿 2 个月前自觉左侧舌下区异样感,请家长检查,发现左侧舌下区肿状肿物。肿物逐渐增大,1 个月前肿物曾破裂,流出蛋清样黏稠液体,肿物随之消失。1 周后肿物长大如前,无明显疼痛,不影响进食及语言,未经治疗。

临床检查:左侧口底前部见囊性肿物,呈浅紫蓝色,约 1.5cm×1.5cm 大小,扪之柔软,有波动感(图 9-11),舌运动正常,挤压左侧下颌下腺,导管口流出清亮唾液,左下颌下区无肿胀。

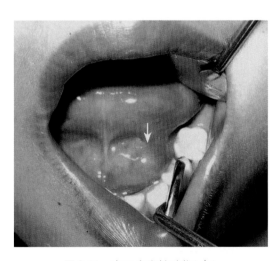

图 9-11　左口底囊性肿物(↑)

【问题 1】通过上述问诊及临床检查,该患儿的临床诊断是什么?

该患儿以舌下区肿物为主诉,曾有肿物破裂流出黏稠液体后肿物消失的病史,为舌下腺囊肿的典型症状。检查见肿物呈囊性,呈浅紫蓝色,有波动感,下颌下区无肿胀,符合单纯型舌下腺囊肿的临床特点。

根据症状及临床检查,该患儿的临床诊断为单纯型舌下腺囊肿。

【问题2】舌下腺囊肿需与哪些疾病相鉴别?

舌下腺囊肿需与口底皮样囊肿及下颌下区囊性水瘤相鉴别。

1. 口底皮样囊肿 位于正中而非偏向一侧;表面黏膜及囊壁厚,囊腔内含半圆体状皮脂性分泌物,因此扪诊时有特征性的面团样柔韧感,无波动感而有压迫性凹陷,肿物表面颜色与口腔黏膜相似而非浅紫蓝色。

2. 下颌下区囊性水瘤 口外型舌下腺囊肿需与囊性水瘤相鉴别。穿刺检查是主要的鉴别诊断手段。囊性水瘤穿刺后抽出的囊内容物稀薄、无黏液,清亮,涂片镜检可见淋巴细胞。舌下腺囊肿穿刺液为黏稠,呈蛋清样的黏液。

【问题3】舌下腺囊肿的治疗方案如何确定?

舌下腺囊肿绝大多数为外渗性囊肿,其治疗原则为舌下腺切除。手术可在局麻或全麻下进行。本例为儿童患者,需在全麻下进行,开具入院通知单。

住院治疗经过

住院后完善术前检查,包括血常规、肝肾功能等,均无异常发现,等待手术。

【问题4】舌下腺囊肿与患者和家属术前谈话时重点交代哪些内容?

除了口腔颌面部手术常规需要交代的全麻风险等医疗意外和并发症以外,应交代与本手术密切相关、可能出现的并发症,包括口底血肿、下颌下腺导管阻塞、囊肿复发等。

手术治疗情况:患者在全麻下行左舌下腺切除术。手术过程记录如下:左口底舌下皱襞内侧作与牙弓平行的弧形切口,后方达第二磨牙近中。切开前,在黏膜与囊壁及舌下腺之间浸润麻药以利于分离。切开黏膜后,自舌下腺浅面分离周围组织,提起舌下腺前端,继续分离舌下腺内外侧面及深面,同时分离靠近腺体的舌下腺囊肿的囊壁,在舌下腺后方,与下颌下腺延长部相接处全部游离舌下腺(图9-12)。术中确认舌神经及下颌下腺导管并将其妥然保护。彻底止血,冲洗创面,放置橡皮引流条,可吸收线缝合关闭创口。

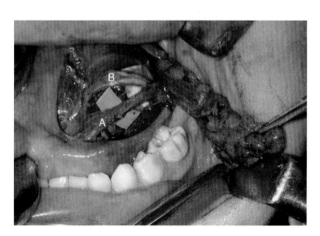

图9-12 游离舌下腺后分离保护的下颌下腺导管(A)及舌神经(B)

【问题5】舌下腺切除术中需注意哪些问题?

本手术重点注意以下几个环节:①舌下腺囊肿多为外渗性囊肿,根治的关键是完整摘除舌下腺,囊壁是否切净不影响手术效果;②术中注意辨认舌神经和下颌下腺导管,细心将其保护;③如系口外型舌下腺囊肿,摘除舌下腺后,用吸引器吸净下颌下区的囊液,不必刻意去除囊壁;④术中如不慎将下颌下腺导管切断,可作导管端端吻合,或将导管近腺体端侧壁缝于黏膜一侧切缘,形成新的开口,以免导管阻塞;⑤关闭创口时,将黏膜复位缝合数针即可,不宜过紧过密,以利引流。

术　后　情　况

患儿术后恢复良好,口底无明显肿胀,能进半流食,下颌下区无进食性肿胀,术后第 2 天撤除引流条,创口愈合良好。关闭创口时用可吸收线缝合,可不拆线。

术后第 7 天病理结果回报:黏液外渗性囊肿,未见上皮衬里,黏液在腺小叶间聚集。

【问题6】舌下腺切除术后应注意患者哪些情况?

1. 全麻手术者复苏期间注意观察其生命体征。

2. 注意口底创口有无继发性出血及血肿,必要时进手术室止血。

3. 注意术后有无术侧下颌下区肿胀,如有发生,多系术中将下颌下腺导管结扎或缝扎所致。应将可疑缝线拆除,松解被结扎的导管,症状即可被解除。

第四节　唾液腺肿瘤

唾液腺肿瘤是最常见的唾液腺疾病,其特点是组织学类型复杂,不同部位和组织学类型肿瘤的生物学行为、治疗和预后明显不同。本节以腮腺良、恶性肿瘤为例,分析讨论唾液腺肿瘤的临床病理特点及诊治要点。

唾液腺肿瘤的诊疗经过通常包括以下环节:

1. 详细询问患者的症状学特征及相关病史,掌握各类唾液腺肿瘤的发病特点。

2. 查体时重点关注唾液腺肿瘤的体征,掌握各类唾液腺肿瘤的临床特点。

3. 针对疑诊的患者进行相关影像学检查,掌握各类唾液腺肿瘤的影像学特点,以助明确临床诊断。

4. 根据临床诊断,完成基本临床检查,收住患者入院。

5. 完善术前检查,掌握手术适应证及禁忌证。

6. 选择适当手术方案,完成术前谈话。

7. 掌握各类唾液腺肿瘤手术治疗的原则。

8. 了解术后可能出现的并发症,并采取相应的预防及处理措施。

9. 根据术后病理结果,分析与术前、术中临床诊断的异同,确定是否需要采取进一步治疗措施。

10. 确定出院随访日期,掌握随访要点。

一、腮腺良性肿瘤

腮腺肿瘤中以良性肿瘤为常见,其中最多见的是多形性腺瘤和沃辛瘤(Warthin tumor)。

临床关键点:

1. 腮腺良性肿瘤大多无意中发现,生长缓慢,无明显自觉症状。

2. 腮腺良性肿瘤大多位于浅叶,界限清楚,活动,无压痛。无面神经功能障碍。

3. 腮腺良性肿瘤的病理类型以多形性腺瘤和沃辛瘤最为常见。

4. 腮腺肿瘤禁忌做切取活检,以免瘤细胞种植。

5. B 超和 CT 检查可见占位性病变存在,界限清楚,内部结构因肿瘤类型不同而异。

6. 腮腺良性肿瘤的治疗采取手术切除,行肿瘤及肿瘤周围部分或者大部分腮腺切除,保留面神经。

7. 腮腺良性肿瘤有一定的术后复发率,应定期复查。

临床病例

患者,女性,45 岁。主因"右侧耳垂下肿块 2 年"来我院门诊就诊。

患者 2 年前无意中发现右侧耳垂下方肿块,约核桃大小,无疼痛及进食肿胀,无口干及其他不适。2 年来,肿块稍有增大,未经治疗。既往无肿瘤、心血管病及糖尿病病史。家族中无肿瘤病史。

临床检查:右腮腺以耳垂为中心可扪及类圆形肿块,约4cm 直径,界限清楚,可活动,表面呈结节状,无触痛(图 9-13)。头面部未见其他肿块。无面神经瘫痪征象。左侧腮腺无肿块。颈部淋巴结无肿大。张口正常,咽侧无膨隆。口腔黏膜湿润,挤压腮腺后,腮腺导管口分泌液清亮。

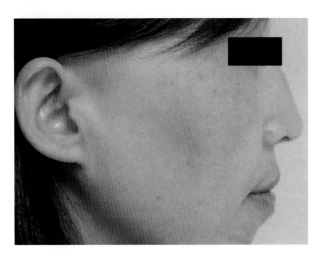

图 9-13　右侧腮腺肿瘤面像

【问题1】通过上述问诊及临床检查,该患者的初步临床诊断是什么?

该患者以腮腺区肿块为主诉,2 年来持续存在,并有增大趋势,无进食肿胀史,不似炎症,而符合肿瘤。首先要区分是良性肿瘤抑或恶性肿瘤。腮腺肿瘤中,良性肿瘤占大多数。该患者无意中发现肿块,2 年来稍有增大,表明肿瘤生长较缓慢。肿块界限清楚且活动,无面神经瘫痪征象,亦无颈淋巴结肿大,符合腮腺良性肿瘤的临床特点。

根据患者的主诉、症状及临床检查,初步的临床印象是腮腺的良性肿瘤。

 知识点

腮腺良性肿瘤的临床表现

腮腺肿瘤中,良性肿瘤占大多数(约75%)。肿瘤生长较缓慢,常系无意中发现。肿块活动,与周围组织无粘连,无面神经功能障碍,无颈淋巴结肿大。

【问题2】为进一步明确诊断,需要进行何种检查?

腮腺肿瘤易发生瘤细胞种植,术前禁忌做切取活检。影像学检查是术前的主要辅助诊断手段。该患者可以首选 B 超。B 超可确定腮腺内占位性病变的存在,良性肿瘤形态较规则,界限清楚。多形性腺瘤内部为均匀的低回声,沃辛瘤常显示为"网格状"回声。进而可考虑做 CT 检查,CT 可以对肿瘤比较确切地定位,也为肿瘤的大致性质提供信息,良性肿瘤多表现为圆形或类圆形的高密度团块,界限清楚,多形性腺瘤密度较均匀,沃辛瘤可能有囊性变。这些影像学信息可以为腮腺肿瘤的诊断提供支持性依据。

<h2 style="text-align:center">第二次门诊记录</h2>

B超检查结果:右腮腺区可探及4cm×4cm大小肿块,边界清楚,内部呈均匀的低回声,后方回声增强(图9-14)。左腮腺未探及异常回声区,考虑右腮腺良性肿瘤,多形性腺瘤可能性大。

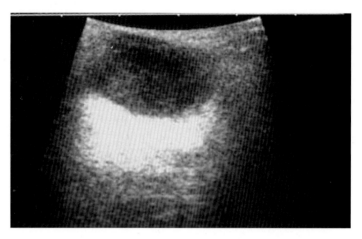

图9-14 腮腺多形性腺瘤,声像图显示低回声肿块,边界清楚,内部回声均匀,后方回声增强

CT检查结果:右腮腺浅部高密度团块,呈类圆形,边界清楚,密度均匀(图9-15)。左腮腺未见异常。考虑右腮腺良性肿瘤。

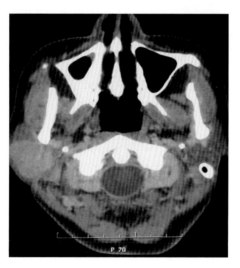

图9-15 右侧腮腺多形性腺瘤,CT显示为腮腺浅部界限清楚的高密度团块

【问题3】左腮腺肿瘤的治疗方案如何确定?

综合肿瘤生长缓慢,患者无明显自觉症状。临床检查显示肿瘤界限清楚、可活动、无面瘫等临床特征,影像学检查显示良性肿瘤的特点,临床诊断为右腮腺良性肿瘤。手术是该肿瘤唯一治疗方法,故选择手术治疗,开具入院通知单。

<h2 style="text-align:center">住院治疗经过</h2>

住院后完善各项术前检查,包括血常规、肝肾功能和心电图等,均无异常发现。

【问题4】手术治疗方案如何确定?

患者为位于腮腺浅叶的良性肿瘤,多形性腺瘤可能性大,选择腮腺肿瘤及浅叶切除,面神经解剖术。如果临床和影像学表现提示腮腺沃辛瘤,则采用腮腺后下部的部分腮腺切除术。

【问题5】与患者和家属术前谈话时重点交代哪些内容?

除了口腔颌面部手术常规需要交代的全麻风险、出血、创口感染等医疗意外和并发症以外,应交代与本手术密切相关、可能出现的并发症,包括涎瘘、味觉出汗综合征、面部凹陷畸形、面神经功能障碍、肿瘤复发等。

手术治疗情况:患者在全麻下行右腮腺肿瘤及腮腺浅叶切除、面神经解剖术。手术过程记录如下:右腮腺行常规S形切口,切开皮肤、皮下组织及颈阔肌,在腮腺咬肌筋膜深面翻开组织瓣,暴露腮腺组织。分离并保护耳大神经到耳垂的分支。自外周向主干方向分离面神经各分支达主干,完整切除肿瘤及腮腺浅叶组织。彻底止血,冲洗创面。放置负压引流,关闭创口,加压包扎。

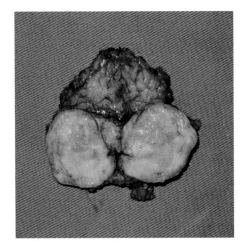

图9-16 腮腺肿瘤手术标本,剖面显示肿瘤实性,包膜完整

检查手术标本见肿瘤约4cm×4cm大小,边界清楚,包膜完整,质地中等。剖面见肿瘤实性,呈灰白色(图9-16)。

【问题6】腮腺肿瘤及浅叶切除术中应掌握哪些原则?

本手术重点注意以下几个环节:①切口:常规采用S形切口,起自耳屏前颧弓根部,顺纵向皮纹切开,绕过耳垂向后,沿下颌升支后缘后方顺下颌角方向向前至舌骨大角平面。该切口相对比较隐蔽。②翻瓣:在腮腺咬肌筋膜下翻瓣,把腮腺咬肌筋膜包含在皮瓣内,可以降低味觉出汗综合征的发生率。③面神经分离:分为逆行解剖法和顺行解剖法,前者自面神经分支向主干方向分离,后者从主干分离解剖面神经。术者可以根据自己经验选择,分离时应尽量减少面神经损伤。④肿瘤切除范围:根据肿瘤类型和部位而定,体积较大的腮腺浅叶多形性腺瘤一般采取浅叶切除,体积较小(1.5cm直径以下)的多形性腺瘤和腮腺沃辛瘤可采用肿瘤及其周围0.5cm以上正常腮腺的部分腮腺切除术,以保留部分腮腺的功能。

术 后 情 况

患者术后恢复良好,无发热,引流液为淡血性液体,约30ml,逐渐减少,术后第3天拔除引流管。无面瘫表现。创口愈合良好。术后第7天拆除缝线。

术后第7天病理结果回报:右腮腺肿瘤4cm×4cm大小,界清,有完整包膜,剖面实性。镜下见肿瘤以腺上皮和肌上皮细胞为主,形成导管样结构,间质见黏液和软骨样组织。未见细胞异型及异常核分裂。符合腮腺多形性腺瘤。

【问题7】腮腺切除术后应注意患者哪些情况?

1. 患者复苏期间注意观察其生命体征。

2. 术后48小时注意引流物颜色、有无创口出血。正常情况下,引流物呈暗红色,逐渐转为清亮。如引流球内血色鲜红,引流量明显增长,提示有活泼性出血,应检查加压包扎是否合适,必要时进手术室打开创口止血。

3. 忌进酸性饮食,适当控制唾液分泌,以免涎瘘形成。

4. 面神经在腮腺内走行,腮腺手术易引起程度不等的面神经损伤。术后应注意观察有无面瘫表现,如有面瘫,可在创口愈合后开始面部表情肌功能训练,以促进面神经功能恢复。

5. 术后 1 周时,注意观察创口有无积液。如有积液,注射器抽吸后局部加压包扎。

6. 嘱患者术后隔 6 个月 ~ 1 年随访复查。

术后随访结果

患者于术后一年来我院门诊复查,病历记录如下:患者诉进食时右侧耳前区皮肤潮红,有出汗现象,无不适。检查见右腮腺区手术瘢痕,腮腺缺如,耳廓皮肤触觉正常。两侧腮腺均未扪及肿块。面神经功能正常。

B 超检查双侧腮腺区,未见占位性病变。

【问题 8】腮腺良性肿瘤术后复查时应着重作哪些检查?

1. 检查有无肿瘤复发　腮腺多形性腺瘤属于临界性肿瘤,术后有一定的复发率。沃辛瘤常为多原发性肿瘤,可表现为一侧腮腺多发性肿瘤,也可表现为双侧腮腺肿瘤,故复查时应检查患侧腮腺及对侧腮腺有无新的肿瘤出现,包括临床检查及 B 超检查。

2. 注意面神经功能是否正常,必要时进行神经电图检测,以便更正确地评价面神经功能。6个月内的面神经功能障碍可以继续进行面部表情肌功能训练。

3. 询问有无味觉出汗综合征　腮腺切除手术后,部分患者出现进食时腮腺区皮肤发红及出汗现象,称为味觉出汗综合征。一般对人体没有损害,对于具有该综合征者,向患者进行解释,以消除其顾虑。

二、下颌下腺恶性肿瘤

下颌下腺肿瘤中,恶性肿瘤占 40% ~ 45% ,其中最常见的是腺样囊性癌和腺癌。

临床关键点:

(1) 下颌下腺恶性肿瘤表现为下颌下区肿块,生长较快,少数患者病期较长。

(2) 下颌下腺恶性肿瘤患者常有局部刺痛感,累及神经者出现相应神经症状。

(3) 下颌下腺恶性肿瘤质地较硬,侵及周围组织者活动受限,部分患者出现颈淋巴结肿大。

(4) 下颌下腺肿瘤禁忌作活检,以免瘤细胞种植。

(5) 下颌下腺肿瘤行 B 超、CT 或 MR 检查,有助于诊断。

(6) 下颌下腺肿瘤应与 IgG4 相关唾液腺炎、慢性阻塞性下颌下腺炎、下颌下淋巴结结核等疾病相鉴别。

(7) 手术切除是下颌下腺恶性肿瘤的主要治疗方法。侵及颌骨者行病变骨切除,神经受累时行追迹性切除。颈淋巴结肿大者行颈淋巴清扫。

(8) 腺样囊性癌等术后复发率高的下颌下腺恶性肿瘤常需配合术后放疗。

(9) 下颌下腺恶性肿瘤患者需定期随访复查。

临 床 病 例

首次门诊病历摘要

患者,女性,35 岁。主因“左侧下颌下区肿块 6 个月”来我院门诊就诊。

患者 6 个月前自觉左下颌下区刺痛,向耳颞部放射,扪之发现左下颌下区肿块,小胡桃大小。无进食肿胀及口干。6 个月来,肿块增大较明显,未经治疗。既往无眼干及关节炎病史,亦无肿瘤、心血管及糖尿病病史。

临床检查:左侧下颌下区肿块,不规则形,约 2.5cm 直径,质地较硬,边界尚清,活动度尚可(图 9-17)。颈部淋巴结无明显肿大,双合诊扪及肿物位于下颌下腺内,压痛明显,口底未扪及硬性结节,挤压下颌下腺,导管口唾液分泌清亮,舌运动正常,无舌肌震颤,两侧舌体触觉正常。右

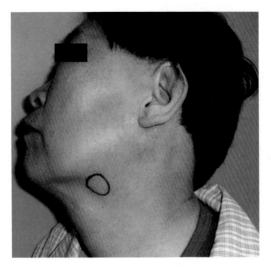

图 9-17 左侧下颌下腺肿瘤面像

侧下颌下腺及双侧腮腺未扪及肿块。

【问题 1】通过上述问诊及临床检查,该患者的初步临床诊断是什么?

该患者以下颌下区肿块为主诉来院诊治,6 个月来肿块持续存在且有所增大,无进食肿胀,口底未扪及硬性结节,挤压后腺体导管口分泌液清亮,可以排除下颌下腺结石及其伴发的下颌下腺炎症。无双侧下颌下腺、腮腺、泪腺等多个大唾液腺肿大,IgG4 相关唾液腺炎的可能性小,而符合下颌下腺肿瘤。首先要区分是良性肿瘤抑或恶性肿瘤。该患者有较为明显的神经受侵表现,以下这些症状和体征符合恶性肿瘤的临床特点:下颌下区刺痛,且向耳颞部放射,双合诊时肿块压痛明显。肿块增长较快,质地较硬。

根据患者的主诉、症状及临床检查,初步的诊断印象是左下颌下腺肿瘤,不排除恶性肿瘤的可能性。

> **知识点**
>
> **下颌下腺恶性肿瘤的临床表现**
>
> 下颌下腺肿瘤中,恶性肿瘤占 40%～45%。肿瘤生长相对较快,常有局部疼痛及触压痛等神经受侵症状。肿块质地较硬,形态多不规则。侵犯周围组织时,肿块活动受限。可有颈部淋巴结肿大。

【问题 2】为进一步明确诊断,需要进行何种检查?

下颌下腺肿瘤一般不作切取活检以免瘤细胞种植,影像学检查是术前主要的辅助诊断手段。该患者可首选 B 超,以明确占位性病变的存在。进而,可行 CT 检查,对肿瘤进行确切的定位,也可为下颌下腺肿瘤的性质提供一定的信息。为了进一步排除 IgG4 相关唾液炎的可能性,B 超和 CT 的检查范围包括双侧下颌下腺及腮腺,CT 检查还包括双侧泪腺。

第二次门诊记录

B 超检查结果:左下颌下腺内可探及 2.5cm×2cm 大小肿块,边界清楚,内部回声较均匀,后方回声有增强(图 9-18)。右侧下颌下腺及双侧腮腺未探及异常回声区。考虑左下颌下腺肿瘤。

CT 检查结果:左下颌下腺后部可见 2.5cm×2cm 大小高密度团块,形态不规则,边界不甚清楚,内部不均匀强化(图 9-19)。右下颌下腺、双侧腮腺及双侧泪腺未见异常增大及占位性病变。

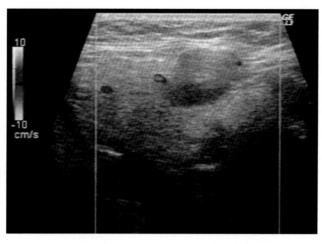

图9-18 左下颌下腺B超显示低回声团块,边界清楚,内部回声较均匀

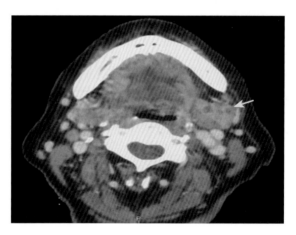

图9-19 左下颌下腺增强CT显示高密度团块,边界不清楚,内部不均匀强化(↑)

【问题3】左下颌下腺肿瘤的治疗方案如何确定?

分析B超及CT的检查结果,可以明确为左下颌下腺肿瘤。因影像检查显示对侧下颌下腺、双腮腺及泪腺无肿大,可进一步除外IgG4相关唾液腺炎的可能性,CT片显示左下颌下腺肿块周界不甚清楚,结合患者有明显的舌神经受侵症状,肿块质地较硬及压痛明显等临床特点,提示恶性肿瘤,特别是腺样囊性癌的可能,但不能确定其为下颌下腺恶性肿瘤。

手术是该肿瘤唯一的治疗方法,故选择手术治疗,开具入院通知单。

住院治疗经过

住院后完善各项术前检查,包括血常规、肝肾功能和心电图等,均无异常发现。

【问题4】手术治疗方案如何确定?

患者为左下颌下腺肿瘤,不排外恶性肿瘤(腺样囊性癌)的可能性,选择左下颌下腺切除,同时清除左侧下颌下三角的淋巴结。

【问题5】与患者及家属术前谈话时重点交代哪些内容?

除了口腔颌面外科手术常规需要交代的全麻风险、出血、创口感染等医疗意外和并发症以外,重点交代与本手术密切相关、可能出现的并发症,包括血肿、面神经下颌缘支损伤所致的口角歪斜,患侧舌麻木、舌下神经麻痹、吞咽疼痛、肿瘤复发及转移以及根据术后病理结果可能进行的进一步治疗,如扩大手术、术后放疗及化疗等。

手术治疗情况:患者在全麻下行左侧下颌下腺切除术。手术过程记录如下:左下颌下区行常规颌下切口,切开皮肤、皮下组织及颈阔肌。沿颈阔肌深面形成皮瓣,在咬肌前缘下方显露面动脉及面静脉,并将其切断结扎。妥善保护面神经下颌缘支,分离下颌下腺上部及前部,显露颌下神经节后切断其进入腺体的小分支。分离、切断、结扎下颌下腺导管。分离下颌下腺下部及后部,显露面动脉近心端,确认后予以钳夹切断,双重结扎。完整切除肿瘤及下颌下腺,同时清除下颌下三角淋巴结,彻底止血,冲洗创面,放置负压引流,关闭创口,加压包扎。

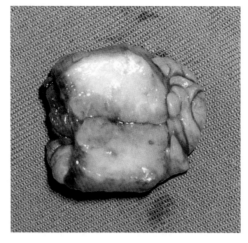

图 9-20 肿瘤剖面实性,呈灰白色

检查手术标本见肿瘤位于下颌下腺后部,约 2.5cm×2cm 大小,部分位于腺体内,部分突出于腺体外,剖面见肿瘤为实性,呈灰白色,与腺体相邻部分边界不清(图 9-20)。

【问题 6】下颌下腺切除术中应掌握哪些原则?

本手术重点注意以下几个环节:①切口:下颌下切口设计在下颌骨下缘下 1.5～2cm 处,平行于下颌下缘,避开面神经下颌缘支;②保护面神经下颌缘支:分离结扎面动脉及面静脉时,应确认面神经下颌缘支,并将其妥善保护;③避开损伤舌神经:分离下颌下神经节时,应向前牵开下颌舌骨肌,充分暴露神经节,切断其进入腺体内的小分支;④可靠结扎下颌下腺导管,充分游离并切断下颌下腺导管后,其远心端应双重结扎,以免滑脱形成涎瘘;⑤确认面动脉近心端后,钳夹切断,双重结扎,防止继发性出血;⑥保护舌下神经:不切断二腹肌中间腱,不打开舌骨舌肌,一般不致损伤舌下神经。

术 后 情 况

患者术后恢复良好,无发热,术后 2 天内吞咽时有轻度疼痛。引流液为淡血性液体,约 30ml,逐渐减少。术后第 3 天拔除引流管,无面瘫表现。创口愈合良好,术后第 7 天拆除缝线。

术后一周病理回报:左下颌下腺肿瘤 2.5cm×2cm 大小,与腺体组织界限不清,剖面实性。镜下见肿瘤以腺上皮和肌上皮细胞为主,形成腺管样结构,部分呈索条状,与腺体组织之间无包膜,瘤细胞侵入腺体内,可见神经受侵。部分细胞呈异型性,核分裂象少见。符合腺样囊性癌,下颌下淋巴结未见肿瘤转移。

【问题 7】下颌下腺切除术后注意患者哪些情况?

1. 患者复苏期间注意观察其生命体征,年老体弱以及伴有心脑血管疾病者尤需注意。

2. 术后 48 小时引流物的观察同腮腺切除术。

3. 面神经下颌缘支在下颌下区走行,下颌下腺手术易引起程度不等的面神经下颌缘支损伤,表现为口角歪斜或患侧下唇运动力弱。如有面瘫表现,可嘱患者进行面部表情肌功能训练,以促进面神经功能恢复。

4. 注意有无舌神经及舌下神经受损表现,一般可很快自行恢复。

5. 下颌下腺切除术涉及下颌舌骨肌、二腹肌及舌骨舌肌等邻近组织,这些肌肉参与吞咽运动,术后的反应性肿胀可致吞咽疼痛,一般 2～3 天后即好转,应向患者耐心解释。

【问题 8】下颌下腺恶性肿瘤切除术后需作哪些进一步治疗?

根据石蜡切片病理报告结果,结合术中所见,决定下一步处理方案。

1. 术后放疗 对于恶性程度高、侵袭性强以及明显侵犯下颌下腺周围组织的恶性肿瘤，需作术后放射治疗。本例患者病理报告为腺样囊性癌，侵袭性极强；术前有明显舌神经受侵症状，有沿舌神经扩散的倾向，故宜选择术后放疗。放疗剂量为 50Gy 以上，照射范围应包括颅底。

2. 颈淋巴清除术 对于颈淋巴转移率高的高度恶性肿瘤，特别是病理证实有下颌下淋巴结转移者，宜作颈淋巴清除术。本例患者为腺样囊性癌，颈淋巴结转移率较低，病理检查下颌下淋巴结未见转移灶，可不作颈淋巴清除术。

3. 化学药物治疗 对于易出现远处转移的唾液腺恶性肿瘤，特别是腺样囊性癌，理论上讲，应采取化学药物治疗以预防远处转移。目前尚缺乏明确有效的化疗药物，可酌情选用能口服、副作用小的喃氟尿嘧啶、复方丹七片等药物。

第一次术后随访

患者手术后 2 个月来我院门诊复查，病历记录如下：患者已完成术后放疗，30 次，60Gy。口腔黏膜炎症明显，影响正常进食。检查见左侧下颌下区创口愈合良好。左颈部皮肤轻度放射性反应（图 9-21）。口腔黏膜充血明显，轻度干燥。自带外院化验单显示血常规正常。

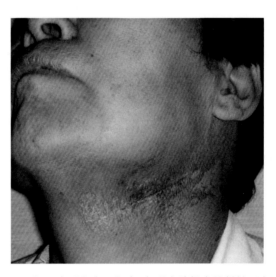

图 9-21 术后 2 个月复查，左颈皮肤轻度放射性反应

【问题 9】放疗后应注意哪些问题？

放疗后应注意口腔黏膜及颈部皮肤的保护以及龋齿的预防，详见第八章。

【问题 10】今后复查应重点作哪些检查？

1. 进一步注意放疗反应，着重注意放射性龋的预防。

2. 检查颈部有无肿瘤复发及淋巴结转移，通过临床扪诊检查不能确定时，可作 B 超检查，以助诊断。

3. 腺样囊性癌、唾液腺导管癌等部分唾液腺恶性肿瘤有较高的远处转移率，以肺部为最常见，应间隔 6 个月定期拍摄胸片或作胸部 CT 检查。

小结：腮腺、下颌下腺肿块的诊治流程可简要概括如图 9-22 所示。

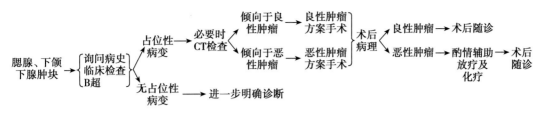

图 9-22 腮腺、下颌下腺肿块的诊治流程图

（俞光岩）

参考文献

1. 张志愿,主编.口腔颌面外科学.第 7 版.北京:人民卫生出版社,2012:342-372
2. 张震康,俞光岩,主编.口腔颌面外科学.第 2 版.北京:北京大学医学出版社,2013:301-334
3. 俞光岩,高岩,孙勇刚,主编.口腔颌面部肿瘤.北京:人民卫生出版社,2002:349-381
4. 俞光岩,马大权,主编.唾液腺病学.第 2 版.北京:人民卫生出版社,2014:184-517

第十章 颞下颌关节疾病

颞下颌关节是人体关节中结构最复杂、生理功能最多的双侧联动关节。颞下颌关节紊乱病是口腔颌面外科的常见疾病之一,其诊断和治疗常常涉及多个学科。通过本章学习,掌握颞下颌关节紊乱病的分类、诊断和治疗原则;掌握颞下颌关节强直和颞下颌关节脱位的诊断和治疗原则。由于多种疾病可以存在与颞下颌关节紊乱病相类似的症状,应了解与颞下颌关节紊乱病相鉴别的常见疾病,在临床工作中注意鉴别诊断。

第一节 颞下颌关节紊乱病

颞下颌关节紊乱病是指累及颞下颌关节和(或)咀咬肌群,具有一些共同症状和体征的一组疾病的总称。这类疾病的临床表现有共同性,如下颌运动异常、疼痛、关节弹响或杂音,有些还伴有头痛。本节以颞下颌关节关节盘移位为例,分析讨论颞下颌关节紊乱病的诊疗程序和治疗要点。

1. 颞下颌关节紊乱病的诊疗经过通常包括以下环节:

(1) 详细询问患者的症状特征、发病时间、诱因以及相关病史,掌握各型颞下颌关节紊乱病的发病特点。

(2) 查体时重点关注三大临床表现,如下颌运动异常、疼痛、关节弹响或杂音的存在等,掌握各型颞下颌关节紊乱病的临床特点。

(3) 进行相关影像学检查,掌握各型颞下颌关节紊乱病的影像学特点,以协助临床诊断。

(4) 掌握各型颞下颌关节紊乱病的治疗原则,同时对患者进行治疗教育。

(5) 根据不同类型的颞下颌关节紊乱病的临床特点,选择不同的治疗方案。

(6) 确定复诊时间,掌握复查要点。

颞下颌关节盘移位是颞下颌关节紊乱病的主要类型之一。关节盘移位包括可复性关节盘移位、不可复性关节盘移位,伴开口受限或不伴开口受限。

2. 临床关键点

(1) 可复性关节盘移位:关节盘在髁突与关节结节之间发生向前和向内或向外移位,但大张口后能充分回复。通常有弹响声,没有开口受限。可伴有关节疼痛或关节退行性改变。诊断要点如下:

1) 主诉关节弹响。

2) 开闭口运动或前伸、侧方运动有关节弹响,连续检查 3 次出现 2 次以上。

3) X 线检查可见髁突后移位,关节前间隙增宽。关节造影片或磁共振(MRI)检查,可见闭口时关节盘前移位,开口时恢复正常关节盘-髁突位置关系(图 10-1)。

(2) 不可复性关节盘移位:关节盘在髁突和关节结节之间发生向前和向内或向外移位,无论闭口位还是开口过程中关节盘始终位于髁突前方,多伴有开口受限,也可无开口受限。可伴有关节区开口或咀嚼时疼痛。诊断要点如下:

1) 曾有典型的关节弹响史,继而出现间断性关节绞锁,进一步发展则弹响消失,多出现开口受限。

2) 伴有开口受限者,最大开口度<35mm,开口或前伸时下颌偏向患侧,触诊患侧髁突滑动明显减低。

3) X 线检查,可见髁突后移位,关节前间隙增宽。关节造影或 MRI 检查可见关节盘前移位,开口时髁突运动受限,不能恢复正常盘-髁突位置关系(图10-2)。

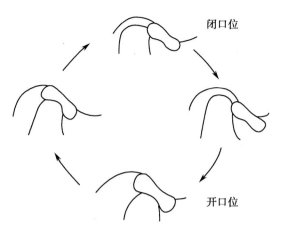

图 10-1　可复性关节盘前移位颞下颌关节开闭口运动时关节盘与髁突位置关系示意图
闭口时关节盘位于髁突前方;开口时关节盘复位,恢复正常盘-髁突位置关系

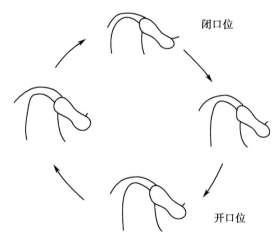

图 10-2　不可复性关节盘前移位颞下颌关节开闭口运动时关节盘与髁突位置关系示意图
闭口时关节盘位于髁突前方;开口时关节盘仍位于髁突前方,未能恢复正常盘-髁突关系

临 床 病 例

首次门诊病历摘要

　　患者,女性,25岁。主因"左侧颞下颌关节弹响2个月余,开口受限伴疼痛1个月"来我院门诊就诊。

　　患者2个多月前打哈欠后出现左侧颞下颌关节弹响,当时无疼痛及开口受限,未做特殊处理。之后晨起时有时出现卡住,自行晃动关节后可以打开。1个月前突然出现开口受限,无法打开关节,弹响消失。硬行张口时左侧关节疼痛,咀嚼时亦痛。无夜磨牙及紧咬牙病史,有左侧偏侧咀嚼习惯。近期内夜间休息睡眠差,工作压力较大。

　　既往无肿瘤、心血管病及糖尿病病史,无风湿及类风湿性关节病病史,无胃炎及溃疡病史。无药物过敏史。

临床检查：开口度 20mm，开口型左偏。触诊时左侧髁突动度下降，明显低于对侧，侧方及前伸运动受限。双侧关节区无明确弹响。左侧髁后区有压痛，咀嚼肌区压痛不明显。被动开口度 22mm，被动开口时左侧关节区疼痛。口内检查见前牙轻度深覆𬌗，双侧后牙咬合紧密。

【问题 1】临床诊断及诊断依据是什么？

曾有典型的关节弹响史，继而有开闭口卡住史，之后弹响消失，出现开口受限，并伴有左侧关节区开口时及咀嚼时疼痛。符合从可复性盘前移位到关节绞锁再到不可复性盘前移位的发展规律。

临床检查：开口度 20mm，开口及前伸时下颌偏向左侧，触诊左侧髁突滑动明显减低；左侧髁后区有压痛。

根据患者的主诉、症状及临床检查，初步诊断为左侧颞下颌关节不可复性盘移位伴开口受限。

不可复性盘移位伴开口受限的临床表现

曾有典型的关节弹响史，继而有间断性关节绞锁史，进一步发展则弹响消失，开口受限；检查时见最大开口度 <35mm，开口或前伸时下颌偏向患侧，触诊患侧髁突滑动明显减低。

【问题 2】进一步需要做哪些辅助检查？

常规的 X 线检查有许勒位片、曲面体层片或采用 CBCT 检查，可观察关节间隙、髁突位置及骨质有无改变。髁突位置及关节间隙的改变可间接反映关节盘的位置情况。关节造影或磁共振（MRI）检查可较好地反映关节盘移位的情况，进一步支持临床诊断。

第二次门诊记录

MRI 检查结果：闭口时左侧关节盘前移位，开口时未能恢复正常盘-髁突位置关系，关节盘受压变形，髁突运动受限（图 10-3），从而支持左侧颞下颌关节不可复性盘前移位伴开口受限的诊断。

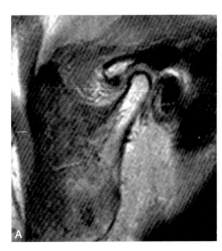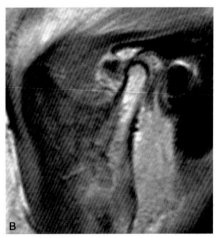

图 10-3　左侧不可复性关节盘前移位 MRI 表现

【问题 3】不可复性盘移位的治疗方案如何确定？

1. 2～3 个月内的不可复性关节盘移位，通常有明显的开口受限和疼痛，可在关节腔穿刺注射局麻药物下试行手法复位。对于病程较长者,在手法复位前以生理盐水进行关节腔反复冲洗以去除炎症因子,并充分扩张关节囊,然后再行手法复位。必要时可在关节腔内注射透明质酸钠或糖皮质激素类药物。治疗后要嘱患者配合开口训练,有疼痛症状者术后配合口服非甾体类消炎止痛药。

2. 经上述治疗后开口改善、疼痛缓解、关节弹响再次出现者,可以进一步按照可复性盘前移位采用粭垫治疗。

3. 如上述治疗无效者,或病程较长、症状严重者,可在关节镜下行关节松解、关节盘复位或开放性关节盘复位等手术治疗。

【问题4】与患者谈话时应重点交代哪些内容?

首先,对患者进行解释教育,告诉患者疾病的发展、转归、预后以及治疗方案等,增强患者信心,以配合治疗。治疗前应告知患者关节腔注射时可能出现麻药过敏、晕厥、肿胀、出血等意外,同时还应重点交代治疗中可能出现暂时性咬合不紧、暂时性面瘫、开口无法改善及术后穿刺区肿胀、血肿、感染等风险。

治 疗 经 过

1. 治疗教育　向患者解释临床检查中所见、疾病的发展、转归、预后以及治疗方案的选择等,告知注射治疗中和注射后可能出现的并发症等,取得患者配合。

2. 治疗　于左耳前区消毒、定位,以5ml注射器抽取2%利多卡因2ml进行关节腔注射。具体方法:嘱患者大张口并将下颌偏向健侧,穿刺点位于左侧耳屏前0.5~1cm处,于髁突后进针,将穿刺针斜向前、上、内进针约2~2.5cm,抵到关节窝骨面后稍后退,推注少许麻药,当针尖在关节腔内时,药物注射很省力,容易回抽(图10-4)。缓慢注入1.5~2ml麻药,使关节腔膨胀之后进行手法复位,将下颌尽量向前、向对侧牵拉,关节盘复位时可听到患侧关节出现清脆弹响。之后可见开口度明显增大至42mm。教会患者开口训练的方法。

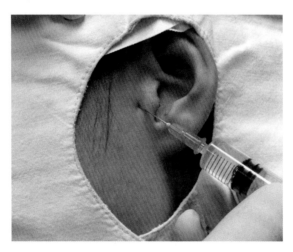

图10-4　关节腔注射

3. 治疗后　关节腔注射后,嘱患者当天冷敷患侧关节区,口服美洛昔康,7.5mg,1次/天,连续10天。并嘱患者开口训练2周以上并进软食。开口训练要求:开闭口、前伸、侧方练习,交替进行,每天5次,每次5~10分钟。嘱患者2周后复诊。

第三次门诊记录

术后2周门诊复查:患者主诉疼痛及开口受限症状明显改善,但开口时仍有弹响存在。临床检查见开口度达45mm,前伸侧方运动基本不受限。左侧关节开口时可及清脆弹响,但前牙对刃时嘱其开闭口则弹响消失。左侧关节区压痛基本消失。建议患者使用再定位𬌗垫进一步治疗。取咬合模型,制作再定位𬌗垫。再定位𬌗垫可使下颌处于前伸位,𬌗垫佩戴约3个月(图10-5)。期间复诊调磨𬌗垫,检查弹响消失后稳定一段时间后撤除𬌗垫。嘱相应的关节保护注意事项,防止复发。关节保护事项包括避免咀嚼硬韧耐嚼食物及大块食物,避免过大开口,避免偏侧咀嚼、紧咬牙、夜磨牙等副功能习惯,避免颌面部外伤及寒冷刺激等。

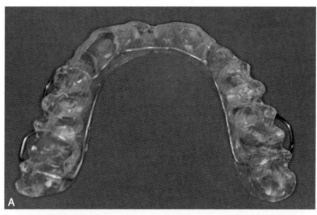

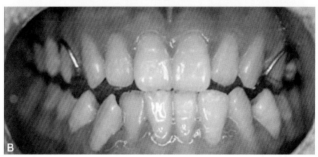

图10-5 再定位𬌗垫

【问题5】复查时应着重作哪些检查?

1. 询问患者的症状有无改善,让患者自我评价症状改善的程度。

2. 临床检查关节功能有无改善,包括下颌运动情况(开闭口、前伸、侧方运动)、关节及咬肌区有无触压痛以及关节音的变化等。

3. 根据患者自觉症状及临床检查的结果决定是否需要进一步治疗。对于疼痛消失、开口度恢复正常,但弹响声较大且伴有卡住现象者,建议进一步𬌗垫治疗。对于开口受限改善不明显者可重复进行关节腔注射治疗或配合激光理疗等。

4. 嘱相应的关节保护注意事项,以防复发。

【问题6】不可复性关节盘前移位的治疗时应掌握哪些原则?

1. 2~3个月内的不可复性关节盘前移位,通常有明显的开口受限,应尽早在关节腔注射局麻下试行手法复位。注射越早,开口受限及关节盘复位越容易。

2. 关节盘复位后会听到关节弹响声,再按可复性盘移位进行治疗。可使用再定位𬌗垫治疗弹响,一般为3个月。但不能过长时间使用此类𬌗垫,以免发生开𬌗。

3. 关节腔注射治疗后要嘱患者开口训练2周以上,有疼痛症状者配合口服使用非甾体类消炎止痛药。

4. 对于病程较长者,关节腔注射局麻药后可以生理盐水进行关节腔冲洗。可将穿刺针头留置,针头上可安置三通阀门,以便彻底冲洗。冲洗后可在关节腔内注射1%透明质酸钠1ml,以改变关节液的黏弹性、减轻局部的炎性渗出,缓解疼痛症状。对于这类病程长的患者,关节腔注射或冲洗可反复进行,有些需要 2～3 次,方可彻底改善关节症状及功能。对于疼痛时间长而顽固者可注射糖皮质激素类药物(醋酸泼尼松龙 12.5～25mg 或醋酸曲安奈德 5～10mg),但该类药物 3 个月内不宜重复注射。

5. 如上述治疗无效者,或病程较长、症状严重者,可在关节镜下行关节粘连松解、关节盘复位术甚至开放性手术等治疗。

6. 相关的治疗教育非常重要,除告知病情、减轻患者心理压力、取得患者对治疗的配合外,还需告知相应的关节保护注意事项,纠正不良习惯,以防复发。

第二节 颞下颌关节脱位

颞下颌关节脱位是指髁突脱出关节窝以外,超越了关节运动的正常限度,且不能自行复回原位。颞下颌关节脱位以急性和复发性前脱位较常见。急性脱位应尽快手法复位并进行固定。复发性脱位,可采用注射治疗及手术治疗等方法进行。

1. 颞下颌关节脱位的诊疗过程应包括以下环节:

(1) 详细询问患者的症状特征、发病时间、诱因以及相关病史,掌握各类颞下颌关节脱位的发病特点。

(2) 查体时应重点关注有无下颌运动异常、面型异常以及𬌗关系异常,关节区触诊髁突位置的改变。

(3) 对患者进行相关影像学检查,判断髁突的位置,以明确临床诊断。

(4) 根据临床诊断,选择治疗方案,决定复位方法。对复位困难或脱位过久者,考虑是否在局麻或全麻下进行。

(5) 复位后如何限制下颌运动。

(6) 交代复位及制动后的注意事项,以预防复发。

颞下颌关节脱位以急性前脱位最常见。本节以急性前脱位为例分析讨论颞下颌关节脱位的诊疗程序与治疗特点。

2. 临床关键点

(1) 颞下颌关节脱位常有明显诱因如打呵欠、大张口治牙、咬大块食物等。

(2) 查体时发现闭口困难,颏部中线偏斜、𬌗关系异常(下前切牙中线偏向健侧,开𬌗、反𬌗)。关节区触诊时关节窝空虚,髁突移位于颧弓下方。

(3) X 线检查许勒位片或 CBCT 可见关节窝空虚,髁突移位于关节结节前方。

(4) 治疗原则应尽快进行手法复位并限制下颌运动。手法复位困难者,可给予关节周围和咬肌神经封闭后复位;脱位过久难以复位者,可在全麻下给予肌松剂后进行复位。

(5) 复位后应佩戴弹力绷带限制张口 20 天,以防止复发。

临 床 病 例

首次门诊病历摘要

患者,女性,50 岁。主因"打哈欠后出现闭口困难 2 小时"来我院门诊就诊。

患者 2 小时前打哈欠后出现闭口困难,牙咬合不上伴流涎,无法咀嚼和吞咽,来院就诊。5 年前打哈欠后曾有过类似现象,诊断为关节脱位在外院给予手法复位。既往无关节病史,无肿瘤、心血管病、糖尿病及其他病史,无药物过敏史。

临床检查:患者呈开口状,不能闭口。面部左右不对称,颏中线右偏,左颊变平。流涎,言语不清。触诊时左侧关节区有压痛,左侧髁突不在关节窝内,移位于颧弓下方。口内检查见下前牙中线右偏,右侧后牙反𬌗。

【问题1】临床诊断及诊断依据是什么?

主诉有打哈欠后不能闭口、咬合不上、咀嚼和吞咽困难等表现;曾有颞下颌关节脱位病史。检查发现:患者呈开口状,不能闭口,唾液外流,言语不清,检查时可见下前牙中线右偏、右侧后牙反𬌗;颏中线右偏,左颊变平。左耳屏前方触诊关节窝空虚,而在颧弓下可触及髁突。

依据患者的主诉、临床表现初步诊断为左侧颞下颌关节脱位(急性前脱位)。

【问题2】为进一步明确诊断,需要进行何种检查?

影像学检查是检查颞下颌关节脱位的重要辅助手段。对患者进行许勒位 X 线检查或 CBCT 检查,判断髁突是否不在关节窝内,是否发生位置改变,以明确临床诊断。

即刻影像学检查结果:

影像检查结果:许勒位 X 线检查示左侧髁突位于关节结节前方;右侧髁突位于关节窝内(图10-6)。

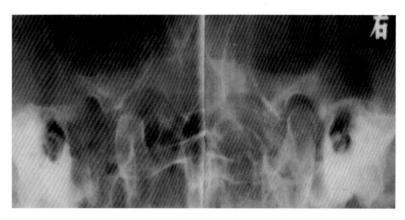

图 10-6　左侧颞下颌关节脱位 X 线片显示,髁突位于关节结节前方

【问题3】颞下颌关节脱位如何与髁突骨折相鉴别?

因暴力所致的颞下颌关节脱位,应与髁突骨折相鉴别。

 知识点

急性颞下颌关节前脱位与髁突骨折鉴别

临床表现	急性前脱位	髁突骨折
下颌运动	开口状、不能闭口	不能大张口
面型	单侧:下颌偏健侧,健侧丰满	单侧:下颌偏患侧,患侧丰满
	双侧:下颌前伸,面型狭长	双侧:面型缩短、丰满
𬌗关系	单侧:中线偏健侧,健侧反𬌗	单侧:中线偏患侧,患侧后牙早接触
	双侧:前牙开𬌗或反𬌗	双侧:双侧后牙早接触,前牙开𬌗
髁突触诊	耳屏前空虚,位于颧弓下	耳前肿胀明显,触压痛明显
X 线检查	髁突位于关节结节前方	髁突有骨折线

治 疗 经 过

向患者说明检查情况,交代拟采取的复位方法和过程,要求患者配合。

口内法复位经过：请患者端坐在低矮的硬质椅子上，头部紧靠墙壁。患者下颌𬌗平面的位置应低于术者两臂下垂时肘关节水平。术者站在患者前方，两拇指缠以纱布伸入患者口内，放在下颌后牙𬌗面上。其余手指握住下颌体部下缘，复位时拇指压下颌骨向下，力量逐渐增大，其余手指将颏部缓慢上推，当髁突移到关节结节水平以下时，再轻轻将下颌向后推动。此时髁突即可滑入关节窝而得以复位（图10-7）。在复位的瞬间，能听到清脆的弹响声。当下颌复位时，由于咀咬肌反射性收缩，使上下颌牙紧闭，可能咬伤术者的拇指，故在即将复位闭颌时，术者拇指应迅速滑向颊侧口腔前庭，以免咬伤手指。复位后采用弹力绷带固定。

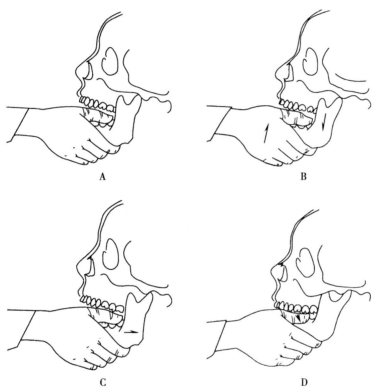

图 10-7　颞下颌关节脱位复位示意图
A. 复位前，手指放置的位置；B、C. 术者用力的方向；D. 复位的瞬间

【问题4】复位后有哪些注意事项？

复位后采用弹力绷带固定，限制下颌运动20天，并嘱患者全天佩戴，制动期间进软食。嘱患者1个月后进行复查，检查关节功能恢复情况，并复查许勒位片以明确髁突回到关节窝内。嘱患者关节保护注意事项，避免各种过大张口及长时间张口等诱因。

【问题5】颞下颌关节脱位治疗应掌握哪些原则？

1. 应尽早复位，关节脱位时间越长，复位越困难。脱位时间过长，关节周围逐渐有纤维组织增生后，则难以复位。

2. 复位方法可根据病人的情况采用口内法或口外法复位。

3. 复位时应嘱患者精神放松，肌肉松弛。必要时，复位前可给镇静剂。对于肌肉过于紧张者，可先行关节周围和咬肌神经封闭后再进行复位。

4. 复位时医、患体位要合适，医生手法及用力方向一定要正确。

5. 如为两侧关节脱位，两侧同时复位困难时，可先复一侧，再复另一侧。

6. 复位后一定要限制下颌运动，其目的是使关节韧带、关节囊修复，调整肌功能，以防止关节脱位复发。颞下颌关节复位后应立即用颅颌绷带或弹力绷带固定,限制下颌运动。

7. 复位制动后应嘱患者进流食或半流食。

8. 对于复位后疼痛明显者可适当地给予非甾体类消炎止痛药。

(孟娟红)

第三节　颞下颌关节强直

颞下颌关节强直是指因关节内或关节外器质性病变导致患者长期开口困难或完全不能开口的疾病。发生在关节内的病变,导致关节纤维性或骨性粘连,称为关节内强直;发生在关节外的病变,如颌间挛缩,致使关节不能运动,称为关节外强直。生长发育期患病者,成人后常伴有明显面部畸形,甚至睡眠呼吸障碍。

1. 颞下颌关节的诊疗经过通常包括以下环节:

(1) 详细了解患者的病史,有无颌面部手术史、关节损伤及治疗史,是否患过中耳炎;还需要了解张口受限的发展过程。

(2) 查体时重点关注张口度、面部畸形体征、是否存在睡眠呼吸障碍,掌握关节强直的临床特点。

(3) 进行相关影像学检查,排除关节外强直,了解关节内强直的病变范围和骨化程度,是否存在假关节结构,以助明确诊断,确定手术方案。

(4) 做临床诊断,收入院。

(5) 完善术前检查,讨论手术适应证、禁忌证,选择适当手术方案。

(6) 根据手术方案和可能出现并发症、拟采取的预防措施以及术后效果和后续治疗,完成术前谈话。

(7) 实施手术,包括关节成形和关节重建。

(8) 术后常规管理,及时发现术后出现的并发症,并采取相应的预防及处理措施。

(9) 确定出院随访日期,掌握随访要点,指导患者功能康复。

本节以关节内强直进行分析。

2. 临床关键点

(1) 高发于儿童和青少年,多有关节外伤史,且以髁突矢状和粉碎性骨折继发最为常见。

(2) 临床表现为无痛性、渐进性开口困难,进展速度十分缓慢。

(3) 儿童期发生关节强直可以继发面下部发育畸形;单侧强直者,面容不对称,颏部偏向患侧,患侧面部丰满,健侧面部扁平;双侧强直者,下颌内缩、后退,上颌前突,形成特殊的小颌畸形面容。

(4) 双侧强直致下颌严重发育障碍者,可继发咽腔缩小,造成上呼吸道狭窄,引起阻塞性睡眠呼吸暂停综合征。

(5) 𬌗关系紊乱,表现为:牙列拥挤,切牙向唇侧倾斜呈扇形分离。

(6) 影像学典型表现为关节结构模糊甚至消失,代之以膨大的骨痂或高度钙化的骨球。

(7) 诊断确认后,应尽早手术治疗,行关节成形和重建。

(8) 术后功能锻炼是,强调早期开始,持续进行。

(9) 术后复发率较高,复查期至少 1 年,期间一旦出现张口度再次变小或持续不能改善,应进一步检查治疗。

(10) 关节稳定后,方可开始进行面部畸形和牙列畸形矫治。

临 床 病 例

首次门诊病历摘要

患者,男性,18岁,主因"张口受限11年,面部畸形6年"就诊。

患者7岁时不慎摔倒致磕伤下巴,当时未作特殊检查和处理;大约1年后,家长发现其张口费力,张口度逐渐变小;大约在6~7年,又发现面部出现歪斜,且随着年龄增长,面部畸形越来越严重。曾到海南和广州就诊,拍片发现一侧关节形成骨球,但当时考虑到年龄小,建议成人后再治疗。否认睡觉时打鼾、憋醒的情况。

临床检查:张口受限,张口度12mm;下颌后缩,且不对称,颏部偏向右侧,右侧面颊丰满,左侧面颊扁平(图10-8);𬌗关系紊乱,右侧后牙远中错𬌗,牙列拥挤,𬌗平面右高左低;右侧关节髁突动度较弱,左侧有动度。

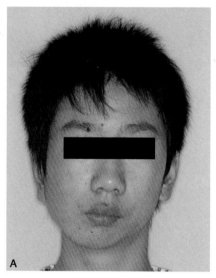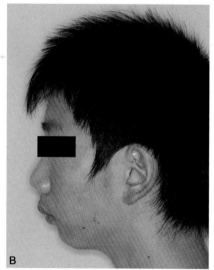

图 10-8 关节强直患者的面相
A. 正面相显示,下颌右偏;B. 侧面相显示下颌后缩

【问题1】临床初步诊断和诊断依据是什么?

临床初步诊断为右颞下颌关节强直,伴下颌骨发育畸形。

诊断依据:

1. 右侧关节强直 有明确的关节外伤史;渐进性张口受限,且病程进展缓慢,不伴明显的关节疼痛和肿胀;检查张口度12mm,严重受限;右侧面部丰满,关节动度弱,左侧面部扁平,关节动度存在。

2. 下颌骨发育畸形 下颌后缩,颏部相右侧偏斜;𬌗关系紊乱,牙列拥挤。

【问题2】为明确诊断,需要进行何种检查?

为了进行分类诊断和制订治疗方案,需要做CT检查,以便进一步了解残余关节结构,强直骨球的大小和骨化程度,是否在关节内侧存在可以保留的假关节,此外,还要了解骨球下方升支高度,外耳道和颅底受波及程度,以及喙突的大小。

CT 检查结果

右侧骨性关节膨大,外侧大部形成骨球,骨球中间存在透射带,透射带上下呈不规则的似火山口样增生(图10-9A),影像学提示为Ⅲ型强直;内侧可见残存的髁突小头,与颅底间形成类假关节结构。左侧关节结构完好,关节间隙变窄但尚清晰(图 10-9B)。三维重建图像显示,下颌骨不对称,右侧升支短,左侧升支长,颏部向右侧偏斜,上颌骨也存在相对应的畸形(图 10-9C)。

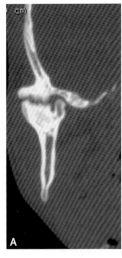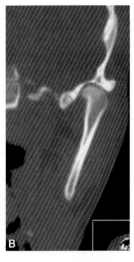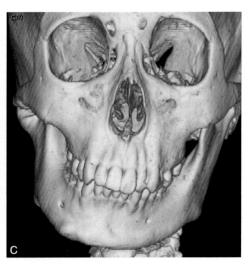

图 10-9 CT 检查
A. 右侧关节强直;B. 左侧关节正常;C. 三维重建显示下颌骨偏斜畸形

> **知识点**
>
> 关节内强直的病理特点
>
> 关节内血肿机化,形成瘢痕样纤维增生,为纤维性强直;纤维组织长入骨髓腔或骨裂隙,从骨断面上生出骨突长入纤维组织,伴随新生软骨出现,称为纤维骨性强直;纤维软骨骨化,在骨断面间形成骨桥,并逐步扩展和钙化,形成骨性强直。

> **知识点**
>
> 创伤性关节强直的临床分类(图 10-10)
>
> Ⅰ型:关节形态存在,间隙模糊,上下关节面呈不规则破坏,病理为纤维性强直。
>
> Ⅱ型:部分关节骨性融合,骨球内有较宽的透射带,内侧形成假关节结构,病理为纤维骨性强直。
>
> Ⅲ型:全关节骨融合,形成膨大的高密度骨球,骨球内透射带变窄,病理为钙化度较高的纤维骨性强直。
>
> Ⅳ型:强直骨球内透射带消失,致密的骨性团块波及关节外结构,病理为骨性强直。

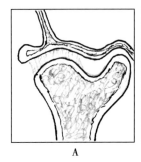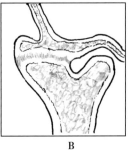

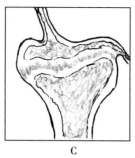 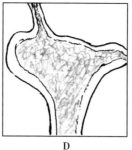

图 10-10 创伤性关节强直分类
A. Ⅰ型强直;B. Ⅱ型强直;C. Ⅲ型强直;D. Ⅳ型强直

【问题 3】Ⅲ型创伤性关节强直伴下颌偏斜畸形的治疗方案如何确定?

手术治疗需要分二期进行。一期手术以切除强直骨球,重建关节为目的,待关节稳定后(通常需要至少 1 年时间),再进行二期手术,以解决牙颌及面部畸形为目的。两次手术期间可以进行正颌术前正畸。关节成形后的髁突重建有多种方法,应视情况而定。儿童患者多采用肋骨移植关节,本病例已为成人,虽然强直骨球内侧有假关节存在,但体积太小,不足以保留以获得稳定的关节,拟采用升支垂直牵引的方法重建髁突。

住院诊疗经过

询问病史及体格检查,完成病历书写;完成全麻手术术前检查;经病例讨论,拟定术式

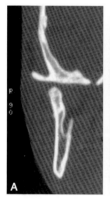 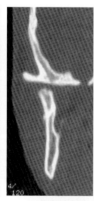 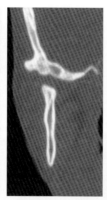 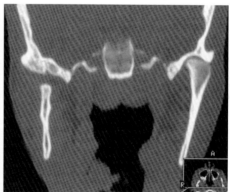

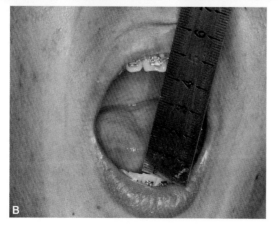

图 10-11 术后 9 个月时的复查结果
A. CT 冠状位显示,重建髁突和关节窝表面光滑,均呈皮质化表现,两者间有清晰的关节间隙;
B. 主动张口度达 40mm

为:右侧关节成形,颞肌筋膜瓣转移,升支垂直截骨和牵引器植入;签署手术知情同意书、自费用品协议书;向患者及家属交代围术期注意事项;下术前医嘱,嘱患者术前 6 小时禁食水。

【问题 4】围术期注意事项和术前谈话的主要内容包括什么?

经耳屏前手术入路和术中牵拉可能损伤面神经颞支,造成术后额纹消失和抬上睑无力;术中可能发生因上颌动脉破裂造成的大出血,严重者可能危及生命;切除骨球过程中可能穿透颅底,引起脑脊液漏,严重者造成脑损伤;术后需要配合张口训练;关节强直可能复发,要求随诊;在骨牵引过程中可能发生牵引锁结或牵引器锻炼,使牵引中途失败,还可能出现牵引骨不愈合。

手术治疗:经耳屏前切口入路,显露关节和强直骨球。在骨球下方截开升支,然后向颅底方向采用磨削的方式渐进式去除骨球至颅底下 3～5mm 处。去除外侧骨球后,用关节撑开器撑开截骨间隙,用开口器置于后牙强力开口,即可获得 40mm 张口度。继续去除后部和深面的残余强直骨组织,于关节深区找到残余的关节盘,牵引向外,将取自颞部的带蒂颞肌筋膜瓣转移到关节窝,与关节盘缝合在一起。翼静脉丛出血用明胶海绵填压止血。测量截骨间隙约 25mm。经颌下切口入路显露升支,于后缘前 10mm 和下缘上 10mm 截骨,但不离断,安置牵引器后,关闭伤口,关节区加压包扎。

升支牵引:术后第 5 天去除包扎敷料,拍摄曲面体层片确认牵引器位置完好,标定拟牵引距离和起始点。自术后第 6 天开始牵引,牵引速率为:1mm/d,分 3 次完成,连续 25 天。再次拍曲面体层片确认被牵引的升支头端到达距颅底 3mm 下的位置。患者是在术后第 7 天办理出院的,出院后的牵引是患者在医生的指导下自己操作的。

术后张口训练:遵照医嘱,患者自术后 10 天时即开始张口训练,坚持每天 2～3 次,每次15～20 分钟,逐渐加大力度,至第四周时,开始使用开口器辅助做强力训练。

术后随诊:术后每 3 个月随诊 1 次,检查并指导张口训练效果。拍摄 CT,观察髁突改建,及时发现强直复发迹象。复查至第 9 个月时(图 10-11),髁突改建完成,关节功能稳定,开始术前正畸。

【问题 5】如何判断关节强直是否治愈?

术后,患者经常会问一个问题,张口训练到什么时候就可以不练了? 要想确切地回答这一问题,医生必须懂得关节强直治愈的标准是什么。这个标准应该是,关节功能稳定,强直病变不会再复发或者复发的可能性很小。具体到临床,有三个判断指标:早晨起来,不做张口训练,不再感到关节发紧,且自然张口度可以达到 37mm 以上;连续张闭口,可以稳定地重复到一个咬合位置;影像学显示,关节窝和重建的髁突表面光滑、平整,且已皮质化。

【问题 6】颞下颌关节强直的手术治疗应掌握哪些原则?

1. 正确判断颞下颌关节强直所患侧别和强直类型。

2. 强直是否伴发面部畸形、错𬌗 及睡眠呼吸暂停综合征。

3. 针对颞下颌关节强直、畸形、错𬌗、呼吸障碍若干问题的同时存在,合理制订分期治疗计划。

4. 在颞下颌关节成形手术中,在确保手术安全的前提下,应尽可能多地切除强直病变组织。

5. 保证手术中即可获得足够的张口度,儿童患者至少 30mm 以上;成人患者至少 37mm。

6. 儿童患者应同期重建髁突,最大程度地降低因关节破坏造成下颌骨畸形发育的程度;成人患者也应考虑同期重建缺失的髁突,以保证术后获得稳定的咬合关系。

7. 术后应早期开始张口训练,每天坚持,直到获得稳定的关节功能。

8. 一年复查期是很必要的。

（张　益）

参考文献

1. 邱蔚六,主编. 口腔颌面外科学. 第 5 版. 北京:人民卫生出版社,2001
2. 马绪臣. 颞下颌关节病的基础与临床. 第 2 版. 北京:人民卫生出版社,2004
3. De Leeuw R. Orofacial Pain:Guidelines for Assessment,Diagnosis,and Management. 4th ed. Chicago:Quintessence,2008
4. Schiffman EL,Ohrbach R,Truelove E,et al. The research diagnostic criteria for temporomandibular disorders. V:Methods used to establish and validate revised axis I diagnostic algorithms. J Orofac Pain,2010,24:63-78
5. 张益,何冬梅,马绪臣. 创伤性颞下颌关节强直的病程特点与分类治疗. 中华口腔医学杂志,2006,41:751-754

学
习
笔
记

第十一章 口腔颌面部神经疾病

颌面部神经疾病主要包括三叉神经痛、舌咽神经痛、各种原因导致的面神经麻痹。本章重点讨论三叉神经痛和贝尔麻痹。

第一节 三叉神经痛

三叉神经痛又称"痛性痉挛"，是指在三叉神经分布区域内出现的阵发性疼痛，任何刺激口腔颌面部的"扳机点"均可引起疼痛。多发生于中老年，女性多见，多数为单侧。病因复杂，癫痫、丘脑损害、血管神经压迫、解剖结构异常或颅内病变等原因引起。

1. 三叉神经痛的诊疗过程通常包括以下环节：

（1）常规检验检查，包括全身和口腔专科检查。

（2）根据症状和体征诊断为三叉神经痛，并与其他面痛作相应的鉴别诊断。

（3）区别是原发性还是继发性三叉神经痛。

（4）分支定位和诊断性治疗。

（5）药物、局部注射、射频热凝、外科手术等序列治疗。

（6）随诊。

2. 临床关键点

（1）依据病因的不同，可分为原发性和继发性三叉神经痛。

（2）疼痛特点为阵发性、针刺样、电击样剧烈疼痛，历时数秒至数分钟，疼痛呈周期性发作，间歇期无症状。

（3）疼痛的诱发与扳机点有关，扳机点与三叉神经疼痛分支定位密切相关。

（4）治疗遵循序列治疗原则，从药物治疗、注射治疗、射频温控热凝术、手术治疗循序渐进。

临床病例

首次门诊病历摘要

患者，女性，61岁，主诉右侧颊部及下颌区电击样疼痛4年，疼痛位置主要为颊部。右侧耳屏部、颊部及右侧下唇区疼痛剧烈，每次持续数十秒，初期每月发作1次，缓解后面部无异常感，未予以重视。最近1年每隔数天出现右下颌及额部酸胀感，多在白天，不能触碰，受刺激则引发耳屏-颊部-额部-下唇区域的电击样疼痛，进食、刷牙亦可诱发疼痛，疼痛每次持续数十余秒，剧烈，难以忍受。近一年来，1~2周发作1次，予以常规止痛药口服，未见效。否认高血压、糖尿病、冠心病病史，无传染病及外伤史。

口腔颌面部检查所见面部基本对称，张口度及张口型正常，全口牙无殊，未见口腔溃疡，局部未及肿块。神经系统检查反射无殊。

【问题1】通过上述问诊和初步检查，该患者的初步诊断是什么？

根据患者的主诉和症状，高度怀疑右侧三叉神经痛（trigeminal neuralgia）。

思路1：患者的病史持续时间较长，且近期发作频繁，口服止痛药疗效不佳。

思路2：疼痛特点为剧烈、持续时间短、与某些口腔或皮肤的行为刺激有关,疼痛区域为三叉神经分支对应的区域。

知识点

三叉神经分支

由半月神经节分出三支:眼支、上颌支和下颌支,分别支配相应区域的感觉(图11-1)。

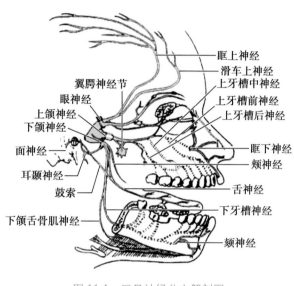

图 11-1 三叉神经分支解剖图

知识点

三叉神经痛的诊断标准(2004年,国际头痛协会)

1. 疼痛位于三叉神经的一支或一支以上的分布区,呈阵发性,持续数秒到2分钟,并且需符合2. 和3. 的条件。

2. 疼痛必须至少具备下列特点中的一个:

(1) 疼痛具有突然、剧烈、表浅或刀割样的性质。

(2) 疼痛由扳机点开始或触发因素。

3. 每个病人的发作具有刻板性。

4. 没有神经系统的明显缺损。

5. 排除其他引起面部疼痛的病因。

【问题2】根据上述病史资料,如何确定该患者是原发性还是继发性的三叉神经痛,还需作哪些检查?

思路:原发性三叉神经痛病因不明,众多因素可导致神经的脱髓鞘和伪突触形成,而继发性三叉神经痛通常为颅底肿瘤或周围支神经的压迫所导致。该患者初步考虑为原发性三叉神经痛,但如需确定病因分类,尚需作颅脑磁共振或CT,明确颅内有无病变或肿瘤压迫;牙片、全景片检查了解有无颅外的病灶刺激。

知识点

原发性和继发性三叉神经痛病因分类的区别

1. 原发性三叉神经痛

(1) 中枢病因学说(癫痫学说):三叉神经脊束核、丘脑、大脑皮质。

(2) 周围病因学说:

1) 血管神经压迫学说;局部刺激学说(炎症、病毒);骨孔硬脑膜、蛛网膜、骨嵴。

2) 变态反应学说。

3) 病毒感染学说。

4) 家族遗传学说。

2. 继发性三叉神经痛

(1) 脑干病变:延髓空洞症、炎症、肿瘤、多发性硬化。

(2) 感觉根病变(颅后窝):桥小脑角肿瘤/瘤样病变。

(3) 半月节病变(颅中窝):颅底肿瘤/瘤样病变。

(4) 周围支病变:炎症、肿瘤。

第二次门诊病历摘要

患者病史见第一次门诊病例摘要。颅脑磁共振未见异常,口腔全景片示无明显的牙体牙髓病变,也未见根尖阴影和颌骨内病灶。

【问题3】三叉神经痛需与哪些相关的颜面部疼痛疾病相鉴别?

思路:结合患者的病史、治疗经过以及相应的口腔、颅脑等检查,需与以下疾病相鉴别:

1. 累及三叉神经的疾病 带状疱疹后疼痛、丛集性头痛。

2. 不累及三叉神经的疾病 面肌抽搐、舌咽神经痛。

3. 口腔科疾病 牙体、牙髓、牙周疾病、折裂牙、颞下颌关节病、涎腺疾病。

4. 耳鼻喉科疾病 副鼻窦炎。

5. 眼科疾病 虹膜炎、视神经炎、青光眼。

6. 肿瘤。

7. 血管性疾病 偏头痛、巨细胞性动脉。

8. 特发性疾病 非典型性面痛。

患者住院治疗经过

患者收治入院后,常规检查无殊,心脑血管系统均未见异常,给予卡马西平效果不佳。进行利多卡因右侧下牙槽神经阻滞封闭疼痛有缓解、区域缩小,但只维持数小时即发。

【问题4】根据上述资料,如何确定三叉神经痛的分支及对该患者下一步的基础治疗的方案?

思路:确定分支首先要寻找"扳机点",针对该患者的疼痛部位,首先从下唇、口角区、颏孔、颊黏膜、耳屏部逐个寻找,以便定下颌支的哪一段病变;当然还需排除上颌扳机点检查以排除上颌支的问题。由于三叉神经各自的分支支配相应区域的感觉,加上每个分支均有不同级别的亚分支,从末梢追踪到主干进行定位并确定分支疼痛是基本的方法。

在卡马西平药物治疗无效的情况下,可给予阿霉素治疗。采用下颌神经阻滞麻醉法,注入2%利多卡因0.2ml作试验性阻滞,若疼痛感觉丧失并且无其他异常症状和体征,注入0.5%阿霉素溶液0.1ml,观察阻滞效果及副作用,逐渐增加至0.5ml。

三叉神经分支常见的"扳机点"部位

1. 眼支　眶上孔、上眼睑、眉、前额及颞部等部位。

2. 上颌支　眶下孔、下眼睑、鼻唇沟、鼻翼、上唇、鼻孔下方或口角区、上颌结节或腭大孔等部位。

3. 下颌支　颏孔、下唇、口角区、耳屏部、颊黏膜、颊脂垫尖、舌颌沟等处，并观察在开闭口及舌运动时有无疼痛的发作。

三叉神经痛药物治疗和阻断治疗

1. 药物治疗：

一线药物：卡马西平、苯妥英钠等。

二线药物：氯硝西泮、巴氯芬等。

目前国外较新的药物有：加巴贲丁（1993）、拉莫三嗪（1994）、妥泰（1996）、奥卡西平（1996）等等。

卡马西平为首选药物：

（1）对三叉神经痛有特效。

（2）早期70%～80%有效。

（3）逐步加量，初起100mg/d，每3天加100mg，最多不超过1000mg。

（4）逐步减量，每3～7天减100mg。

（5）副作用（20%）：过敏，共济失调，头晕，呕吐，白细胞减少，肝肾功能损伤。

2. 阻断治疗

（1）部位：眶上孔、眶下孔、下牙槽神经孔、卵圆孔等。

（2）药物：利多卡因+硫酸镁，无水酒精，无水甘油、阿霉素。

（3）有效率：2年内40%的缓解率，复发率高。

（4）副作用：肿胀，感觉丧失，组织坏死。

阿霉素治疗三叉神经痛的理论依据

利用阿霉素的细胞毒性和轴浆逆流原理，当将它注入神经末梢时，可借逆向轴浆运转方式快速上升到破坏感觉神经胞体，而运动神经粗大，则不受影响，使感觉神经功能永久丧失。阿霉素高浓度时对神经组织有强烈的破坏作用，可直接使神经组织变性坏死，阻滞神经信号的传导，从而达到治疗疼痛的目的。

患者经阿霉素封闭治疗后面部疼痛发作次数明显减少、疼痛范围缩减、疼痛程度减轻，疼痛缓解后予以出院。

再次入院记录

出院后6个月，患者又出现右面颊部疼痛，发作频率与此前相近，再次来院复诊，并被收治第二次入院。入院后经系列常规检查，未见明显异常。疼痛定位还是在右侧三叉神经下颌支。

【问题5】下一步可采取的最佳治疗手段为哪种？

思路：三叉神经痛在非手术治疗效果不佳的情况下，可进行手术治疗。传统的手术治疗方法为外周段神经撕脱术（如眶上神经、眶下神经、下牙槽神经等），但往往疗效不佳，3年内复发，而且会遗留感觉丧失的并发症。另外一些如冷冻、骨腔刮治、骨管减压手术疗效均不确切。近年发展起来的射频温控热凝术则疗效较为确切。故该患者宜采用半月神经节水平手术——CT定位下射频温控热凝术（RFT）。

【问题6】在做射频温控热凝术前应与患者交代哪些主要问题？

要交代术中可能并发症：反复穿刺导致局部疼痛和血肿；误入其他孔隙（误伤）：如视神经、外耳道、颈内静脉、脑膜中动脉；多次CT扫描的辐射伤害。

可能出现的术后并发症：面部麻木感，麻木性疼痛，角膜麻痹或角膜炎，咀嚼功能减退，脑神经损伤，颅内出血或血肿，穿刺失败，复发。

知识点

CT定位下射频温控热凝术适应证

1. 非外科治疗无效者。
2. 外科治疗（射频治疗、颅内手术、神经撕脱术及无水酒精封闭）失败者。
3. 特殊需要的患者（从事危险工作：如驾驶员、高空作业者等）。
4. 全身伴较严重的心脑血管系统疾病，无法耐受颅内手术。

知识点

CT定位下射频温控热凝术优点

1. 有效率高（>90%）。
2. 安全性好。
3. 创伤小。
4. 简便易行。

射频治疗经过

该患者在完善常规检查后进行了CT定位下射频温控热凝术（图11-2）：患者取仰卧位，面部常规消毒，用长大约为10～15cm、直径1mm、外有绝缘套的射频穿刺针进行穿刺，进针点约在患者口角外侧2.5～3cm处，进针方向指向后、内、上方之卵圆孔，进针深度约为6～7cm，此时可感觉到有穿空感，继续进针达0.5～1.5cm左右即达半月节及感觉根。回抽无血，拍CT验证位置是否正确。先作低电压电流刺激试验，0.1～0.5V的方波电刺激，以判断射频穿刺针尖的位置是否准确，根据反应的部位适当调整针的深度和方向，使反应部位与原疼痛发作部位相符合。缓慢加热温控仪，先加热至60℃，维持1分钟，再酌情加热至65℃、70℃、75℃和80℃，每次加热时间为1～2分钟，至80℃维持2分钟，同时不断用针刺及棉絮擦拭皮肤以测试患者分布区的痛觉及触觉，直至痛觉消失，而同时能保留触觉和角膜反射为准。术中无相关的并发症出现。

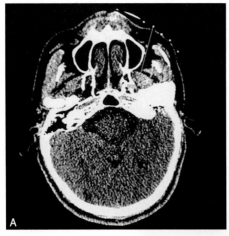
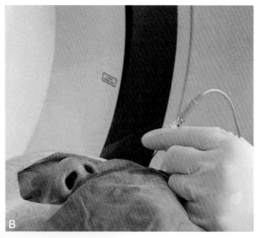
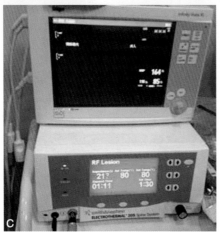

图 11-2　RFT-CT 引导

术后随访记录

术后每 3 个月随访,随访 2 年,患者已无剧烈的面部疼痛发作,偶有面颊部的麻木不适感,口腔功能恢复自如。

第二节　贝尔麻痹

面神经麻痹是部分或完全丧失面神经功能,主要表现为面部表情肌功能障碍,也称为面瘫。面瘫可由多种原因所致,如创伤性面神经损伤、颅内血肿或颅内外肿瘤压迫以及贝尔麻痹。本章重点讨论贝尔麻痹。

1. 贝尔麻痹是临床上常见病因尚不明确的单纯性周围性面神经麻痹。其诊疗过程通常包括以下环节:

(1) 常规检验检查:包括全身和口腔专科检查。

(2) 根据临床症状确定是贝尔麻痹并积极去除可能的病因。

(3) 临床检查:包括味觉、听觉、泪液以及唾液分泌的检查以面神经损害的部位。

(4) 急性期治疗(起病 1～2 周内):治疗原则主要是控制组织水肿,改善局部血液循环减少神经受压,应用糖皮质激素和抗病毒药物治疗。

(5) 恢复期治疗(第 2 周末至 1～2 年):治疗原则主要是尽快使神经传导功能恢复和加强肌收缩。

（6）后遗症期(2年后)：主要是手术治疗。

2. 临床关键点

（1）依据病变发生在面神经核为界,可分为中枢性和周围性面神经麻痹。

（2）贝尔面瘫的临床表现取决于损害的部位,除了作面神经支配的表情肌的运动检查外,还需作味觉、听觉、泪液以及唾液分泌的检查,以了解面神经损害的具体位置。

（3）贝尔面瘫急性期的有效治疗非常重要,主要是控制组织水肿,改善局部血液循环减少神经受压,此期应用糖皮质激素和抗病毒药物治疗效果最佳。至恢复期和后遗症期可采用物理治疗和手术治疗。

临 床 病 例

门诊病历摘要

患者,女性,55岁,右耳后不适5天,右眼闭合不严、口角左偏2天,无耳鸣,肢体活动正常,既往无高血压、糖尿病;查体:右侧耳后乳突区压痛,右侧额纹消失,右侧不能皱额蹙眉,右侧眼裂变大、闭合不全,闭眼时右侧眼球向外上方转动、显露白色巩膜,右侧鼻唇沟变浅,口角下垂,示齿时口角歪向左侧,鼓气时右侧漏气。面部感觉无异常,四肢肌力、感觉正常。脑MRI未见异常(图11-3)。

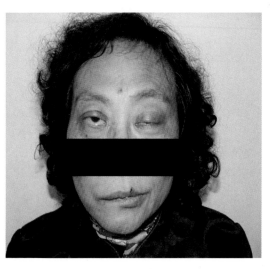

图11-3 贝尔面瘫患者外观

【问题1】通过上述问诊和初步检查,该患者的可能诊断是什么?

根据患者的主诉和症状,高度怀疑面神经麻痹(facial paralysis)。

思路1：患者中年女性,无明显诱因,起病急。

 知识点

急性面神经麻痹的特点

急性面神经麻痹,起病急骤,无自觉症状,可于数小时内或1~2天内达到完全面瘫,有时自己并无感觉而被他人发现。确切病因不明了。

思路2：面部表情肌是由面神经支配的,面神经或其分支麻痹后会导致相应的表情肌瘫痪。

知识点

面神经解剖图（图11-4）

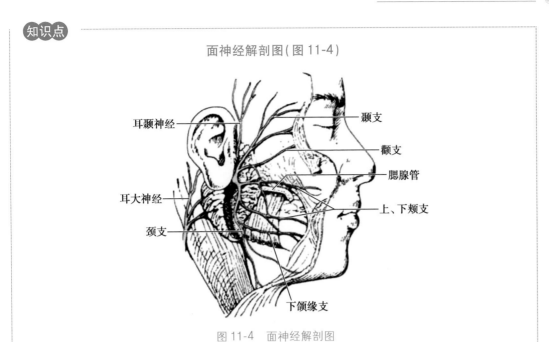

图 11-4 面神经解剖图

知识点

面神经分支麻痹的症状

症 状	受累的面神经分支
额纹消失,无法蹙眉	颞支
睑裂扩大,闭合不全	颧支
患侧鼻唇沟较健侧变浅	颊支
患者口角下垂健侧向上歪斜	下颌缘支
口角无法紧密闭合,饮水漏水,吹气漏气,无法鼓腮	颊支+下颌缘支

【问题2】该患者的面瘫属于中枢性还是周围性面瘫？

思路：由于面神经的路径长而复杂（图11-5），所以很多因素都可导致面瘫。根据引起面神

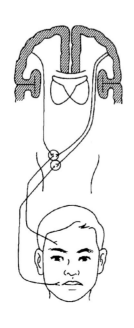

图 11-5 面神经核支配面部
肌运动示意图

经损害的部位不同,可分为中枢性面神经麻痹和周围性面神经麻痹。

该患者无颅脑损伤的体征:四肢肌力及感觉均无异常,应该属于周围性面瘫;用力闭眼眼球向外上方——贝尔征(Bell sign)。

知识点

中枢性面神经麻痹和周围性面神经麻痹的特点

中枢性(核上型)	周围性
面神经核以上至大脑皮层中枢皮质	面神经运动纤维病变
脑干束受损	病变部位:脑桥下部、中耳、腮腺等
特点:病变对侧睑裂以下的表情肌瘫痪;常伴有与面瘫同侧的肢体瘫痪	特点:病变侧表情肌全部瘫痪(提上睑肌除外);可伴有听觉、味觉改变及唾液分泌障碍;无味觉和唾液分泌障碍

患者入院诊治经过

患者入院后常规检验和检查均无异常,颅脑磁共振也未见有异常。

【问题3】为明确面神经麻痹损害的部位,还需作哪些检查?

面瘫的症状还取决于面神经损害的部位。若病变发生在茎乳孔外,表现为完全性面瘫,一般都不发生味觉、泪液、唾液、听觉等方面的变化,若病变部位更高,则有相应的症状出现。因此,临床尚需作味觉检查、听觉检查以及泪液检查。

入院后检查:右耳听觉过敏,右耳廓和外耳道感觉减退;舌前 2/3 右侧味觉减退,唾液分泌减少;泪液检查 Schirmer 试验结果:5 分钟末滤纸沾泪长度为 2.1cm。

【问题4】根据上述补充检查结果,初步考虑面神经损害在哪一部位?

思路:面神经损害病变部位高于茎乳孔,可伴有味觉、泪液、唾液、听觉等方面的变化症状。该患者的面神经损害部位在镫骨肌与膝状神经节之间。

知识点

面神经节段损害及其相应的症状(图 11-6)

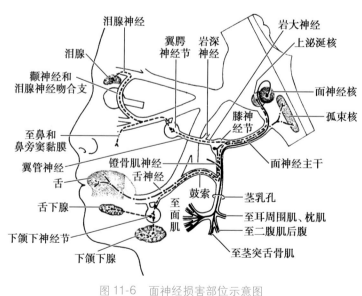

图 11-6　面神经损害部位示意图

损害位置	相应症状
茎乳孔以外	面瘫
鼓索与镫骨肌神经之间	面瘫+味觉丧失+唾液分泌障碍
镫骨肌与膝状神经节之间	面瘫+味觉丧失+唾液分泌障碍+听觉改变
膝状神经节	面瘫+味觉丧失+泪液、唾液分泌障碍+听觉改变
脑桥与膝状神经节之间	除面瘫外味觉与分泌功能障碍较轻;听神经受损,耳鸣、眩晕
核性损害	面瘫+轻度味觉与分泌功能障碍;可累及外展神经和皮质延髓束

【问题5】该患者应选择何种治疗方法?

贝尔面瘫的治疗可分急性期、恢复期、后遗症期三个阶段来治疗。针对该患者,属于急性期,应该采取控制炎症、水肿,改善血运、减压原则治疗。

不同阶段的治疗方式

1. 急性期(2周内)

(1) 控制炎症、水肿,改善血运、减压:

1) 激素:地塞米松 10mg/d 静脉滴注,7～10 天,或泼尼松 45～60mg/d,3～4 天减量。

2) 扩血管药:地巴唑,丹参。

3) 营养神经药物:维生素 B_1,维生素 B_{12}。

(2) 理疗、局部按摩。

(3) 应避免强刺激如针灸、电针等。

(4) 保护眼球。

2. 恢复期(2周～2年内) 继续上述药物治疗(激素除外),3周后可考虑给予手术治疗(面神经管减压)。

面神经管减压指征:神经兴奋性试验两侧相差>3.5mA,最大刺激试验趋于消失,神经电图示神经变性>90%

3. 后遗症期(2年后) 面瘫仍不能恢复者按永久性面神经麻痹处理。

出院后随访

该患者经过急性期的激素、神经营养治疗以及恢复期的针灸等治疗后2.5年复查:右眼仍闭合不全,右侧鼻唇沟变浅,鼓气时右侧漏气,右眼结膜干燥,患者要求进一步治疗,缓解或减轻症状。

【问题6】试问目前情况下有哪些可选择的治疗方法?

因该患者属于永久性的面神经麻痹,可选择:

1. 面神经横跨移植术(将健侧的面神经分支与病变侧的面神经吻合) 跨面神经吻合术临床应用虽然有效,但也有缺点:再生轴突必须越过 2 个吻合口,伴有不可避免的再生轴突丧失,其次需二次手术。

2. 神经血管肌肉组织瓣移植术(如胸小肌、股薄肌等) 该法尽管修复结果较为满意,但修复期间存在一个过度耽误、延长恢复时间的问题。

对于无法进行神经吻合和移植的可采用整形治疗(筋膜悬吊术、"Z"成形术)。

(刘建华)

参考文献

1. 张志愿,俞光岩. 口腔颌面外科学. 第 7 版. 北京:人民卫生出版社,2012:405-426

2. 巫国辉,李小林. 面神经麻痹的手术治疗. 整形再造外科杂志,2004,1(2):118-122

3. Pierce JT,Bohman LE,Sandhu S,et al. 118 Fully endoscopic microvascular decompression for trigeminal neuralgia,a safe and effective procedure. Neurosurgery,2014,61(Suppl 1):198

4. Chandan S,Halli R,Sane VD. Peripheral neurectomy:minimally invasive surgical modality for trigeminal neuralgia in Indian population:a retrospective analysis of 20 cases. J Maxillofac Oral Surg,2014,13(3):295-299

5. Tang YZ,Jin D,Li XY,et al. Repeated CT-guided percutaneous radiofrequency thermocoagulation for recurrent trigeminal neuralgia. Eur Neurol,2014,72(1-2):54-59

6. Hohman MH,Hadlock TA. Etiology,diagnosis,and management of facial palsy:2000 patients at a facial nerve center. Laryngoscope,2014,124(7):E283-293

7. Leckenby JI,Harrison DH,Grobbelaar AO. Static support in the facial palsy patient:a case series of 51 patients using tensor fascia lata slings as the sole treatment for correcting the position of the mouth. J Plast Reconstr Aesthet Surg,2014,67(3):350-357

8. Mooney T. Diagnosis and management of patients with Bell's palsy. Nurs Stand,2013,28(14):44-49

9. Baugh RF,Basura GJ,Ishii LE,et al. Clinical practice guideline:Bell's palsy. Otolaryngol Head Neck Surg,2013,149(3 Suppl):S1-27

10. Lie KH,Taylor GI,Corlett RJ. Reconstruction of the nasolabial fold using a fascia lata sheet graft:a modified technique. Plast Reconstr Surg,2013,132(5):1276-1279

学
习
笔
记

第十二章 唇腭裂畸形

唇腭裂是口腔颌面外科最常见的先天性畸形,发病率高达1.62‰。唇腭裂畸形可以引起口腔和颌面部多个器官形态与功能异常,并可以导致患者的身心障碍,影响患者的生存质量。虽然对唇腭裂患者的治疗多需贯穿患者生长发育的全过程,且需多学科的参与。但唇腭裂患者的初期外科治疗效果对其一生的治疗结果有着极为密切的关系,所以科学且规范的安排唇腭裂患者的初期外科治疗是口腔颌面外科住院医师的重要任务。本章按照卫生计生委关于住院医师规范化培训的要求,以各种畸形的外科治疗的临床路径为主线,介绍了唇腭裂及面横裂患者的诊疗常规与技术要点。

第一节 先天性单侧唇裂

一、诊疗的临床路径

(一)诊断

第一诊断为唇裂。

行唇裂修复术。

(二)诊断依据

1. 上唇裂开,为单侧完全性裂或为不完全性裂。

2. 有的上唇皮肤与黏膜完整,但肌发育或连接不全,称为唇隐裂或微小型唇裂。

3. 可同时伴有鼻孔、鼻翼、鼻小柱、牙槽嵴不同程度的畸形。

(三)治疗方案

选择唇裂修复术,其适应证为:

1. 年龄一般在3个月以上。

2. 体重应在6kg以上。

3. 血尿常规以及其他化验检查应在正常范围。

4. 无发热和上呼吸道感染以及腹泻等症状。

5. 胸片无异常,胸腺大小在正常范围。

6. 无其他脏器的先天性异常,如先天性心脏病、心血管系统等疾病。

7. 口、鼻唇区皮肤、黏膜无糜烂和皮疹。

(四)术前准备(入院后1~2天)

1. 必须检查的项目

(1)血常规、尿常规、血型。

(2)凝血功能。

(3)肝肾功能。

(4)感染性疾病筛查(乙肝、丙肝、艾滋病、梅毒等)。

(5)胸片、心电图(5岁以上)。

(6)伴有腭裂术前患者的中耳功能检查。

2. 根据具体情况选择 超声心动图(心脏杂音/先心病)。

（五）预防性抗菌药物选择与使用时机

1. 一般无需使用抗生素。

2. 必要时术前 30 分钟~2 小时用青霉素类及其他类抗菌药物。

（六）手术日（为入院第 3~4 天）

1. 麻醉方式　气管内插管全麻。

2. 术中用药　麻醉常规用药。

（七）术后（住院恢复 2~3 天）

1. 必须复查的检查项目　根据当时病人情况而定。

2. 术后用药　青霉素类或其他类抗菌药物,用药时间≤3 天。

（八）出院标准

1. 伤口愈合良好,拆线后出院（使用可吸收线者无需拆线）。

2. 没有需要住院处理的并发症和（或）并发症。

二、分类与畸形特点

1. 不完全性唇裂（imcomplete cleft lip）　在这类单侧唇裂中,上唇裂隙的范围可以从红唇缘的缺损直到上唇达 2/3 的裂隙（图 12-1）。

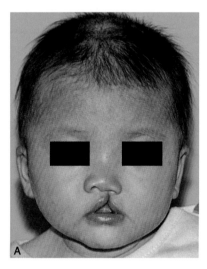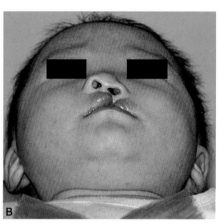

图 12-1　单侧不完全性唇裂

裂隙范围仅局限在唇红缘内者又常被称为微型唇裂（microform cleft lip）,国内习惯称之为 I °唇裂,其余称为 II °唇裂。口轮匝肌可能仅在裂隙两侧的排列发生了异常改变,而上唇的未裂开部分仍保持有连续。虽然上唇仅有部分裂开,但在绝大多数单侧不完全性唇裂病例在呈运动状态时,均会表现出未裂开上唇部分的沟状凹陷,而且也会表现出患侧鼻翼基部处的异常隆起的上唇肌肉结节。

若在不完全性唇裂中,口轮匝肌完全断裂,丧失其连续性时,其两侧肌肉末端完全附着于鼻小柱基部和鼻翼基部时,则可以严重地牵拉鼻小柱和鼻翼基部向相反的方向发生移位,这样的不完全性唇裂往往表现有非常严重的唇裂鼻畸形和颌骨畸形。

2. 完全性唇裂　完全性唇裂又称 III °唇裂。在完全性唇裂中,口轮匝肌完全断裂,且呈不对称性分布,导致两侧肌肉的不均衡性生长,影响两侧唇的形态和生长以及功能（图 12-2）。

非裂隙侧唇上的鼻小柱基部和裂隙侧侧唇的鼻翼基部在受到朝相反收缩力作用下的口轮匝肌的牵拉下,使完全性唇裂的鼻、唇部畸形都表现的较不完全性唇裂更加严重。再加之完全性唇裂多伴有牙槽突分离和腭裂,上颌骨复合体的结构位置后退或发育不足,软组织的附着异

学习笔记

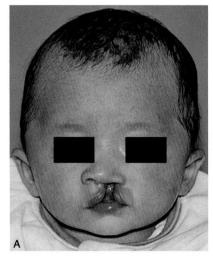
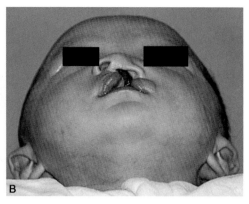

图 12-2　单侧完全性唇裂

常和萎缩也明显较不完全性唇裂发生了变化,所以完全性唇裂涉及的组织缺损也更加明显。

在不完全性唇裂中,有一种较为少见的情形,那就是在完全性唇裂裂开的鼻底上,有一窄的皮肤条索横跨两侧唇之间。在有些病例中,Simonart 韧带就像唇粘连术后的效果,移之为 Simonart 韧带(图 12-3)。它的存在有利于限制两侧上唇和牙弓的分离,缓冲两侧鼻、唇和上颌骨段因口轮匝肌的不连续而出现的不均衡性生长。

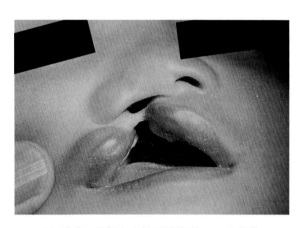

图 12-3　单侧完全性唇裂伴 Simonart 韧带

三、手术时间选择

3 个月的年龄是施行唇裂唇鼻畸形整复术的最佳时机。这个时候,婴儿已经经过了孕期 38 周以及出生后 12 周共 50 周的发育,这是很多儿科麻醉师施行全身麻醉的"安全边界"。且唇的生长发育也使得手术更加精确,家长也有足够的时间从心理上接受孩子的畸形情况。这些都说明 3 个月是长期序列治疗的一个关键时间点。早于 3 个月手术,术后效果都不及 3 个月以后手术。

四、术前谈话要点

除常规外科术前谈话应告知的内容外,还需向患儿家属交代唇裂整复术是患者序列治疗的开始和一部分,手术仅是在合理的范围内恢复患儿的鼻唇等形态,鼻唇的最终形态还需待患儿鼻唇组织自身生长发育后才能确定,以及是否再次治疗,以免患儿父母往往对手术即刻效果抱有过高的期望。另外，术前畸形程度较重患儿父母对手术效果的满意度常较畸形程度较轻患儿父母的术后效果满意度高。

<h1 style="text-align:center">五、常用手术方法介绍</h1>

目前的常用手术方法均是以旋转推进法为基本设计形式发展而来的手术方法，包括 Millard 本人在内的国内外学者先后对该法进行了改进，目的是使该手术方法设计更加科学，应用更加广泛，不断提高手术效果。目前尚无唇裂畸形特点与手术方法间相关性的研究结果，而是术者根据自身对手术方法的理解与认知来选用手术方法。

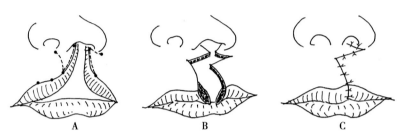

图 12-4　单侧唇裂旋转推进修复法示意图

（一）旋转推进法（图 12-4）

本法为 Millard 首先提出，此法优点是手术原理简单易懂。其缺点是需术者凭既往经验在术中调整切口定点和形式。

1. 定点　在红唇缘定四个点，即非裂隙侧唇峰定点"1"，人中切迹定点"2"，非裂隙侧裂隙唇缘上定点"3"，应使点"2-1"等于点"2-3"的距离。在裂隙侧裂隙唇缘红唇最厚处即相当于唇峰处定点"4"。

在鼻底处也定 4 个点，即非裂隙侧鼻小柱基部定点"5"，如需向外侧延伸时也不宜超过非裂隙侧人中嵴。裂隙侧鼻底裂隙两旁的红唇与皮肤交界处定点"6"和点"7"。点"6"至鼻小柱基部的距离与点"7"至裂隙侧鼻翼基部的距离相加等于非裂隙侧鼻底的宽度。在相当于鼻底水平线之稍外下方定点"8"。

定点完成后，从点"5"横过鼻小柱基部下方向点"3"画一弧线，此线下段约与非裂隙侧人中嵴平行。再从点"3"沿皮肤黏膜交界线向上至点"6"连线，如此在沿上述连线切开后，非裂隙侧唇部可形成 A、C 两个唇瓣。从点"7"向点"4"、"8"各画一线，待切开后可在裂隙侧形成一个单独的唇瓣 B。

2. 切开　先在非裂隙侧沿点"3-6"线和点"3-5"线分别或全层切开上唇。此时非裂隙侧裂隙唇峰点即可随非裂隙侧上唇 A 瓣被旋转下降至非裂隙侧唇峰水平，如仍嫌下降不足时，可以在鼻小柱基部向非裂隙侧越过点"5"予以延长切开，但不宜越过非裂隙侧人中嵴，这样非裂隙侧裂隙唇峰一般可下降至正常位置。再于裂隙侧沿点"8-7-4"连线分别或全层切开，此时如裂隙两侧的红唇组织得以下降，B 瓣亦可向下旋转并向非裂隙侧推进。

3. 缝合　将 C 瓣向上旋转并推进插入点"7-8"连线切开后所形成的三角形间隙内，将 B 瓣向下旋转并推进至点"5-3"切开后所形成的三角形间隙内。先缝合鼻底后，再缝合黏膜层、肌层；皮肤层缝合应从裂隙两侧唇峰点开始，由下而上逆行缝合，最后修整红唇。

（二）改良式旋转推进法（图 12-5）

在应用旋转推进法的过程中，Millard 发现对于过宽的单侧唇裂修复时，存在裂隙侧上唇下降不足和鼻小柱、鼻翼基部的畸形矫正不足，为此，他改良了旋转推进法，称延伸的旋转推进法。

1. 定点　在两侧红唇缘定点"1"、"2"、"3"、"4"、"6"、"7"、"8"的方法与旋转推进法相同。旋转切口从点"3"开始，沿红白唇交界处向上，再弯向裂隙侧鼻小柱基底中点（点"5"）后倒转向

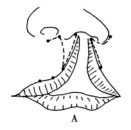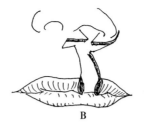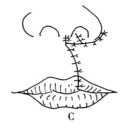

图 12-5 改良式旋转推进法示意图

非裂隙侧人中嵴延长切口定点"x"，使点"3-5-x"等于点"4-7"。

2. 切开 连接点"3-5-x"、点"3-6"、点"4-7"、点"7-8"用亚甲蓝划切口线并切开。如果鼻翼基部附丽太靠外后，可将鼻翼基部从梨状孔边缘、上颌骨前份的骨膜上充分游离，直到将错位的鼻翼基脚松解到与非裂隙侧对称的位置。

3. 缝合 沿画线切开各组织瓣后，为了延长裂隙侧的鼻小柱，需沿膜状中隔充分游离 C 瓣，用单钩提起塌陷的鼻孔，将 C 瓣向鼻尖推进，使裂隙侧鼻小柱等于非裂隙侧鼻小柱，在 C 瓣膜状中隔近基底处固定一针，并将 C 瓣缝合在点"5"。上唇切口缝合同旋转推进法。

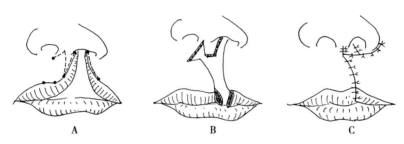

图 12-6 长庚式旋转推进法示意图

（三）长庚式旋转推进法（图 12-6）

台湾长庚纪念医院的 Noordhoff 等在应用旋转推进法的过程中，发现在非裂隙侧鼻底的设计切口，切开缝合后的瘢痕常很明显，且对增加裂隙侧上唇高度的辅助作用并不是必需的。在术前设计中，人们常忽略了对两侧唇组织干性黏膜形态连续性的恢复，致使术后红唇干性黏膜颜色错位等情况，为此，他借鉴 Molher 的切口设计，对旋转推进法做了如下设计与应用。

1. 定点 同上法在两侧红唇缘定点"1"、"2"、"3"、"4"。在鼻小柱下半部作一类似回返切口的标线，从非裂隙侧人中嵴内侧与鼻小柱下外侧相交处定点"5"，在鼻小柱基部往上约 3～4mm 定点"6"后转向下方，弯曲的延伸至点"3"。非裂隙侧唇鼻小柱裂隙缘之红白唇交界处定点"7"，在裂隙侧裂隙缘与鼻翼水平的红唇与皮肤交界处定点"8"。

2. 切开 分别用亚甲蓝作点"5"至点"6"再至点"3"，点"3"至点"7"和点"4"至点"8"的切口连线。选用 15 号圆刀片或 11 号尖刀片切开皮肤、口轮匝肌和黏膜层，并作口轮匝肌与皮肤和黏膜层的锐性分离，一般肌肉与皮肤间剥离开 2～3mm。同时从患侧鼻翼外侧脚用小剪刀潜行分离鼻翼软骨与鼻翼皮肤的附着。

3. 缝合 在患侧鼻翼软骨被潜行分离后，用 5-0 的可吸收缝线分别在鼻翼穹窿，鼻翼沟和鼻翼基角作缝线由内而外自镊子的尖端附近穿出，再由同一个针孔穿回鼻前庭的内侧后再打结。这些鼻翼穿透性缝合使软骨与皮肤重新固定，并消除因分离所致的皮下死腔。两侧口轮匝肌采用重叠褶式缝合的方法，以便为形成患侧人中嵴。同样，先缝合两侧唇峰点，再由下而上逆行缝合至鼻小柱基部。用裂隙侧红唇瓣插入非裂隙侧红唇干湿黏膜（红线）切开的处，保持两侧红唇红线的连续性。

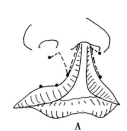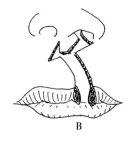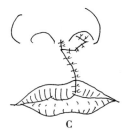

图 12-7　梯式旋转下降法示意图

(四) 华西式旋转推进法(图 12-7)

华西口腔医院在对旋转推进法各定点的几何学分析的基础上，提出了以非裂隙侧上唇人中切迹角角平分线作为确定旋转切口鼻小柱基部末端点定点的方法，由此保证旋转切口末端点至非裂隙侧与裂隙侧唇峰点的距离相等。通过口轮匝肌脱套式解剖（按照口轮匝肌重建的需求，定向分离口轮匝肌与皮肤和黏膜的附着）技术，实现非裂隙侧上唇的皮肤、肌肉和黏膜层组织在共同几何学条件下，可以按不同的切口形式完成梯式旋转下降的目的。

1. 定点　在两侧红唇缘定点"1"、"2"、"3"、"4"。在非裂隙侧人中嵴与人中切迹角角平分交点的内侧定点"5"，即始终保持点"1-5"长度等于点"3-5"的长度。在非裂隙侧唇鼻小柱裂隙缘之红白唇交界处定点"6"，在裂隙侧裂隙缘与鼻翼水平的红唇与皮肤交界处定点"7"，裂隙侧鼻翼基部定点"8"。

2. 切开　沿点"3"至偏裂隙侧鼻小柱 1/3 或鼻小柱中点到点"5"，点"3"至点"6"，点"4"至点"7"分别用亚甲蓝画出切口线。用 15 号圆刀片沿画线切开皮肤层后，分别行两侧口轮匝肌与皮肤和黏膜层间的锐性分离，沿鼻小柱基部水平剪断非裂隙侧口轮匝肌的附着。裂隙侧分离至鼻翼沟附近。

3. 缝合　先将裂隙侧口轮匝肌最上端与鼻中隔下端相缝合，用小单钩牵引非裂隙侧口轮匝肌旋转并下降，尽可能实现非裂隙侧口轮匝肌侧边与裂隙侧口轮匝肌断端缝合的效果。缝合皮肤层时仍应先缝合点"3"和点"4"后，逆行由下至上进行缝合至鼻小柱基部。如此实现了非裂隙侧上唇皮肤、口轮匝肌和黏膜层按相同幅度梯式旋转下降的效果，有利各层组织的伤口愈合及形态重建自然的效果。

六、常见手术并发症与处理原则

单侧唇裂手术后的主要并发症包括：

1. 伤口感染、愈合不良(图 12-8)　表现为上唇伤口在术后 3 天仍较为红肿，并有分泌物从

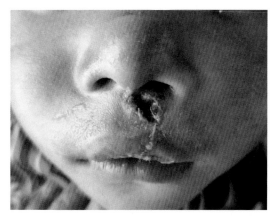

图 12-8　愈合不良

伤口或缝线周溢出。处理办法为每天至少1次有生理盐水清洗伤口,也可用10%盐水纱条局部湿敷,以助引流出分泌物。视患儿全身情况,可酌情口服抗生素。

2. 伤口裂开(图12-9) 多系缝合时张力过大,偶见患儿不慎跌伤所致。表现为伤口从皮肤,甚至肌肉层暴露并裂开。一旦发生伤口裂开,一般不建议即刻再次缝合,可湿敷伤口,加强换药,待其愈合后按二期整复原则处理。

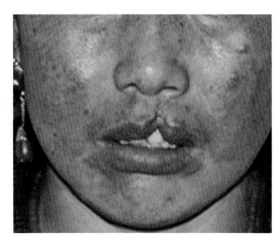

图 12-9 伤口裂开

3. 上唇形态不佳 包括白唇或红唇以及红白唇均涉及的继发畸形。无论何种继发畸形,均需留待二期整复。

七、随访安排与内容

唇裂术后的效果既可能随伤口的生理变化而变化,也可能随上唇生长发育的变化而改变。所以,唇裂整复术后的效果具有不确定性。需明确告知患儿家属。建议其应尽可能每年来院复查1次,或2年复查1次。复查时应拍照或留取三维图像资料存档,根据各具体畸形的变化趋势和生长发育规律,决定二期整复的时间与方案。

八、单侧唇裂手术案例展示

(一)适应证

1. 出生后3月龄。

2. 血液学检查白细胞计数少于 $12 \times 10^9/L$。

3. 血液学检查血红蛋白不少于100g/L。

4. 体重不少于6kg。

(二)禁忌证

1. 近2周有上呼吸道感染史。

2. 近1周有腹泻史。

3. 口唇部湿疹。

4. 有可能影响生命安全的其他身体畸形。

(三)手术体位

1. 仰卧位。

2. 头部可调整成30°后仰。

3. 气管插管位于下唇正中 必要时需缝合固定。

（四）手术步骤

1. 定点设计　确定非裂隙侧唇峰点（点"2"），人中切迹点（点"1"），裂隙缘上的非裂隙侧唇峰点（点"3"），保证点"1-2"＝"1-3"。确定鼻小柱基部点（点"6"），裂隙缘非裂隙侧唇峰点与人中切迹点和非裂隙侧唇峰点所成夹角平分线上定点"5"，使点"2-5"＝"3-5"。在裂隙侧唇红缘上定点"4"，在两侧鼻翼基部分别定点"9"和"10"，使点"2-10"＝点"4-9"（图12-10）。

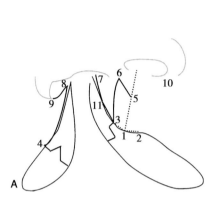
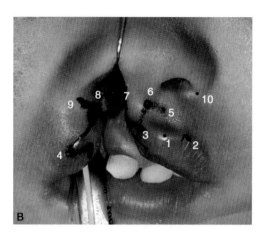

图 12-10　梯式旋转下降法单侧唇裂整复术手术定点

2. 切口设计　将点"3-6-5"画线相连，点"3"沿裂隙皮肤红唇交界缘画线至鼻小柱旁裂隙缘，将点"4"沿裂隙皮肤红唇交界缘画线至鼻翼内侧裂隙缘。

3. 注射肾上腺素　在皮肤与口轮匝肌，口轮匝肌与黏膜之间注射 1/100 000 至 1/200 000 浓度的肾上腺素生理盐水 2ml 左右。

4. 沿裂隙侧画线切开皮肤、黏膜（图12-11）。

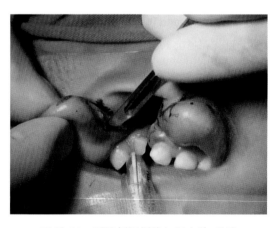

图 12-11　裂隙侧沿划线切开皮肤、黏膜

5. 在裂隙侧做口轮匝肌与黏膜之间（图12-12A）以及口轮匝肌与皮肤之间（图12-12B）的锐分离解剖，即脱套式解剖，解剖的程度应使裂隙侧口轮匝肌上端轻松牵拉至前鼻嵴为宜（图12-12C），并尽可能解剖保留鼻唇动脉分支（图12-12D）。

6. 非裂隙侧画线切开皮肤、黏膜（图12-13）。

7. 在非裂隙侧作口轮匝肌与皮肤之间（图12-14A）以及口轮匝肌与黏膜之间（图12-14B）的脱套式解剖，而且还需将非裂隙侧口轮匝肌从异位附着的梨状孔边缘及前鼻棘处彻底松解。在∠213的角平分线位置切断肌肉上缘，（图12-14C）使点"3"能够下降至与点"2"一个水平（图12-14D）。

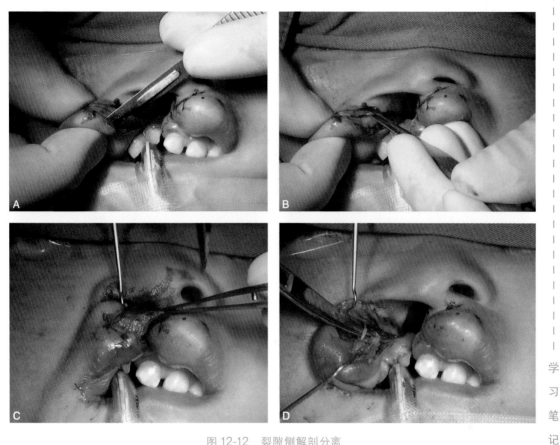

图 12-12 裂隙侧解剖分离

A. 裂隙侧口轮匝肌与黏膜之间锐性解剖；B. 裂隙侧口轮匝肌与皮肤之间锐性解剖；C. 裂隙侧口轮匝肌经过解剖可牵拉至前鼻嵴；D. 保留鼻唇动脉分支

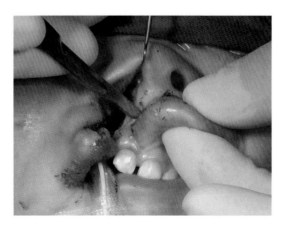

图 12-13 切开非裂隙侧皮肤黏膜

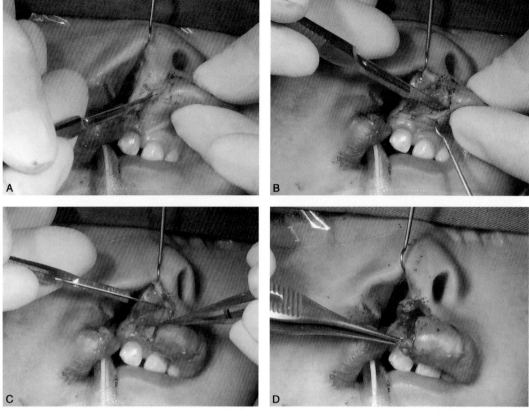

图 12-14　非裂隙侧解剖分离

A. 非裂隙侧口轮匝肌与皮肤间锐性解剖；B. 非裂隙侧口轮匝肌与黏膜间锐性解剖；C. 在∠213 的角平分线位置切断肌肉上缘；D. 牵拉非裂隙侧肌肉，能够使点 3 下降至与点 2 一个水平

8. 行裂隙侧鼻翼软骨与皮肤间的广泛潜行分离。在鼻翼基部，应切开骨膜并深达骨面，用骨膜剥离器沿此切口进入，剥离裂隙侧鼻翼基部的骨膜直到梨状孔，使裂隙侧鼻翼可以自由移动（图 12-15）。

9. 解剖松解裂隙侧鼻翼软骨内侧脚（图 12-16）。

10. 剥离裂隙侧骨段前端的黏骨膜，准备与对侧骨段前端的黏骨膜缝合后共同关闭鼻底裂隙。将以从裂隙侧上颌骨骨膜上分解游离的裂隙侧鼻翼向上、向中线内卷基部，与裂隙侧鼻小柱皮瓣和中隔黏膜瓣缝合，修复鼻底，形成鼻前孔（图 12-17）。

11. 将裂隙侧口轮匝肌上端与前鼻棘或鼻中隔软骨下缘缝合，目测裂隙侧口轮匝肌唇峰点

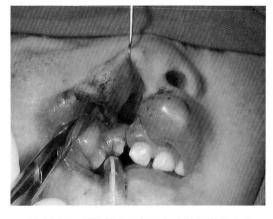

图 12-15　裂隙侧鼻翼软骨与皮肤间潜行分离

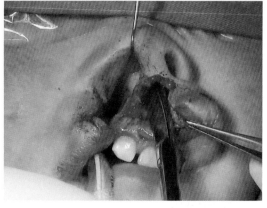

图 12-16　解剖松解裂隙侧鼻翼软骨内侧脚

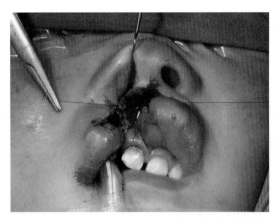

图 12-17 关闭鼻底

的高度,应尽可能使其与非裂隙侧唇峰点位于同一水平(图 12-18)。

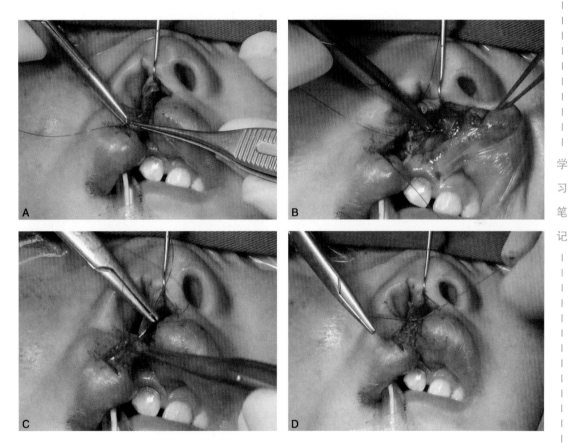

图 12-18 将裂隙侧口轮匝肌上端与前鼻棘缝合

12. 完成裂隙侧口轮匝肌的端与非裂隙侧口轮匝肌的侧边间相对缝合,可使用小单勾牵引非裂隙侧口轮匝肌最大限度旋转下降后缝合(图 12-19)。

13. 用5-0 的 PDS Ⅱ可吸收缝线分别在鼻尖两侧鼻前庭衬上作褥式缝合(图 12-20),在鼻翼软骨穹隆和鼻翼基脚处的皮肤与前庭衬里间作贯穿缝合(图 12-21),线结均打在前庭面,使其自行吸收而无需拆除。

14. 用6-0 的 PDS 缝线自下而上缝合皮下组织(图 12-22)。

15. 用6-0 或7-0 的可吸收缝线行自下而上的上唇皮肤缝合(图 12-23)。

16. 一般先在裂隙侧红唇上设计干性黏膜的三角形黏膜瓣,然后在非裂隙侧红唇干湿黏膜

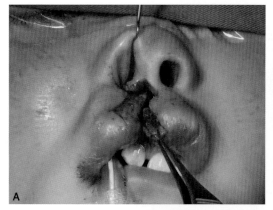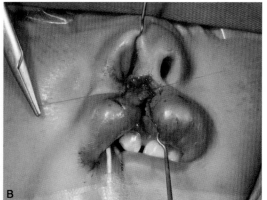

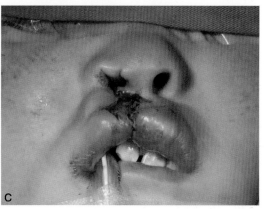

图 12-19　口轮匝肌端侧缝合重建

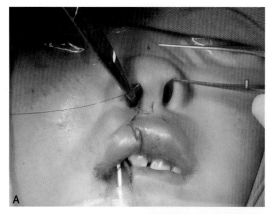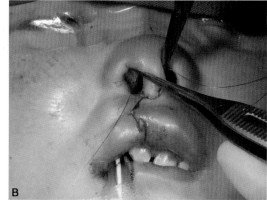

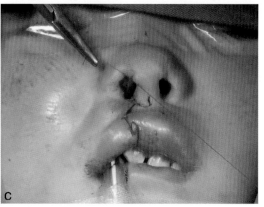

图 12-20　裂隙侧鼻翼软骨复位悬吊缝合固定

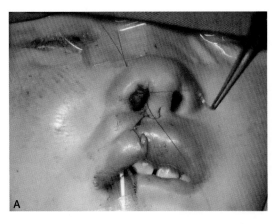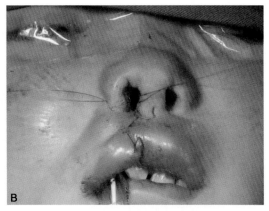

图 12-21　在鼻翼软骨穹隆和鼻翼基脚处的皮肤与前庭衬里间作贯穿缝合

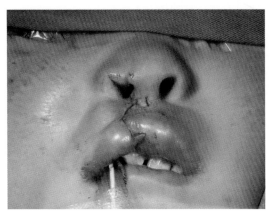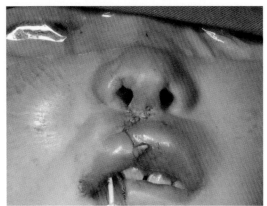

图 12-22　缝合皮下组织　　　　　　　　　　图 12-23　缝合皮肤

交界线作 2～3mm 切口,将裂隙侧红唇三角瓣插入后缝合,同法可连续做数个小三角黏膜瓣修复红唇(图 12-24)。间断缝合口腔黏膜(图 12-25)。

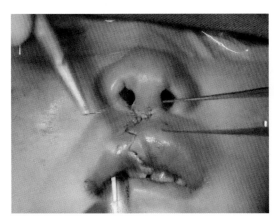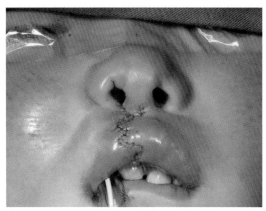

图 12-24　形成连续的小三角瓣修整红唇　　　　图 12-25　术后

（五）手术失误防范

1. 将裂隙侧唇峰点定点过近鼻底方向(为保持唇峰口角距相等时),致使术后裂隙侧上唇唇高不足。在设计时尽可能保持两侧鼻翼唇峰相等。

2. 将非裂隙侧上唇的旋转切口末端点,即鼻小柱基部点设计在鼻小柱内,致使术后鼻小柱基部呈凹陷状。应尽可能将鼻小柱基部点设计在鼻小柱与上唇交界处,位于鼻小柱水平宽度的

319

近裂隙处 1/3 与近非裂隙处 2/3 交界处。

3. 裂隙侧上唇突度不足,人中嵴、人中沟的形态不显。在操作中应将裂隙侧口轮匝肌上端应与前鼻嵴或中隔软骨下端牢固缝合,并将非裂隙侧口轮匝肌主动向下牵引后,完成裂隙侧口轮匝肌的端与非裂隙侧口轮匝肌的侧边相对缝合。

4. 红唇下缘不平整或出现口哨畸形。应尽可能设计用裂隙侧红唇干性黏膜瓣插入非裂隙侧红唇干性黏膜下方。操作中,尽可能制作小而连续的两侧红唇黏膜瓣交叉修复红唇下缘,而不是在一侧制作较大黏膜瓣修复的方法。

（六）术后处理要点

1. 术后即刻可用适当加压的纱布覆盖唇部伤口。

2. 术后即刻或 24 小时可用抗生素软膏涂覆伤口至拆线。

3. 可酌情佩戴唇弓 1 周。

4. 一般不需改变术前喂养方式。

5. 采用有助减少瘢痕形成的辅助用品护理伤口。

6. 术后应争取佩戴鼻模 6 个月。

第二节　先天性双侧唇裂

一、诊疗的临床路径

（一）诊断

第一诊断为唇裂。

行唇裂修复术。

（二）诊断依据

1. 上唇裂开,为双侧完全性裂、不完全性裂或混合性裂。

2. 有的上唇皮肤与黏膜完整,但肌发育或连接不全,称为唇隐裂或微小型唇裂。

3. 可同时伴有鼻孔、鼻翼、鼻小柱、牙槽嵴不同程度的畸形。

（三）治疗方案

选择唇裂修复术,其适应证为:

1. 年龄一般在 3 个月以上。

2. 体重应在 6kg 以上。

3. 血尿常规以及其他化验检查应在正常范围。

4. 无发热和上呼吸道感染以及腹泻等症状。

5. 胸片无异常,胸腺大小在正常范围。

6. 无其他脏器的先天性异常,如先天性心脏病、心血管系统等疾病。

7. 口、鼻唇区皮肤、黏膜无糜烂和皮疹。

（四）术前准备(入院后 1~2 天)

1. 必须检查的项目

（1）血常规、尿常规、血型。

（2）凝血功能。

（3）肝肾功能。

（4）感染性疾病筛查(乙肝、丙肝、艾滋病、梅毒等)。

（5）胸片、心电图(5 岁以上)。

（6）伴有腭裂术前患者的中耳功能检查。

2. 根据具体情况选择 超声心动图（心脏杂音/先心病）。

（五）预防性抗菌药物选择与使用时机

1. 一般无需使用抗生素。

2. 必要时术前 30 分钟~2 小时用青霉素类及其他类抗菌药物。

（六）手术日（为入院第 3~4 天）

1. 麻醉方式 气管内插管全麻。

2. 术中用药 麻醉常规用药。

（七）术后（住院恢复 2~3 天）

1. 必须复查的检查项目 根据当时病人情况而定。

2. 术后用药 青霉素类或其他类抗菌药物，用药时间≤3 天。

（八）出院标准

1. 伤口愈合良好，拆线后出院（使用可吸收线者无需拆线）。

2. 没有需要住院处理的并发症和（或）合并症。

二、分类与畸形特点

（一）单纯性的双侧唇裂

不伴有牙槽突裂和腭裂的双侧唇裂是畸形程度最轻的一种双侧唇裂（图 12-26），在这类双侧唇裂中，前唇的上份往往是与侧唇组织有联系的，其中包括有 Simonart 韧带的情况。在不完全性的双侧唇裂中，这种前唇上份与侧唇的连接往往较宽，侧唇的肌肉组织也可以通过此连接进入到前唇组织内。

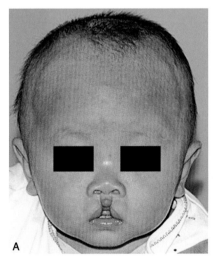
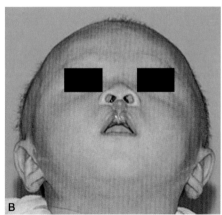

图 12-26 单纯的双侧唇裂

单纯性的双侧唇裂通常显得较为对称，罕有单纯的双侧完全性的唇裂。前唇的大小变化很大，这主要取决于裂隙的范围和前唇的发育程度。有时前唇会变得很小，以至于不足于重建上唇的中 1/3 部分，双侧唇裂的唇红组织有几个特点，即它难以发育形成正常的唇红形态，所以表现出的仅是前唇的皮肤与口腔黏膜组织交汇，而非正常唇红组织。前唇组织因缺乏侧唇组织的牵张而变为半圆形结构。

单纯性的双侧唇裂中，其鼻畸形往往并不十分明显。特别是在双侧不完全性唇裂中，鼻形态是对称的，鼻小柱的长度也多属正常。

（二）双侧完全性唇裂伴牙槽突裂

仅伴有牙槽突裂的双侧完全性唇裂并不多见。虽然这种畸形没有伴发腭裂，但畸形程度可能会非常严重。前颌骨往往过度向前突出而不在前颌牙弓内,前颌骨甚至会出现向一侧偏斜或向下旋转的情况。前颌骨的形态也变化多端,有时会很小,易于复位于双侧上颌骨段端的间隙内,有时又会明显大于上颌骨段端的空隙而难以就位。因前颌骨形态和位置的不同,前唇的形态也不一致,要么表现的被鼻尖悬起,要么鼻小柱非常短小或消失(图12-27)。

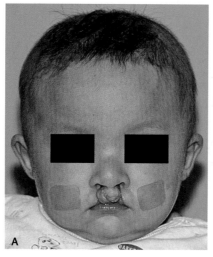
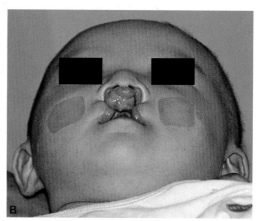

图 12-27 双侧完全性唇裂伴牙槽突裂

前唇呈类圆形,一般仅与鼻小柱相连,在前唇组织上没有真正的唇红组织,若是双侧完全性唇裂,则前唇组织没有肌纤维的存在。侧唇口轮匝肌的纤维是沿着裂隙边缘,延伸入鼻翼基部。当口轮匝肌附着于黏膜下层和皮肤层时,它的异常附着表现为鼻翼基部皮下组织的异常隆起,尤其在上唇呈功能活动状态时就更加明显。双侧唇裂伴牙槽突裂的鼻畸形程度一般取决于前颌骨前突的位置和前唇的大小,鼻小柱通常显得非常短,更由于前颌骨与上颌骨位置关系的异常改变,两侧的鼻翼基部向后下外移位。

（三）双侧完全性唇裂伴牙槽突裂和腭裂

这是一种最常见的先天性双侧唇裂的类型,然而不同于单纯双侧唇裂的是这类畸形往往表现为不对称畸形,前颌骨前突和偏斜向一侧。前颌骨也可能是旋转或是在垂直方向上移位。腭裂的裂隙一般呈对称性表现,前颌骨的大小和形态变化较多。前颌骨位于前牙槽弓内的情形极少。由于前颌骨的过度前突,前唇有时似乎与鼻尖直接附着(图12-28)。

上颌骨段与前颌骨间的位置关系直接影响着正常牙槽弓与咬合关系的重建。对外科和正

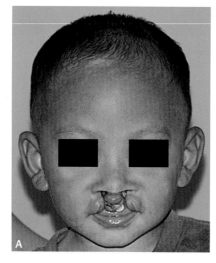
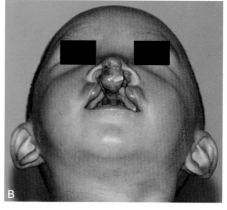

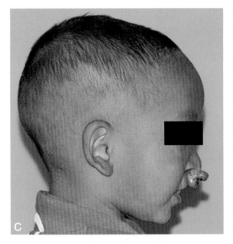
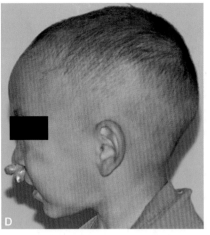

图 12-28 双侧完全性唇裂伴牙槽突裂和腭裂

畸科医生影响最大的因素是前颌骨的大小与位置、上颌骨段之间的距离以及它们所处的位置。当上颌骨段在前颌骨后方塌陷,并发生向中线靠拢的情况时,就需要对上颌骨行扩弓治疗,以便产生足够的空间,使前颌骨复位。有时,尽管前颌骨很小,但也难以通过扩弓腾出足够的间隙接纳其就位于两侧上颌骨段之间。若前颌骨较宽大,试图通过扩弓而使前颌骨就位的困难就更大,甚至会影响到下颌骨的正常生长过程。

从裂隙侧观,可以发现犁骨的下界厚度形态不一(图 12-29)。有时显得非常宽,几乎占据了整个裂隙,即使在犁骨表现的较窄的时候,也会占据硬腭的大部分裂隙。

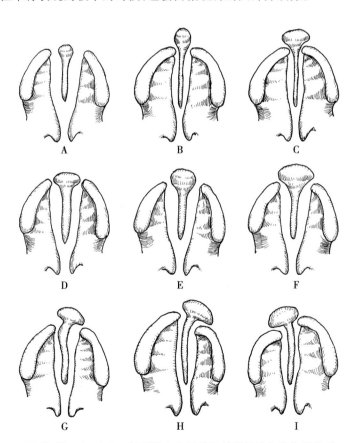

图 12-29 A~I 在双侧唇裂中上颌骨与前颌骨的各种位置关系

三、手术时间选择

国际上绝大多数学者建议双侧唇裂的手术修复时间为出生后3个月,但由于相对单侧唇裂而言,双侧唇裂的手术和麻醉时间相对延长,术中出血有所增加,故为安全起见,国内有些单位将手术时间调整为生后6个月实施。但更为重要的是,无论何时手术,都需确保患儿符合前述的术前检查化验指标在正常值范畴。

四、术前谈话要点

双侧唇裂较单侧唇裂恢复至正常形态显得更为困难,特别是其术前鼻畸形往往并不十分明显。特别是在双侧不完全性唇裂中,鼻形态是对称的,鼻小柱的长度也多属正常。相反,在双侧唇裂修复术中因对前唇组织的向下牵拉,反而会导致术后鼻尖塌陷、鼻小柱过短的情况出现。若想维持术前双侧唇裂鼻的形态,则有可能导致双侧唇裂的修复效果不尽如人意。所以,不少的双侧唇裂病例还需二期手术修复继发的鼻唇畸形,这些需向患儿家属说明。

五、常用手术方法介绍

双侧唇裂因缺乏以健侧上唇做对照,所以修复重建的难度显得更大。术后上唇张力也明显大于单侧唇裂,所以充分减张是术中的重要步骤。同时还应尽可能恢复人中窝、人中嵴、人中切迹、唇珠以及鼻小柱和鼻底的形态。

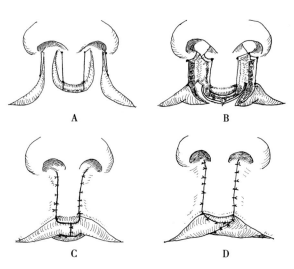

图 12-30 直线缝合修复法整复双侧唇裂示意图

（一）直线缝合整复法（图 12-30）

以双侧完全性唇裂为例。

1. 定点 两侧基本相同。以一侧为例:点"3"定在鼻小柱基部稍外;点"2"定于前唇缘,相当于术后唇峰的位置;点"1"定于前唇红唇缘中点,即术后人中切迹处;点"2-3"连线即为修复后的人中嵴,故两侧点"2-3"连线的位置应参照正常人中形态来调整;切不可以前唇原有的形态作为修复后的人中,以免术后上唇形成三等分的不良外观。

在侧唇上先定点"4",定此点时应考虑修复后上下唇宽度的协调性,即正常人上唇宽度略大于下唇。因此,点"4"不应仅定于侧唇的红唇最厚处,可用下唇1/2宽度或接近此宽度,由口角测量而定出点"4"。沿红唇皮肤嵴向上连线至点"5",再由点"2"至点"3"连线,对上述连线可用亚甲蓝标定,按同法完成另一侧定点。

2. 切开 沿点"2-3"连线切开至皮下,剥离并翻起前唇外侧份的皮肤黏膜瓣向口腔侧,作修复口腔黏膜层之用。再于侧唇部点"4-5"连线全层切开,刀片尖端可向外侧倾斜,以保留足够多的红唇组织。如需修复鼻底者,同单侧唇裂鼻底修复法。按同法施行另一侧切口。

3. 缝合 为了使鼻翼基部获得良好的复位,宜采用自点"2"及点"4"两唇峰点开始的由下而上的分层逆行缝合法。保证两侧上唇高度的对称性。

按同法进行另一侧的缝合。

(二) 叉形瓣(fork flap)储备整复法(Millard 法)

整个手术分两阶段完成。

1. 第一阶段手术方法(图 12-31)

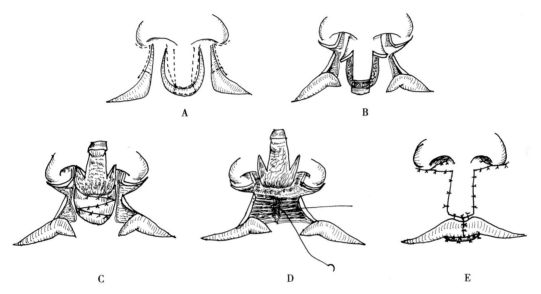

A B

C D E

图 12-31 叉形瓣储备法整复双侧唇裂,第一阶段手术示意图

(1) 定点:在前唇中线与唇红缘的交点即人中切迹处定点"1",在其外侧唇红缘,相当于术后唇峰处定点"2",一般应使"1-2"的距离限定在 2~3mm。在鼻小柱基部外侧定点"3"。在侧唇唇红最厚处定点"4",并使点"4"至同侧口角的距离与对侧相等。在点"4"上方约 2~3mm 处定点"5",使"4-5"相当于"1-2"的距离。在鼻底裂隙分别定点"6"和点"7",点"6"至鼻小柱基部点"3"的距离与点"7"至鼻翼基部的距离之和即为修复后鼻底的宽度。并在鼻翼基部下方定点"8"。同法完成对侧定点。

(2) 切开:连接点"2-3"、"2-6",并切开皮肤和皮下组织,潜行分离后形成由点"3-2-6"连线形成的三角形皮瓣。沿点"2-1-2'"切开唇红黏膜至前颌骨的附着,由下向鼻尖方向分离,形成前唇皮瓣。最后连接点"4-5-7",并全层切开,同法全层切开点"7-8"连线,形成侧唇组织瓣,并行皮肤与口轮匝肌,黏膜层与口轮匝肌间的分离。

(3) 缝合:用残留在前颌骨表面的口腔前庭黏膜组织瓣交叉缝合覆盖裸露的前颌骨表面。分别将两侧侧唇口腔前庭黏膜和口轮匝肌牵引至中线对位缝合。同时将以鼻小柱侧缘为蒂的三角形皮瓣插入鼻翼基部下方的侧唇切口,储备起来为二期延长鼻小柱用。将修整后的两侧唇唇红组织瓣在点"2-1-2'"切开皮肤的创面上相对缝合,前唇唇红组织瓣则被翻转至口腔内侧作为唇珠衬里。

2. 第二阶段手术方法(图 12-32)

术后 1~2 年,再次沿原手术切口切开鼻小柱基部侧方的三角形皮瓣,并适当沿膜状中隔延伸,将两侧三角形皮瓣相对缝合,达到延长鼻小柱长度的目的。上唇创口对位缝合。

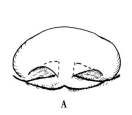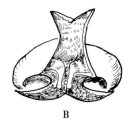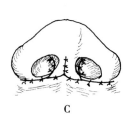

图 12-32　叉形瓣储备法整复双侧唇裂,第二阶段手术示意图

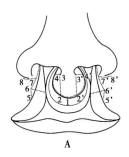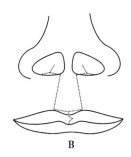

图 12-33　唇弓重建法整复双侧唇裂示意图
A. 手术设计;B. 手术缝合

(三) 唇弓重建整复法(图 12-33)

此法由华西口腔医院提出,强化了修复的唇弓形态。

1. 定点

(1) 前唇的手术设计:点"1-2"+"1-2'"=4mm,点"2-3"="2'-3'",点"3-3'"的宽度略小于点"2-2'"的距离,并在点"3"和"3'"的外侧,前唇皮肤与红唇的交界处分别定点"4"和"4'",沿点"2-1-2'"、点"3-2"、点"3'-2'"、点"3-4"、点"3'-4'"连线。

(2) 侧唇的手术设计:确定重建的唇峰点选择在侧唇的红唇较厚处,再在此点上方约 2 ~ 3mm 处确定人中切迹点,即点"5"与"5'"和点"6"与"6'",但需使点"5"与"5'"分别至同侧口角的距离和两侧鼻翼其脚的距离相等。点"5-6"="5'-6'"=1 ~ 3mm,点"7"与"7'"始终定在裂隙缘的红白唇交界处,点"8"与"8'"暂限定在鼻翼基脚的外侧。连接点"7-8"、点"7-6-5"、点"6-9"和点"7'-8'"、点"7'-6'-5'"、点"6'-9'"形成侧唇的手术切口线。

2. 切开

(1) 前唇瓣的形成:切除点"2-3-4"和点"2'-3'-4'"连线之表皮,保留皮下组织与前唇相连。沿前颌骨骨膜的浅面分离前唇直至鼻小柱基部,使整个前唇形成以鼻小柱为蒂的前唇皮瓣。

(2) 侧唇瓣的解剖:沿点"7-6-5"、点"7'-6'-5'"点"7-8"和点"7'-8'"作皮肤切口,沿点"6-9"和"6'-9'"作唇红黏膜的切口,并行口轮匝肌与皮肤和黏膜间的脱套式解剖。

3. 缝合　将两侧口轮匝肌瓣在前颌骨表面,由上至下相对缝合,恢复口轮匝肌的连续性,口轮匝肌最上端应同时与鼻中隔软骨下端相逢合。在点"5"和"5'"的上方,用 11 号尖刀片由点"5"和"5'"皮肤侧刺入,穿透口腔侧黏膜,逆行沿点"5-6"和"5'-6'"连续向上,切开侧唇组织并于点"6-9"和"6'-9'"处切断侧唇唇红末端。完成点"6"与点"6'"相对缝合,点"5"与点"2"、点"5'"与点"2'"、点"1"与点"6"和点"6'"点相对缝合。最后在两侧唇红组织瓣上,各作一三角形红唇瓣,相互交叉缝合形成唇珠。

六、常见手术并发症与处理原则

双侧唇裂手术后的主要并发症较单侧唇裂多见,包括:

1. 伤口感染、愈合不良（图 12-34） 表现为上唇伤口在术后 3 天仍较为红肿，并有分泌物从伤口或缝线周溢出。处理办法为每天至少 1 次有生理盐水清洗伤口，也可用 10% 盐水纱条局部湿敷，以助引流出分泌物。视患儿全身情况，可酌情口服抗生素。

2. 伤口裂开（图 12-35） 多系缝合时张力过大，勉强拉拢缝合所致。偶见患儿不慎跌伤所致。表现为伤口从皮肤甚至肌肉层暴露并裂开。一旦发生伤口裂开，一般不建议即刻再次缝合，可湿敷伤口，加强换药，待其愈合后按二期整复原则处理。

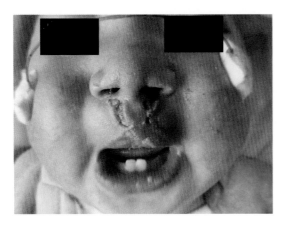
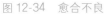

图 12-34 愈合不良

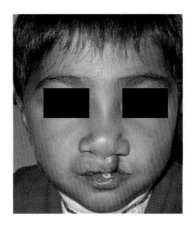

图 12-35 伤口裂开

3. 上唇形态不佳 包括白唇或红唇以及红白唇均涉及的继发畸形。无论何种继发畸形，均需留待二期整复。

七、随访安排与内容

唇裂术后的效果既可能随伤口的生理变化而变化，也可能随上唇生长发育的变化而改变。所以唇裂整复术后的效果具有不确定性。需明确告知患儿家属。建议其应尽可能每年来院复查 1 次，或 2 年复查 1 次。复查时应拍照或留取三维图像资料存档，根据各具体畸形的变化趋势和生长发育规律，决定二期整复的时间与方案。

八、唇弓重建法整复双侧唇裂手术案例展示（图 12-36）

（一）适应证
同单侧唇裂。

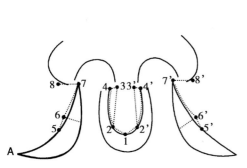
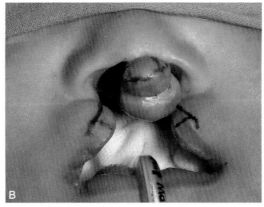

图 12-36 双侧唇裂唇弓重建法整复术定点设计

（二）禁忌证

同单侧唇裂。

（三）手术体位

同单侧唇裂。

（四）手术步骤

1. 前唇的手术设计　一般情况下将前唇缘宽度设计在 4~5mm 左右,在前唇最下端红唇皮肤交界定点"1",点"1-2"="1-2'",点"1-2"+"1-2'"=4~5mm,点"2-3"="2'-3'",点"3-3'"的宽度略小于点"2-2'"的距离,并在点"3"和"3'"的外侧,前唇皮肤与红唇的交界处分别定点"4"和"4'",沿点"2-1-2'"、点"3-2"、点"3'-2'"、点"3-4"、点"3'-4'"连线,人中瓣的切口可以略微有些弧度。

2. 侧唇的手术设计　确定重建的唇峰点选择在侧唇的红唇较厚处,再在此点上方约 2~3mm 处确定人中切迹点,即点"5"与"5'"和点"6"与"6'",但需使点"5"与"5'"分别至同侧口角的距离和两侧鼻翼其脚的距离相等。点"5-6"="5'-6'"=2~3mm。是否将点"5"与点"6"定在唇弓缘红白唇交界线上,还是唇弓缘处 1~2mm 处,则取决于前唇的长度,若前唇长度明显小于正常同龄患儿的唇高,则将点"5"与点"6"、点"5'"与"6'"定在唇弓缘处的白唇峰（white roll）上,距唇弓缘不超过 1~2mm,最好使点"6"距唇弓缘的距离略大于点"5"距唇弓缘的距离。反之则沿唇弓缘定点。点"6"与点"6'"的位置确定之后,通过点"6"与点"6'"在侧唇唇红和黏膜的游离缘上定点"9"与点"9'"。点"7"与点"7'"始终限定在鼻翼基部的内侧,点"8"与"8'"暂限定在鼻翼基脚的外侧,此点的设计以能将鼻翼基部完全从上颌骨表现游离分解,牵引至中线为度,而不以增加侧唇高度为目的。连接点"7-8"、点"7-6-5"、点"6-9"和点"7'-8'"、点"7'-6'-5'"、点"6'-9'"形成侧唇的手术切口线（图 12-37A、B）。

3. 侧唇瓣的解剖　在手术区域皮下、黏膜下注射 1~1.5ml 含 1∶100 000 肾上腺素生理盐水,用 15 号圆刀片,沿点"7-6-5"、点"7'-6'-5'"和点"7-8"、点"7'-8'"作皮肤切口,沿点"6-9"和"6'-9'"作唇红黏膜的切口,用小圆刀或小剪刀沿点"5-7"和"7-8"及点"5'-7'"和"7'-8'"连线切口向口腔侧做黏膜组织的分离,直至分离出口轮匝肌纤维。在口轮匝肌与皮肤之间以及口轮匝肌与黏膜之间做锐性分离解剖,即脱套式解剖（图 12-37A、B）,应尽可能解剖保留鼻唇动脉分支（图 12-37C）。再在鼻翼基部内侧,切开鼻翼基部在上颌骨浅面的附着,并切断异位口轮匝肌在鼻翼旁的附着,使口轮匝肌与皮肤和口腔黏膜完全脱套（图 12-37D）,并保证两侧口轮匝肌肌束可自如地牵拉至中线为止（图 12-37E）。

4. 前唇瓣的形成　用 15 号圆刀片沿点"2-3-4"和点"2'-3'-4'"连线全层切开皮肤,沿点"2-4"、点"2'-4'"切开皮肤,去除点"2-3-4"和点"2'-3'-4'"之间的皮肤。用单钩提起点"1"深面皮下组织,在红唇黏膜浅面解剖,直至鼻小柱基部,形成以鼻小柱为蒂的前唇皮瓣（图 12-38）。

5. 鼻部解剖　用小组织剪从鼻小柱基部及鼻翼外侧部进入,对鼻翼软骨做潜行分离解剖

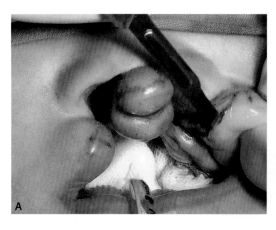
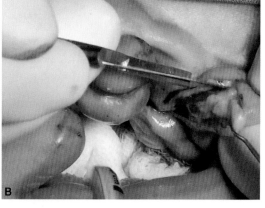

A　　　　B

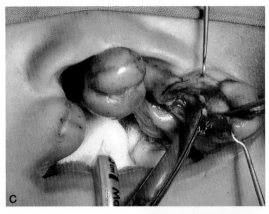
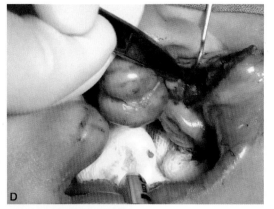
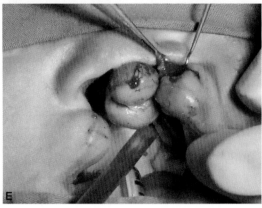

图 12-37

A. 沿画线切开侧唇皮肤黏膜,在口轮匝肌与黏膜间锐性解剖;B. 在口轮匝肌与皮肤间锐性解剖;
C. 保留鼻唇动脉分支;D. 在鼻翼基脚内侧,切开鼻翼基部在上颌骨浅面的附着,切断异位口轮匝肌在鼻翼旁的附着;E. 侧唇口轮匝肌解剖松解至可牵拉至中线

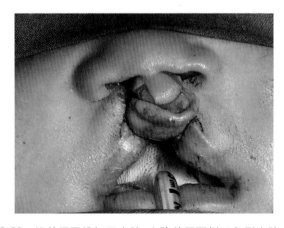

图 12-38　沿前唇画线切开皮肤,去除前唇两侧三角形皮肤,在红唇黏膜浅面解剖至鼻小柱基部,形成以鼻小柱为蒂的前唇瓣

(图 12-39)。

6. 鼻底的关闭　从下鼻甲下方翻起黏膜瓣,和前颌骨的黏膜瓣缝合形成鼻底的黏膜面。鼻翼基部的皮肤瓣向中线推进,与之前形成的鼻底黏膜面缝合。修整前颌骨的黏膜组织,保证其高度足够形成合适的前颌骨的前庭沟(图 12-40)。

7. 唇的关闭　将两侧口轮匝肌瓣在前颌骨表面,由上至下相对缝合,恢复口轮匝肌的连续性。注意:①口轮匝肌的上份与前鼻嵴骨膜相缝,以上提侧唇(图 12-41);②在口轮匝肌的下

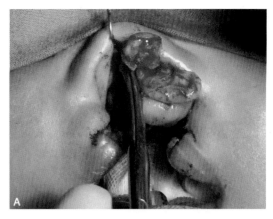
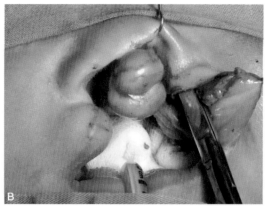

图 12-39　解剖鼻翼软骨内外侧脚

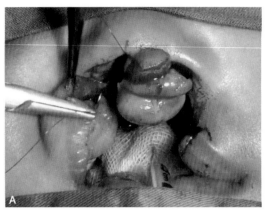
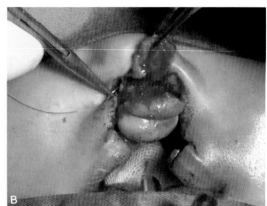

图 12-40　关闭鼻底

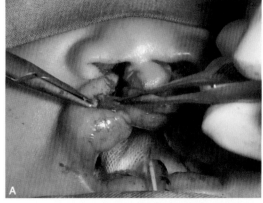
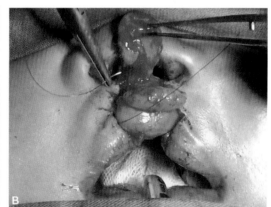
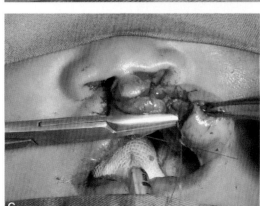
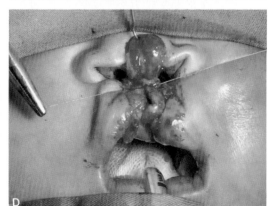

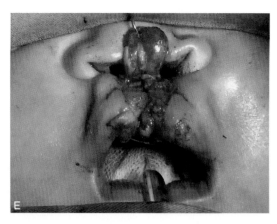

图 12-41　上提侧唇
A ~ D. 两侧唇口轮匝肌在中线对缝,上份上提固定于前鼻嵴骨膜;
E. 自上而下缝合两侧口轮匝肌

1/3 做约 5mm 的横行切口,将切口末端的口轮匝肌对缝,使下 1/3 的口轮匝肌推向唇珠方向,更有利于唇珠形态的重建(图 12-42)。收拢鼻翼基部:用 3-0 丝线缝合两侧鼻翼基脚皮下组织,使鼻翼宽度控制在 22 ~ 24mm(图 12-43)。在点"5"和"5'"的上方,用 11 号尖刀片由点"5"和"5'"皮肤侧刺入,穿透口腔侧黏膜,逆行沿点"5-6"和"5'-6'"连续向上,切开侧唇组织并于点"6-9"和"6'-9'"处切断侧唇唇红末端,力求使所切断的唇红末端组织含有尽可能多的口轮匝肌。再将两侧唇红唇组织末端的肌肉和皮下组织用可吸收缝线相对缝合。即点"6"与点"6'"相对缝合,点"5"与点"2",点"5'"与点"2'",点"1"与点"6"和点"6'"相对缝合。在缝合皮肤

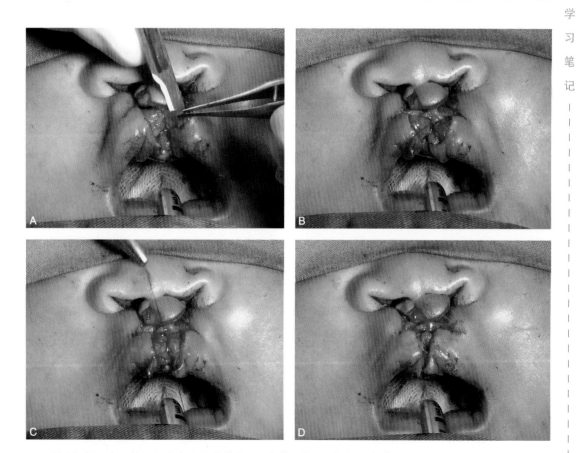

图 12-42　在口轮匝肌的下 1/3 做约 5mm 的横行切口,将切口末端的口轮匝肌对缝,使下 1/3 的口轮匝肌推向唇珠方向,更有利于唇珠形态的重建

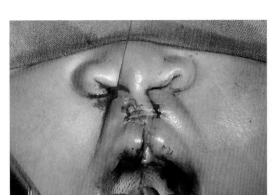

图 12-43　收拢鼻翼基脚,使鼻底宽度为
22~24mm

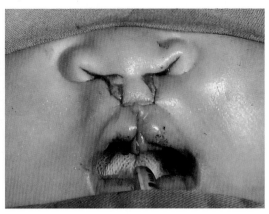

图 12-44　点"5"与点"2",点"5'"与点
"2'",点"1"与点"6"和点"6'"点相对缝合

层前,均需先行皮下组织的缝合(图 12-44)。缝合前唇侧缘切口时,应选缝合唇峰点位置相对较高的一侧,在行前唇侧缘切口与侧唇裂缘切口的缝合过程中,始终用镊子夹持侧唇组织瓣的上端,最后将鼻底处多余的侧唇瓣皮肤组织切除,使其与前唇侧切口完全贴合后相缝合。缝合完一侧前唇侧切口后,在缝合另一侧前唇侧切口时,要在确保两侧唇峰在同一水平高度的状况下进行缝合,这样整个侧唇的缝合过程都是在保证了两侧鼻翼唇峰距相等的情况下进行的。侧唇裂缘处的切口则多会随前唇侧切口的长短和形状进行修整,而不一定是术前设计的长度(图 12-45)。

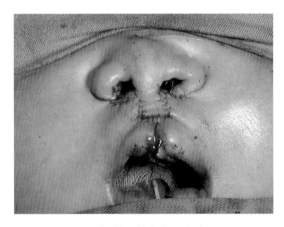

图 12-45　缝合上唇皮肤

8. 鼻畸形整复　在两侧鼻翼缘做倒 U 型切口,广泛分离鼻翼软骨。利用长针头贯穿缝合,将鼻翼软骨悬吊于同侧鼻背软骨,两侧鼻翼软骨内侧脚靠拢。鼻翼沟和鼻翼基部皮肤黏膜贯穿缝合塑造鼻孔形态(图 12-46)。

9. 唇红的修复　双侧唇裂的唇红形态,特别是在唇珠形态的修复过程中,极易出现唇珠处的口哨畸形,而影响了整体外观。但极度地将两侧唇唇红组织末端向中线牵拉修复唇珠,又易造成唇弓宽度过窄的继发畸形。故在设计与操作过程中,两者匀需兼顾,不可只考虑一方面,而忽视了另一方面的影响。将两侧唇红唇组织末端在中线相对缝合后,通常会因为两侧唇红末端

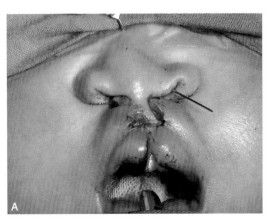

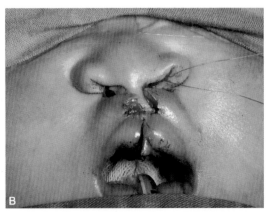

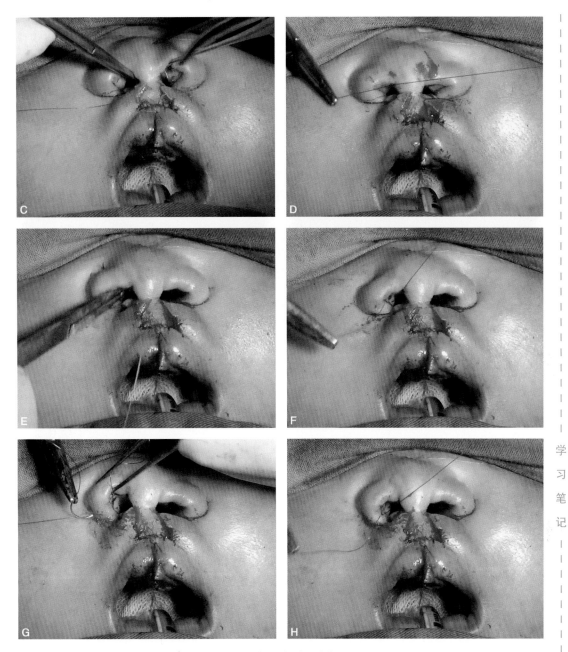

图 12-46　鼻畸形修复

A、B. 将鼻翼软骨悬吊固定于同侧鼻背软骨；C、D. 贯穿缝合鼻翼内侧脚；E、F. 鼻翼沟处贯穿缝合；G、H. 鼻翼基部贯穿缝合

组织在发育上的不均衡性，而出现上下宽度不对称的情况。遇此情形，还需以中线为轴在两侧唇红组织瓣上，各作一三角形带黏膜下组织的红唇瓣，相对交叉缝合，保证唇珠的丰满度和对称性。一般在较宽一侧唇红末端组织上所做的蒂在上的红唇三角瓣较宽些，而在对侧唇红末端组织上所做的蒂在下的红唇三角瓣就窄些，以弥补两侧组织的不对称性（图 12-47）。

（五）手术失误防范

1. 前唇与侧唇高度不一致　应以前唇全长作为术后上唇的高度，在缝合前调整侧唇高度，必要时在两侧鼻底处用"月牙形"切口，切除部分上唇皮肤组织，以保持侧唇与前唇高度一致。

2. 术后上唇张力过大，两侧上唇切口延期愈合。应在制作前唇瓣时，以前唇为蒂，仅切除前唇两侧表皮保留皮下组织，使前唇与侧唇切口缝合时，有充足的皮下组织支撑，提高术后切口一期愈合几率。

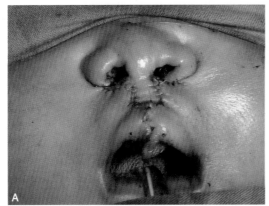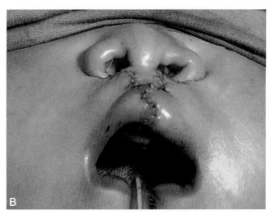

图 12-47　三角瓣交叉修整红唇

3. 术后易出现口哨畸形　在将两侧口轮匝肌在中线相对缝合时,利用两侧口轮匝肌的下 1/3 处口轮匝肌,各做一段的水平切口,形成侧唇口轮匝肌瓣,将两肌肉瓣相对缝合后,形成唇珠。同时利用两侧唇红唇小黏膜瓣修复红唇下缘。

（六）术后处理要点

同单侧唇裂。

第三节　先天性腭裂

一、腭裂治疗的临床路径

（一）诊断

第一诊断为腭裂。

行腭裂修复术。

（二）诊断依据

1. 腭部裂开,可为完全性裂,也可为不完全性裂;可为单侧裂,也可为双侧裂。

2. 有的为黏膜下裂(隐裂),腭部未见明显裂隙。

3. 完全性腭裂常伴有牙槽突裂及唇裂,咬合错乱。

（三）治疗方案的选择

选择腭裂修复术,其适应证为:

1. 10 个月以上的患儿,血常规、胸片等都在正常范围内。

2. 无严重先天性其他脏器的异常。

3. 无上呼吸道感染、腹泻及其他异常。

4. 口腔内无溃疡及黏膜糜烂。

（四）术前准备(入院后 2~3 天)

1. 必须检查的项目

（1）血常规、尿常规、血型。

（2）凝血功能。

（3）肝肾功能。

（4）感染性疾病筛查(乙肝、丙肝、艾滋病、梅毒等)。

（5）胸片。

（6）心电图(5 岁以上)。

（7）中耳功能筛查（声导抗测听、纯音测听）。

2. 根据病情可选择

（1）超声心动图（了解心脏杂音/先心病）。

（2）头颅正侧位 X 线片（了解颌骨缺失范围）。

（3）咽腔造影、鼻咽纤维镜检查（了解软腭及咽侧壁及咽后壁）。

（五）预防性抗菌药物选择与使用时机

1. 可不用抗生素。

2. 必要时也可选用青霉素类或其他类抗菌药物。

（六）手术日（入院第 3 ~ 4 天）

1. 麻醉方式　气管内插管全麻。

2. 口腔内固定物　有。

3. 术中用药　麻醉常规用药,输注平衡液。

4. 输血　除非出血量超过患儿体重的 20% 以上,否则无需输血。

（七）术后（住院恢复 4 ~ 5 天）

1. 根据当时病人情况而定复查的检查项目。

2. 术后用药　抗菌药物选用青霉素类或其他类抗菌药物,用药时间 3 ~ 4 天。

3. 常规使用止血药及激素类药。

（八）出院标准

1. 伤口基本愈合。

2. 没有需要住院处理的并发症和（或）合并症。

二、腭裂的分类与畸形特点

腭部的形成始于胚胎第 47 天,两侧腭突从前向后发生融合,约在胚胎 54 天左右完成。所以,腭裂的表现形式轻者仅有悬雍垂裂和软腭裂,重者则软硬腭均有裂开。悬雍垂裂与软腭裂称作不完全性腭裂（图 12-48A、B）,在硬腭部分,以鼻中隔作为中线标志,左侧腭突未与鼻中隔相融合者,称为左侧完全性腭裂（图 12-48C）;反之,称为右侧完全性腭裂（图 12-48D）;发生在鼻中隔两侧的称双侧腭裂（图 12-48E）。不完全性腭裂因多表现为两侧腭突未能在鼻中隔后方融合,故一般无左右之分。临床还有一类腭裂,称为黏膜下裂（图 12-48F）。

正常硬腭的上方与鼻中隔软骨的前份和犁骨的后份相融合,后外侧方与蝶骨的翼内板、翼钩紧相连（图 12-49）。

腭裂患者的骨和软组织都较正常人发育不足,其原因:一是可能在腭突形成融合过程中,由于腭突间充质组织发育不足,使得腭突瘦小有关;二是两侧腭突未能在中线相融合后,缺乏正常人的腭中缝结构,影响到两侧腭突生物作用力的相互传导和刺激,造成牙弓内外侧生物作用力的不平衡,使牙弓发生塌陷或移位。

附着于腭部的肌肉主要行使发音和吞咽两种功能。腭帆提肌是完成腭咽闭合中最主要的肌肉,同时咽上缩肌的上份和腭咽肌也有一定的辅助作用（图 12-50）。

腭帆提肌发育不足,甚至仅及正常人 1/2 的厚度,其后份肌纤维混入腭咽肌、硬腭后缘和悬雍垂基部,中份肌纤维呈扇形分布于裂隙,前份肌纤维呈三角形肌腱附着于后鼻嵴和硬腭的后缘,或直接混入腭帆张肌腱内。肌肉走行方向变横向排列为前后向排列,失去了正常情况下两侧肌肉连续形成的环状吊带样结构和功能（图 12-51）。突入硬腭骨性裂隙内的肌肉与腭咽肌和腭舌肌中突入裂隙的肌纤维共同形成了腭裂患者特有的所谓的“裂隙肌”。腭裂的严重程度与腭帆提肌的发育直接相关。有时,尽管是隐性腭裂,也可以伴有腭帆提肌的分布异常及腭的前后向发育不足和腭咽闭合不全。

学习笔记

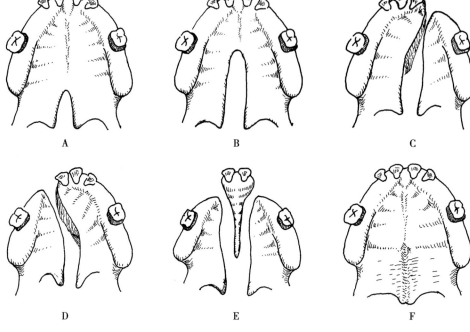

图 12-48　腭裂的分类示意图

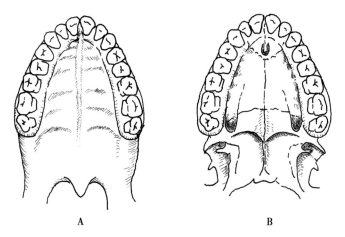

图 12-49　正常腭部的解剖

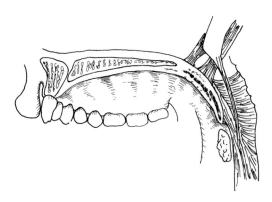

图 12-50　腭帆提肌、悬雍垂肌和腭舌肌在腭部的附着关系

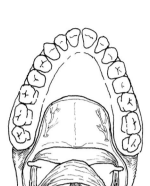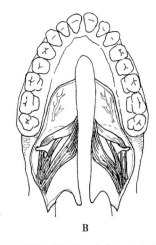

图 12-51 正常软腭肌肉的走行方向与发生腭裂后软腭肌肉走行方向的比较

综上所述,因腭裂而发生的软硬组织改变可以直接影响到营养摄入不良、咬合错乱、上颌骨生长发育不全、咽鼓管功能紊乱、患侧鼻腔堵塞(鼻中隔偏曲)、语音异常等。简而言之,可以影响面部除视力外所有器官的功能。

三、手术时间选择

为了使患儿在腭裂术后恢复有较好的语音功能,手术应尽可能在 1 岁以内完成,但也不要早于生后 6 月。一般以 10 ~ 12 个月为妥。但各单位还需结合本单位的麻醉状况,术后复苏条件以及护理经验等综合考虑后安排手术。

四、术前谈话要点

腭裂整复手术是以恢复软腭形态为目的的重建手术,而患儿术后语音功能,除依赖于软腭结构是否能与咽后壁实现腭咽闭合外,还与软腭本身的肌肉功能状态密切相关,也与软腭与周围发音器官的协调运动密切相关。所以,尚不能单纯的以术后患儿发音是否清晰来评判手术效果。腭裂整复术后腭咽闭合的最终效果最迟需待患儿 5 岁左右,配以鼻咽显微镜等检查后才能明确。大于 5 岁以上患儿一般在术后 6 个月 ~ 1 年,就可明确手术效果。

五、常用手术方法介绍

(一) Von Langenbeck 法(图 12-52)

该法的优点在于手术操作相对简洁,术后硬腭两侧近龈缘处遗留的未覆盖的裸露骨面较小,故术后可能对上颌骨生长发育的影响作用较少。但其缺点则是软腭后退有时不够充分。

手术基本程序:

1. 行术前准备和局部注射含肾上腺素的麻药后,在硬腭两侧和上颌结节后方画出侧方切口线。然后用 15 号或 11 号刀片,沿着腭侧牙槽嵴与硬腭的交界继续向前垂直切开黏骨膜,直至裂隙前缘一个多厘米,尽量保持黏骨膜瓣的完整。

2. 在上颌结节前约 1cm,通过侧切口插入 L 形骨膜剥离器,保持尖端紧贴骨膜下面,从上颌骨腭突及腭骨上掀起黏骨膜瓣的全层。

3. 紧靠上颌结节后面,再将骨膜剥离器插入软腭的下面指向悬雍垂。向内侧旋转骨膜剥离器,使其头部触及后鼻棘。将后外侧软腭瓣向内牵拉,同时避免损伤。

4. 在上颌结节前方,通过侧切口再插入 L 形骨膜剥离器,使剥离头紧贴腭骨,将黏骨膜瓣从

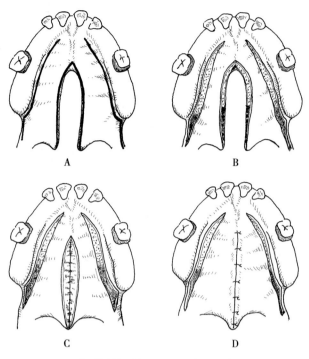

图 12-52　Von Langenbeck 法

腭骨表面游离松弛,将瓣尽量向上掀起,在瓣的下面暴露腭大神经血管束。并尽可能从血管神经束根部将其游离,分离血管神经束时的深度不易过深,以防分离过深而穿破硬软腭交界处的组织瓣。

5. 必要时对腭黏骨膜瓣的解剖分离一直进行到裂隙前而且越过中线。

6. 用 11 号刀片沿裂隙缘切开后,分离腭侧黏骨膜瓣和鼻侧黏膜层。切口向前绕过裂隙前端,用直角刀片切开该处的腭侧和鼻侧层。沿内侧裂隙用直角刀片向后继续切开至分离的悬雍垂边缘。用一个直角的骨膜剥离器从腭骨和鼻侧黏膜完全掀起和分离黏骨膜瓣。

7. 将黏骨膜瓣向外后方牵开,从而可用剪刀剪断在腭侧瓣和鼻黏膜层之间任何残存的粘连。为了保证伤口愈合良好,解剖宜在骨膜下和软腭黏液腺深面进行,此时在直视下可见腭帆提肌、悬雍垂肌和腭咽肌在后鼻棘和硬腭内后缘的异常附着。

8. 用小骨膜剥离器由后向前,紧贴腭骨骨面,将鼻侧黏膜层从硬腭的鼻腔侧骨面游离。

9. 用镊子轻轻夹起后鼻棘后外侧软腭瓣上的肌肉。用镊子向后内方牵拉肌束,解剖、去除束缚的组织以使软腭肌肉层自由地横向端对端吻合。

10. 首先缝合鼻侧黏膜层。从悬雍垂尖端开始,由后至前,如此缝合可调整两侧软腭鼻腔侧组织瓣的长度,并保证修复后的悬雍垂居中。缝合过程中,采用内翻缝合法,以使线结留在鼻腔侧。对软腭肌肉层的缝合不宜太细,因为腭帆提肌纤细、非常脆弱,往往有撕裂的危险,适当增加缝合的针间距,并多包裹些肌肉和黏膜下组织,有利于肌肉层的愈合。

（二）两瓣法

相对于 Langenbeck 的方法,操作更加便利且可使软腭后退,故有称之为后退手术方法。

1. 切口　在裂隙缘内侧和牙槽突与硬腭交界处画出切口线（图 12-53A）。裂隙越宽,裂缘的切口应越靠外侧,以使更多的口腔腭侧组织折向鼻侧。从前向后切开裂缘至软腭的口鼻侧交界处,使腭侧保留有足够的组织,切口终止于悬雍垂。沿牙槽嵴内侧的硬腭切口切开并向前与裂缘切口连接。

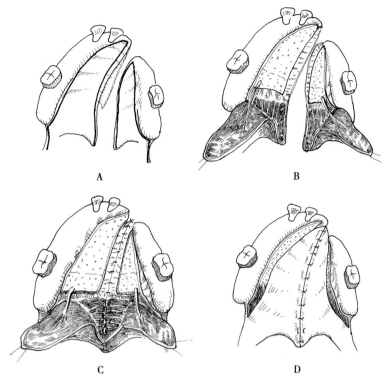

图 12-53 两瓣法修复腭裂示意图

2. 剥离 用 L 形剥离器插入侧方切口,保持在骨膜下轻而稳固地向前从腭骨表面掀起腭部黏骨膜瓣,并使其从裂缘切口游离。

3. 解剖与分离 用小骨膜剥离器游离硬腭后缘周围,使鼻侧黏膜组织从腭骨分离,始终紧贴骨面操作,以免穿破鼻侧黏膜瓣。当钝性和轻柔地向内侧移动黏骨膜瓣时,经常可见从腭大孔出来的神经血管束(图 12-53B)。

在腭大神经血管束所形成的崤形隆起两侧,由后至前,用 15 号小圆刀片,轻轻切开骨膜,紧接着用小止血钳,沿切口两侧做仔细地分离。分离时,用左手钳夹固定硬腭黏膜瓣,以利操作,分离神经血管束的深度不易过深,过深有穿破硬软腭交界处组织瓣的危险。分离神经血管束的关键是彻底分离开神经血管束出腭大孔处的纤维结缔组织与骨孔周围的附着。然后用骨膜剥离器,从已解剖的硬腭后缘向前充分游离鼻侧黏骨膜层。完全剥离软腭肌在硬腭后缘和裂隙缘的附着,剪断腭腱膜,必要时可折断翼钩。

用镊子轻轻夹起后鼻棘外侧软腭瓣上的肌肉,去除束缚的纤维结缔组织,以使软腭肌束层自由地横向对合。

4. 缝合 从悬雍垂尖端开始,用 1-0 的丝线或吸收线内翻缝合裂隙缘的鼻腔侧,并将线结留在鼻侧面。从悬雍垂至牙槽崤裂用间断缝合,注意保持两侧鼻腔层黏膜长度的对称性(图 12-53C)。

5. 裸露骨面的处理 腭裂修复术后,势必在硬腭两侧近龈缘处遗留有一定大小的裸露创面。一般来讲可不予处理,但对有出血倾向的情况,可适当填塞碘仿纱条,明胶海绵或止血凝胶等,并妥善固定之(图 12-53D)。

(三)反向双"Z"软腭成形法

该法既可延长软腭,又可使腭帆提肌达到功能性重建,常规不做松弛切口,避免了在硬腭上遗留裸露骨面,减轻了对上颌骨生长发育的影响。

手术步骤(图 12-54):

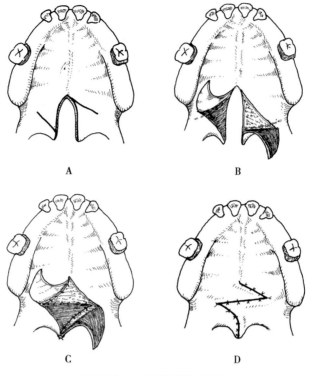

图 12-54　反向双"Z"成形法

1. 切开

（1）鼻腔 Z 成形的两个三角瓣与口腔 Z 成形的两个三角瓣定为反向。

（2）口腔面一侧蒂在后的肌黏膜瓣的侧臂（水平切口）沿硬腭后缘，至翼突钩，设计成与中轴的角度大约为60°。所形成的瓣包括一侧软腭表面的绝大部分。口腔面另一侧蒂在前的黏膜瓣，其侧臂从悬雍垂根部开始，向侧方，与对侧的侧臂平行。

（3）鼻腔面的 Z 成形术的切口设计与口腔面相反。其蒂在后的瓣包含另一侧软腭肌肉，它的侧臂沿另一侧硬腭的后缘。但应距硬腭裂边缘 2mm，便于缝合，鼻腔面三角瓣的侧臂应终止在咽鼓管开口的唇部。在另一侧软腭的鼻腔面做蒂在前的黏膜瓣。其侧壁也从悬雍垂的根部开始，向侧方，与对侧三角瓣的侧臂平行。

（4）侧臂切口的长度决定了三角瓣的大小及是否可以关闭鼻腔及口腔面裂隙。设计时一定要比例合适，切忌一侧长、一侧短。

（5）在腭裂的软腭裂隙缘部分，口腔黏膜及鼻腔黏膜的交界一般都很清楚，沿两侧黏膜交界线切开并向前延伸。切开硬腭裂隙边缘（如硬腭也受累）。

2. 黏膜肌瓣及黏膜瓣的形成

（1）含有腭部肌肉的瓣为黏膜肌瓣，其蒂要在后方。在口腔面，黏膜肌瓣可以设计在任意一侧，但由于黏膜肌瓣的制备是手术中的难点和关键点，对于右手操作的医生可将肌黏膜瓣设计在左侧，将有利于操作，左手操作的医生则反之。

（2）口腔面黏膜肌瓣及黏膜瓣的形成：在做黏膜肌瓣的侧臂切口时，只切开黏膜表面。从裂隙缘开始分离肌肉，并逐渐加深黏膜肌瓣的中轴切口和侧臂切口，小心地将肌肉的尖端从硬腭后缘及鼻腔黏膜面剥离，避免鼻腔黏膜穿孔，可应用鼻腔弯剪刀帮助分离，并进一步加深裂隙缘的切口。侧臂切口加深后，瓣可以被掀起，并可以清楚地看见腭腱膜，将其与硬腭后缘分离。当腭腱膜完全与硬腭后缘断离后，将腭部肌肉与外侧的筋膜及下面的鼻腔黏膜剥离。在裂隙的另一侧，形成蒂在前的黏膜瓣，将软腭黏膜与下面的肌肉分离，仔细将蒂的基底从腭大孔周围游离。

（3）鼻腔面黏膜肌瓣和黏膜瓣的形成：蒂在前的软腭黏膜瓣形成之后，其下方便是鼻腔面黏膜肌瓣，按上述方法做切口，并分离腭腱膜，将此瓣充分游离。

3. 缝合　首先将悬雍垂对位缝合，将鼻腔面两三角瓣换位后，将黏膜肌瓣的尖端定位。从三角瓣的尖端开始，封闭软腭鼻腔面。将口腔面 Z 瓣换位缝合，达到其肌肉瓣的相互重叠，形成完整的肌肉环。

六、常见手术并发症与处理原则

腭裂术后的常见并发症包括：

1. 术后出血　术后 24 小时内，患者口鼻腔内常有少量渗血，无须特殊处理。但应注意观察有无吞咽至胃部的情况。如果出血转多，且呈鲜血，则属术后并发症，严重者可导致呼吸道梗阻或出血性休克。

对于腭裂术后出血，除非少量采用局部压迫或填塞可控制出血外，宜尽早重返手术室探查止血。特别是对婴幼儿腭裂患儿的术后出血。

2. 腭裂术后穿孔　是指腭裂修补术后，各种原因造成的腭部创口愈合不良从而造成口腔腭部的小至米粒样大小的口鼻腔瘘孔，大至全部伤口裂开形成的口鼻腔贯通。发生瘘孔或复裂的部位，发生几率最多的部位为硬软腭交界处、硬腭前份（图 12-55）。穿孔的生物学可修复时间应在术后 6 个月左右。但在临床工作中多需结合患儿腭咽闭合和牙槽突裂等状况，与其他手术一并进行。

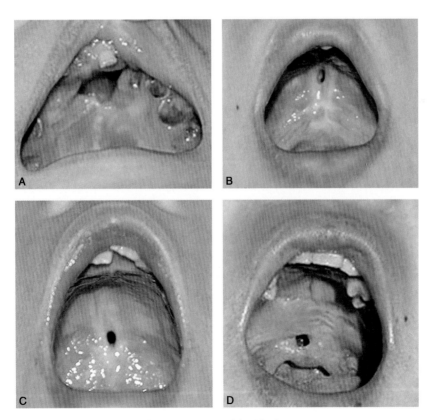

图 12-55　腭裂术后穿孔

3. 腭咽闭合不全　腭咽闭合不全的表现为患儿术后语音不清。腭咽闭合不全需在语音师主观判听以及鼻咽显微镜（图 12-56）或头颅侧位片（图 12-57）等辅助诊断或检查下，方可确诊。

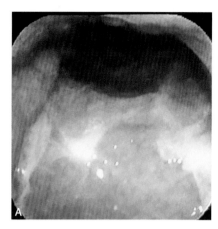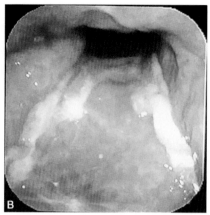

图 12-56　鼻咽显微镜示腭咽闭合不全
A. 鼻咽纤维镜示腭咽闭合不全（静止位）；B. 鼻咽纤维镜示腭咽闭合不全（发音位）

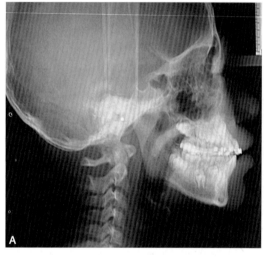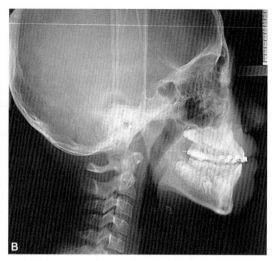

图 12-57　头颅侧位片示腭咽闭合不全
A. 头颅侧位片示腭咽闭合不全（发音位）；B. 头颅侧位片示腭咽闭合不全（静止位）

七、随访安排与内容

对小于 3 岁的患儿，可安排其在 3 岁左右复诊。3 岁以上的患儿安排在 5 岁左右复诊。5 岁以上患儿，则可安排术后 1 年复诊即可。5 岁以下患儿复诊时，诊断为腭咽闭合完全者多不会因时间而发生改变，诊断为腭咽闭合不完全者，需待 5 岁再经语音师及辅助设备检查后予以确诊。

八、反向双"Z"腭裂整复术示例

（一）适应证

1. 软腭裂。

2. 腭隐裂。

3. 腭裂术后腭咽闭合不全软腭发音位距咽后壁距离 6mm 以内者。

（二）禁忌证

1. 完全性腭裂。

2. 裂隙宽大腭裂。

（三）手术体位

1. 仰卧位，头尽量后仰。

2. 垫肩。

3. 气管插管位于下唇正中,上腭裂开口器。

（四）手术步骤（图12-58）

1. 切口设计 扪出并标记翼钩,在患者的右侧画出口腔层切口线,从翼钩到硬腭后缘的裂隙缘。在左侧,口腔层的切口从悬雍垂基底延伸到翼钩。由于腭帆提肌从颅底基部出孔后,向下、前止于软腭前半部裂隙缘,所以右侧口腔黏膜瓣必须附带包含有腭帆提肌的软腭肌肉束。右侧口腔黏膜瓣接近45°,左侧接近90°（图12-58A）。

2. 1∶100 000 肾上腺素盐水在右侧软腭肌肉深面与鼻腔黏膜之间注射,左侧黏膜下与软腭肌肉浅面注射。

3. 形成蒂在前的口腔黏膜瓣 沿切口线自悬雍垂基部垂直裂隙切开（图12-58B）,剖开裂隙,沿黏膜下锐性分离,解剖平面应沿裂隙缘浅面,避免切断深面的腭咽肌和腭舌肌,向前分离应深至小涎腺以下（图12-58C）。形成包含口腔黏膜、黏膜下组织的蒂在前的口腔黏膜瓣,注意瓣尖带有足够厚度的黏膜下组织（图12-58D）。

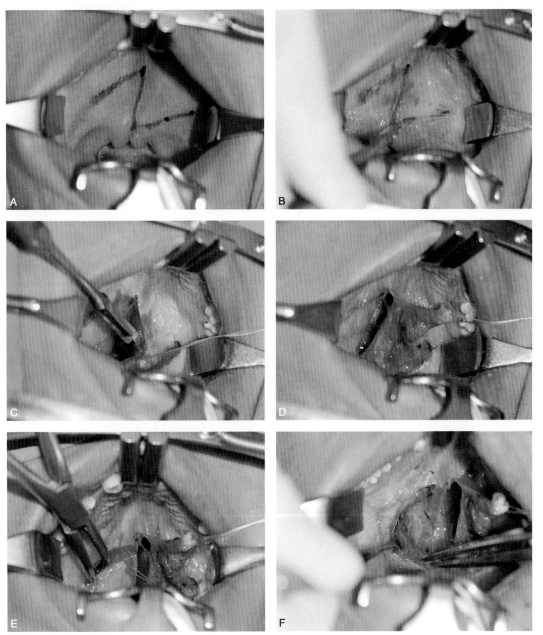

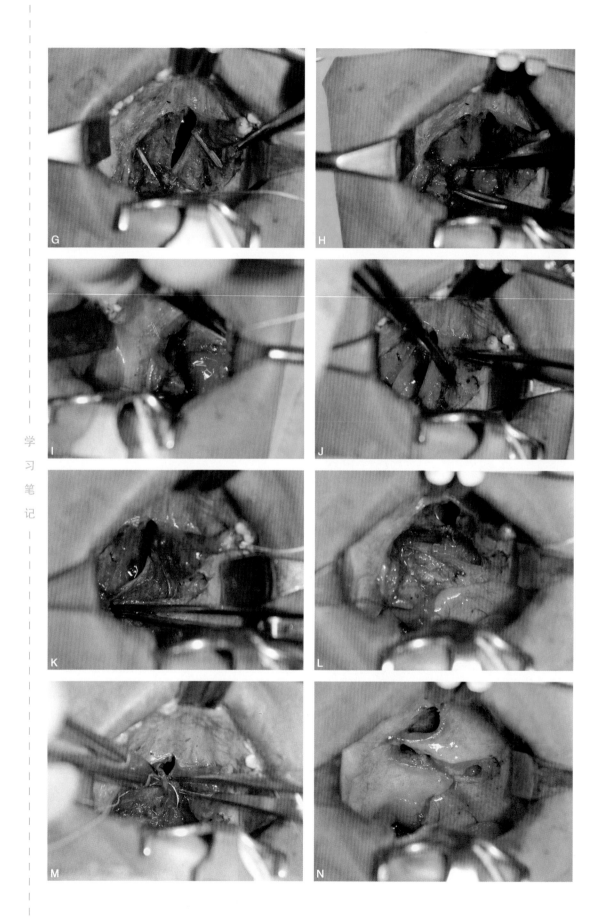

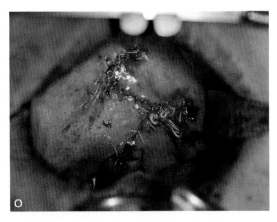

图 12-58　反向双"Z"腭裂整复术

A. 口腔黏膜切口；B. 自悬雍垂基部垂直切开口腔黏膜层；C. 在小唾液腺深面锐性解剖口腔黏膜层；D. 形成包含口腔黏膜、黏膜下组织的蒂在前的口腔黏膜瓣；E. 用大弯在翼钩处钝性分开腭帆张肌肌腱，到达咽上缩肌，可看到腭帆提肌自颅底发出的肌腹；F. 形成包含腭帆提肌的蒂在后的口腔黏膜肌肉瓣；G. 鼻腔黏膜切口示意：右侧自悬雍垂基部至右侧腭帆提肌出孔处，左侧距硬腭后缘 3mm，沿向咽鼓管开口，止于左侧咽上缩肌处的腭帆提肌肌腹；H. 剪开鼻腔黏膜；I. 形成蒂在前的鼻腔黏膜瓣；J. 剪开鼻腔黏膜，注意保留 3mm 组织在硬腭后缘，止于腭帆提肌肌腹；K. 形成包含腭帆提肌的蒂在后的鼻腔黏膜肌肉瓣；L. 将左侧鼻腔黏膜肌肉瓣的瓣尖与右侧腭帆提肌出孔处的鼻腔黏膜缝合，右侧鼻腔黏膜瓣尖与左侧腭帆提肌肌腹处的鼻腔黏膜缝合；M. 缝合对应鼻腔黏膜，封闭鼻腔层裂隙；N. 两侧口腔瓣交叉换位，右侧口腔黏膜肌肉瓣的瓣尖缝合到左侧腭帆提肌基部上方、翼钩后数毫米处，完成了双侧腭帆提肌的横向定位和重叠，左侧口腔黏膜瓣瓣尖缝合至右侧翼钩附近；O. 对位缝合口腔黏膜，关闭口腔层裂隙

4. 形成包含腭帆提肌的蒂在后的口腔黏膜肌肉瓣　自右侧翼钩沿切口线切开黏膜，用大弯在翼钩处钝性分开腭帆张肌肌腱，到达咽上缩肌(图 12-58E)，可看到腭帆提肌自颅底发出，沿此处腭帆提肌束向硬腭后缘解剖，使右侧软腭分层，形成带有肌肉的口腔黏膜层和不带软腭肌肉的鼻腔层，注意保持鼻腔黏膜的完整性及一定厚度。自硬腭后缘向悬雍垂基部切开黏膜，这就形成了包含腭帆提肌的蒂在后的口腔黏膜肌肉瓣(图 12-58F)。

5. 形成蒂在前的鼻腔黏膜瓣　在右侧软腭自悬雍垂基部向右侧腭帆提肌出孔处切开或剪开鼻腔黏膜，这就形成了不带软腭肌肉的鼻腔黏膜瓣，注意瓣的基部一定要止于腭帆提肌出孔处，因为这决定了对侧腭帆提肌能否恢复到正常位置并形成腭帆提肌环(图 12-58G ~ I)。

6. 形成包含腭帆提肌的蒂在后的鼻腔黏膜肌肉瓣　在左侧硬腭后缘保留 3mm 鼻腔黏膜利于将来的缝合，切开鼻腔层，切口沿向咽鼓管开口，止于左侧咽上缩肌处的腭帆提肌肌腹(图 12-58G、J、K)。

7. 鼻腔侧裂隙的关闭　使用 5-0 抗菌维乔可吸收线将左侧鼻腔黏膜肌肉瓣的瓣尖与右侧腭帆提肌出孔处的鼻腔黏膜缝合，注意保持腭帆提肌的一定张力。右侧鼻腔黏膜瓣尖与左侧腭帆提肌肌腹处的鼻腔黏膜缝合。间断缝合相应的 Z 字鼻腔层组织(图 12-58L、M)。

8. 口腔侧裂隙的关闭　使用 5-0 抗菌维乔将右侧蒂在后的口腔黏膜肌肉瓣的瓣尖缝合到左侧腭帆提肌基部上方、翼钩后数毫米处，完成了双侧腭帆提肌的精确横向定位和重叠。3-0 丝线间断缝合两侧腭帆提肌束。将左侧口腔黏膜瓣尖向右侧翼钩方向牵拉，使之在无张力的位置与相应硬腭后缘口腔黏膜缝合，若瓣尖无法达到对侧裂隙最顶端，不必强行缝合，剩余裂隙利用两侧口腔黏膜瓣对缝即可关闭。5-0 抗菌维乔间断缝合相应的 Z 字口腔层组织(图 12-58N、O)。

(五) 手术失误防范

1. 牢记无论口腔层还是鼻腔层，蒂在后的组织瓣附带软腭肌肉。

2. 组织瓣尖保留足够厚度，保证伤口愈合。

3. 精确恢复腭帆提肌至横向，形成腭帆提肌环并保持一定张力。

(六) 术后处理要点

1. 注意防范术后伤口出血　快速、活跃性的出血需及时重返手术间探查止血；缓慢、进行性的渗血,为防止呼吸道梗阻,可安放鼻咽通气道,并及时抽吸口腔分泌物,保持呼吸道通畅并严密观察软腭肿胀程度,若肿胀能稳定不明显变大,可继续观察,若肿胀持续发展,则及时重返手术间探查止血。

2. 注意由于咽腔缩小导致的呼吸道不畅,术后给予地塞米松,必要时丝线向外牵拉舌体。

第四节　牙槽突裂

一、诊疗的临床路径

（一）诊断

第一诊断为牙槽突裂。

行牙槽突裂修复术。

（二）诊断依据

1. 牙槽突裂开,为单侧或双侧裂。

2. 可同时伴有唇裂或腭裂。

（三）治疗方案

选择牙槽突裂修复术,其适应证为:

1. 年龄一般在 8 岁以上。

2. 血尿常规以及其他化验检查应在正常范围。

3. 无发热和上呼吸道感染以及腹泻等症状。

4. 胸片无异常,胸腺大小在正常范围。

5. 无其他脏器的先天性异常,如先天性心脏病、心血管系统等疾病。

6. 口、鼻唇区皮肤、黏膜无糜烂和皮疹。

（四）术前准备（入院后 1~2 天）

1. 必须检查的项目

（1）血常规、尿常规、血型。

（2）凝血功能。

（3）肝肾功能。

（4）感染性疾病筛查（乙肝、丙肝、艾滋病、梅毒等）。

（5）胸片、心电图。

2. 根据具体情况选择　超声心动图（心脏杂音/先心病）。

（五）预防性抗菌药物选择与使用时机

术前 30 分钟~2 小时用青霉素类及其他类抗菌药物。

（六）手术日（为入院第 3~4 天）

1. 麻醉方式　气管内插管全麻。

2. 术中用药　麻醉常规用药。

（七）术后（住院恢复 5~7 天）

1. 必须复查的检查项目　根据当时病人情况而定。

2. 术后用药　青霉素类或其他类抗菌药物,用药时间≤3 天。

（八）出院标准

1. 伤口愈合良好,拆线后出院（使用可吸收线者无需拆线）。

2. 没有需要住院处理的并发症和（或）合并症。

二、牙槽突裂的临床分类与畸形特点

牙槽突裂最常见发生部位在侧切牙与尖牙之间,其次在中切牙与侧切牙之间,少数也可发生在中切牙之间或伴发上颌骨裂。根据发生的部位,可分为单侧牙槽突裂和双侧牙槽突裂。

根据牙槽突裂的程度可分为:

1. 伴有腭裂的牙槽突裂(完全性牙槽突裂) 从鼻腔到前腭骨的牙槽突完全裂开。其间隙宽度不一,口鼻腔贯通,常见于单侧或双侧完全性唇腭裂患者(图 12-59 A)。

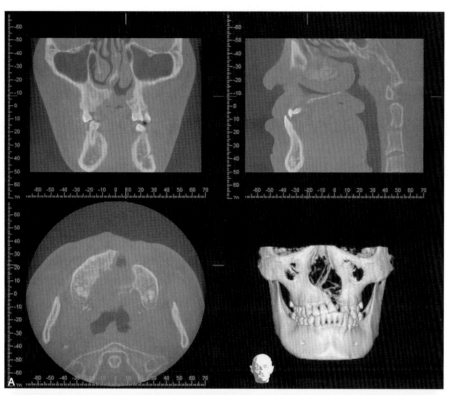

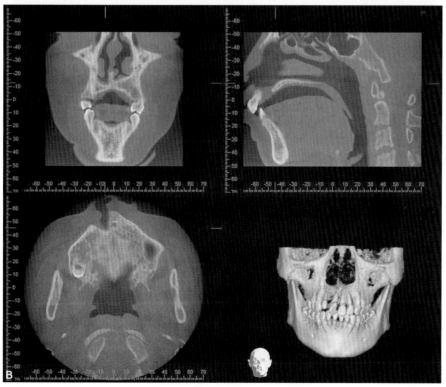

图 12-59 牙槽突裂的分类

A. 伴有腭裂的牙槽突裂;B. 未伴有腭裂的牙槽突裂

2. 不伴有腭裂的牙槽突裂（不完全性牙槽突裂） 牙槽突有程度不一的部分裂开,鼻底及前庭部位牙槽突有缺损凹陷,但保持连续性,黏膜完整,口鼻腔不相通,多见于不完全性唇裂患者。牙槽突裂患者其裂隙缺损区两侧的骨段相互接触但并不形成骨性愈合,往往留有口鼻腔的瘘孔(图12-59B)。

3. 隐裂 牙槽突线状缺损或呈轻度凹陷,未见有裂隙,黏膜完整,口鼻腔不相通,也见于不完全性唇裂患者;但临床上少见。

对于牙槽突裂根据临床表现易于诊断。对隐裂患者则可借助X线影像学检查:CBCT、X线牙片、咬合片可见到牙槽突骨质缺损的低密度影像。

三、手术时间选择

目前多数学者主张,在裂隙侧恒尖牙萌出前的混合牙列期行二期牙槽突裂植骨修复,可获得较为满意的疗效。较为适合的时间段为恒尖牙牙根形成1/2~2/3阶段,通常为8~11岁之间。多数研究结果显示,这一阶段行植骨修复术,成功率高,有利于裂隙区两侧牙的健康及恒尖牙的萌出,并且对颌面部生长发育的影响也最小。

四、术前谈话要点

除常规外科术前谈话应告知的内容外,还需向患儿家属交代牙槽突裂骨移植修复术是患者序列治疗的一部分,其目的主要是为后续恒尖牙的萌出及上颌牙弓的稳定性以及术后正畸创造条件,暂不会对鼻唇形态产生明显改善。术后需尽可能对上唇制动,如少讲话,不用手按压揉搓,不用前牙吃硬物等。取骨处多位于髂前上棘处,术后2~3天行动不便,但对后期下肢活动无影响。

五、常用手术方法介绍

（一）唇颊侧入路牙槽突裂植骨修复术（图12-60）

该法历经多位学者改进,其优点是操作简便,但缺点是植骨量有时不足,且因作前庭沟松弛切口而导致术后前庭沟有所变浅。

1. 切口设计 口腔前庭切口沿裂隙边缘切开,手术刀垂直骨面,切勿片切组织。然后自裂

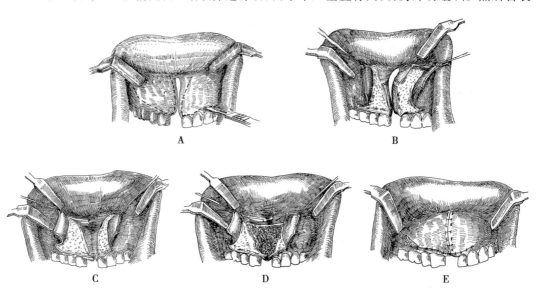

图12-60 唇颊侧入路牙槽突裂植骨修复术

A. 唇颊侧牙槽突裂植骨术的手术设计;B. 唇颊侧牙槽突裂黏骨膜瓣的形成;C. 唇颊侧牙槽突裂植骨床的制备;D. 植入颗粒松质骨;E. 牙槽突裂植骨后的缝合

隙向两侧沿牙龈缘及牙龈乳头切开,患侧至第一磨牙处切口转向上达前庭沟,健侧切口至切牙区转向上。切口的范围即唇侧黏骨膜瓣的大小取决于口腔前庭瘘的大小(图12-60A)。

腭面如有瘘孔存在,视其大小沿瘘孔及腭侧牙龈缘切开,若只有缝隙存在则无需切开。

2. 骨床形成　用小的骨膜剥离器自切口边缘开始行骨膜下剥离形成唇颊侧黏骨膜瓣,于鼻前庭瘘部位,锐分离其上方的黏膜下组织,形成黏膜瓣。操作应注意软组织瓣的长宽比例,以保证足够的血源供应。继而剥离鼻腔侧壁及鼻中隔的黏骨膜,在距腭部约5mm处横断裂隙中鼻腭黏膜的连接或鼻黏膜与腭黏膜间相连的瘢痕结缔组织。横断切口的深度,以形成的骨床空间可以容纳足够厚度的骨质为宜,以形成形态较好的牙槽嵴(图12-60B)。

将游离的两侧鼻腔黏骨膜向上折转后对位缝合,形成封闭的鼻底,即受植骨床的顶部。在有腭瘘存在的病例,沿腭侧龈缘切口掀起腭侧黏骨膜瓣。如无腭瘘存在,则将裂隙两侧下方的鼻腔黏骨膜与腭黏膜一起掀起并折转向下,对位缝合后形成受植骨床的底部。在缝合前通常需修剪腭黏骨膜瓣,去除多余的瘢痕组织。植骨床内的两侧牙槽突裂应为裸露骨面,其顶部与底部均应严密缝合(图12-60C)。

3. 植骨　将取得的自体松质骨粉碎成颗粒状,自后向前输送入植骨床内,注意骨粒堆积时应适当压缩,以使其密度适中,减少植入后的吸收率。在裂隙直达鼻底的情况,并可在裂隙顶植一块状皮质骨,其相应的上颌骨及梨状孔边缘也应植入骨质,使扁平塌陷的鼻翼得到骨性支撑,为后期的鼻畸形矫正术打好基础。植骨过程中避免使用吸引器,并注意保护好腭侧黏膜(图12-60D)。

4. 关闭切口　用小圆刀片或尖刀片在颊侧黏骨膜基底处做数个减张小切口,切断骨膜及部分黏膜下组织,使其充分松解,足以在无张力的情况下覆盖植骨区,避免术后愈合不良甚或切口裂开。然后将裂隙两侧及腭侧黏骨膜瓣拉拢,以褥式加间断缝合(图12-60E)。最后将远中颊瓣在各个牙间乳头处与相应的腭侧黏膜缝合固定。缝合前仔细将松弛切口创面充分止血。拉拢后,颊瓣远中可能遗留部分骨面暴露,无需特殊处理。

（二）腭侧入路牙槽突裂植骨修复术（图12-61）

该法由华西口腔医院设计,其优点是两侧牙槽突骨断端显露彻底,无需做前庭沟松弛切口,故术后前庭沟不会变浅。

1. 切口设计　在牙弓腭侧,先沿裂隙边缘切开,再沿龈缘从裂隙近牙槽突端切开2~3个牙位的龈黏骨膜瓣。续而沿裂隙缘切口绕至唇侧,再沿两侧龈缘做1~2个牙位的切口。最后从

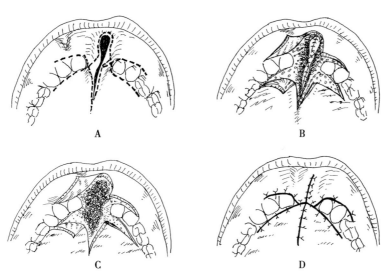

图12-61　腭侧入路牙槽突裂植骨修复术
A. 腭侧入路牙槽突裂植骨术的手术设计；B. 腭侧入路牙槽突裂植骨床的制备；C. 植入颗粒松质骨；D. 牙槽突裂植骨后的缝合

腭侧裂隙向唇颊侧翻起裂隙侧的黏骨膜瓣,并将裂隙两侧切口从后至前,从下至上,在鼻底方向延伸交汇(12-61A)。

2. 翻瓣　从腭侧龈缘翻起腭侧黏骨膜瓣,使其能向裂隙移动并相对缝合。从裂隙缘向上翻起裂隙侧壁和唇颊侧黏骨膜瓣,潜行分离裂隙顶端,形成衬里组织瓣,利用裂隙侧壁组织较多一侧,制作裂隙后方瓣。至此,所有制备植骨床的软组织瓣均已完成。

3. 制备植骨床　由前至后缝合唇侧裂隙顶端衬里,末端与裂隙侧壁瓣相交。再将裂隙侧壁三角瓣的尖端与两腭侧瓣相对缝合的最远端缝合,封闭牙槽突与硬腭骨裂隙的交通。相对缝合两侧腭瓣至牙槽突端。修整裂隙侧壁瓣和唇颊侧瓣之形态,并相对缝合。至此,形成仅余留有牙槽突顶端创口的植骨袋(12-61B)。

4. 植骨　将取得的自体松质骨粉碎成颗粒状,自前向后输送入植骨床内,注意骨粒堆积时应适当压缩,以使其密度适中,减少植入后的吸收率(图 12-61C)。

5. 关闭切口　一般无需向唇颊侧入路法那样作前庭沟的松弛切口。只需将已相对缝合的唇颊侧瓣顶端与腭侧黏骨膜瓣顶端相对缝合两针即可。最后分别将唇颊侧瓣和腭侧瓣与同侧牙龈乳头缝合,以防术后出血(图 12-61D)。

六、常见手术并发症与处理原则

牙槽突裂骨移植修复术后的主要并发症包括:

1. 伤口感染、愈合不良　表现为牙槽突裂区的伤口在术后 5 天有糜烂,甚至小块颗粒骨溢出,软组织较为红肿。处理办法为每天至少一次有生理盐水清洗伤口,最好用碘仿纱条填塞并固定 5~7 天。视患儿全身情况,可酌情使用抗生素。

2. 伤口裂开　多系缝合时张力过大,偶见患儿不慎跌伤所致。表现为伤口呈踝开状。一旦发生伤口裂开,不建议即刻再次缝合,对无成活条件的颗粒骨尽快去除,可湿敷伤口,加强换药,待其愈合后 6 个月以后再次植骨修复。

七、随访安排与内容

牙槽突裂骨移植术后的效果须在术后 6 个月复诊,局部检查包括有无软组织裂隙或漏孔,X线检查建议最好行 CBCT 检查,可以三维观察唇侧与腭侧的移植骨成活情况(图 12-62),尖牙在植骨区萌出的情况可能需等到患者 11~13 岁左右,才能观察到。建议其应尽可能每年来院复查一次。复查时应拍照或留取三维图像资料存档,根据上颌牙弓变化趋势和生长发育规律,决定是否需再次植骨、牙齿萌出是否正常以及术后正畸的安排等。

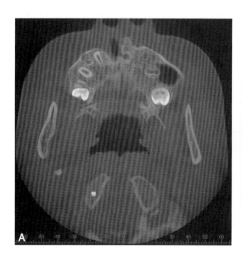
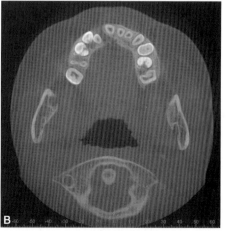

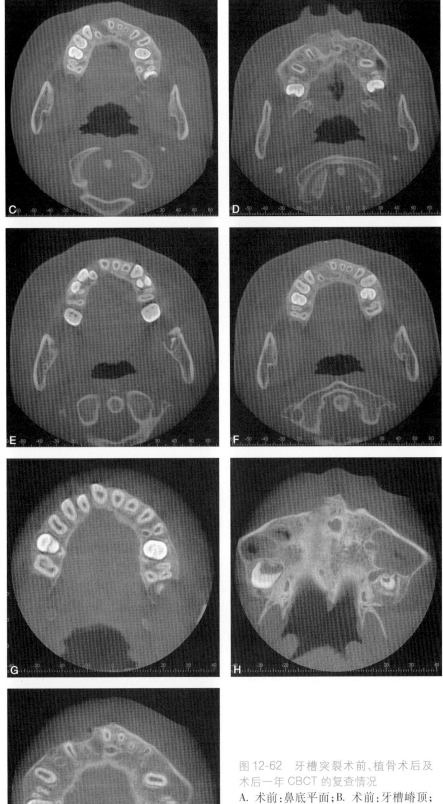

图 12-62　牙槽突裂术前、植骨术后及术后一年 CBCT 的复查情况
A. 术前:鼻底平面;B. 术前:牙槽嵴顶;
C. 术前:牙槽嵴中份;D. 术后:鼻底平面;E. 术后:牙槽嵴顶;F. 术后:牙槽嵴中份;G. 术后一年:牙槽嵴顶;H. 术后一年:鼻底平面;I. 术后一年:牙槽嵴中份

八、腭侧入路单侧牙槽突裂植骨修复术示例

（一）适应证

1. 患者年龄 6~8岁（侧切牙牙根形成1/2以上）；8~12岁（尖牙牙根形成1/3以上）。

2. 裂隙类型 线性裂隙（裂隙宽度<5mm）、腭侧切牙孔处无大面积瘘孔。

3. 裂隙内黏膜完整 裂隙内无异位萌出牙齿。

（二）禁忌证

1. 近两周有上呼吸道感染病史。

2. 裂隙内黏膜不完整，裂隙内有残存乳牙或异位萌出的恒牙。

3. 裂隙宽度>5mm。

4. 裂隙侧中切牙重度扭转完全覆盖裂隙。

5. 两侧牙槽突骨段落差>1/2牙槽突高度。

（三）手术体位

1. 仰卧位，垫肩。

2. 头部可调整成30°后仰。

3. 经口腔气管插管偏于非裂隙侧口角，必要时需缝合固定。

（四）手术步骤（图12-63）

1. 侧方开口器的应用 安放侧方开口器于非裂隙侧（图12-63A），采用聚维酮碘溶液对术区再次消毒，在术区局部注射1:10万肾上腺素生理盐水。

2. 切开 应用15号圆刀片沿手术切口切开牙龈、腭侧黏膜，深达骨面（图12-63B）。由下至上剥离黏骨膜瓣，并与唇侧瓣连为一体。同时沿裂隙内切口向牙槽突裂隙鼻底延伸切口并剥离，以使唇侧黏骨膜瓣充分游离和向裂隙处移动（图12-63C）。

3. 剥离 用小骨膜剥离器紧贴硬腭骨面剥离腭侧黏骨膜瓣，暴露牙槽突裂腭侧边缘及裂隙

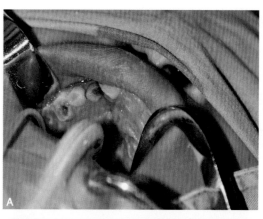
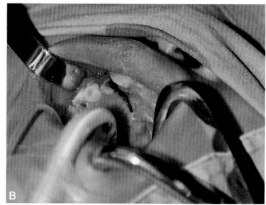
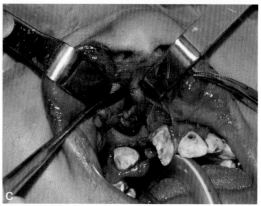
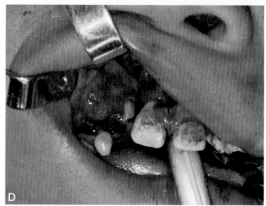

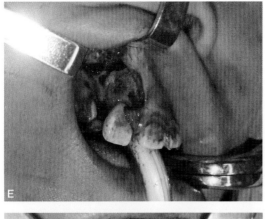
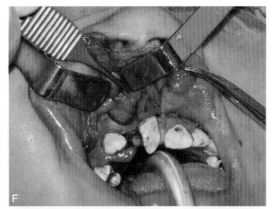
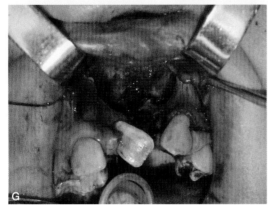
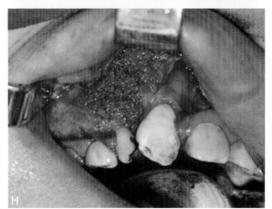
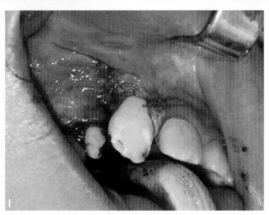

图 12-63　腭侧入路单侧牙槽突裂植骨修复术

A. 在非裂隙侧放置侧方开口器,暴露腭侧术区;B. 腭侧牙槽突裂裂隙切口;C. 沿裂隙内切口向牙槽突裂隙鼻底延伸切口并剥离,以使唇侧黏骨膜瓣充分游离和向裂隙处移动;D. 剥离黏骨膜时注意对恒尖牙牙胚的保护;E. 暴露前鼻嵴边缘,并绕过前鼻嵴向上剥离至鼻底;F. 不伴腭裂的牙槽突裂,腭侧板连续,不需制备袋底;G. 完全性牙槽突裂,自腭侧裂隙底部关闭裂隙至切牙孔,向上翻转非裂隙侧鼻腔瓣至鼻底平面,通过贯穿腭侧黏膜实现鼻底平面与腭侧平面的封闭效果,裂隙侧鼻腔瓣封闭剩余鼻底平面的裂隙;H. 植入适当的松质骨;I. 关闭唇侧黏膜

腭侧。继续应用小骨膜剥离器紧贴唇侧骨面暴露牙槽突裂唇侧骨面,剥离裂隙侧时注意对恒尖牙牙胚的保护(图 12-63D),上方暴露到前鼻嵴边缘,并绕过前鼻嵴。

4. 植骨床的制备　要求植骨床在不挤压黏膜组织的情况下两侧牙槽骨段骨壁完全暴露,上界应与非裂隙侧前鼻嵴下缘平齐,下界平非裂隙侧远中牙槽嵴顶。

(1) 关闭植骨床袋底:对于不伴腭裂的牙槽突裂,腭侧板连续,不需制备袋底(图 12-63F)。对于完全性牙槽突裂,自腭侧裂隙底部关闭裂隙至切牙孔,向上翻转非裂隙侧鼻腔瓣至鼻底平面,通过贯穿腭侧黏膜实现鼻底平面与腭侧平面的封闭效果。裂隙侧鼻腔瓣封闭剩余鼻底平面的裂隙(图12-63G)。

(2) 关闭植骨床剩余腭侧面:应用褥式缝合关闭裂隙,注意防止黏膜内卷。

(3) 关闭口鼻瘘鼻腔侧黏膜:内翻式缝合鼻腔侧黏膜,必要时去除多余黏膜组织。

5. 植入髂松质骨　放入松质骨,应用小骨膜剥离器将松质骨压向非裂侧骨段,压紧松质骨,使其紧密地充填于整个缺损区,使松质骨平齐牙槽突唇侧面即可,可适量超填。切忌在牙长轴方向用力以及过度超填(图12-63H)。

6. 关闭植骨床　将牙槽嵴顶处唇瓣和腭瓣的4个尖端环状缝合,实现牙槽嵴顶的关闭。原位缝合牙龈乳头,注意牙槽嵴顶黏膜完全覆盖松质骨(图12-63I)。

7. 如患者为双侧牙槽突裂,另一侧裂隙修复方式同上。

（五）手术失误防范

1. 腭侧入路切口线应从牙槽嵴顶端延伸至腭侧裂隙的末端,确保腭部裂隙的完全关闭,而神经瓣的转折点并不是腭部裂隙的最末端点。

2. 关闭牙槽突裂隙,制备植骨床应遵循下列顺序:腭部裂隙的腭侧裂隙——鼻底平面的关闭——腭部裂隙的牙槽突裂隙——唇侧裂隙。从而避免鼻底平面关闭不全引起的植入的松质骨外漏、感染等并发症。

3. 放置松质骨时应尽量挤压向两侧的骨断端,注意避免垂直向挤压,防止松质骨外漏。

4. 松质骨的充填量尽量平齐两侧骨断端的唇侧平面,尽量避免严重超填,增加唇部黏膜张力。

5. 如患者为双侧牙槽突裂,前颌骨的唇侧切口尽量不要破坏唇系带,保证两侧植骨床的独立性。

（六）术后处理要点

1. 术后即刻可用适当加压的纱布覆盖植骨床对应的唇部。

2. 术后采用漱口水漱口,2周内不适宜刷牙。

3. 可酌情应用抗生素预防感染。

4. 建议流质饮食或软食,避免植骨区域咀嚼硬物。

5. 术后1个月建议咨询正畸医师。

第五节　面　横　裂

一、诊疗的临床路径

（一）诊断

第一诊断为面横裂。

行面横裂修复术。

（二）诊断依据

1. 沿口角向一或两侧裂开,为单侧裂或双侧裂。

2. 可同时伴有同侧颜面包括下颌骨发育不全,伴有附耳和耳前瘘等畸形。

（三）治疗方案

选择面横裂修复术,其适应证为:

1. 年龄一般在3个月以上。

2. 体重应在6kg以上。

3. 血尿常规以及其他化验检查应在正常范围。

4. 无发热和上呼吸道感染以及腹泻等症状。

5. 胸片无异常,胸腺大小在正常范围。

6. 无其他脏器的先天性异常,如先天性心脏病、心血管系统等疾病。

7. 口、鼻唇区皮肤、黏膜无糜烂和皮疹。

(四)术前准备(入院后1~2天)

1. 必须检查的项目

(1)血常规、尿常规、血型。

(2)凝血功能。

(3)肝肾功能。

(4)感染性疾病筛查(乙肝、丙肝、艾滋病、梅毒等)。

(5)胸片、心电图(5岁以上)。

2. 根据具体情况选择 超声心动图(心脏杂音/先心病)

(五)预防性抗菌药物选择与使用时机

1. 一般无需使用抗生素。

2. 必要时术前1天用青霉素类及其他类抗菌药物。

(六)手术日(为入院第3~4天)

1. 麻醉方式 气管内插管全麻。

2. 术中用药 麻醉常规用药。

(七)术后(住院恢复2~3天)

1. 必须复查的检查项目 根据当时病人情况而定。

2. 术后用药 青霉素类或其他类抗菌药物,用药时间≤3天。

(八)出院标准

1. 伤口愈合良好,拆线后出院(使用可吸收线者无需拆线)。

2. 没有需要住院处理的并发症和(或)合并症。

二、畸形表征

正常口角处的结构是一个连续的环状的红唇黏膜带。黏膜下口轮匝肌纤维结合,与上下唇肌肉纤维方向平行。

面横裂中,正常解剖消失,但肌纤维仍然与裂隙边缘平行,不能在口角处相互连接结合(图12-64~12-67)。

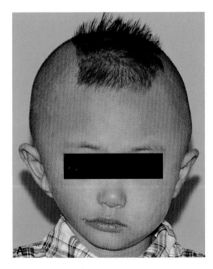
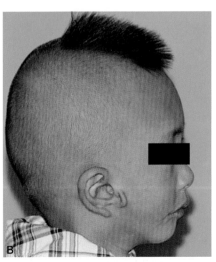

图 12-64 面横裂伴单侧附耳
A. 正位;B. 侧位

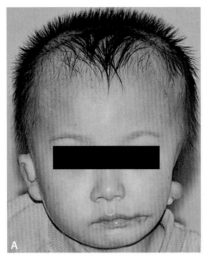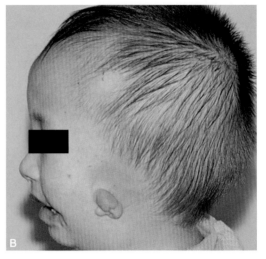

图 12-65　面横裂伴双侧副耳畸形
A. 正位；B. 侧位

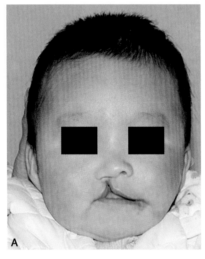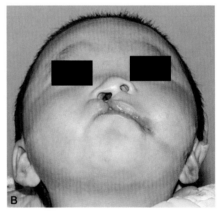

图 12-66　面横裂伴唇裂
A. 正位；B. 仰位

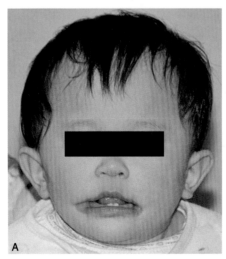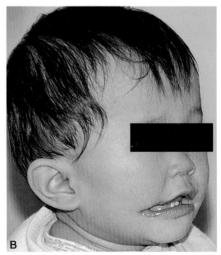

图 12-67　双侧面横裂
A. 正位；B. 侧位

肌纤维的上带通常与上方附着的颧肌结合,下带与下方附着的笑肌相连。所以,患侧口角处与耳屏前距离变短。静态时口角未闭合,吹口哨及讲话时,唇部不能完全的闭合。口角处裂开和唇不能闭合导致吞咽和分泌失控。而且,面横裂未修复时,面部笑容不自然。

面横裂导致的大口畸形,有的单发,有的合并其他畸形如耳、腮腺和腮腺导管,面神经分支和其他第一、第二腮弓发育的结构。通常大口畸形伴发系列综合征如 Noonan、Treacher Collins、Goldenhar 和 William 综合征。在这些病例中,早期检查确认其他器官畸形非常重要,有的面横裂患者发生在双侧口角。

三、手术时间选择

面横裂的整复时间基本同唇裂修复时间一致。即在生后 3 个月以后均可安排手术,且越早越好。不仅可使吸吮功能恢复正常,避免流涎,而且有助于患侧的生长发育及预防牙颌畸形的发生。

四、术前谈话要点

面横裂整复术是一种美容性质的手术,但由于局部组织发育不足,要达到与正常侧一样的效果仍非常困难。特别是即刻整复后的效果,有时会随着时间的推移而发生移位,所以术后还需定期复诊观察。虽然术后发生伤口裂开的几率极小,但对局部条件差,加之术后感染和哭闹多的小孩,仍有可能发生。

五、常用手术方法

(一)手术方法一(图 12-68)

1. 定点　单侧面横裂的口角位置以健侧口角作为标准确定,即点"1"至点"2"等于点"1"至点"3",点"1"至点"2"等于点"1"至点"3"或将红唇颜色与外形明显变化处作为欲形成的新的口角定点。双侧面横裂除用上述方法外,还可从由口角裂隙向外侧画一水平线,再由瞳孔向下画一垂直线,二线的交点即为双侧预成口角处,垂线分别与上唇唇红缘和下唇唇红缘的交点,即是设计的新欲成的口角点在口裂两侧的定点,将上述两点以外的裂隙相缝合即可关闭裂隙,同时形成新的口角(图 12-68A)。

2. 切开及缝合　由口角裂的外侧端,沿裂隙的上下缘皮肤与红唇交界处各作一切口,切口穿过皮肤和皮下组织,但不要切透黏膜,以便缝合时将其翻转作为口腔黏膜。先行裂隙两侧黏膜层的相对缝合,继而行裂隙两侧口轮匝肌与皮肤和黏膜间的锐性分离,然后行口轮匝肌的对位缝合,对于裂隙较短的患者皮肤直接相缝合即可;对于裂隙较长的患者,则沿裂隙作 2 个附加切口行对偶三角瓣移位交叉缝合(图 12-68B ~ D),这样可以避免愈合后直线瘢痕挛缩造成张口不便。

(二)手术方法二(图 12-69)

1. 定点与设计　定点同上。在裂隙侧上唇红唇黏膜上设计一矩形黏膜瓣,分别定点 A、B、

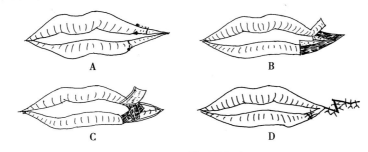

图 12-68　面横裂整复术一

A. 设计示意图;B. 切开示意图;C. 口轮匝肌缝合示意图;D. 皮肤缝合示意图

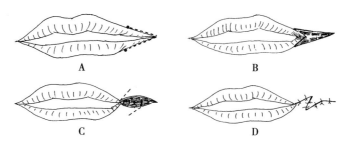

图 12-69 横裂整复术二
A. 定点设计；B. 切开示意图；C. 肌肉缝合示意图；D. 皮肤缝合示意图

C、D 基部蒂（点 A-D）在上唇欲成口角点处，长度约 3～4mm。在下唇红唇上欲成口角点外，作蒂在红唇颊侧的黏膜旋转瓣，保留蒂在口内黏膜。上唇红唇黏膜瓣在关闭裂隙时，使其旋转插入下唇红唇黏膜创面，形成新的口角（图 12-69A）。

2. 切开　使用 15 号刀片沿上下红唇皮肤缘切开，制作黏膜瓣，显露口轮匝肌环（图 12-69B）。缝合口腔黏膜层。从上下唇皮肤与黏膜间游离异位的口轮匝肌，并达到一定距离。上下唇肌肉游离后，制备上下唇口轮匝肌束并准备将其交叉缝合在欲成口角处。

3. 缝合　缝合时通常是将上唇肌束放置于下唇肌束前方，这样是因为静态时上唇轻微的比下唇略向前。为了使肌肉重建获得持续稳定的效果，需将裂隙缘口轮匝肌束上下交叉后缝合，形成新口角的基础（图 12-69C）。然后在皮肤切口缘上作交叉三角瓣或直线缝合（图 12-69D）。

六、常见并发症及处理原则

1. 术后手术切口裂开　术后需尽可能防止患儿哭闹，或用手抓扯伤口。一旦发生伤口裂开，只能加强换药而不能贸然再行缝合。

2. 增生性瘢痕（图 12-70）　早期伤口处理，可预防性地使用包括硅胶模或局部应用激素。如由于瘢痕线性收缩，口角处术区愈合过程中出现侧方移位，需要进行二期整复。一期手术未行 Z 成形的，可以辅以 Z 成形来矫正瘢痕引起的收缩。

3. 口角位置不对称（图 12-71）　此情况较常见，需复诊观察记录，决定是否二次修复。

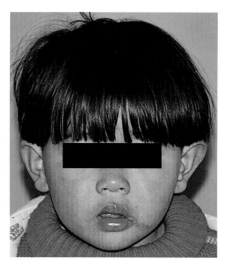

图 12-70　面横裂整复术后增生性瘢痕

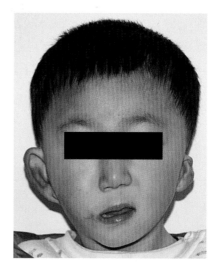

图 12-71　面横裂整复术后口角位置不对称

七、随访与内容安排

首次复诊时间应安排在术后 6 个月左右，以后建议每年复诊一次，并拍照留档，以供今后对比分析裂隙侧口角形态变化使用，根据变化情况决定是否再次手术整复。

八、面横裂手术示例

（一）适应证

同单侧唇裂。

（二）禁忌证

同单侧唇裂。

（三）手术体位

同单侧唇裂。

（四）手术步骤（图 12-72）

1. 切口设计 沿裂隙两侧皮肤与黏膜交界线用亚甲蓝画切口线，并以裂隙为轴，设计上下三角瓣。一般在裂隙下缘设计向上旋转的三角瓣，裂隙上缘设计向下旋转的三角瓣。以保证术后口角形态更加美观、自然（图 12-72A、B）。

2. 切开 先沿红白唇交界画线切开皮肤及皮下组织，从远端向中线方向锐性分离（图 12-72C）。同时沿切口做上下口轮匝肌的脱套式解剖，以使上下唇口轮匝肌能相对缝合。

3. 缝合 在预定的上下红白唇交界线切口起点予以相对缝合，形成预定口角形态（图 12-72D）。继续将上下唇口轮匝肌相对缝合。

4. 制作反向三角瓣 以创口为轴，分别在上下唇皮肤上设计方向相反的三角瓣，一般为了使术后口角形态美观与自然，均将近口角的三角瓣设计在下唇，远离口角的三角瓣设计在上唇（图 12-72E、F）。

5. 成形 将方向相反的三角瓣交换位置后予以缝合（图 12-72G、H、I），形成口角的形态。

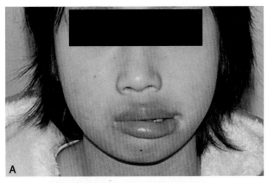
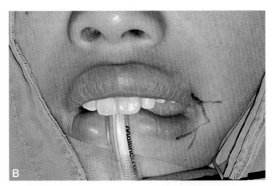
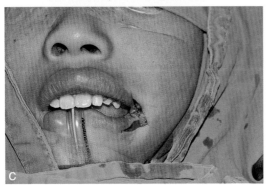
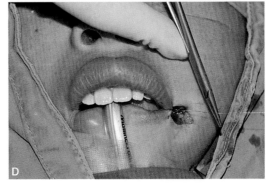

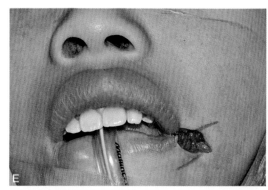
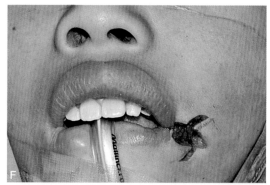
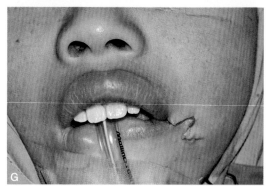
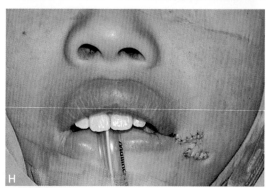
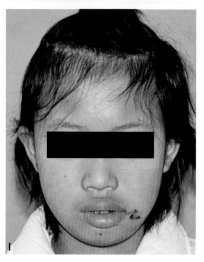

图 12-72　面横裂手术

A. 右侧横裂术前；B. 右侧面横裂的手术设计；C. 切开皮肤层；D. 潜行分离口轮匝肌并缝合；
E. 设计辅助切口；F. 做辅助切口；G. 缝合皮下组织；H. 缝合皮肤层；I. 术后效果

（五）手术失误防范

1. 在全麻患者较难利用患者瞳孔位置来确定裂隙侧新口角的位置时，可根据上下唇红唇有隆起变平，且颜色由粉红色变为暗红色处确定红白唇黏膜皮肤交界线的口角点。同时用圆规准确测量两侧唇峰点至口角的距离，切开皮肤缝合后，需再次用圆规测量校对、调整。

2. 尽可能使口角内侧的黏膜宽度稍长于皮肤侧的宽度，谨防形成鱼口状畸形。

（六）术后处理要点

同单侧唇裂。

（石　冰）

360

参考文献

1. Bing Shi，Brian C. Sommerlad. Cleft lip and palate repair. Berlin：Springer-Verlay GmbH，2013
2. 石冰. 唇腭裂修复外科学. 成都：四川大学出版社，2004
3. Joseph E. Losee，Richard E. Kirschner. 唇腭裂综合治疗学. 石冰，郑谦，主译. 北京：人民卫生出版社，2012
4. Kenneth E. Salyer，Janusz Bardach. 唇腭裂手术图谱. 石冰，李盛，主译. 北京：人民卫生出版社，2008

学 习 笔 记

第十三章 牙颌面畸形

牙颌面畸形(dentomaxillofacial deformities)是一种因颌骨生长发育异常所导致颌面形态异常、咬合关系错乱和口颌系统功能障碍的一种骨性错殆畸形。临床常见的牙颌面畸形有上颌发育过度与不足畸形、下颌发育过度与不足畸形、双颌发育畸形、不对称牙颌面畸形和继发性牙颌面畸形。牙颌面畸形的发生机制错综复杂,外形类似相同的畸形,而实际上并非是同一种机制所导致。对于刚涉足临床的住院医生来说,希望他们能通过本章学习,掌握病例分析,举一反三学会全面收集病史,熟悉牙颌面畸形相关的体格检查和辅助检查,对汇集到的资料进行综合分析,作出正确诊断,制订全面治疗计划,掌握矫治步骤和程序,正确选择临床常用的正颌外科术式和方法。

牙颌面畸形诊疗内容一般包含以下几个方面:

1. 病史采集 包括询问患者的主诉、现病史、全身疾病既往史、药物服用与过敏史、口腔病史、口腔不良习惯、颌面部外伤史、家族史及先天因素,以及患者生活习惯、个人职业社会生活状况等。

2. 临床检查 检查内容根据牙颌面畸形的特点,包括颌面部形态观察与评价、殆关系检查、颞下颌关节功能检查、临床专科检查等。

3. X线头影测量分析 包括侧位X线头影测量分析和正位X线头影测量分析,通过测量分析,确定畸形的性质、部位、范围和严重程度等以辅助临床诊断、术前设计、疗效预测和术后评估。

4. 诊断 综合分析病史、临床检查、X线头影测量、牙颌模型及颜面照片等信息与资料对牙颌面畸形作出正确的临床诊断和鉴别诊断。

5. 牙颌面畸形治疗方案的设计与制订 应与正畸医生会诊共同协商,包括:术前正畸治疗、VTO分析、模型外科的制作及手术术式的选择等。

6. 术前沟通 术前与病人充分沟通,了解和正确评价病人心理状态,让病人充分了解手术方案、手术治疗的全过程,取得病人的理解和配合。

7. 手术。

8. 正颌外科术后正畸治疗 对术后效果进行评估,根据评估结果以确定下一步正畸治疗。

9. 定期随访。

第一节 上颌骨发育畸形

上颌骨发育畸形常根据上颌骨发育情况分为发育过度(excess)与发育不足(deficiency)畸形。上颌骨发育畸形可发生前后向、垂直向和横向发育过度或不足畸形。上颌骨向前发育过度在临床上称之为上颌骨前突(maxillary protrusion),向前发育不足则称之为上颌骨后缩(maxillary retrusion)。

一、上颌骨发育过度

临床病例

首次门诊病历摘要

患者,女性,25 岁。主因"牙齿前突影响美观 10 余年"求治。

患者自换牙后发现上前牙前突,逐渐加重,影响美观。5 年前曾在外院行牙齿矫治 1 年,效果不佳,来我院就诊。家族中其母有类似病史,既往否认系统性疾病史及传染病史。

临床检查:面部左右基本对称,开唇露齿,微笑时牙龈外露,在自然松弛状态下,上下唇不能闭合。凸面形,颏部发育不足,颏唇沟浅。口内检查:后牙关系Ⅰ类_船,上下牙列轻度拥挤,中线齐,深覆_船,深覆盖,口腔卫生一般。颞下颌关节检查:开口型及开口度未见异常,双侧颞下颌关节活动自如,无弹响及压痛。

【问题 1】通过初步病史采集和临床检查初步临床印象是什么?

通过初步病史采集和临床检查,根据患者开唇露齿,深覆_船、深覆盖,微笑时牙龈外露,在自然松弛状态下,上下唇不能闭合的临床表现及特征,初步临床印象是上颌前突畸形。

知识点

上颌前突

导致上颌前突的病因通常与遗传、环境、不良习惯等多方面因素有关,临床特征为面中部前突,上前牙暴露过多,开唇露齿,微笑时牙龈外露过多,自然松弛状态下双唇不能闭合,深覆_船、深覆盖,为 Angle Ⅰ类或Ⅱ类错_船。通常多伴有下颌后缩,以颏部最为明显。X 线头影测量 SNA、ANB 角大于正常,鼻唇角小于正常,面型角大于正常。

【问题 2】为了进一步确诊,需要进行何种检查?

侧貌评价:上颌前突患者表现为凸面型,鼻唇角过小,下颌后缩。

X 线头影测量:SNA 角、ANB 角、面型角大于正常,鼻唇角小于正常。

颅面三维 CT 检查:可以在头颅侧位、正位等不同方位更直观观察到颌骨畸形情况。

牙石膏模型分析:上颌前突通常为Ⅱ类错_船,深覆_船、深覆盖,Spee 曲线较陡。

门诊辅助检查

正面观(frontal view):面部左右基本对称,面中 1/3 过长,自然状态下双唇不能闭合,开唇露齿,息止_船位露齿 7mm,微笑露龈过多。

侧面观(lateral view):凸面形,鼻唇角小于 90°,颏部发育不足,颏唇沟浅。

头影测量分析(cephalometric analysis):SNA:86.4°;SNB:78.9°;ANB:7.5°;面角:80.5°;下面高与全面高之比(ANS-Me/N-Me):57%;面型角(facial convexity):22.7°。

咬合分析(occlusion analysis):磨牙关系中性,尖牙关系远中,拥挤度:上牙列 6mm,下牙列 5mm,覆_船 4mm,覆盖 5mm,Spee 曲度 4mm。

结合临床症状、体征及上述辅助检查,该患者可诊断为上颌前突。

【问题 3】如何确定治疗计划和步骤?

思路 1:上颌前突是骨骼性畸形,需要手术矫治。单纯正畸治疗不但不可能有效解决患者的容貌及功能上的缺陷,相反还会导致新的畸形发生。因此,治疗计划需要颌面外科医生和正

学习笔记

畸医生密切合作来共同完成,才能确保取得外形与功能俱佳的矫治效果。针对该患者,术前需通过正畸治疗,去除牙代偿,将牙齿排列在各自正常的位置上,使牙齿有正常的牙长轴倾斜度和高度,无扭转、高或低位。

思路2:上颌前突畸形矫治,需要手术切开上颌骨,移动上颌骨到正常位置,然后再重新固定,恢复正常牙颌骨位置关系。因此,术前需要对骨切开部位、牙骨块移动方向和距离进行精确设计。为了确保手术可行、有效,达到预期目标,术前需进行 VTO 分析。通过 VTO 分析,模拟临床,直观地观察牙颌骨移动轨迹和范围,有效地帮助术者术前设计,术后疗效预测。尽管通常以前牙槽骨发育过度为重要特征的上颌前突,可选择上颌前份节段性骨切开术,后退上颌前部骨段,但考虑本病例除了上颌前牙槽骨发育过度外,面中部前突,微笑时露龈较多为特点,若单纯后退上颌前部,不能解决露龈较多的问题。所以,选择上颌骨分块 Le Fort Ⅰ 型骨切开术上移上颌骨,拔除双侧上颌第一前磨牙,去骨,分块截断后退上颌骨前部。再拔除双侧下颌第一前磨牙,行下颌根尖下截骨术降低 Spee 曲线,同时后退下颌前牙。最后行下颌颏成形术,前徙颏部(图 13-1)。

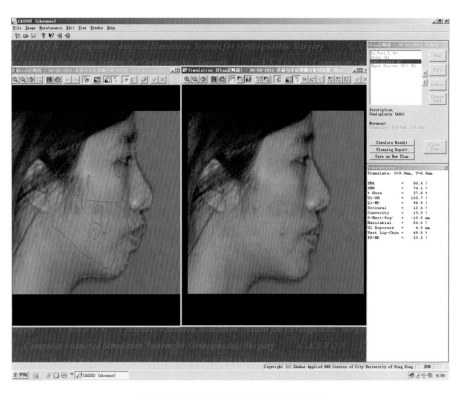

图 13-1 计算机辅助设计与疗效预测

思路3:VTO 分析完成后,只能观察到模拟上颌后退后的颌面外形发生变化,对如何预测术后稳定的 希 关系,还需要模拟临床,进行模型外科设计。参照 VTO 分析设计的移动数据行模型外科,获得正常的 希 关系,固定颌架,制作 希 导板。

思路4:大多数正颌术后,都可能存在上下牙尖窝关系不协调、咬合不平衡等问题,为了解决这些问题,以获得外形与功能俱佳为目的,所以需考虑术后正畸,并同时进行康复治疗。

术前正畸门诊

术前心理健康评估:通过与患者进行认真细致交谈、问诊,了解其心理状态,进行艾森克个性问卷调查测评及心理分析评估结果：提示患者精神正常，人格内向，情绪稳定，不易冲动，人格稳定成熟，能配合手术。

知识点

艾森克个性评估体系

艾森克人格问卷（Eysenck personality questionnaire，EPQ）由英国心理学家 H.J. 艾森克编制的一种自陈量表，是在《艾森克人格调查表》（EH）基础上发展而成。20 世纪 40 年代末开始制订，1952 年首次发表，1975 年正式命名。有成人问卷和儿童问卷两种格式。包括四个分量表：内外倾向量表（E）、情绪性量表（N）、心理变态量表（P，又称精神质）和效度量表（L）。前 3 个量表代表人格结构的 3 种维度，它们是彼此独立的，L 则是效度量表，代表假托的人格特质，也表现社会性朴实、幼稚的水平。有男女常模。P、E、N 量表得分随年龄增加而下降，L 则上升。精神病人的 P、N 分数都较高，L 分数极高，有良好的信度和效度。

中国的艾森克测验由陈仲庚等于 1981 年修订，仍分儿童和成人两式，但项目数量分别由原版的 97 和 107 项变为 88 及 88 项。因量表题目少，使用方便，比较适用。

由于 EPQ 具有较高的信度和效度，其所测得的结果可同时得到多种实验心理学研究的印证，因此它也是验证人格维度理论的根据。

1. 内外向（extraversion）　分数高表示人格外向，可能是好交际、渴望刺激和冒险，情感易于冲动。分数低表示人格内向，可能是好静，富于内省，除了亲密的朋友之外，对一般人缄默冷淡，不喜欢刺激，喜欢有秩序的生活方式，情绪比较稳定。

2. 神经质（neuroticism）　反映的是正常行为，与病症无关。分数高可能是焦虑、担心、常常郁郁不乐、忧心忡忡，有强烈的情绪反应，以至于出现不够理智的行为。

3. 精神质（psychoticism）　并非暗指精神病，它在所有人身上都存在，只是程度不同。但如果某人表现出明显程度，则容易发展成行为异常。分数高可能是孤独、不关心他人，难以适应外部环境，不近人情，感觉迟钝，与别人不友好，喜欢寻衅搅扰，喜欢干奇特的事情，并且不顾危险。

4. 掩饰性（lie）　测定被试的掩饰、假托或自身隐蔽，或者测定其社会性朴实幼稚的水平。L 与其他量表的功能有联系，但它本身代表一种稳定的人格功能。

术前正畸：术前正畸，利用直丝弓矫治器，排齐整平上下牙列，解除拥挤，经过 10 个月疗程，上下牙列基本排齐，达到正颌手术术前正畸要求。

住院治疗经过

住院后完善各项术前检查和术前准备。

【问题 4】术前谈话应包括哪些内容？

对大多数需要正颌外科治疗的病人来说，对手术的要求及期望值较高，所以术前应与患者、患者家长、配偶或直系亲属等，进行认真细致交谈，以免术后产生不必要的纠纷。针对该次手术，交谈内容包括手术类型、术后效果、全麻风险；术中上颌截骨可能伤及上颌动脉和腭降动脉而引起出血，下颌颏成形术可能伤及颏神经；术后可能发生感染坏死、复发等术后意外和术后并发症。

手术治疗经过：患者经鼻腔插管全麻下先行上颌 Le Fort Ⅰ型骨切开术上移上颌骨 3mm。拔除两侧上颌第一前磨牙，同时行上颌前份节段性骨切开术、去骨，上颌前部后退 7mm，戴入中间_粉板,确定计划固定位置后行坚固内固定;取下中间_粉板,拔除两侧下颌第一前磨牙。行下颌前部根尖下骨切开术、去骨、下颌前牙后退 4mm、下降 3mm。戴上终末_粉板行坚固内固定;最后行颏成形术,颏前徙 8mm(图 13-2)。

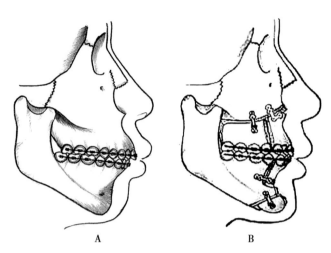

图 13-2 上颌前突外科矫治手术示意图

【问题 5】Le Fort Ⅰ骨切开术术中应掌握哪些原则?

1. 麻醉 上颌骨血供丰富,Le Fort Ⅰ骨切开术截骨面积大、出血多,术中应采取控制性低血压麻醉,视病人具体情况,一般收缩压控制在 80～90mmHg,舒张压 60～70mmHg 左右。

2. 切开剥离 应尽量避免过度剥离颊、腭侧黏骨膜,以保证截骨块有充足的血运。

3. 截骨 术中必须严格按照术前设计进行截骨、去骨量参照设计来决定,不宜过多更改。在凿断翼上颌连接时,应注意骨凿所置的位置高度和方向,原则上将骨凿刃沿上颌结节弧形滑至翼上颌连接处向下、向内后方,弯凿刃上缘高度一般不超过翼上颌连接下缘上 16mm,以避免损伤上颌动脉,引起大出血。在凿开上颌窦内壁时,在凿至后方腭骨垂直板时,应注意避免损伤腭降动脉导致术中或术后出血。若已损伤,必须及时电凝骨蜡填塞或结扎止血。

4. 降下折断 上颌骨前外侧壁与内壁的骨质较薄,在切断上颌骨后用骨持器把持或用手向下压推将上颌骨向下折断时都可能导致这些部位骨折。为了避免这类事情发生,所以通常将骨把持器放在梨状孔底与前腭部。若用手向下压推,用力点则放在尖牙根部的牙槽骨骨面上。

5. 缝合 要注意严密缝合鼻底黏膜,缝合伤口时,要注意检查有无填塞纱布或纱条等异物遗留在切口深部。

术 后 情 况

术后麻醉清醒,生命体征平稳,体温正常,呼吸通畅,颌面部稍肿胀,伤口无明显渗血,唾液量少许粉红色,48 小时后接近正常颜色。鼻饲饮食 1 周,伤口无感染,愈合良好,1 周后拆除口内缝线。

【问题 6】术后应注意患者哪些情况?

1. 注意观察患者的生命体征。

2. 术后 24 小时严密观察,保持呼吸道通畅,防止呼吸道梗阻。上颌骨 Le Fort Ⅰ骨切开术和全麻插管操作可造成鼻腔、咽腔、气管等周围黏膜软组织术后水肿,再加上骨切开骨渗血面积较大,所形成的血肿都增加了术后发生呼吸道梗阻的可能。为了防止呼吸道梗阻发生,一般主张术后不行颌间结扎固定,病人体位保持平卧位,头部略抬高约 30°偏一侧,经鼻胃管持续胃肠减压,防止全麻术后大量呕吐,胃内容物反流造成误吸,引起窒息,术后病人床旁应常规准备气管切开设备、舌钳、26 号环甲膜穿刺针等维持呼吸通畅的急救设备。术后 48 小时常规给予止血药物和类固醇激素,再加上局部面部冷敷,可减少局部伤口渗血和组织水肿。

3. 术后 48 小时注意口腔唾液的颜色变化,有无伤口出血。术后短期内唾液呈粉红色或带少量血液的血性唾液是正常的,如果伤口有活泼性出血或局部血肿越来越严重,先通过局部加压包扎处理是否可行,不行应到手术室打开创口止血。

4. 术后 24 小时以后开始定期口腔护理每天 2 次,用 1% 过氧化氢、生理盐水。棉球清洗创口和口腔,病人用含氯己定药物的含漱液自行含漱,视情况而定,每天不少于 3 次。

5. 术后 1~5 天常规使用具有广谱抗菌药物如青霉素类或头孢类药物,再加上抗厌氧菌素药物,预防术后感染。

6. 术后应考虑患者的营养补充,纠正电解质紊乱,维持出入量平衡,补充多种维生素,强调高蛋白、高热量饮食,促进组织修复和创口愈合。

7. 术后 5~7 天可以局部用热毛巾热敷,3 周后可进行张闭口与咀嚼功能训练。

8. 术后 8~10 天出院,出院前与正畸医生再次会诊,明确术后正畸事项,嘱术后 3 个月复查。

【问题 7】术后身体基本恢复如何按计划进行术后正畸?

尽管通过正颌手术,上下颌骨已恢复正常关系,但所建立的𬌗关系尚不稳固,正常的咬合运动和𬌗平衡也未完全建立,还受口周肌环境、咬合习惯等因素影响,所以需进行术后正畸。术后正畸最佳时机是根据不同的术式来决定,单颌上颌手术一般选择 4 周后进行,术后正畸目标主要是在已经手术矫正的颌骨基础上作"代偿性牙移动"调整,具体来说,对该患者进行进一步排齐牙列,调整咬合曲线和咬合接触,达到稳定的正常咬合关系。

术后正畸门诊

经与口外医师讨论会诊,面型达到术前设计要求,咬合关系基本稳定。主要还存在局部个别牙咬合不协调、个别牙早接触等问题,术中拔牙处间隙少量残留,建议患者术后 4 周左右开始术后正畸治疗。

术后 3 周,开始术后正畸治疗。术后正畸内容包括:保持轻力的 Ⅱ 类牵引防止复发。局部通过挂短牵引改善咬合,使咬合更加紧密,关闭残余的间隙。术后正畸疗程约 10 个月。

术 后 复 查

患者术后 3 个月复查,术后患者对治疗效果非常满意。检查结果:颌面部外形正、侧貌协调、对称。X 线检查截骨处骨愈合良好。咬合关系基本正常,但仍有个别牙尖窝不协调,咀嚼时有个别牙尖早接触现象仍需要继续正畸治疗。

术后 11 个月正畸门诊复查,牙齿排列整齐,前牙覆𬌗、覆盖正常,后牙中性关系稳定,咬合功能基本正常,拆除矫治器,改戴保持器保持。头影测量结果基本达到术前设计预测基本一致。SNA:80.3°;SNB:76.0°;ANB:4.3°;面角:86.4°;下面高与全面高之比(ANS-Me/N-Me):58.1%;面型角(facial convexity):15.7°。

术后随访结果

术后正畸结束后分别在 3 个月、6 个月、1 年、2 年随访,患者面型协调,咬合关系稳定,2 年后去除保持器。

【问题 8】术后随访应要检查内容有哪些?

术后复查主要检查项目包括患者的颜面形态需要正侧面像,X 线头影测量,牙颌模型、牙颌摄影、咬合运动功能等(图 13-3)。

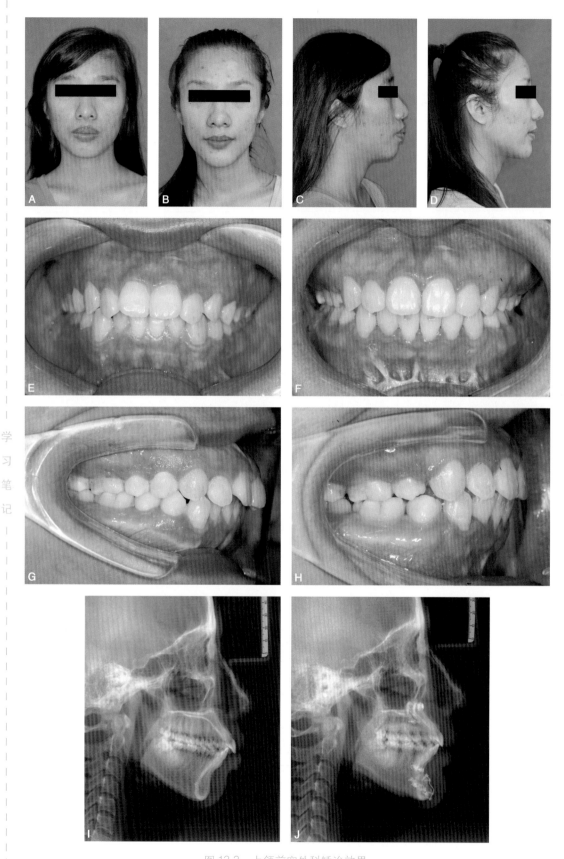

图 13-3　上颌前突外科矫治效果

A、C、E、G、I 分别是术前正貌、侧貌、正面咬合、侧面咬合、X 线头影图像；B、D、F、H、J 分别是术后正
貌、侧貌、正面咬合、侧面咬合、X 线头影图像

二、上颌骨发育不足

临 床 病 例

患者,男性,23岁,主诉"面部凹陷10余年,要求治疗"。

患者10余年前发现面中部凹陷、不能咬合,曾在外院诊治,效果不佳,今来我院就诊。家族史、既往史无特殊。

临床检查:面部左右基本对称,患者面中部凹陷,面中1/3垂直距离变短,上唇后缩,侧面观为凹面型。口内检查:双侧下颌尖牙与第一前磨牙之间各有3mm间隙,前牙反覆𬌗、覆盖,磨牙关系Ⅲ类𬌗。颞下颌关节检查:开口度、开口型未见异常,关节无弹响。

【问题1】临床初步印象是什么类型的牙颌面畸形?

通过初步病史采集和临床检查,因患者面中部凹陷、侧面观为凹面型,上唇后缩,磨牙关系Ⅲ类𬌗,初步临床印象是上颌后缩。

知识点

上颌后缩的临床特点

根据上颌发育不全的发病因素不同,可分为先天畸形和继发畸形两种。先天畸形如唇腭裂,特别是双侧完全性唇腭裂患者常伴有上颌发育不全。继发畸形常见不良习惯、外伤、医源性等因素导致上颌发育不全。临床特征为:面中部凹陷,面中1/3垂直距离变短,上唇后缩,常伴有下颌骨发育过度。上前牙代偿性唇向倾斜,下前牙代偿性舌向倾斜,反覆𬌗、覆盖。为Angle Ⅲ类错𬌗。X线头影测量显示:SNA角小于正常,SNB角大于正常,ANB角小于正常,鼻唇角小于正常。

【问题2】为了进一步确诊,需要进行何种检查?

对于上颌骨发育不足畸形同样首先要对患者进行颜面形态的评价,这包括正侧貌评价同时还需要进行X线头影测量、颅面三维CT、制取牙列石膏模型、正侧位颜面、牙𬌗摄影,从而了解颜面软组织正侧貌形态、颌面部比例及对称性和咬合关系等,帮助明确畸形原因、性质、部位、范围和严重程度,作出正确的诊断。

门诊辅助检查

正面观(frontal view):左右基本对称,面中部凹陷。

侧面观(lateral view):上颌后缩,面中部呈凹面型,鼻唇角过小,面中1/3垂直距离高度偏短,上唇后缩。

头影测量分析(cephalometric analysis):SNA:75.3°;SNB:87.3°;ANB:-12°;面角:100.6°;鼻唇角:62.4°;面型角:-11.4°。

咬合分析(occlusion analysis):磨牙关系近中,双侧下颌3与4之间各有4mm间隙,前牙反覆𬌗4mm,反覆盖5mm。

结合临床症状、体征及上述辅助检查,该患者可诊断为上颌后缩伴下颌前突。

【问题3】如何确定治疗计划和步骤?

思路1:上颌骨后缩及垂直向发育不足以骨骼性畸形为主要特征,伴发有牙𬌗畸形,应采取外科-正畸联合治疗。针对该患者,术前需通过正畸治疗,使前牙去代偿,排齐牙列,调整上下颌牙弓关系。

思路2:为了确保手术可行有效,达到治疗预期目标,术前可以通过VTO及计算机辅助设计来模拟预测颌骨、牙列以及软组织的移动,确定截骨部位、牙骨块移动的精确方向和距离、上下唇软组织移动后协调与否等。本病例中通过预测,初步确定通过 Le Fort Ⅰ 型骨切开术将上颌骨前移8mm、下降3mm,以便增加上颌骨前后向长度和上颌垂直高度,行下颌骨前部根尖下切开术将下颌前牙后移3mm,基本达到正常颌面外形。VTO 分析完成后,还需要模拟临床,进行模型外科设计。

思路3:对于上颌骨后缩及垂直向发育不足,常规可选择 Le Fort Ⅰ 型骨切开术前徙上颌,但考虑该病例上颌骨需要往前移动的幅度较大,如采用传统的 Le Fort Ⅰ 型骨切开术不但难以奏效,而且术后稳定性差,容易复发,还需要植骨。就此病例而言,选择上颌骨 Le Fort Ⅰ 型骨切开术通过牵张成骨技术前徙上颌会更合适,且术后更稳定,不易复发,无需植骨。

知识点

牵张成骨(distraction osteogenesis,DO)

颌骨牵张成骨技术在临床上从截骨、安放牵张器到完成牵张成骨、拆除牵张器,一般有三个临床分期:间歇期(latency period)、牵张期(distraction period)和稳定期(consolidation period)。

间歇期一般为5~7天。在牵张期,按照一定速度和频率进行牵张,最佳牵张速度为1.0mm/d。每天至少2次牵张,每次牵张0.5mm。在每天速度不超过1.0mm的前提下,牵张次数越多,越有利于新骨生成。牵张的速度过快,会产生骨的不连接,过慢则有可能导致过早骨愈合。稳定期需要较长时间,目的是让新生成的骨基质进一步钙化、成熟并在生物力学作用下发生改建。上颌骨可为4~6个月,下颌骨应为3~4个月。

思路4:本病例正颌手术后,可能存在上下牙𬌗不协调、咬合不平衡、间隙未完全关闭等问题,需考虑术后正畸,建立稳定良好的上下颌咬合关系,防止畸形复发。

术前正畸门诊

心理健康评估:通过艾森克人格问卷(EPQ)评介患者焦虑、害怕、期望及耐受手术心理,保证手术及治疗计划的顺利实施。经测定,结果该患者具有焦虑、担心倾向的情绪反应,对手术的期望值过高,经一段时间心理疏导后,患者对手术的效果及风险有了一定的了解,予重新进行评估,显示患者焦虑担心倾向消失,对手术的期望值正常,手术耐受心理健康。

术前正畸:术前正畸的主要目的是去代偿,该患者牙列无拥挤,下牙列且有少许间隙,于是采用非拔牙矫治,整平排齐上下牙列,前牙去代偿,协调上下颌牙弓关系,下前牙去代偿后集中间隙,下颌3、4之间各自保留了4mm的间隙以利于术中行下前牙根尖下截骨后退。

住院治疗经过

住院后完善各项术前检查和术前准备。

【问题4】术前谈话应包括哪些内容?

针对本病例情况,术前谈话内容包括手术类型、术后效果的预测,术中可能伤及上颌动脉、腭降动脉,引起出血,可能伤及颏神经引起下唇麻木等手术风险,全麻风险和术后可能发生感染坏死、复发等并发症。

手术治疗经过:经鼻腔插管全身麻醉下,按 Le Fort Ⅰ 型切口切开软组织暴露骨面后,预置牵张器,使之牵张的方向为向前、向下,安置牵张器时注意选择在颧牙槽嵴和牙槽骨骨质较厚的部位。按设计的骨切开线进行截骨,离断上颌骨后按预定位置固定牵张器,试行牵张,确保其能按照术前预测的方向移动;之后行下颌骨前部根尖下截骨术,使前部根尖下骨块后退3mm,戴上终末𬌗导板确定术后𬌗关系,行坚固内固定,固定下颌骨前部牙-牙槽骨截骨块(图13-4)。

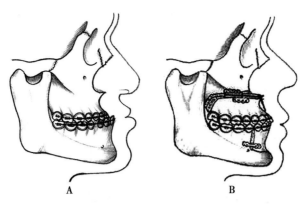

图 13-4 上颌牵张成骨矫治上颌后缩手术示意图

【问题 5】Le Fort I 型骨切开术口内牵张成骨+下颌骨前部根尖下截骨手术过程要注意哪些问题?

1. 术中应采取控制性低血压麻醉,视病人具体情况,一般收缩压控制在 80～90mmHg,舒张压 60～70mmHg 左右。

2. 切开剥离 应尽量避免过度剥离颊、腭侧黏骨膜,以保截骨块有充足的血运。

3. 截骨 在行上颌骨 Le Fort I 型骨切开术时要注意避免损伤上颌动脉和腭降动脉,以防止术中或术后出血。在行下颌骨根尖下截骨时要注意勿伤及颏神经。

术 后 情 况

术后麻醉清醒,生命体征平稳,呼吸通畅,颌面部稍肿胀,伤口无明显渗血。鼻饲饮食 1 周,伤口无感染,愈合良好,1 周后开始牵张。

【问题 6】上颌骨 Le Fort I 型骨切开术口内牵张成骨+下颌骨前部根尖下截骨手术后应注意患者哪些情况?

注意观察患者的生命体征,术后 24 小时严密观察,保持呼吸道通畅,防止呼吸道梗阻。术后常规使用具有广谱抗菌的青霉素类或头孢类药物和抗厌氧菌药物 5～7 天,预防术后感染。

术后 7 天开始牵张,每天 1mm,一天 2 次,每次 0.5mm,牵张到第 8 天,上颌延长了 8mm,达到预期目标,牵张结束,可出院。出院前与正畸医生再次会诊,安排术后正畸事宜。4 个月后返院复查并拆除牵张器。

【问题 7】术后已基本恢复如何按计划进行术后正畸?

术后正畸主要目标是进一步调整好𬌗关系,巩固疗效,防止复发。

术后正畸门诊

本病例该患者牵张结束后有轻度前牙开𬌗及下颌前牙区根尖下截骨术后双侧下颌 3、4 之间有 0.5～1mm 左右间隙残留。

处理:在牵张的过程中即采用橡皮圈垂直及短 III 类牵引纠正开𬌗,2 个月后开𬌗得到矫正。随后更换弓丝,关闭残余间隙,调整尖窝咬合关系。术后正畸疗程约 7 个月。

术 后 复 查

拆除牵张器 3 个月后患者到正颌外科门诊复查,患者对治疗效果满意。检查:颌面部外形正、侧貌协调、对称。口内检查咬合关系正常。X 线检查新骨形成良好。SNA:82.4°;SNB:81.3°;ANB:1.1°;面角:90.7°;鼻唇角:92.3°;面型角:3.8°。

术后随访结果

术后正畸结束后分别在 3 个月、6 个月、1 年、2 年随访,患者面型协调,咬合关系稳定。

【问题 8】术后随访应要检查哪些?

术后复查主要检查项目包括患者的颜面形态需要正侧面像,X 线头影测量,牙颌模型、𬌗摄影、咬合功能等(图 13-5)。

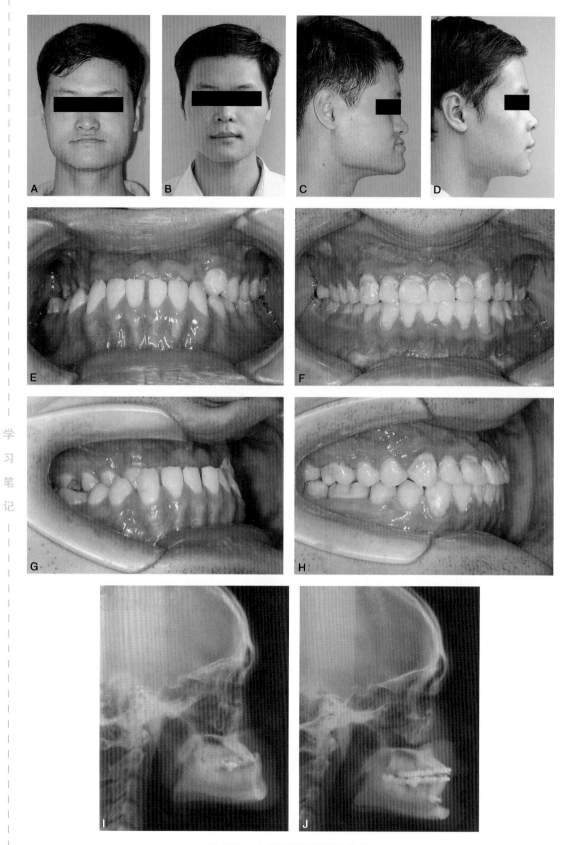

图 13-5　上颌后缩外科矫治效果

A、C、E、G、I 分别是术前正貌、侧貌、正面咬合、侧面咬合、X 线头影图像；B、D、F、H、J 分别是术后正貌、侧貌、正面咬合、侧面咬合、X 线头影图像

第二节　下颌骨发育畸形

下颌骨发育异常经常会导致患者面下 1/3 畸形,不但影响患者的容貌,而且常伴有咬合关系紊乱和咀嚼功能障碍,严重的小下颌发育不足畸形常伴有阻塞性睡眠呼吸暂停综合征(obstructive sleep apnea syndrome,OSAS)。下颌骨发育畸形常分为发育过度(excess)与发育不足(deficiency)畸形。畸形表现为前后向、垂直向和横向,以前后向发育过度和不足最为常见。

临 床 病 例

首次门诊病历摘要

患者,男性,19 岁,主因"地包天 10 年余"就诊。

患者自述 10 余年前换牙后无意间发现"地包天",上下前牙不能咬上,下巴前突影响美观,并随着年龄增长症状逐渐加重。既往无全身系统性疾病及传染病史。家族中无类似病史。

临床检查:面部左右基本对称,凹面型,面下 1/3 过长。下颌前突,颏肌紧张,颏唇沟浅。口内检查:双侧磨牙呈完全近中关系,前牙反覆盖Ⅲ°,开𬌗,中线无偏斜,上下牙列轻度拥挤。开口度、开口型未见异常,双侧颞下颌关节无弹响及压痛。

【问题 1】通过初步病史采集和临床检查初步临床印象是什么?

通过初步病史采集和临床检查,患者凹面型,面下 1/3 过长,下颌前突,颏肌紧张,双侧后牙呈完全近中关系,前牙反覆盖Ⅲ度,初步临床印象是下颌发育过度畸形。

> **知识点**
>
> ### 下 颌 前 突
>
> 下颌发育过度的发病因素主要以先天遗传因素为主,后天因素如创伤,疾病也是可以导致下颌骨发育过度。下颌发育过度临床特征为面部轮廓长面型,面下 1/3 垂直距离过高,侧面呈凹面型,大多存在颏唇沟变浅或消失,前牙反𬌗或全牙列反𬌗、深覆𬌗或开𬌗,后牙轻度或完全近中关系,X 线头影测量 SNB 角大于 80°,ANB 角减小甚至负值,鼻唇角小,一般可伴有不同程度的上颌骨发育不足畸形。

【问题 2】为了进一步确诊,需要进行何种检查?

首先要对患者颜面形态进行观察与评价,观察其颜面软硬组织容貌特征。然后利用 X 线头影测量全面了解分析患者牙颌面软硬组织形态结构,确定畸形的性质、部位、范围和严重程度。颜面三维 CT 不仅在头颅侧位、正位,在不同方位更直观地观察到颌骨畸形情况;最后还需要制取牙列石膏模型检查分析患者牙齿排列咬合关系等。综合上述检查所反馈的信息和资料进行分析即可明确畸形的性质、部位、范围和严重程度,可以帮助作出正确的诊断。

门诊辅助检查

正面观(frontal view):面部左右基本对称,长面型,面下 1/3 长,下颌发育过度,颏肌紧张。

侧面观(lateral view):凹面型,鼻唇角约 75°,下颌前突,颏唇沟浅。

头影测量分析(cephalometric analysis):SNA:80.4°;SNB:86.7°;ANB:-6.3°;facial angle:94.4°;facial convexity:-12.2°。

咬合分析(occlusion analysis):双侧磨牙完全近中关系,前牙反覆盖 8mm,开𬌗 2mm,轻度拥挤,上牙列拥挤度约2mm,下牙列拥挤度约2mm,双侧上颌第二磨牙伸长,下前牙舌倾代偿明显。

结合临床症状、体征及上述辅助检查,该患者可诊断为下颌前突畸形。

【问题3】如何确定治疗计划和步骤?

思路1:对于骨性的下颌前突患者,单纯采取正畸治疗,不能有效地解决患者容貌及功能上的缺陷,相反因下前牙过度代偿还会导致新的畸形发生,不能解决患者的要求。因此,治疗必须由颌面外科医生和正畸医生密切合作来共同完成,才能确保取得外形与功能俱佳的矫治效果。其治疗分为术前正畸、正颌手术及术后正畸三个阶段。

思路2:完成术前正畸后,还需进行临床预测设计和VTO分析。我们采用香港CASSOS分析系统进行预测设计,计划选择双侧下颌矢状骨劈开术(SSRO),下颌骨上移1.9mm,后移11mm,逆时针旋转10°可以达到正常颌面外形。完成VTO分析后,再行模型外科确定术后的_粉关系,制作定位_粉板。

术前正畸门诊

心理健康评估:通过与患者及其家长,进行认真细致交谈、问诊,了解其心理状态,进行艾森克个性问卷调查测评及心理分析,显示患者无人格缺陷,对治疗有高度积极态度且配合良好。

术前正畸:拔除双侧下颌第三磨牙。用直丝弓矫治器系统,顺序更换弓丝,排齐整平上下牙列,压低双侧上颌第二磨牙,下前牙去代偿唇倾排齐,加大反覆盖。术前正畸全程时间10个月。准备行正颌手术治疗。

住院治疗经过

住院后完善各项术前常规检查和术前准备。

【问题4】术前谈话应包括哪些内容?

针对该次手术,交谈内容包括手术类型、术后效果、术中可能伤及血管神经、医源性骨折等手术风险,全麻风险和术后要能发生感染坏死、复发等并发症。

手术治疗经过:患者经鼻腔插管全麻下行双侧下颌矢状劈开术,切口设计在距下颌平面上约10mm的下颌支前缘处向下至下颌第一磨牙近中龈颊沟偏颊侧6mm处,切开后剥离软组织,用细长裂钻或往复锯行骨皮质切开,并在下颌小舌上方2~3mm水平切开骨皮质,而后用骨凿交替从水平骨切口处、下颌角及体部将下颌支颊舌侧骨板劈开。当近、远心骨段逐渐被劈开后,用骨撑开器将下颌支颊舌骨板完全分离。在近心段截除11mm的骨段,将远心骨段后退到设计的位置,戴入_粉板,确定咬合关系,行坚强内固定,缝合伤口(图13-6)。

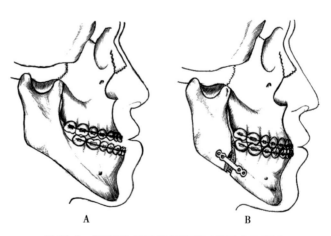

图13-6 BSSRO矫治下颌发育过度手术示意图

【问题5】下颌矢状骨劈开术术中应掌握哪些原则?

1. 颌面部血供丰富,截骨面积大、出血多,术中可采取控制性低血压麻醉,以减少出血。

2. 术中要注意保护附着在下颌骨的软组织,不宜过多地剥离,以免导致截骨块缺血,影响愈合,严重者可导致骨感染坏死。

3. 注意保护血管及神经 用凿劈开时使刀刃紧贴颊侧骨板从骨皮质与骨松质之间逐步向前、后、下方深入,靠近下缘时,注意不要伤及下颌管内的神经与血管。在凿到后缘时,一定要格外小心,凿刃不能穿透下颌支后缘,以免损伤面神经或颈外动脉。常规凿至下颌下缘和后缘的骨皮质即可。最后用骨撑开器撑开分离。

4. 防止骨折 骨劈开过程中须在皮质骨完全断离后再使用骨撑开器撑开,如果骨切开线上还有皮质骨桥相连就强行劈开,易导致意外骨折。还需注意水平切开时不可过深,以免造成升支横断。

5. 缝合时要注意检查有无填塞的纱布纱条、脱落的正畸托槽等异物遗留在切口深部。

术 后 情 况

术后麻醉清醒,生命体征平稳,呼吸通畅,颌面部稍肿胀,伤口无明显渗血,唾液量少许粉红色,48 小时后接近正常颜色。鼻饲饮食 1 周,伤口无感染,愈合良好,1 周后拆除口内缝线。

【问题6】下颌矢状骨劈开术术后应注意患者哪些情况?

术后密切观察患者的生命体征。

术后 24 小时严密观察,保持呼吸道通畅,观察伤口有无渗血及下颌下区有无血肿形成。病人体位平卧保持在头部略抬高约 30°偏一侧,通过经鼻胃管持续胃肠减压 24 小时。术后病人床旁应常规准备舌钳、气管切开包、26 号环甲膜穿刺针等维持呼吸通畅的应急设备。

术后 48 小时常规给予止血药物和类固醇激素,再加上局部面部冷敷,可减少局部伤口渗血和组织水肿。

术后 1~5 天常规联合使用具有广谱抗菌的青霉素类或头孢类药物和抗厌氧菌素药物,预防术后感染。术后 8~10 天出院,出院前与正畸医生再次会诊,明确术后正畸事项,术后 3 个月安排复查。术后 3 周后可进行张闭口与咀嚼功能训练。

【问题7】术后已基本恢复如何按计划进行术后正畸?

术后 4 周开始正畸治疗。正畸的目的是为了进一步巩固正颌效果,防止复发,排齐牙列,关闭术前和术中形成的间隙,调整覆𬌗覆盖关系,保持术中所建立的咬合关系。

术后正畸门诊会诊

术后患者面型明显改变,基本达到术前设计要求,前牙区有轻度开𬌗,咬合不紧密。

术后 4 周开始术后正畸治疗,前期行Ⅲ类牵引防止复发和垂直牵引关闭开𬌗,后期逐渐停止牵引,改用较细的弓丝精细调整咬合,咬合关系达到稳定后,可拆除矫治器,戴保持器保持。

术 后 复 查

患者术后 3 个月复查,术后患者对治疗效果非常满意。检查结果:颌面部外形正、侧貌:协调、对称。X 线检查截骨处骨愈合良好。咬合关系基本正常,

头影测量结果:SNA:80.3°;SNB:81.2°;ANB:1.1°;facial angle:89.9°;facial convexity:4.9°。

术后随访结果

正畸结束后 6 个月、1 年随访,患者的面型较稳定,咬合关系良好,前牙覆𬌗、覆盖略微变浅,经调整后较稳定,停止戴保持器。

【问题8】术后随访要检查哪些?

术后复查主要检查项目包括:患者的颜面形态需要正侧面像,X 线头影测量,牙颌模型、牙颌摄影、咬合功能等(图 13-7)。

学习笔记

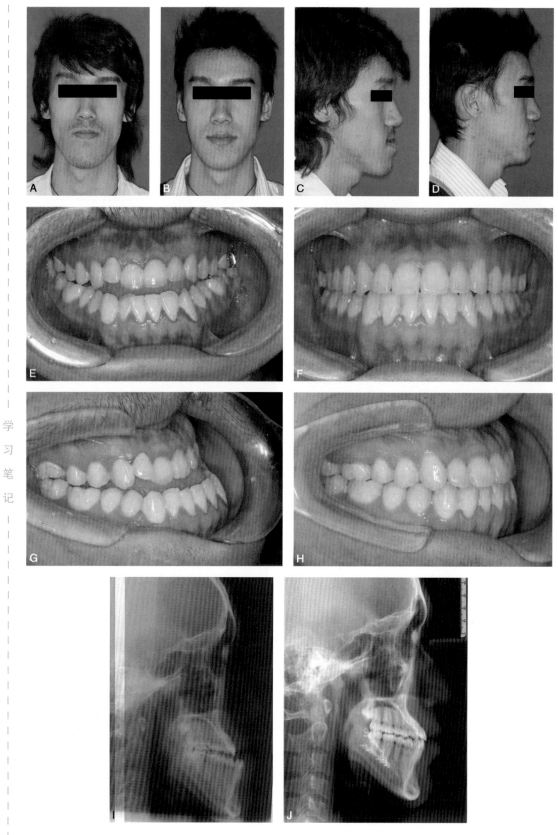

图 13-7　下颌发育过度外科矫治效果

A、C、E、G、I 分别是术前正貌、侧貌、正面咬合、侧面咬合、X 线头影图像；B、D、F、H、J 分别是术后正貌、侧貌、正面咬合、侧面咬合、X 线头影图像

临 床 病 例

罗某,女性,17岁,主诉"开口困难面部畸形10年余"。

患者因6岁时摔伤下巴,随后逐渐出现开口困难,面部畸形越来越明显。既往否认系统性疾病史及传染病史,否认家族遗传史。

临床检查:面下1/3明显短小,下颌后缩,颏唇沟浅,上颌前突,典型的"鸟形脸"面容。重度开口受限。口内检查:后牙关系Ⅰ类_殆,前牙拥挤,深覆盖。双侧颞下颌关节活动消失。

【问题1】通过初步病史采集和临床检查,初步临床诊断是什么?

根据该患者存在颌面部外伤史,渐进性的开口困难及下颌发育不足,临床检查面下1/3过短并后缩,颏唇沟浅,上颌前突,"鸟形脸"面容,双侧颞下颌关节活动消失,重度开口受限的临床表现和特征,初步临床印象是双侧颞下颌关节强直伴下颌发育不足畸形。

> **知识点**
>
> ### 下颌发育不足
>
> 下颌发育不足的病因主要包括先天遗传、先天环境因素(特指在宫内的环境影响)及后天产伤,婴幼儿时期的髁突损伤、颞下颌关节强直或类风湿性关节炎等引起的成年后的小下颌畸形。下颌发育不足常表现为面下1/3垂直高度过短,下颌后缩,使正常位置的上颌骨显得前突,而颏部缺乏突度,颏颈距离过短,侧面观呈凸面型,而严重下颌后缩的患者则具有特征性的典型的"鸟形脸"。重度下颌后缩和小颌畸形常表现为Ⅱ类错_殆,伴有上前牙舌倾,下前牙唇倾;Spee曲线过陡;上牙弓狭窄与下牙弓不协调。X线头影测量表现为SNB角小于正常、ANB角大于正常。通常这类患者常伴有不同程度的OSAS症状。

【问题2】为了进一步确诊,需要进行何种检查?

首先要对患者颜面形态进行观察与评价,观察其颜面软硬组织容貌特征。通过正侧貌评价可以确定患者的面型,通常下颌后缩的患者常表现为面下1/3较短,颏部后缩,颏肌紧张,颏下软组织隆起。侧貌评价:凸面型,下颌后缩,颏唇沟浅。利用X线头影测量可全面了解分析患者牙颌面软硬组织形态结构,确定畸形的性质、部位、范围和严重程度。下颌后缩患者通常表现为SNB角小于正常、ANB角大于正常。颅面三维CT检查可以在头颅侧位、正位,在不同方位更直观观察到颌骨畸形情况。口腔检查确定患者的磨牙关系及前牙的覆_殆覆盖关系。综合上述检查所反馈的信息和资料进行分析即可明确畸形产生的原因、性质、部位、范围和严重程度,从而得出正确的诊断。多导睡眠监测(polysomnography)检查和血氧饱和度(SaO$_2$)有助于明确诊断患者是否存在OSAS。

正面观(frontal view):左右颜面部基本对称,双侧面部丰满,面下1/3明显短小,颏下软组织隆起,颏部发育不足。

侧面观(lateral view):凸面型,整个下颌体后缩,下颌角显著向下突出,角前切迹明显凹陷,颏部缺乏突度,颏唇沟浅,典型的"鸟形脸"。

头影测量分析（cephalometric analysis）：SNA:72.6°；SNB:61.5°；ANB:11.1°；面角:64.2°；angle of convexity 23.8°；facial convexity:32.4°。

头颅三维CT（three-dimensional CT）：显示患者双侧髁突均异常，左侧关节突形态消失，乙状切迹消失，关节窝形态以及关节间隙消失，右侧髁突完全与关节窝融合为骨球状，双侧下颌角前切迹明显。

咬合分析（occlusal analysis）：磨牙中性关系，尖牙尖对尖；拥挤度：上牙列拥挤度约4mm，下牙列拥挤度约8mm，22与32对刃，余前牙开_船、深覆盖。

多导睡眠监测（polysomnography）：RDI 2.3。

血氧饱和度（SaO$_2$）：SaO$_2$ 93%。

结合临床症状、体征及上述辅助检查，该患者可诊断为双侧颞下颌关节强直伴下颌发育不足畸形。

【问题3】如何确定治疗计划和步骤？

思路1：对于此类严重张口受限无法进行术前正畸的患者，术前需与正畸科医生会诊，以确定术后正畸的方案和时机。

思路2：由于此类病例患者无法取得石膏模型，亦无法进行模型外科设计，因此术前VTO显得尤为重要。通过VTO分析有助于我们术式的选择、术前方案的设计和术后效果的预测。

本病例通过CASSOS系统分析、手术模拟，预测双侧下颌骨体部需前移10mm，颏部前移12mm方可基本达到正常颌面外形。鉴于VTO的结果，由于移动的幅度较大，达到10mm，如使用矢状劈开术等常规正颌手术方法，由于下颌骨有强大的降颌肌群的牵拉会导致术后_船关系不稳定，导致术后容易复发，而采用口内牵张成骨的手术方式来前移下颌骨可以克服以上缺点。因为牵张成骨能够在不断形成新的骨组织，延长下颌骨的同时，周围附着的神经血管、肌肉组织也随之得到延长，因此可以降低复发的可能性而成为当今临床上需大幅度延长颌骨时首选的手术方法之一。

思路3：由于计划采用口内DO的方式前徙下颌骨，要完成这个手术，首先要解决张口困难问题，因此必须先进行关节成形手术。然后同期行牵张成骨术，这样Ⅰ期可以同时解决张口困难和面部畸形等问题。

思路4：小颌畸形患者固有口腔狭小，舌根后缩，所以患者或多或少存在着后呼吸道狭窄的问题。此类病患往往术后水肿出血更容易导致呼吸道梗阻，所以在行DO手术的同时可行预防性气管切开术，以防止术后呼吸道梗阻；如不行气管切开术，术后可适当保留气管插管1~2天，术后应给予激素类和止血类药物以减轻水肿和减少渗血。

思路5：此类患者因张口受限无法行术前正畸，而正畸治疗作为正颌外科序列治疗当中的关键环节，不可缺失，所以术后正畸治疗显得尤为重要。术后正畸的目的主要以解决上下牙弓关系不调、咬合关系紊乱等问题。

术前正畸门诊

由于患者严重开口受限，不能术前正畸，术前正畸门诊只限于心理健康评估。

心理健康评估：通过与患者、患者家长及直系亲属，进行认真细致交谈、问诊，了解其心理状态，进行艾森克个性问卷调查测评及心理分析，评估结果示患者精神正常，情绪稳定，不易焦虑，自身人格稳定成熟。

住院治疗经过

住院后完善各项术前常规检查和术前准备。

【问题4】术前谈话内容包括什么?

针对本次手术,交谈内容包括手术类型、术后效果、全麻风险,以及术中可能伤及下牙槽神经、颏神经,引起下唇麻木;损伤血管引起出血等手术风险,术后可能发生骨块感染坏死、呼吸道梗阻、复发等并发症。

手术治疗经过:首先,行两侧颞下颌关节强直松解肋软骨植入下颌关节成形术。经耳屏前皮肤切口入路,剥离、显露、切除关节区增生的骨球。在缺损区植入肋软骨,行微型钛板坚强内固定,受植区彻底止血,分层缝合组织。再行双侧下颌牵张成骨延长术。采用口内切口,显露下颌体和升支部,于下颌第二磨牙远中作垂直截骨线,用往复锯截开下颌骨内外侧骨皮质,凿断下颌骨,注意保护下牙槽神经血管束,安置并固定口内牵张器(图13-8)。

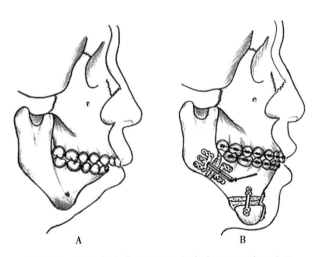

图13-8　下颌牵张成骨矫治下颌发育不足手术示意图

【问题5】下颌牵张成骨术中应掌握哪些原则?

1. 切开剥离　应尽量避免过度剥离颊、舌侧黏骨膜,以保证截骨块有充足的血运,避免术后骨块坏死。

2. 定位　牵张方向的控制是牵张成骨技术的难点和手术成功的关键,在截骨前应就牵张器安放位置和方向做好精确设计和定位准备,以便截骨结束后能按截骨前的安装计划固定牵张器,保证牵张器安放的位置和方向与术前设计一致。

3. 截骨　术中必须严格按照术前设计进行截骨,除下颌管所在部位仅作颊、舌侧骨皮质截开外,其余部位均可以作全层骨切开,然后用凿凿断下颌骨的连接,注意避免损伤下颌血管神经束。

4. 试牵张　安装固定好牵张器后需试行牵张,对于张力过大或截骨不充分的应行补充截骨。

5. 缝合　缝合伤口时,要注意检查有无填塞纱布纱条等异物遗留在切口深部。

术　后　情　况

术后麻醉清醒,生命体征平稳,体温正常,呼吸通畅,颌面部稍肿胀,伤口无明显渗血。术后第 2 天拔除经鼻腔气管插管,拔除双耳前及胸部引流条。鼻饲饮食 1 周,伤口无感染,愈合良好,1 周后拆除缝线,两侧下颌骨开始牵张,每天 1mm,一天 2 次,10 天后停止牵张,共延长下颌骨 10mm,固定。5 个月后:在拆除牵张器的同时,行颏成形术。下颌颏部前移约 12mm,下移约 10mm。

【问题 6】术后应注意患者哪些情况?

1. 首先注意观察患者的生命体征,按常规正颌外科术后护理。由于该患者为小颌畸形患者,术后出血、水肿等原因都极容易导致患者呼吸道梗阻,所以术后 24 小时须严密观察,保持呼吸道通畅,防止呼吸道梗阻显得尤为重要。术后 48 小时常规给予止血药物和类固醇激素,局部冷敷,减少局部伤口渗血和组织水肿。术后 1~5 天常规使用具有广谱抗菌的青霉素类或头孢类药物和抗厌氧菌素药物,预防术后感染。

2. 术后 1 周可开始进行牵张,每天早晚各 1 次,1mm/d。达到预定牵张长度后,即可停止牵张。

3. 下颌骨停止牵张后的固定期一般为 3~4 个月,术后复查,根据 X 线片观察新骨生成情况决定拆除牵张器的时机。

4. 颏成形术可于拆除牵张器同期进行,颏成形术后应注意避免术区受外力冲撞、压迫,以免颏部移位变形。

【问题 7】术后已基本恢复如何按计划进行行术后正畸?

虽然通过牵张成骨手术,上下颌骨已基本恢复正常关系。但此时错𬌗非常明显,咬合紊乱,加上患者因张口受限没有行术前正畸治疗,导致术后正畸治疗的难度加大。术后正畸治疗的主要任务是调整咬合关系、咬合接触,矫治咬合错乱,排齐整平牙列等。

术后正畸门诊

在打开强直的颞下颌关节及牵张成骨的过程中,患者逐渐出现开𬌗的情况,需要在术后牵张过程中给予干预。

选择直丝弓矫治器,用直径 0.018″以上澳丝弯制随形弓,辅以橡皮圈牵引调整牵张方向,并通过垂直牵引关闭牵张引起的开𬌗。

在牵张成骨结束后 5 个月拆除牵张器,同时拔除双侧下颌 4,下颌舌弓强支抗内收下颌前牙关闭拔牙间隙,约 10 个月关闭拔牙间隙,进行咬合局部调整,最后使后牙达完全近中关系,尖牙达中性关系。术后正畸时间 1 年 4 个月。戴保持器保持。结束时头影测量分析:

SNA:74.9°;SNB:73.6°;ANB:1.3°;facial angle:78.3;angle of convexity:6.8°;facial convexity:10.2°。

术后随访结果

术后正畸结束后分别在 3 个月、6 个月、1 年、2 年随访,患者面型协调,咬合关系稳定,两年后去除保持器。

【问题 8】术后随访要检查哪些?

术后复查主要检查项目:患者的颜面形态、正侧面像、X 线、牙颌模型、牙颌摄影、咬合运动功能等(图 13-9)。

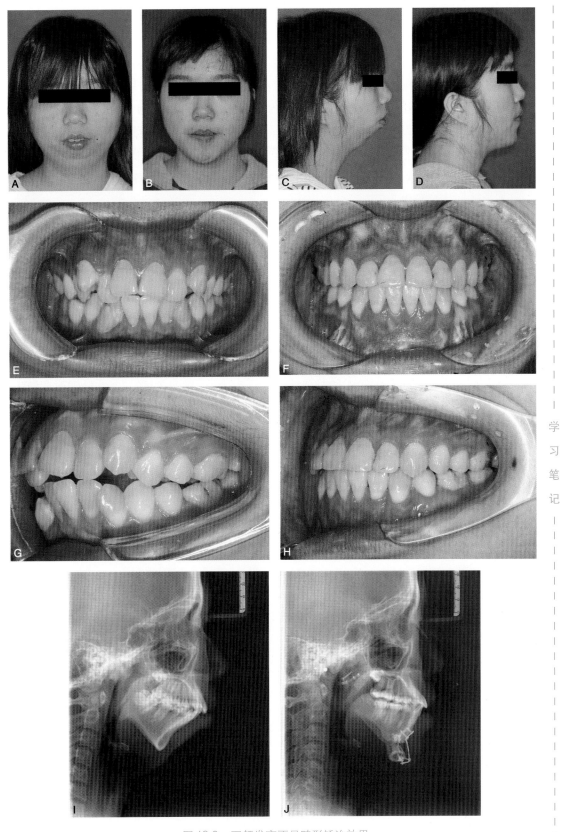

图 13-9　下颌发育不足畸形矫治效果

A、C、E、G、I 分别是术前正貌、侧貌、正面咬合、侧面咬合、X 线头影图像；B、D、F、H、J 分别是术后正貌、侧貌、正面咬合、侧面咬合、X 线头影图像

第三节 颌面不对称畸形

颌面不对称畸形(facial asymmetric deformities)是指由于各种原因导致的颌面部软硬组织的不对称。临床检查和相关数据测量显示颌面部左右侧比例明显不协调与不对称。其主要的特征就是颌骨的不对称,由于上下颌骨三维空间内的生长方向和相互关系之间的不协调和偏差,进一步引起上下颌前牙中线偏移和咬合关系紊乱,部分患者除了颌骨畸形外还同时出现颌面部左右侧软组织发育不对称,如半侧颜面萎缩、半侧颜面短小畸形等,从而使不对称畸形更为严重。由于颌面不对称畸形存在着个体差异,给临床矫治带来了较大的困难,拟定充分的临床矫治计划显得尤为重要。

临 床 病 例

首次门诊病历摘要

患者,男性,24 岁,主因"下巴前突伴咬合偏斜 10 年余"就诊。

患者自述 10 余年前无意间发现下巴较上颌前突,并逐渐明显变长,同时下巴向右侧偏斜并逐渐加重,影响面部美观。既往无颌面受伤史和全身系统性疾病病史。家族中无类似症状病史。

临床检查:面部左右不对称,下颌右偏,面下 1/3 过长,下颌高角,双侧磨牙近中关系,右侧磨牙反𬌗,左侧磨牙对刃𬌗,前牙反覆盖 3mm,𬌗平面向右上偏斜,上颌中线右偏 2mm,下颌中线右偏 6mm,开口偏右,右侧颞下颌关节开口末期弹响。

【问题1】通过初步病史采集和临床检查初步临床印象是什么?

患者面下 1/3 过长,上下颌中线右偏,以下颌更为明显,颏部明显偏右,咬合平面右上偏斜,下颌高角,双侧磨牙近中关系,前牙反覆𬌗、反覆盖,初步临床印象是下颌偏突颌畸形。

> **知识点**
>
> ### 下颌偏突颌畸形
>
> 下颌偏突颌畸形(laterognathism of the mandible)是临床上最常见的颌面部不对称畸形,临床主要表现为面下 1/3 不对称,颏部偏向健侧,部分严重偏突颌畸形的患者,上颌骨产生适应性偏斜,会导致颌面明显偏斜。目前病因仍未完全明确,大多数学者认为下颌偏突颌畸形是由于遗传、内分泌变化、局部血供或营养异常、创伤等先天性或后天性因素,干扰了髁突的协调发育过程,造成双侧髁突生长不一致,从而使患侧下颌体及颏部向健侧偏移,并出现咬合关系紊乱。少部分下颌偏突颌畸形可能发生在下颌骨的其他部位,如下颌支或下颌体。

【问题2】为了进一步确诊,需要进行何种检查?

通过正侧貌评价可以确定患者的面型特征。正貌评价:下颌偏突颌畸形的患者面型通常为长面型,面下 1/3 过长,咬合平面偏斜,下颌偏向一侧。侧貌评价:下颌前突,颏肌紧张。然后利用 X 线头影测量全面了解分析患者牙颌面软硬组织形态结构,确定畸形的性质、部位、范围和严重程度。颌面三维 CT 可以在头颅正位、侧位,在不同方位更直观地观察到颌骨畸形情况;牙列石膏模型有助于检查分析患者牙齿排列咬合关系等。综合上述检查所反馈的信息和资料进行分析,作出正确的诊断。

门诊辅助检查

正面观(frontal view):面部不对称,长面型,左侧面部过长,偏向右侧,下颌明显偏右,面下1/3过长。平面右上偏斜,左侧较右侧低7mm。

侧面观(lateral view):凹面型,面下1/3过长,下颌支较长,前牙反。

头影测量分析(cephalometric analysis):SNA:81.9°;SNB:82.5°;ANB:-0.6°;facial angle:89.3°;facial convexity:9.8°。

咬合及功能分析(occlusion & function analysis):前牙反覆,反覆盖3mm。左侧磨牙完全近中关系、反,右侧磨牙轻度近中关系、对刃,右上第一磨牙残根,全牙弓反。上中线右偏2mm,下中线右偏6mm。下颌开口时偏右,右侧颞下颌关节开口末期弹响。

结合临床症状、体征及上述辅助检查,该患者可诊断为下颌偏突颌畸形。

【问题3】如何确定治疗计划和步骤?

思路1:双颌不对称畸形是临床上较为严重的颌骨畸形之一,常伴有严重的错畸形,术前颌面外科医生应与正畸医生密切配合制订周密的治疗计划确保取得外形与功能俱佳的矫治效果。偏颌患者前后牙无法获得正常的覆覆盖关系。为了提高咀嚼效率,在生长发育过程中上下颌前后牙牙体长轴发生代偿性倾斜以适应已经偏斜的下颌牙弓,同时经常伴有牙列拥挤、不齐和个别牙扭转、移位等畸形。手术前必须进行正畸治疗,其目的是排齐牙列,去除牙代偿。

思路2:涉及上下颌骨的双颌畸形的治疗通常是比较复杂,增加手术矫治的难度和不确定性。因此,术前需要对手术术式、先后程序、骨切开部位、牙骨块移动方向和距离、固定方式等进行精确设计。为了确保手术可行、有效,达到预期目标,术前需进行VTO设计分析。采用香港CASSOS正颌预测分析软件进行预测,可直观地观察牙颌骨移动轨迹和范围,有效地帮助术者术前设计,术后疗效预测。预测结果:需要先行上颌Le Fort Ⅰ型骨切开术,同时旋转上颌骨,矫正上颌平面和上颌中线不齐。下颌行双侧矢状骨劈开术,旋转后退下颌骨,矫治下颌前突及右偏。

思路3:CASSOS正颌预测分析后,还需进行模型外科。由于涉及双颌手术,在模拟Le FortⅠ型骨切开术模型外科后,需制备中间板(intermediate splint),以便术中引导上颌骨就位固定;然后模拟临床行双侧下颌矢状劈开切骨术后退下颌骨,矫正下颌前突和下颌中线偏斜,最后确定上、下颌关系,制备终末板(final splint)。

思路4:尽管双颌手术已经基本恢复上、下颌骨的正常位置关系,但这种新建立的牙关系尚不稳固,正常的咬合运动和平衡也未完全建立。因此,为了尽快地取得平衡,防止畸形的复发,需要进行术后正畸治疗。

术前正畸门诊

心理健康评估:通过治疗前与患者及家属交谈,并作艾森克人格问卷调查,显示患者治疗态度积极,无人格缺陷,配合治疗。开始术前正畸治疗。

术前正畸:术前拔除龋坏右上第一磨牙残根,正畸前移右上第二、第三磨牙,关闭拔牙间隙。排齐整平上下牙列,下前牙唇倾去代偿排齐。取阶段模型分析,达到正颌手术要求后结束术前正畸。术前正畸时间14个月。准备行正颌手术。

住院治疗经过

住院后完善各项术前检查和术前准备。

【问题4】术前谈话应包括哪些内容?

交谈内容包括手术类型、术后效果、术中可能伤及血管和神经等手术风险、全麻风险和术后可能发生感染坏死、复发等并发症。

　　手术治疗经过：患者经鼻腔插管全麻下按术前设计的方案首先行上颌 Le Fort Ⅰ 型骨切开术，左侧上颌截骨上抬 6mm，矫正上颌𬌗 平面，同时旋转上颌骨，矫正上颌中线，戴入中间𬌗 板，引导上颌就位，行上颌骨坚强内固定；然后行两侧下颌矢状劈开术，右侧下颌骨后退 3mm，左侧后退 8mm，矫正下颌前突及偏斜，戴入终末𬌗 板，固定上下颌关系，坚固内固定，冲洗，缝合手术切口（图 13-10）。

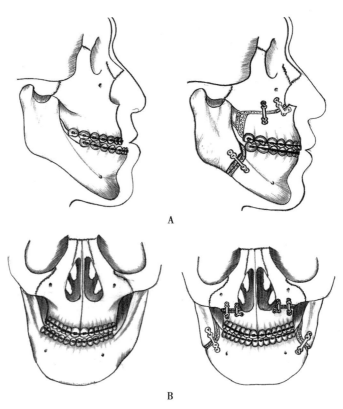

A

B

图 13-10　同期反颌手术矫治下颌偏突颌畸形手术示意图

　　【问题 5】双颌手术应该要注意的问题？

　　上颌 Le Fort Ⅰ 型手术和下颌矢状劈开手术（SSRO）的手术经过及原则前面已经叙述，同期施行双颌手术尚有其他要特别注意的问题。

　　同期双颌手术常因涉及到上下颌，所以确定上下颌固定的位置关系尤为重要，这关系到术后能否获得正常的上下颌位置关系。由于上颌骨与颅骨之间具有相对稳定的位置关系，而下颌处于可活动的状态，很难取得恒定的位置关系。所以一般应先行上颌骨手术，然后再行下颌手术，这样才有可能获得正确稳定的上下颌关系。

　　由于双颌外科术中对颌周附着的肌肉、筋膜等软组织进行了较广泛的剥离，术后瘢痕形成，髁突的移动及必要的颌间固定都可能引起口颌系统的功能下降。因此，除术中尽量避免广泛剥离颌周软组织，减少手术创伤外，术后应加强必要的康复治疗，如术区的理疗、主动与被动的张口训练以及肌力与肌耐力训练等。

术 后 情 况

　　术后麻醉清醒，生命体征平稳，体温正常，呼吸通畅，颌面部稍肿胀，伤口无明显渗血，唾液量少许粉红色，48 小时后接近正常颜色。鼻饲饮食 1 周，伤口无感染，愈合良好，10 天后拆除口内缝线。

【问题6】双颌手术术后应注意患者哪些情况？

术后护理参考常规正颌外科术后护理，但由于双颌手术麻醉与手术时间较长，手术范围大且出血也较多，因此术后渗血和水肿都可能要比单颌手术严重，所以术后应密切观察，采取措施防止术后出血与呼吸梗阻。

【问题7】术后已基本恢复如何按计划进行术后正畸？

相对单颌手术，接受双颌手术的患者其术后正畸时间可酌情延后2周拆除_殆导板，随后嘱患者张口训练2周，待张口度基本恢复后可开始进行术后正畸。

术后正畸门诊

术后患者面型得到明显改善，下颌左右基本对称，但咬合仍有局部接触不良及下中线仍右偏1mm现象。采用轻力牵引维持术后上下颌关系。

术后第6周，通过短Ⅲ类及斜形牵引，维持稳定的颌骨关系。在后期利用MEAW技术精细调整咬合，改善咬合不良状况。经过9个月的术后正畸治疗，达到双侧磨牙中性咬合关系，前牙正常覆_殆覆盖。戴保持器保持，定期复查。

结束正畸后头影测量分析（cephalometric analysis）：SNA：84.8°；SNB：79.4°；ANB：5.4°；facial angle：90.4°；facial convexity：10.6°。

术后随访结果

正畸结束后3个月、6个月、1年、2年随访，患者的面型较稳定，咬合关系良好、稳定。停戴保持器。

【问题8】术后随访要检查哪些？

术后复查主要检查项目：患者的颜面形态、X线头影测量、牙颌模型、牙颌摄影、咬合运动功能等（图13-11）。

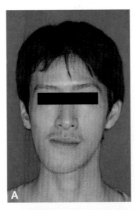
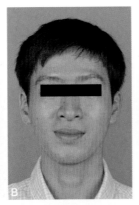
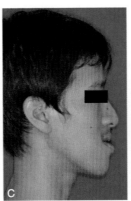
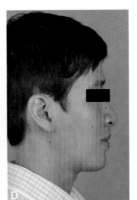
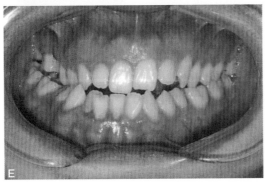
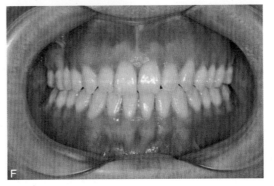

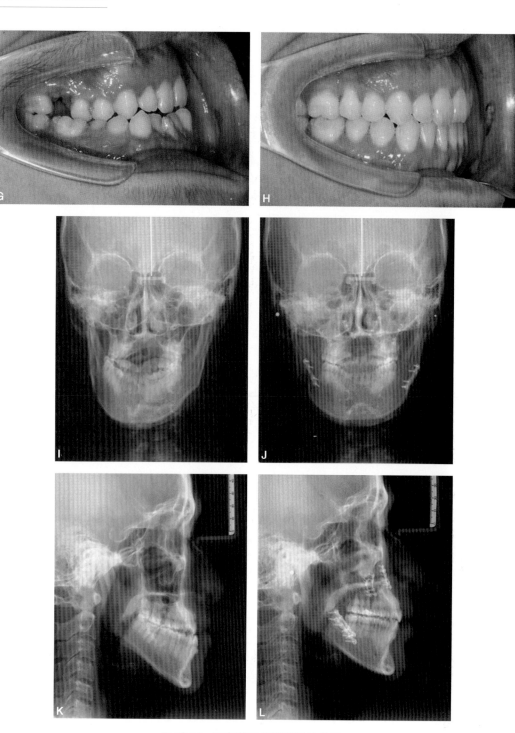

图 13-11　下颌偏突颌畸形矫治效果

A、C、E、G、I、K 分别是术前正貌、侧貌、正面咬合、侧面咬合、X 线头影图像；B、D、F、H、J、L 分别是术后正貌、侧貌、正面咬合、侧面咬合、X 线头影图像

（周　诺）

参考文献

1. Bell WH, Proffit WR, White RP. Surgical Correction of Dentofacial Deformities. Philadelphia：WB Saunders Co,1980

2. Bell WH. Modern Practice in Orthognathic and Reconstructive Surgery. Philadelphia：WB Saunders Co,1992

3. Bell WH, Guerrero CA. Distraction Osteogenesis of the Facial Skeleton. Hamilton：BC Decker Inc,2007

4. 王大章,罗颂椒.下颌前突综合征及其双颌畸形同期矫治术.中华口腔科杂志,1986,21:330-335

5. 胡静,王大章.正颌外科.北京:人民卫生出版社,2006

6. 胡静.正颌外科学.北京:人民卫生出版社,2010

7. 邱蔚六,张震康,王大章.口腔颌面外科理论与实践.北京:人民卫生出版社,1998

8. 张志愿.口腔颌面外科学.第7版.北京:人民卫生出版社,2012

9. 邱蔚六.口腔颌面外科学.上海:上海科学技术出版社,2008

10. 王兴,张震康,张熙恩.正颌外科手术学.济南:山东科学技术出版社,1999

11. Fonseca R. Oral and Maxillofacial Surgery. Philadelphia:WB Saunders Co,1999

12. Illizarov GV. The Tension-Stress Effect on the Genesis and Growth of Tissues:Part Ⅱ. The influence of the Rate and Frequency of Distraction. Clin Orthop Rela Res,1989,239:263-285

13. 周诺.牵张成骨研究中的几个热点问题.口腔颌面外科杂志,2011,21(4):229-237

14. 胡静,王大章.颌面骨骼整形手术图谱.北京:人民卫生出版社,2013

学习笔记

第十四章 口腔颌面缺损的修复重建

口腔颌面部后天畸形和缺损的原因种类多样，以肿瘤、外伤、炎症为主。不同的致病原因，往往造成不同程度的畸形和缺损，从而给患者造成了不同程度的功能障碍和外貌缺陷。如何合理选用功能性外科（reconstructive functional surgery）的办法治疗畸形与缺损，最大程度地恢复其生理功能和容貌外观，是口腔颌面外科医生所面临的问题。本章重点分析讨论常见的颜面部皮肤缺损、唇缺损、舌缺损及颌骨缺损。

口腔颌面部后天畸形和缺损的诊治过程通常包括以下环节：

1. 详细询问相关病史，明确畸形、缺损的具体病因。
2. 仔细检查，重点关注缺损的范围及深度等特点。
3. 明确缺损所造成的功能及外貌等影响。
4. 查看缺损部位的创面状况，清理创面，防治炎症。
5. 根据创面情况及缺损特点，明确手术时机，合理采用整复方法。
6. 定期随访复查，密切关注组织愈合情况，追踪患者外貌及功能的恢复情况。

第一节 颜面部皮肤缺损

颜面部皮肤缺损明显影响患者面容及表情，因此对患者造成的影响较大。

临床关键点：

1. 颜面部皮肤缺损由于对患者影响较大，患者对修补整复较为迫切，应尽早恢复其容貌，减轻心理负担。
2. 缺损范围多为表浅组织缺损，临床较少采用肥厚的组织移植。
3. 缺损部位多样，修补整复方法灵活。
4. 面部血管丰富，移植组织容易成活。
5. 积极防治继发感染。

临 床 病 例

首次门诊病历摘要

男性，75岁。主因"左耳前皮肤肿块3年，迅速增长伴轻度疼痛2个月"就诊。

患者3年前发现左耳前皮肤肿块，当时约"拇指甲"大小，之后逐渐缓慢增长，但无明显疼痛不适，未予以重视，无就诊治疗。2个月前开始该肿块增长速度明显增快，同时表面出现凹凸不平肿块出现轻度疼痛，但无张闭眼等功能异常，5天前就诊于本地医院，考虑"皮肤癌"可能，转我院治疗。

临床检查：左耳前可见一肿块，椭圆形，突出于皮肤表面，大小约2.5cm×3.0cm，表面部分灰黑色结痂样物质覆盖，边界清晰，轻度触压痛（图14-1）。周围皮肤色泽外形基本正常。颈部淋巴结未及明显肿大者。

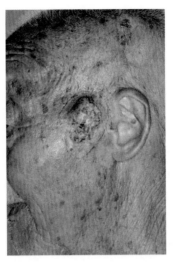

图 14-1　左耳前皮肤肿块患者
侧面照

【问题】该肿瘤若采用手术切除,术后缺损的广度及深度有何特点? 该选用何种修复方式?

思路 1:缺损的广度。根据患者病史长及肿瘤外生型特点,首先考虑低度恶性的皮肤癌,可沿肿瘤外 0.5~1.0cm 范围切除,由于肿瘤直径相对较大,因此肿瘤切除后局部缺损面积较大。

思路 2:缺损的深度。由于考虑低度恶性肿瘤,临床表现为外生型,也无侵犯深部面神经等组织,因此预计肿瘤切除使可保留颞深筋膜浅层以下组织,因此术后缺损相对表浅。

思路 3:以上缺损将是范围广却表浅的软组织缺损,且局部缺损区无明显感染灶,根据以上特点首选游离皮片移植。

知识点

游离皮片移植适应证

适用于大面积的浅层组织,包括皮肤和黏膜的缺损。面颈部植皮多采用全厚或厚中厚皮片;口腔内植皮,多采用薄中厚皮片;有感染的肉芽创面或骨面,则只能采用表层皮片移植。眉再造等考虑含有毛囊的全厚皮片移植。

知识点

游离皮片移植的分类与特点

1. **表层皮片**　也称刃厚皮片、薄层皮片或 Thiersh 皮片。包括表皮层和很薄的一层真皮乳头层,厚度 0.2~0.25mm。优点是生长能力强,抗感染能力强,供区不形成瘢痕;缺点是皮片收缩大,质地脆弱,不耐受外力摩擦与负重,色素沉着严重。

2. **全厚皮片**　也称 Wolfe-Krause 皮片。包括表皮及全层真皮。优点是质地柔软而富有弹性,能耐受摩擦及负重,收缩小,色泽变化小,适用于面部植皮;缺点是成活能力较表层皮片差。

3. **中厚皮片**　也称 Blair 皮片。包括表皮及一部分真皮层,厚度 0.35~0.80mm。特点也介于表层皮片和全厚皮片之间。分薄中厚皮片和厚中厚皮片。

住院治疗经过

患者入院后,常规术前检查排除手术禁忌,手术切除左耳前皮肤癌,术中快速冷冻病理检查诊断"皮肤基底细胞癌",同时提示切缘阴性。肿瘤切除后形成一大小约 5.0cm×4.0cm 的表浅软组织缺损,同期手术利用中厚皮片进行局部缺损整复,皮片表面利用凡士林纱布包裹碘仿纱布等行反加压包扎(图 14-2)。术后无面瘫表现,3 天后出院,嘱患者术后 10 天复诊。

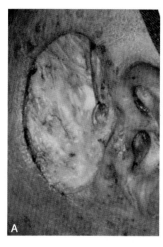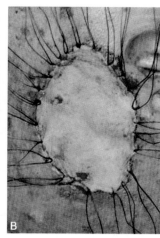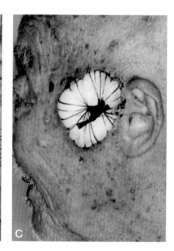

图 14-2　左耳前皮肤基底细胞癌切除及同期植皮修复

第二次门诊病历

术后 10 天,患者于门诊复诊,查体见术区反加压纱包稳固无明显松脱,周围缝线在位,无断裂或脱落。局部消毒及生理盐水润湿创口边缘纱包后,拆除缝线及反加压纱包,见局部皮片成活,无明显炎症及坏死(图 14-3)。

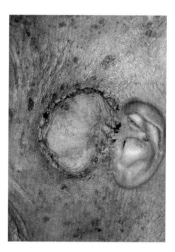

图 14-3　左耳前术区创口愈合
良好,游离皮片成活

随诊复查记录

患者术后 1 个月复查,局部创口愈合良好,无额纹消失、闭眼不全等面瘫表现,术区及周围未及肿瘤复发,颈部未及肿大淋巴结,嘱术后定期复查。

临 床 病 例

患者,女性,71岁。主因"右侧眶下皮肤肿块5个月"来我院门诊就诊。

患者5个月前发现右侧眶下皮肤肿块,当时约"米粒"大小,无触压痛,无明显自发痛等其他不适,未予以重视,未就诊治疗。自发病后该肿块逐渐增大,目前约"鹌鹑蛋"大小,并出现触压痛,故于1周前就诊于本地医院,考虑"皮肤癌"可能,转入我院治疗。

临床检查:右眶下鼻旁可见一肿块,圆形,突出于皮肤表面,突起部分直径大小约1.5cm,基底直径大小约2.0cm,表面灰黑色结痂覆盖,边界清晰,轻度触压痛(图14-4)。周围皮肤色泽外形基本正常。颈部淋巴结未及明显肿大。

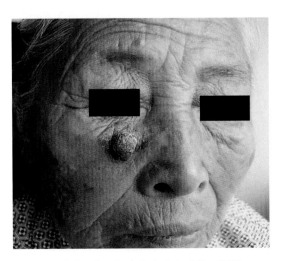

图 14-4　右面部皮肤癌患者术前正面照

【问题1】该患者若采用手术切除,术后局部缺损有哪些特点?

思路1:缺损所处的位置及影响。该缺损位于患者眶下区颜面部,该位置的缺损对患者的外观造成较大的影响,缺损修复后的肤色及外形,均十分重要。同时,该区域的修复要考虑到对下眼睑的影响,大张力缝合及瘢痕收缩等均可能造成患者下眼睑外翻。

思路2:缺损的范围。根据临床表现及专科检查可知该肿块为皮肤的外生型肿瘤,初步考虑低度恶性皮肤癌,根据以上诊断,手术切除范围包括肿瘤及周围部分正常组织,由于肿瘤低度恶性,因此扩切范围无须过大,术后缺损深度相对表浅。

【问题2】根据以上缺损特点,该缺损选用何种方式修复为宜?

思路1:尽可能选择与此区域肤色相近的厚度适宜的组织瓣。根据肤色相近、厚度适宜的要求,首先考虑直接拉拢缝合及由邻近组织的随意皮瓣或轴型皮瓣等整复方式。

思路2:根据术后缺损范围,直接拉拢缝合及单叶瓣难以拉拢缝合。因此,在缺损外侧软组织处制取双叶瓣(图14-5)是较为适宜的修复方式之一。

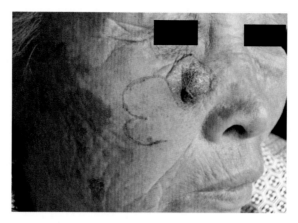

图 14-5 右面部皮肤癌切除及缺损整复设计

住院治疗经过

患者入院后,常规术前检查排除手术禁忌,手术切除右眶下鼻旁皮肤癌,术中快速冷冻病理检查明确诊断"(右眶下)皮肤疣状癌",同时提示切缘阴性。一期手术利用邻近软组织双叶瓣进行局部缺损整复,关闭创面(图 14-6)。术后 10 天拆除缝线。

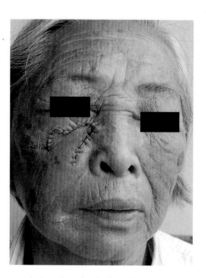

图 14-6 右面部皮肤肿瘤术后正面照

带蒂皮瓣的分类与特点

1. 随意皮瓣 没有知名的血管供血,在肢体与躯干部位,长宽比以 1.5:1 为宜,不超过 2:1;在面部,长宽比可放宽到 2~3:1,在血供特别丰富的部位可达 4:1。该类皮瓣又分为移位皮瓣、滑行皮瓣和旋转皮瓣。

2. 轴型皮瓣 有知名血管供血与回流,在血管的长轴内设计皮瓣,不受长宽比的限制。该皮瓣根据转移形式不同又可分为岛状皮瓣与隧道皮瓣。

随诊复查记录

患者术后 1 个月复查,肿瘤无复发及转移,局部创口愈合良好,睁闭眼功能,患者对术后容貌满意,无受限。嘱继续术后定期复查。

扩展:类似病例亦可采用鼻唇沟岛状瓣等轴型皮瓣,示例见图 14-7。

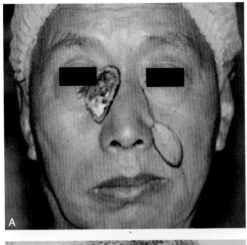
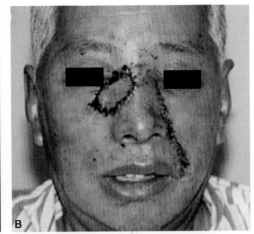
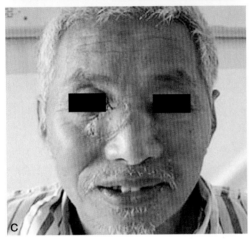
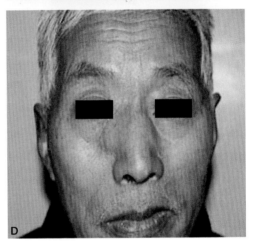

图 14-7　带蒂鼻唇沟轴形皮瓣修复鼻根内眦处肿瘤术后缺损

第二节　唇　缺　损

唇由皮肤、皮下组织、肌和黏膜组成,唇缺损一般指全层复合组织缺损。

临床关键点:

1. 唇部肌由面神经支配,能自如运动,尽可能利用残存唇组织或对侧唇组织进行整复为宜,这有助于术后唇的运动功能。

2. 缺损范围为全层复合组织缺损,贯穿口内外,整复时需兼顾口内黏膜及口外皮肤。

3. 缺损部位多样,修补整复方法灵活。

4. 唇部血管丰富,移植组织容易成活。

5. 有时一次整复术之后需二期行口角开大术、皮瓣断蒂术等。

临 床 病 例

门诊病历摘要

患者,女性,63 岁。主因"右下唇肿块 8 个月"来院就诊。

患者 8 个月前无意间发现右下唇肿块,当时约"黄豆"大小,轻度触压痛,无明显自发痛等其他不适,未予以重视,未就诊治疗。自发病后该肿块逐渐增大,并于 4 个月前出现触压痛较前明显,并偶有自发痛,故于 1 周前就诊于本地医院,考虑"下唇癌"可能,转入我院。

临床检查:患者右下唇肿块,部分突出于唇组织表面,边界尚清,直径大小约 1.5cm,表面被覆结痂(图 14-8)。双侧颈部未及肿大淋巴结。

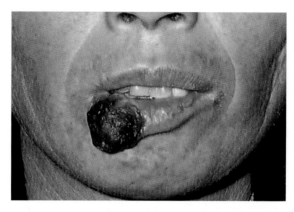

图 14-8 右下唇癌正面照

【问题 1】该患者采用何种治疗方案?若采用手术切除,切除方式与术后缺损有什么联系?

下唇癌治疗方案首选手术治疗。肿瘤的切除范围决定了局部缺损的范围,而不同的修复方式,手术切除的方式也有所差别,如预计肿瘤切除后缺损较小,可直接拉拢缝合者,一般采用 V 形切除,而考虑滑行瓣修复者,则一般沿安全边界切除或矩形切除。所以,一般在术前设计好术后缺损的修复方式再进行肿瘤切除,建议在术前做好整复设计。

【问题 2】唇癌术后组织缺损可采用哪些方法整复?该例患者适合采用哪种整复方式?

唇癌原发灶切除后,会形成局部组织缺损,对唇外形及功能均造成明显的影响。唇癌术后局部组织缺损首选邻近组织瓣立即整复,具体方法因缺损的大小及部位而不同。但若局部组织缺损范围较大,也可考虑采用血管化游离皮瓣。

该患者根据肿瘤大小及性质,预计肿瘤切除后形成下唇 1/2 ~ 2/3 的缺损,因此,考虑采用唇颊组织瓣滑行推进术整复唇缺损。

> **知识点**
>
> ### 唇缺损常用的邻近组织瓣修复方法
>
> 1. 直接拉拢缝合 适用于 1/3 以内的唇缺损。
> 2. 鼻唇沟组织瓣转移术 适用于上唇中部缺损在 1/2 左右者。
> 3. 鼻唇沟岛状瓣 该组织瓣以面动脉为蒂,适用于 1/3 ~ 1/2 的上唇缺损。
> 4. 唇交叉组织瓣转移术 此法统称 Abbe-Estlander 法,适用于上、下唇缺损在 1/2 左右者。位于唇中份者称 Abbe 手术,在唇侧方者称 Esltlander 手术。术后 2 ~ 3 周行断蒂修整,术后 3 周行口角开大术。
> 5. 三合一整复术 本法适用于上唇 2/3 以上缺损的整复。
> 6. 唇颊组织瓣滑行推进术 本法也称 Bernard 手术,有多种改良式,适用于上、下唇 1/2 ~ 2/3 的缺损。
> 7. 唇颊组织瓣旋转推进术 本法也称扇形颊瓣转移法,主要适用于下唇 2/3 以上或全下唇缺损。

住院治疗经过

患者入院后完善常规术前检查,排除手术禁忌,术前做好手术设计(图 14-9),手术矩形切除右下唇癌及周围部分正常组织,术中快速冷冻病理检查诊断"右下唇鳞状细胞癌",切缘阴性。

肿瘤切除后形成一大小约 3.0cm×2.0cm 的下唇类矩形软组织缺损,根据术前设计于缺损两侧制作滑行瓣进行局部缺损整复,但口裂较前变小(图 14-10)。术后表面创口暴露,每天消毒,3 天后出院,术后 10 天门诊拆线。

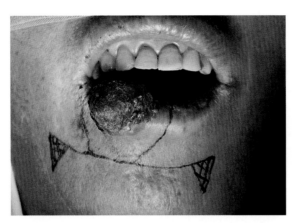

图 14-9 术前肿瘤切除及唇颊组织瓣滑行推进术设计

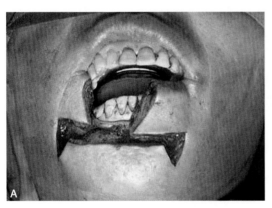
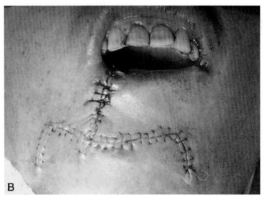

图 14-10 下唇癌切除后缺损利用唇颊组织瓣滑行推进术整复

随诊复查记录

患者术后 1 个月门诊复查,下唇术区愈合良好(图 14-11),术区及周围未及肿瘤复发,颈部未及肿大淋巴结,口裂变小,鼓腮、吹气不受限。患者自诉口裂变小轻度影响进食,但无大碍,告知其可行口角开大术改善,但患者表示拒绝。嘱术后定期复查。

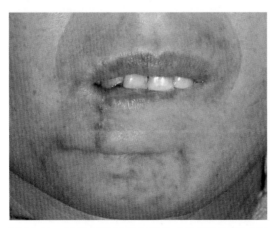

图 14-11 唇颊组织瓣滑行推进术整复下唇癌术后缺损 1 个月

第三节 舌 缺 损

舌参与吞咽、言语、呼吸、咀嚼等重要功能,对其缺损的整复有助于患者术后生活质量的明显提升。

临床关键点:

1. 舌的长度较宽度重要,尽可能恢复患者舌长度。

2. 舌根部肌肉与舌运动功能密切相关,尽可能予以保存。

3. 舌部缺损一般包含较多舌部肌肉,较少采用游离皮片等菲薄组织移植整复。

4. 舌血管丰富,移植组织容易成活。

5. 舌体组织整复后移植组织难以具有味觉功能。

临 床 病 例

门诊病历摘要

患者,女性,69 岁。主因"发现右舌肿块 4 个月,病理证实鳞状细胞癌 1 周"入院。

患者 4 个月前无意间发现右舌侧缘肿块,当时约"黄豆"大小,表面有溃疡,有触压痛,进食时疼痛加剧。口服头孢拉定胶囊及外用口腔溃疡膜后无明显好转,且该肿块逐渐增大,疼痛加重,1 周前于本地医院行局部活检,病理提示"中分化鳞状细胞癌",建议其转院治疗。患者自发病来胃纳、二便、体重等均未见明显影响。

临床检查:右舌缘可扪及一肿块,大小约 2.0cm×3.0cm,质地偏硬,边界不清,表面溃疡,基底向深部浸润,触痛明显,舌活动轻度受限(图 14-12)。右颌下可及一枚肿大淋巴结,直径大小约 1.5cm,质地中等偏硬,边界清,活动度可。其余颈部未及明显肿大淋巴结。

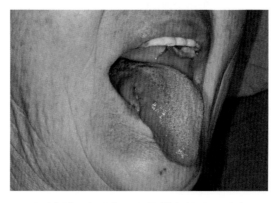

图 14-12 右舌癌,呈浸润性生长,表面溃疡

【问题 1】舌癌切除后一般造成哪些范围的组织缺损?

舌癌的手术切除一般包括原发灶的扩大切除及颈淋巴清扫术,而造成缺损的一般是原发灶的扩大切除术后所致。对于仅限于舌体内的肿瘤,手术一般只造成舌体及部分口底组织的软组织缺损,不累及下颌骨;而对于波及口底及下颌骨的舌癌,则需行舌、下颌骨及颈淋巴清扫,往往造成下颌骨缺损及舌体、口底软组织缺损。

【问题 2】舌癌术后的软组织缺损该何时整复?具体有哪些方法可以选择?

思路 1: 对于较小范围的舌癌术后缺损,可以考虑直接拉拢缝合及局部舌交叉瓣转移整复术,操作也相对较为简便。而对于超过 1/2 以上的舌体缺损则需行一期整复,再造舌体以恢复舌的功能。

思路2：较大范围的软组织缺损首选自体皮瓣整复,临床上以带蒂皮瓣及血管化游离皮瓣为主,较少采用游离皮片移植。

> 知识点
>
> ### 皮瓣移植的适应证
>
> 与游离皮片移植比较,皮瓣自身有血液供应,同时又有皮下脂肪的优点,因而它的用途也就不同于游离皮片,主要用于以下几方面:
>
> 1. 覆盖有肌腱、骨、关节、大血管、神经干等组织裸露的新鲜创面或陈旧性创伤。
> 2. 整复面、颊、颏部等处的软组织缺损,包括肿瘤手术后缺损的立即整复。
> 3. 器官再造 如鼻、唇、眼睑、眉毛、耳、阴茎、手指的再造皆以皮瓣为基础,再配合其他支持组织(如软骨、骨、筋膜等)的移植。
> 4. 洞穿性缺损的整复 如面颊部洞穿性缺损、上腭洞穿性缺损,须按照洞穿性缺损的治疗原则施行手术,包括衬里组织和覆盖组织两部分。
> 5. 其他 如矫治颈部瘢痕挛缩等。
>
> 在皮瓣类型的选择上,因根据组织畸形和缺损的大小、部位、效果,以及患者的要求和医疗技术条件等因素综合决定。原则上应就简不就繁、就快不就慢;能用带蒂皮瓣解决的,切不可滥用游离皮瓣;能用游离皮瓣解决的最好不选择管状皮瓣。

> 知识点
>
> ### 舌癌术后畸形缺损常采用的带蒂软组织皮瓣
>
> 1. 胸大肌皮瓣(pectoralis major myocutaneous flap) 该皮瓣提供的组织量较大,适用于大范围缺损,主要需要保护胸肩峰动脉的胸大肌支,必要时可携带肋骨,该皮瓣可设计成血管化游离皮瓣。
> 2. 胸锁乳突肌皮瓣(sternocleidomastoid muscle myocutaneous flap) 多以乳突附着点为蒂,主要需要保护枕动脉及甲状腺上动脉进入胸锁乳突肌的分支,必要时可携带锁骨瓣。禁用于淋巴结转移且突破包膜者。
> 3. 颏下岛状瓣(submental island flap) 该皮瓣需要保护由面动脉分出的颏下动脉。

> 知识点
>
> ### 血管化游离皮瓣
>
> 血管化游离皮瓣是近40年来发展起来的新型整复方法,将身体远处的轴形皮瓣应用显微外科技术移植到口腔颌面部缺损,是目前肿瘤术后缺损的主要整复手段。
>
> 口腔颌面肿瘤术后软组织畸形缺损的整复,目前应用较多的游离皮瓣是前臂游离皮瓣、股前外侧皮瓣、腓肠内侧动脉穿支皮瓣、肩胛皮瓣、背阔肌皮瓣、小腿外侧皮瓣、腹直肌皮瓣、足背皮瓣等。

住院治疗经过

患者入院后,常规术前检查排除手术禁忌,同时使用多普勒超声仪评价左前臂血管情况。

手术治疗情况:全麻下先切取部分肿瘤组织送术中快速冷冻病理检查,提示"鳞状细胞癌",故扩大切除右舌癌,切缘阴性,术后局部形成约1/2舌体的软组织缺损(图14-13)。同期行右侧颈淋巴结清扫术,清扫术中保留面动脉及颈外静脉备用。于左前臂制取桡侧血管化游离皮瓣

（图 14-14）整复右舌癌术后缺损,桡动脉与面动脉显微吻合,头静脉与颈外静脉显微吻合,术后舌体外形良好（图 14-15）。利用游离皮片修补左前臂皮瓣制取后缺损,皮片表面利用凡士林纱布包裹碘仿纱布等行反加压包扎。颈部术区放置负压引流管。

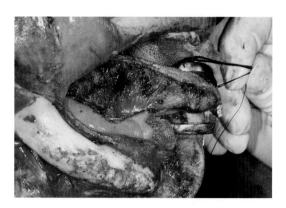

图 14-13　右舌癌切除术后局部缺损

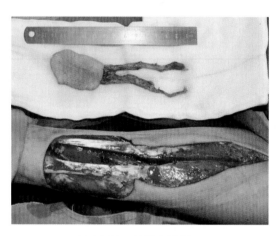

图 14-14　前臂皮瓣制取

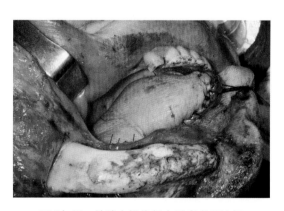

图 14-15　前臂皮瓣修复右舌癌术后缺损

术 后 情 况

术后患者控制体位防止血管扭曲,禁用止血药物,使用抗生素预防感染,严密观察口内皮瓣生长情况及颈部负压引流液,鼻饲流质 1 周,口腔呋喃西林冲洗保持卫生。口腔及颈部术区术后7天拆线,前臂术区10~14天拆除纱包及缝线。

术后常规病理报告:右舌高分化鳞状细胞癌,前、后、上、下及基底切缘均阴性;(右颈)清扫组织中淋巴结共15枚,其中2枚见癌转移。

术后3~4周开始行化疗。

术后6个月内每1个月复查;术后6个月~2年每3个月复查,术后2年以上每6个月复查。

【问题3】游离皮瓣整复软组织缺损术后需注意观察和处理哪些情况?

思路1:游离皮瓣术后最重要的是保护供血动脉及回流静脉,防止血管危象(vascular crisis),从而保证皮瓣的成活。

> **知识点**
>
> **游离皮瓣术后常用的血管危象预防措施:**
>
> 1. 头颈部适当制动,防止不当体位压迫供血动脉及回流静脉。
> 2. 适当提高室温,25℃左右为宜,防止低温导致血管痉挛。
> 3. 创口内负压引流者,负压压力要适当,过大可直接压迫静脉回流,过小则因积血、积液而间接压迫静脉。
> 4. 可适当使用扩血管药物及抗血管痉挛药物。

思路2:术后72小时内是游离皮瓣最容易发生血管危象的时候,术后每30分钟观察记录1次,6小时后每1小时记录1次,持续5~7天。尽早发现和及时探查能够有效防止皮瓣坏死,而药物治疗和过多的等待往往延误时机,导致皮瓣失败。

术后随访结果

患者术后2个月复查,舌体形态良好,运动灵活(图14-16)。术区及周围未及肿瘤复发,颈部未及明显肿大淋巴结,胸部正位X线片未见转移。

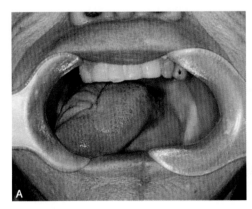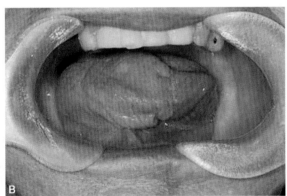

图14-16 前臂皮瓣整复右舌缺损术后2个月复查,舌体形态良好,运动灵活

> **知识点**
>
> **游离皮瓣术后观察项目**
>
> 1. 颜色 皮瓣颜色应该与供区颜色一致,术后1~2天内颜色少显苍白属正常现象,但出现灰白色,则提示动脉缺血可能,出现变暗、发绀,则提示静脉淤血可能。
> 2. 温度 皮瓣术后温度略降低,但不应低于皮温3~6℃。此时可通过表面覆盖棉垫后白炽灯30cm以外照射灯加温处理。如温度过低,加上颜色变化明显,则应探查、抢救。

3. 皮纹　皮瓣术后皮纹消失及肿胀往往提示静脉危象,相反,皮瓣的皮纹加深皱褶结合色泽苍白,往往提示动脉危象。

4. 质地　皮瓣术后明显肿胀及质地变硬往往提示血管危象发生,应该及时探查抢救。

5. 毛细血管充盈试验　手指按压,放开后变白的区域再度泛红(暗红),若出现该过程太长,超过5秒,提示微循环差,抢救成功率低。

6. 针刺出血试验　7号针头刺入皮瓣0.5cm深度,适当捻动后拔起针头,轻度挤压周围组织,若见鲜红血液渗出,提示动脉供血良好;若无出血,提示动脉供血差;若出现暗红色血液渗出,结合皮瓣肿胀发绀等情况,则提示静脉淤血。

7. 经皮氧及二氧化碳分压动态监测皮瓣血供　该方法是通过测定经皮氧分压($tcPaO_2$)与二氧化碳分压($tcPaCO_2$)来评价皮瓣血供,一般情况下,动脉堵塞后皮瓣 $tcPaO_2$ 陡然降低,静脉堵塞后 $tcPaO_2$ 缓慢降低。

术后随访结果

术后1个月肿瘤内科化疗期间来我科复查随访,查体见局部肿瘤无复发,颈部未及明显肿大淋巴结,皮瓣形态良好,舌运动轻度受限,言语略有不清。

扩展:类似病例亦可采用其他软组织皮瓣,示例如下:

示例1. 右舌鳞状细胞癌(图14-17)。

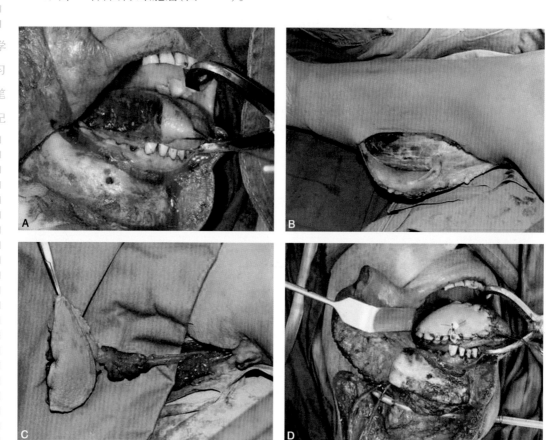

图14-17　腓肠内侧动脉穿支皮瓣转移修复右舌鳞状细胞癌术后缺损

示例2. 左舌鳞状细胞癌(图14-18)。

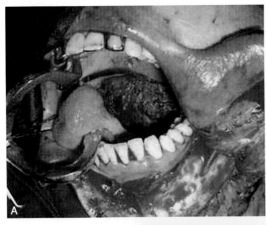
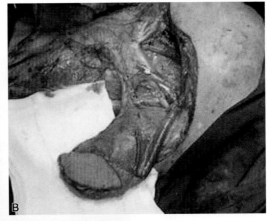
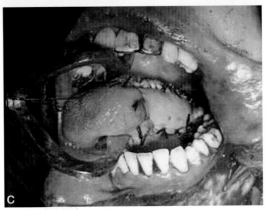

图 14-18 带蒂胸锁乳突肌皮瓣转移修复左舌癌术后缺损

第四节 颌 骨 缺 损

颌骨是口腔颌面部重要的骨性支撑结构,对面部容貌十分重要,同时,上下颌骨在咀嚼、吞咽、言语、呼吸等方面也具有重要作用。

临床关键点:

1. 颌骨与牙齿密切相关,因此相关手术要重视咬合关系。

2. 下颌骨是头面部唯一可运动的骨骼,其灵活性容易导致下颌骨缺损的两残端异常运动。

3. 颌骨的整复重建的理想目标应该最终恢复咬合关系。

4. 颌骨重建时较多时候需要骨内固定术,原则基本与颌骨骨折类似。

5. 颌骨整复手术可利用计算机辅助技术(如 CAD/CAM、术中实时导航技术等)提高手术精确性。

临 床 病 例

门诊病历摘要

患者,男性,35 岁。主因"右侧下颌渐进性膨隆 3 个月"来我院门诊就诊。

患者 3 个月前发现自己右侧面颊部略膨隆,未予以重视,但肿胀未消退,逐渐增大,并于近期出现右下颌牙齿松动,故就诊于本地医院,拍摄 X 线曲面体层片(图 14-19)显示右下颌骨低密度影,部分牙根略吸收,提示"右下颌骨成釉细胞瘤可能",建议其转上级医院手术治疗。并以"右下颌成釉细胞瘤"收治入院。

临床检查:患者面容不对称,右下颌骨下缘明显膨隆,部分骨质破损,触诊质地较硬,局部略软,穿刺见少量褐色液体。

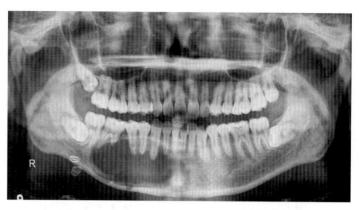

图 14-19 右下颌骨成釉细胞瘤 X 线曲面体层片

【问题1】下颌骨切除的方式有哪些?

下颌骨切除的方式取决于疾病性质及范围。囊肿者,一般采用囊肿刮除术,有时可采用开窗减压术;良性肿瘤者,范围较小时可行下颌骨方块切除,保留下颌骨的连续性,范围较大而剩余骨质菲薄时,除部分类型囊性成釉细胞瘤可采用开窗减压术外,一般应将病变累及的下颌骨节段性切除;恶性肿瘤者,则建议按照恶性肿瘤手术原则,扩大范围切除,可利用下颌骨自有解剖结构作为切除参考,如下颌孔到颏孔的切除,颏孔到下颌骨正中联合处的切除等。

知识点

下颌骨缺损分类

下颌骨缺损的分类方法较多,目前国内外文献中最多使用的是 HCL 分类(图 14-20)。

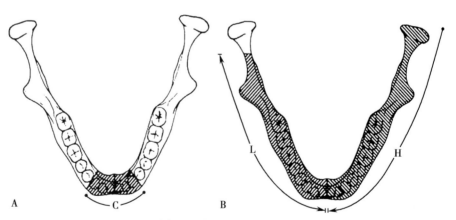

图 14-20 下颌骨 HCL 分类示意图

HCL 分类由 Jewer 等提出,将下颌骨缺损分成三种类型:

H 型缺损(hemi-mandibular defect):包括髁突在内的一侧下颌骨缺损。

L 型缺损(lateral defect):不包括髁突在内的一侧下颌骨缺损。

C 型缺损(central defect):两侧下颌尖牙之间的下颌骨颏部缺损。

Jewer 根据临床中下颌骨缺损的多样性,将 HCL 分类细分为 2 类 8 型,2 类即单纯缺损及复合缺损,前者包括 H 型、L 型和 C 型,后者包括 HC 型、LC 型、LCL 型、HCL 型和 HCH 型。

【问题2】下颌骨节段性切除后的缺损整复方式有哪些?

下颌骨缺损多可采用自体骨移植、重建钛板、牵张成骨、异体骨移植等方式整复,对于下颌骨节段性切除术后的下颌骨缺损,目前临床上一般多采用同期自体骨移植。

【问题3】根据该患者的缺损类型及部位,考虑采用哪种修复方法?

该例下颌骨病变为成釉细胞瘤,根据其生物学特性和骨质吸收严重、剩余骨量少的特点,采用节段性下颌骨切除术,术后属于 L 型下颌骨缺损。根据以上特点,采用游离骨移植或血管化骨移植较为适宜。结合患者意愿,最终选择采用游离髂骨瓣修复。

住院治疗经过

患者入院后,常规术前检查排除手术禁忌,术前备好钛板钛钉等材料。

手术治疗情况:术中发现右下颌骨内为囊实性占位,由于下颌骨颊侧骨面外形基本平整,因此先沿右下颌骨术区颊侧骨面预弯钛板,并将其于两端螺丝固位(确保咬合关系)。以电锯截除右下颌骨病灶及邻近部分正常下颌骨,术后局部形成一长约 6.0cm 的下颌骨缺损(图14-21)。根据缺损大小制取非血管化游离髂骨瓣(图 14-22),适当成型后用于整复右下颌骨术后缺损(图 14-23)。

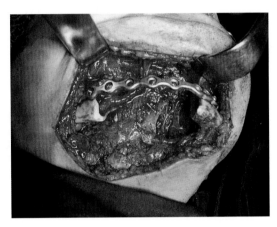

图 14-21　右下颌骨成釉细胞瘤术后缺损

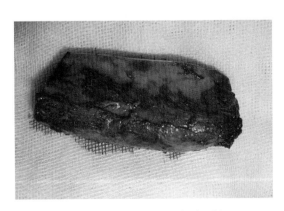

图 14-22　非血管化游离髂骨瓣

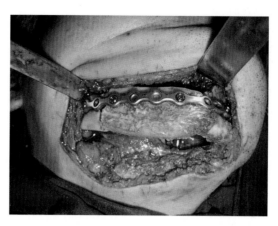

图 14-23 右下颌骨缺损采用髂骨瓣修复

自体骨移植的种类

1. 单纯游离骨移植 优点是操作简便易行;缺点是术后移植骨容易吸收,抗感染能力弱,因此受区必须血供良好,无感染,软组织覆盖足,术后禁忌放疗,否则容易坏死。临床常用的是髂骨、肋骨、颅骨外板。

2. 带肌蒂的骨移植 优点是较游离骨移植血供好,抗感染能力略强;缺点是转移方向及位置受到一定限制,多仅限于下颌骨体部而下颌骨连续性未破坏的中小型缺损。临床常用的是胸锁乳突肌带锁骨、胸大肌带肋骨、斜方肌带肩胛骨和颞肌带颅骨等。

3. 血管化游离骨移植 优点是血供好,抗感染能力强,多能原位早期愈合,不必经过爬行替代过程,必要时可考虑同期种植体植入和携带皮岛;缺点是需要显微外科技术行血管吻合。临床常用的是旋髂深动脉供血的髂骨移植和腓动脉供血的腓骨移植。

4. 成形性松质骨移植 以金属网等做成颌骨支架固定于缺损区,取髂骨等部位的松质骨及骨髓填入,最终骨细胞活跃钙化后形成整段骨。优点是支架塑形好,操作方便,松质骨抗感染能力略强;缺点是支架可能出现排斥反应。

术后情况

术后患者卧床 3~5 天,髂骨取骨处负压引流,外部腹带加压包扎,使用抗生素预防感染,适当使用止血药物,核查口内上下颌咬合关系,鼻饲流质 1 周,口腔呋喃西林冲洗保持卫生。口腔及颈部术区术后 7 天拆线,髂骨区 7~10 天拆线。

术后常规病理报告:(右下颌骨)成釉细胞瘤。

术后 1 年内每 3 个月复查;术后 1 年以上每 6 个月复查。

术后随访结果

术后 3 个月、6 个月及 1 年的 X 线曲面体层片(图 14-24)复查提示髂骨瓣与下颌骨残端之间逐渐形成较好的骨结合。

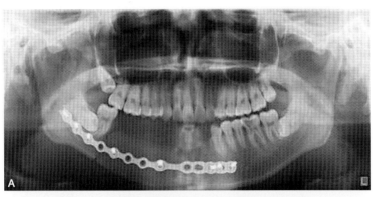

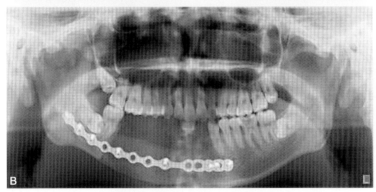

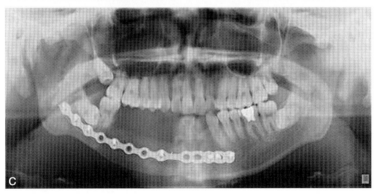

图14-24　髂骨移植术后3个月、6个月及1年的X线曲面体层片提示髂骨瓣与下颌骨之间逐渐形成较好的骨结合

临 床 病 例

门诊病历摘要

　　患者,男性,35岁。主因"左面部渐进性膨隆4个月"来院门诊就诊。

　　患者4个月前发现自己左面部略膨隆,未予以重视,3个月前因左下后牙松动本地医院就诊拔牙,拔牙后发现牙根明显吸收,故拍摄曲面体层片,发现左下颌骨内肿物(图14-25),取拔牙窝内部分组织送病理检查,提示"成釉细胞瘤",转我院手术治疗。

　　临床检查:面型不对称,左面下部膨隆,口内检查可见左下颌第一、第二磨牙缺失,该区域膨隆明显,触诊质地偏硬。左下唇轻度麻木不适。曲面体层片可见左下颌骨多房状密度减低影,其内可见第三磨牙埋伏未萌出。

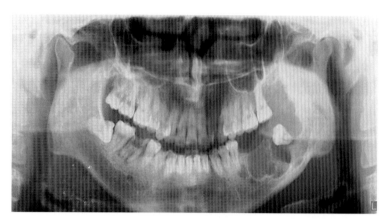

图 14-25 曲面体层片提示左下颌骨体部多房状密度减低影

【问题1】该肿瘤如何治疗?

该肿瘤病理证实为"成釉细胞瘤",为"临界瘤",而且根据术前曲面体层片及本地医院拔牙时所见,为实质性,故选择手术治疗,包括0.5～1.0cm的安全边界将肿瘤连同累及的一部分下颌骨一并切除。

> **知识点**
>
> **成釉细胞瘤主要为外科手术治疗**
>
> 传统的观点认为成釉细胞瘤有局部浸润周围骨质的特点,故手术治疗时不应施行刮除术,需将肿瘤周围的骨质至少在0.5cm处切除。近年因发现成釉细胞瘤恶变率较低,故有人主张行刮除术,囊性(壁性)造釉细胞瘤可采用开窗减压术,但需慎重,术后需密切随访。

【问题2】颌骨重建如何选择即刻重建与二期重建?

目前对于以上两者的选择仍存在一定争议。一致认同的是对于良性肿瘤和外伤所致的缺损尽可能采用即刻修复,而争论的焦点主要在于恶性肿瘤切除后的组织缺损是否该即刻重建。一种观点支持二期重建,原因在于口腔恶性肿瘤较高的复发率以及即刻重建可能加大手术并发症及肿瘤细胞播散的风险;而支持即刻重建者认为即刻重建不提高肿瘤复发率,无论术后是否复发,即刻重建可恢复美观和功能,提高生活质量,同时即刻重建可以避免二次手术时遇到的瘢痕形成和受植床血供不足等不利因素。目前业内较多的专家提倡在保证肿瘤根治的前提下尽可能地一期即刻重建,而对于骨肉瘤、软骨肉瘤、颌骨中央性癌等高度恶性肿瘤以及全身情况差难以耐受长时间手术者考虑二期重建手术。

【问题3】下颌骨节段性切除及重建时,如何保证剩余下颌骨(特别是髁突)的位置不出现明显偏移?

两端颌骨残留端均有剩余牙列,可利用剩余牙列行颌间固定后骨移植修复。

肿瘤并未破坏下颌骨颊侧骨面外形的患者,可在下颌骨切除前,将重建钛板预成型并预先放置,切除之后再按照该放置的位置重新螺钉固位。

肿瘤破坏下颌骨颊侧骨面外形者,可采用"双板法",即利用其中一块重建钛板塑形成残余端贴合而肿瘤影响外形处拱形避让的特殊外形,并在肿瘤切除及下颌骨缺损修复时保持稳固,而利用另一块重建钛板固定移植骨瓣。

其他还可以采用钛板固定下颌升支与上颌结节等方式。

> **知识点**
>
> 移植骨的固定方式
>
> 总体上,可参照和骨骨折的固定方法。
>
> 1. 对于较小部分的颌骨缺损,而且两端颌骨残留端均有剩余牙列,可利用剩余牙列做术中临时颌间固定后骨移植修复,小型钛板行移植骨与剩余残端之间的坚强内固定。
>
> 2. 对于缺损范围较大时,由于需要负载较大的力量,一般采用颌骨重建钛板进行移植骨与两端颌骨残端之间的坚强内固定。
>
> 骨内固定的钛板如无感染或异物反应,可长期放置,否则可于植骨术后 8～10 周切开取出。

住院治疗经过

患者入院后,常规术前检查排除手术禁忌,同时行双侧下肢血管 B 超,排除腓动静脉的解剖异常。

手术治疗情况:全麻下先切取部分肿瘤组织送术中快速冷冻病理检查,提示"成釉细胞瘤",故扩大切除左侧下颌骨肿瘤,形成较大范围缺损(图 14-26)。术中保留面动脉及颈外静脉备用。取带血管腓骨瓣经过塑形后整复左下颌骨缺损(图 14-27)。腓动脉与面动脉显微吻合,腓静脉与颈外静脉显微吻合,术后外形恢复良好。

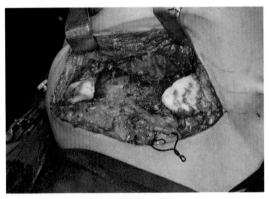

图 14-26　左下颌骨肿瘤连同周围下颌骨节段性切除后缺损

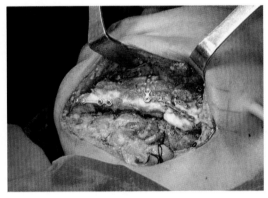

图 14-27　左下颌骨术后缺损利用血管化腓骨肌瓣整复

术 后 情 况

术后患者卧床 5～7 天,使用抗生素预防感染,禁止使用止血药物,核查口内上下颌咬合关系,鼻饲流质 1 周,口腔呋喃西林冲洗以保持口腔卫生。密切关注腓骨瓣成活情况及颈部负压引流液情况。腓骨取骨处负压引流,外部绷带加压包扎,但禁忌压力过大导致下肢供血不足,术后 1 周开始逐步锻炼下肢运动。术后 7 天拆线。

术后常规病理报告:(左下颌骨)成釉细胞瘤。

术后 1 年内每 3 个月复查;术后 1 年以上每 6 个月复查。

【问题4】下颌骨切除后的缺损整复之后如何恢复患者的咬合及咀嚼功能?

思路1: 恢复咬合关系及咀嚼功能,就是修复患者术区缺损牙列,目前主要是通过牙种植体植入的方式来实现。需要注意的是,并不是每种整复方式之后都可以采用牙种植体植入术,目前,适合进行牙种植体植入的整复方式主要是腓骨瓣、髂骨瓣、带蒂锁骨瓣等,而对于肋骨瓣、肩胛骨瓣等由于本身骨质特点而难以种植。

思路2：如果计划进行牙种植体植入，在整复过程中首先需要考虑牙槽骨的骨量，因为这是牙种植的种植床，若骨量不足，同时加上术后移植骨的部分萎缩，非常容易导致种植的失败，其次要考虑移植骨放置的位置，应能和对颌牙相匹配。

思路3：需要种植的患者，肿瘤切除术时尽可能多地保留牙周附着龈部分，能有效预防种植体周围炎。若附着龈不足，则可考虑通过腭黏膜移植或者上部义齿设计成卫生桥等方式予以弥补。

术后门诊义齿修复

术后6个月患者复查，腓骨愈合良好，口内剩余牙列咬合关系良好，患者要求修复左下缺失牙列，根据患者病情特点，采用种植义齿修复。

术后随访结果

术后1年复查，X线曲面体层片（图14-28）复查提示腓骨瓣与下颌骨残端之间形成较好的骨结合，口内咬合关系良好，种植义齿稳固无松脱（图14-29）。

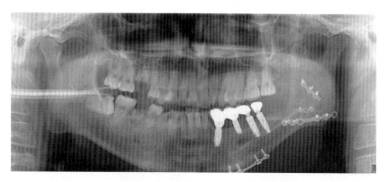

图14-28 腓骨肌瓣修复左下颌骨缺损，二期种植体植入后X线复查

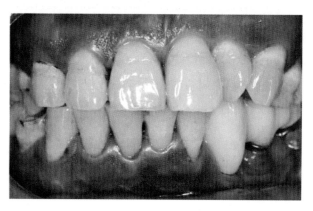

图14-29 种植体支持式义齿修复后口内咬合关系良好

临 床 病 例

门诊病历摘要

患者，女性，18岁。主因"右侧面部渐进性膨隆4个月"来我院门诊就诊。

患者4个月前发现右侧面部膨隆，未予以重视，但膨隆逐渐加重，近期出现右眶下区疼痛不适，故就诊于本地医院，拍摄CT（图14-30）提示"右上颌骨囊实性占位，成釉细胞瘤首先考虑"，转我院门诊，并以"右上颌骨成釉细胞瘤"收治入院。

临床检查:右上颌前庭沟变浅,右上颌骨颊侧膨隆明显,部分可及波动感(图 14-31),穿刺可见深褐色液体。

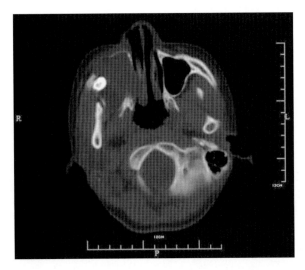

图 14-30　右上颌骨成釉细胞瘤 CT 图像

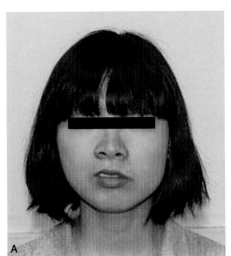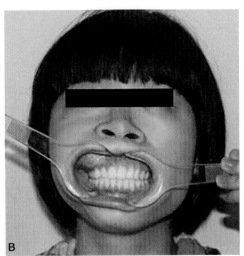

图 14-31　右上颌骨成釉细胞瘤患者口内外照片

【问题 1】该病变采用何种治疗方式? 术后缺损有何特点,重建修复的重点是什么?

思路 1:根据 CT 等可知该病灶为成釉细胞瘤,考虑手术切除的治疗方式。切除时需保证 0.5cm 的安全边界。

思路 2:根据以上肿瘤性质及手术切除安全边界要求,该患者需行右上颌骨次全切除术,术后眶下壁保留,但包括牙槽突、上颌骨颧突在内的右上颌骨整体及部分颧骨需一并切除,形成Ⅱ类 b 亚类的上颌骨缺损。

思路 3:根据以上缺损特点,重建修复的重点在于重建牙槽骨及上颌骨颧突,从而提供面型支撑,同时也为后期义齿修复提供支撑。

【问题 2】上颌骨缺损可采用哪些修复重建方法?

思路 1:赝复体是上颌骨部分缺损较为常用的重建方法,主要适用于范围相对较小的缺损,可以重建患者面部外形,恢复咀嚼、语音以及通气等生理功能,也便于肿瘤术后的随访检查和复发的早期发现,但对于较大范围的缺损,由于稳定性不足等原因,此方法难以适用。

思路 2:钛网具有足够的强度支撑面中部及眶内容物,可用于上颌骨缺损的修复重建,但存在容易出现术后感染和钛网外露等并发症,也无法为后期义齿镶复提供较好的"牙槽骨"。

思路3：血管化骨组织瓣可以较好地重建上颌骨牙槽骨,临床效果肯定。但当需同期修复眶下壁结构时,往往由于所需骨量过多及塑形过于复杂,单纯的血管化骨移植也难以整复。

思路4：血管化的骨组织瓣结合钛网修复上颌骨的方法可以弥补各自不足,提供相对较好的面中部骨性支撑和外形,被认为是较为理想的大范围上颌骨功能性重建方法。但仍需警惕钛网外露及局部感染等并发症。

知识点

上颌骨缺损分类

上颌骨缺损的分类方法较多,目前尚未统一,较为经典且使用最多的是 Brown 分类(图 14-32),该分类由英国学者 James S Brown 提出,并于后期进行了进一步的完善,依据上颌骨在水平和垂直两个方向上的各自缺损进行分类。

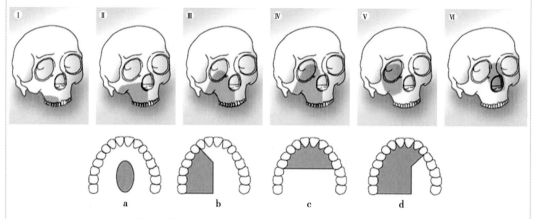

图 14-32 上颌骨缺损分类示意图(James S brown)

垂直缺损:

Ⅰ 类缺损(maxillectomy not causing an oronasal fistula):不累及鼻窦腔的上颌骨缺损。

Ⅱ 类缺损(not involving the orbit):低位上颌骨切除,保存眶底和眶下缘,涉及上颌窦壁及牙槽骨。

Ⅲ 类缺损(involving the orbital adnexae with orbital retention):高位上颌骨切除,累及眶底及部分眼眶组织,但保存眼球。

Ⅳ 类缺损(with orbital enucleation or exenteration):包括眶内容物切除的根治性上颌骨切除,有时可累及颅底。

Ⅴ 类缺损(orbitomaxillary defects):眼眶-上颌骨缺损,一般不累及牙槽骨及腭部的缺损。

Ⅵ 类缺损(nasomaxillary defects):鼻-上颌骨缺损,一般也不累及牙槽骨及腭部的缺损。

水平缺损:根据腭部及牙槽骨的切除程度分为 4 亚类:

a 亚类(palatal defect only):单纯腭部缺损,一般不累及牙槽突。

b 亚类(less than or equal to 1/2 unilateral):含牙槽突在内的单侧缺损,不超过中线的缺损。

c 亚类(less than or equal to1/2 bilateral or transverse anterior):仅限于腭前 1/2,含牙槽突的缺损。

d 亚类(greater than 1/2 maxillectomy):含牙槽突在内的缺损,超过腭中线,累及对侧。

住院治疗经过

患者入院后,常规术前检查排除手术禁忌,同时行双侧下肢血管 B 超,排除腓动静脉的解剖异常。

手术治疗情况(图 14-33):全麻下先切取右上颌骨部分肿瘤组织送术中快速冷冻病理检查,提示"成釉细胞瘤",故扩大切除右上颌骨肿瘤,形成较大范围缺损。于右颌下做切口寻找并保护面动脉及面静脉备用。取带血管腓骨瓣经过塑形后整复右上颌骨缺损。腓动脉与面动脉显微吻合,腓静脉与面静脉显微吻合,携带的皮岛修复周围缺损黏膜。

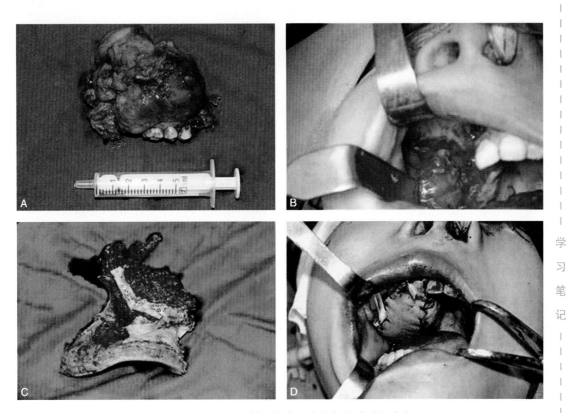

图 14-33 腓骨肌皮瓣同期修复右上颌骨成釉细胞瘤

术 后 情 况

术后患者卧床 5~7 天,使用抗生素预防感染,禁止使用止血药物。通过口内外露的肌皮瓣观察移植组织瓣的成活情况。鼻饲流质 1 周,口腔呋喃西林冲洗保持口腔卫生。关注颈部及腓骨术区负压引流液情况,腓骨取骨处外部绷带加压包扎,但禁忌压力过大。术后 1 周开始逐步锻炼下肢运动。术后患者面容恢复良好(图 14-34),腓骨位置理想(图 14-35),颈部创口术后 7 天拆线,腓骨术区由于张力较大延期至术后 10 天拆线。

术后 1 年内每 3 个月复查;术后 1 年以上每 6 个月复查。

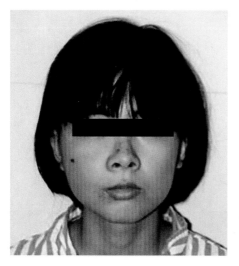

图 14-34 腓骨肌皮瓣修复右上颌骨成釉细胞瘤术后 1 周正面照

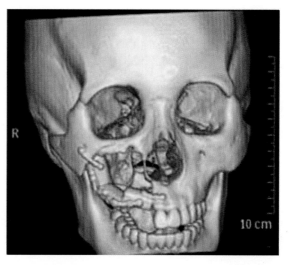

图 14-35 腓骨肌皮瓣修复右上颌骨成釉细胞瘤术后三维 CT

（王慧明）

参考文献

1. 张志愿,主编. 口腔颌面外科学. 第 7 版. 北京:人民卫生出版社,2012

2. Dong Wei,Jian-hua Liu,Wen-quan Zhao,et al. Use of the versatile sternocleidomastoid flap in oral and maxillo-facial surgery:our experience. British Journal of Oral and Maxillofacial Surgery,2013,51:742-746

3. Liu JH,Okutomi,T Cao,et al. Modified labial tissue sliding flaps for repairing large lower lip defects. J Oral Maxillofac Surg,2001,59（8）:887-891

4. 孙坚,主编. 口腔颌面-头颈部功能性重建. 南京:江苏科学技术出版社,2012

5. James S Brown,Richard J Shaw. Reconstruction of the maxilla and midface:introducing a new classification. Lancet Oncol,2010,11:1001-1008

6. Jewer DD,Boyd JB,Manktelow RT,et al. Orofacial and mandibular reconstruction with the iliac crest free flap:a review of 60 cases and a new method of classification. Plast Reconstr Surg,1989,84（3）:391-403;discussion 404-405

学习笔记